科学出版社"十四五"普通高等教育研究生规划教材

中医肺病学研究进展

主　编　李素云　李建生

科学出版社
北京

内 容 简 介

本教材为科学出版社"十四五"普通高等教育研究生规划教材系列之一。本教材紧扣"病证结合，优势互补，求同存异"的中西医结合思路与方法，专注于中医肺病学的系统教学。全书分为总论和各论两部分，总论强调理论性、前沿性，阐述中医肺病学源流、病因病机、证候学、治则治法、治疗方案与技术、疗效评价等方面，整体介绍中医肺病学研究进展及现状；各论强调应用性、启发性，选取临床呼吸系统的常见病、多发病、优势病种，融入目前相关疾病的临床与基础研究新成果、新技术、新理念，着重培养学生的科研能力、实践能力、创新能力。

本教材不仅适合中医、中西医结合专业的研究生、规培生使用，也可作为临床医生的参考书籍，对于提升中西医结合肺病学的临床诊疗与科研水平具有重要意义。

图书在版编目（CIP）数据

中医肺病学研究进展 / 李素云，李建生主编. -- 北京：科学出版社，2025.6. -- ISBN 978-7-03-082163-8

Ⅰ.R256.1

中国国家版本馆 CIP 数据核字第 2025CG5838 号

责任编辑：刘　亚／责任校对：刘　芳
责任印制：徐晓晨／封面设计：陈　敬

版权所有，违者必究。未经本社许可，数字图书馆不得使用

科学出版社 出版
北京东黄城根北街 16 号
邮政编码：100717
http://www.sciencep.com

固安县铭成印刷有限公司印刷
科学出版社发行　各地新华书店经销

*

2025 年 6 月第　一　版　　开本：787×1092　1/16
2025 年 6 月第一次印刷　　印张：17 3/4
字数：477 000

定价：108.00 元
（如有印装质量问题，我社负责调换）

编 委 会

主　编 李素云　李建生
副主编 张海龙　于雪峰　冯淬灵　杨珺超　许银姬　封继宏
编　委（按姓氏笔画顺序）

于雪峰（辽宁中医药大学附属第二医院）

马红霞（新疆医科大学附属中医医院）

王佳佳（河南中医药大学第一附属医院）

王春娥（福建中医药大学附属第二人民医院）

仕　丽（长春中医药大学附属医院）

白　丽（山西中医药大学中西医结合医院）

冯淬灵（北京大学人民医院）

兰智慧（江西中医药大学附属医院）

刘宝君（复旦大学附属华山医院）

许银姬（广东省中医院）

李　猛（陕西省中医医院）

李改改（贵州中医药大学第二附属医院）

李建生（河南中医药大学）

李素云（河南中医药大学第一附属医院）

杨珺超（浙江中医药大学附属第一医院）

何海浪（江苏省中医院）

张传涛（成都中医药大学附属医院）

张旭辉（甘肃中医药大学第三附属医院）

张艳霞（北京中医药大学东方医院）

张海龙（河南中医药大学第一附属医院）

陈宪海（山东中医药大学附属医院）

金朝晖（湖南中医药大学第一附属医院）

封继宏（天津中医药大学第二附属医院）

柯　佳（湖北省中医院）

耿立梅（河北中医药大学第一附属医院）

鹿振辉（上海中医药大学附属龙华医院）

隋博文（黑龙江中医药大学附属第一医院）

童佳兵（安徽中医药大学第一附属医院）

樊茂蓉（中国中医科学院西苑医院）

学术秘书　范正媛　韩　迪

前 言

中医学在我国医药卫生事业中占据着举足轻重的地位，是将历史悠久的中医理论与临床实践相结合，运用独特的辨证施治原则和方法，维护人民健康和治疗疾病的重要体系。中医学不仅是我国医药卫生事业宝贵的文化遗产，更是现代医疗卫生体系中不可或缺的重要组成部分，为全球健康治理提供了独特的东方智慧和解决方案。中医肺病学是中医内科学的重要分支。近年来，随着中西医结合研究的不断深入，中医肺病学在理论创新、临床实践及科学研究等方面均取得了显著进展，提升了中医肺病的临床诊疗能力和水平，为现代呼吸系统疾病学发展提供了新视角、新认识和新手段。

当前，我国正处于深化教育改革与医疗卫生事业发展的关键时期，党的二十大明确提出了"推进健康中国建设"的战略目标，为医疗卫生工作者指明了方向。在这一背景下，深化研究生培养模式改革，促进科教融合和产教融合，已成为培养高层次中医肺病学人才的重要途径。为了适应社会对中西医结合高层次人才的需求，不少高等医药院校开设了中医肺病学相关课程，加强中西医结合教育，尤其是研究生教育，旨在培养具备扎实中医理论基础、西医临床技能及中西医结合诊疗能力的复合型人才。在此背景下，科学出版社组织编写了《中医肺病学研究进展》教材，作为全国高等中医药院校研究生的专用教材。本教材汇聚了全国多所高等院校和科研院所的中医肺病学专家及中西医结合领域的学者，共同编写而成。教材紧扣"病证结合，优势互补，求同存异"的中西医结合思路与方法总原则，旨在深化研究生对中医肺病学理论与实践的认识，提升其科研能力、实践能力及创新能力。本教材分为总论和各论两部分。总论从整体角度介绍中医肺病学的源流、病因病机、证候学、治则治法、治疗方案与技术、疗效评价等方面，全面梳理中医肺病学的研究进展及现状；各论则选取临床呼吸系统的常见病、多发病及优势病种，从疾病概述、病因病机、证候规范、治疗方案和技术、疗效评价、作用机制、临床指南/共识等方面逐一展开，深入剖析相关疾病的临床与基础研究新成果、新技术、新理念。特别值得一提的是，本教材特别注重中医适宜技术的挖掘与整理，阐述中医药在临床病证中的优势及研究思路，引导学生学会提出问题、分析问题和解决问题，促进对呼吸系统疾病中医诊疗的新认识。

本教材旨在为我国高等中医药院校研究生提供一部集理论性、实践性、创新性于一体的权威教材，着重培养研究生、规培生的创新意识和跨学科思维方式，提高临床操作能力。本教材填补了中医肺病学研究生医学教育的空白，将推动我国高等院校复合型人才培养的发展，为健康中国建设贡献力量。

编 者

2025年1月

目 录

总 论

第一章 中医肺病学源流 ··· 3
 第一节 中医肺病学概念 ·· 3
 第二节 中医肺脏理论溯源 ·· 3
 第三节 代表性学术流派 ·· 6
 第四节 中医肺病的研究发展简史 ·· 7
第二章 中医肺病病因病机 ··· 12
第三章 中医肺病证候学研究 ·· 17
 第一节 证候规范 ·· 17
 第二节 证候诊断 ·· 20
第四章 中医肺病治疗原则与方法 ··· 23
 第一节 治疗原则 ·· 23
 第二节 常用治疗方法 ·· 24
第五章 中医肺病治疗方案与机制研究 ·· 29
 第一节 治疗方案 ·· 29
 第二节 机制探索 ·· 33
第六章 中医肺康复和介入技术 ·· 38
 第一节 中医肺康复技术 ··· 38
 第二节 呼吸介入技术 ·· 43
第七章 中医肺病疗效评价研究 ··· 50
 第一节 疗效评价研究设计 ··· 50
 第二节 疗效评价指标及工具 ··· 53
 第三节 疗效评价研究范例 ··· 56
 第四节 讨论与展望 ··· 58

各 论

第八章 感染性疾病 ··· 62
 第一节 急性上呼吸道感染（包括流感） ·· 62
 第二节 气管-支气管炎 ·· 71
 第三节 社区获得性肺炎 ··· 80
 第四节 肺结核 ··· 91
 第五节 肺脓肿 ·· 98

第九章　慢性气道疾病 ·· 114
　　第一节　慢性阻塞性肺疾病 ·· 114
　　第二节　支气管哮喘 ··· 123
　　第三节　支气管扩张症 ··· 133
第十章　间质性肺疾病 ·· 145
第十一章　肺血管疾病 ·· 156
　　第一节　肺动脉高压 ··· 156
　　第二节　肺血栓栓塞症 ··· 162
　　第三节　慢性肺源性肺心病 ·· 170
第十二章　肺癌与肺结节 ·· 180
第十三章　职业性肺病 ·· 191
第十四章　胸膜疾病 ··· 199
　　第一节　胸腔积液 ·· 199
　　第二节　气胸 ·· 205
第十五章　阻塞性睡眠呼吸暂停低通气综合征 ··· 213
第十六章　慢性呼吸衰竭 ·· 220
第十七章　急性呼吸窘迫综合征 ·· 230
第十八章　脓毒症 ··· 239
第十九章　慢性咳嗽 ··· 250

附录 1　中医肺系常用方剂 ·· 259
附录 2　中医肺病诊疗指南 ·· 264
附录 3　中医肺病评估量表 ·· 266

总　　论

第一章　中医肺病学源流

第一节　中医肺病学概念

中医是我国几千年传统文化和科技成果的结晶，不仅发挥着独特的作用，更对医学领域产生了深远影响。在肺病的临床诊疗中，中医积累了大量的临床经验，并不断发展完善，使中医肺病学成为中医临床医学的重要分支之一。由于环境污染、吸烟、不良生活方式等因素，以及经济发展带来的生活节奏加快，近年来肺病的发病率逐年升高，已成为全球公共卫生的重要挑战。

在中医理论中，肺具有主气、司呼吸、通调水道、输精于皮毛、主一身之表等生理功能。中医肺病可从病种、病证、病症三个层次探讨，在古代文献中以"咳""嗽""喘""痰""上气""呀呷声""水鸡声"等证候名称和"咳嗽""哮喘""哮病""肺痿""肺痨""肺痈""肺胀"等疾病名称的形式存在。中医肺病范围较呼吸系统疾病范围广泛，除呼吸异常的病证外，还包括如水肿、汗出异常及皮肤病等。

中医肺病学是以肺系疾病为研究对象，运用中医理论及治疗手段阐述肺系疾病的发生、发展、变化规律及影响因素，揭示肺系疾病的病因病机、治则治法、预防预后等内容的一门临床学科。其研究内容主要为肺脏的生长发育规律及影响因素，包括肺的解剖定位、生理病理特点等；肺系疾病的病因病机、辨证论治、常见症状辨证要点、治则治法等；肺系疾病的预防预后、养生康复等；肺系疾病的基础、临床、科研等。

总之，中医肺病学是一门以中医肺系的基础理论为指导，探究中医肺病的病因病机、辨证论治、养生康复、临床科研等内容和规律的临床学科，所有与中医肺病学内涵相关的中医、中西医结合基础理论，临床实践，科学研究等内容均可归属其外延范畴。中医肺病学研究的内涵和外延可从研究对象、理论指导、肺系疾病、病因病机、辨证论治、养生康复、临床科研等不同层面进行条分缕析，从而明确中医肺病学研究的具体内容。当然，学科建设任重道远，中医肺病学研究的内涵与外延有待进一步多语境、多层次、多角度的界定和论证，以助力学科又好又快发展。

第二节　中医肺脏理论溯源

肺位于胸腔，左右各一，覆盖于心之上。肺有分叶，左二右三，共五叶。肺上连气道，喉为门户，开窍于鼻，故称喉为肺之门户，鼻为肺之外窍。中医肺脏理论以肺藏象理论为内涵核心，包括肺的生理功能（肺主气司呼吸、肺主行水、肺朝百脉、肺主治节）；肺的生理特性（肺为华盖、肺为娇脏、肺主宣发肃降）等。肺在体合皮，其华在毛，在窍为鼻，在志为忧，在液为涕。肺与大肠由手太阴肺经与手阳明大肠经的相互属络而成表里关系。肺在五行属金，为阳中之太阴，与自然界秋气相通应。此外，人体是以五脏为中心的统一整体，肺系统与其他系统之间存在五行生克制化、阴阳表里相关等关系。因此，藏象理论，尤其是阐述与肺相互关系的，如金水相生、培土生金、佐金平木等理论，均在一定程度上指导着中医肺系病证的研究。

中医肺脏理论的形成和发展经历了漫长的过程，可以追溯到古代医学文献和临床实践的积累。在殷商时期，有关中医肺病的认识与防治尚处于萌芽阶段。《周礼》曾有记载："春时有痟首疾，夏时有痒疥疾，秋时有疟寒疾，冬时有嗽上气疾。"《礼记》则有"孟春行秋令，则民大疫""季春行夏令，则民多疾疫"等记载。此后，《黄帝内经》《伤寒杂病论》等著作的出现，使中医肺病学逐渐形成独特的理论体系。

一、肺的生理功能

（一）肺主气，司呼吸

肺主气，首见于《黄帝内经》。《素问·五脏生成论》云："诸气者，皆属于肺。"《灵枢·脉度》曰："肺气通于鼻，肺和则鼻能知臭香矣。"肺主气一是指肺的呼吸功能，二是指肺在真气生成方面的作用。肺主呼吸之气，是气体交换的场所，如《素问·阴阳应象大论》说："天气通于肺。"肺主一身之气，是指肺有主司一身之气的生成和运行的作用，主要取决于肺的呼吸功能，如《素问·六节藏象论》说："肺者，气之本。"清代汪昂在《本草备要》中记载："肺主气，肺气旺，则四脏之气皆旺，精自生而形自盛"，论述了肺主一身之气的作用。另外，肺司呼吸的功能还需肾的协作。肺主呼，肾主纳，一呼一纳，一出一入，从而完成呼吸运动。正如明代张景岳《景岳全书》中记载的："肺为气之主，肾为气之根。"

（二）肺主行水

肺主行水，是指肺气的宣发肃降运动推动和调节全身水液的输布和排泄。肺主行水主要有两个方面：一是肺气宣发，将水谷之精中较轻清的部分，向上向外布散，上至头面诸窍，外达全身皮毛肌腠，化为汗液。二是肺气肃降，将水谷精微中较稠厚的部分，向内向下输送到其他脏腑，并将代谢的浊液下输至肾或膀胱，生成尿液。《素问·经脉别论》称此为"通调水道"。又因肺为"华盖"，在五脏六腑中位置最高，所以参与调节全身津液代谢，如清代汪昂在《医方集解》中记载："肺为水之上源。"

（三）肺朝百脉

肺朝百脉，是指全身的血液经过百脉流经于肺，经肺的呼吸进行气体交换，再输布全身。肺吸入的自然界清气与脾胃吸收的水谷之精气结合生成宗气。宗气贯通心脉，推动血液运行。因此，肺通过呼吸运动，调节全身气机，助心行血。

正如《素问·平人气象论》曰："人一呼脉再动，一吸脉亦再动。"《类经》说："经脉流通，必由于气。气主于肺，故为百脉之朝会。"肺气有贯通心脉的作用，百脉又朝会于肺，肺气充沛，宗气旺盛，气机条达，则血运正常。

（四）肺主治节

"治节"，就是"治理""调节"。肺主治节，即肺气具有治理调节肺之呼吸及全身之气、血、津液的作用。《素问·灵兰秘典论》曰："肺者，相傅之官，治节出焉。"《类经》曰："肺与心皆居膈上，位高近君，犹之宰辅，故称相傅之官。"肺主治节的生理作用主要表现在四个方面：一是治理调节呼吸运动；二是调理一身之气机；三是治理调节血液的运行，助心行血；四是治理调节津液的输布和排泄。因此，肺是一个对人体各种生理功能具有调节代偿作用的重要器官。

二、肺的生理特性

（一）肺为华盖

"华盖"，原指古代帝王的车盖。肺位于胸腔，覆盖五脏六腑，位置最高，故有"华盖"之称。《素问·病能论》曰："肺者，脏之盖也。"《灵枢·九针论》曰："肺者，五脏六腑之盖也。"肺居于高位，又能行水，故称肺为"水上之源"。同时，肺宣发卫气于体表，可保护诸脏免受外邪侵袭，故《素问·痿论》曰："肺者，脏之长也。"

（二）肺为娇脏

肺为娇脏，指肺在生理上清虚而娇嫩，与外界相通易受邪袭的生理特性。肺体清虚，吸之则满，呼之则虚，性喜濡润，不耐寒热，不容异物。肺外合皮毛，在窍为鼻，与外界相通，外感六淫之邪从皮毛或口鼻而入，常易犯肺而为病，其他脏腑病变，亦常累及于肺。娇嫩之肺一旦被侵犯，治疗当以"治上焦如羽，非轻不举"（《温病条辨》）为法则，用药以轻清、宣散为贵，过寒过热、过润过燥皆所不宜。

（三）肺主宣发肃降

肺主宣发，是指在肺气的推动作用下，气血津液得以散布全身，内至脏腑经络，外达肌肉皮毛，无处不到，从而滋养全身的脏腑组织。《太平圣惠方》首先明确将"宣发"二字与肺联系在一起，并指出："夫肺为四脏之上盖，通行诸脏之精气……宣发腠理，而气者皆肺之所主也。"肺气宣发主要体现在三个方面：一是呼出体内浊气；二是将脾胃转输而来的津液和水谷精微上输头面诸窍，外达于全身皮毛肌腠；三是宣发卫气于皮毛肌腠，以温分肉、充皮肤、肥腠理、司开阖，将代谢后的津液化为汗液，并控制和调节其排泄。如《灵枢·决气》曰："上焦开发，宣五谷味，熏肤，充身，泽毛，若雾露之溉。"《医学实在易》曰："凡经络之气，皆肺气所宣。"

肺主肃降，是指肺气清肃下降。肃降有向下、向内、收敛之义。肺位胸中，为五脏六腑之华盖，肺气以清肃下降为顺。《明医指掌》曰："夫肺为五脏华盖……合阴阳，升降出入，营运不息，循环无端。"肺气肃降，能向内向下布散气和津液，主要体现在三个方面：一是吸入自然界之清气，并将吸入之清气与谷气相融合而成的宗气向下布散至脐下，以资元气；二是将脾转输至肺的津液及部分水谷精微向下向内布散于其他脏腑以濡润之；三是将脏腑代谢后产生的浊液下输于肾或膀胱，成为尿液生成之源。《医门法律》云："肺气清肃，则周身之气莫不服从而顺行。"通过肺气之肃降作用，才能保证气和津液的输布下行，进而使水液下达于膀胱而使小便通利。

总之，中医肺脏理论的形成和发展是一个长期的过程，涵盖了多个历史阶段及不同医学流派的演进与贡献。从《黄帝内经》的问世，到《伤寒杂病论》的临床应用，再到后续百家争鸣时期的丰富经验积累，这一发展标志着中医肺脏理论的逐步完善和深化。这些理论不仅在中医临床实践中发挥了重要作用，为疾病的诊断和治疗提供了科学依据，还为现代中医的研究和实际应用奠定了坚实的理论基础。

第三节 代表性学术流派

在中医学数千年漫长的历史发展过程中,中医肺病学形成了不同的学术流派。而不同学派相互之间的争鸣与渗透,又促进了学术的发展,使中医肺病理论不断完善,临床疗效不断提高,最终形成了"一源多流"的学术及文化特色。在中医肺病发展的历史长河中,学术流派灿若群星,赓续千年,其中代表性学术流派如下。

一、仲景学术流派——治肺十法

张仲景的肺病学术思想主要体现在《伤寒杂病论》中,涵盖了解表宣肺法、解肌降气法、解表化饮法、清热宣肺法、温阳止咳法、清热滋阴法、攻下泄热法、逐饮降气法、涌吐痰涎法、益气养阴法共10种治疗方法。这些方法充分体现了张仲景治肺病的辨证论治的学术思想,涵盖了咳喘、上气、气逆、肺痿、肺痈等病症的治疗。张仲景的治疗思想不仅重视温补肺阳,还强调祛除邪实和调理肺气的宣降功能,促使其恢复到正常的升降状态。

张仲景的学术思想对后世中医临床辨证论治有着极大的指导意义,特别是在治疗肺系疾病方面,他的学术思想被深入探讨和复习,以期提高医学临床水平。张仲景治疗肺病的特色和一般规律主要体现在三个方面:以补益肺阳为特色,重视温补肺阳;以祛除邪实为关键,重视邪气对人体生理的影响;以调理宣降为主法,不仅是治疗手段,也是治疗目的。这些学术思想为中医治疗肺病提供了重要的理论基础和实践指导。

二、河间学派

刘完素结合临床实践,深入钻研《黄帝内经》的理论,以五运六气概括病机十九条,进一步扩大推衍火热病机,形成了"火热论"的学术思想体系。他提出了辛凉解表、清热攻里、养阴退阳的治疗方法与原则,开辟了论治外感热性病的新途径。

三、扶阳学派

中医学之重阳、扶阳思想源自《周易》《黄帝内经》。《素问·生气通天论》曰:"阳气者,若天与日,失其所,则折寿而不彰。"又曰:"凡阴阳之要,阳密乃固。"并指出:"阳气固,虽有贼邪,弗能害也。"这是中医学扶阳抑阴思想的最早表述,在张仲景之《伤寒杂病论》中得到了充分体现。此一思想虽延绵不绝,终未能成体系。至晚清,邛州郑寿全出,始将此思想之来龙去脉及临床运用之层次揭露无遗。若于学派言,殆此乃得构成。郑钦安的《医理真传》是扶阳派的奠基之作。《医法圆通》成书于清同治十三年(1874年),丰富和完善了扶阳派的思想内涵。此二书最能代表其学术思想,也是其一生独特经验之总结。

四、林求诚(陈志斌)中医肺病学术流派

林求诚(陈志斌)中医肺病学术流派,源于清末名医陈修园。陈修园(1753~1823)是中国清代医学家,创作了《医学三字经》《医学从众录》等15部专著。他长于用温补脾肾的方法治疗

杂病，不喜用寒凉滋阴的药物。陈修园的学术思想，为后来林求诚（陈志斌）中医肺病学术流派温肺化痰法、培土生金法、气阴双补润肺法治疗肺系疾病奠定了基础。该流派的核心理论在于"能中不西，中西医并重，中西医互补"。他们认为，肺为五脏之华盖，主皮毛而司呼吸，开窍于鼻，呼吸之间关乎生死。在诊疗过程中，强调中医辨证施治与西医诊断技术的结合，形成了一套独特的诊疗体系。

五、岭南肺病流派

岭南肺病流派则注重"师古而不泥古，融古贯今"，既坚持学有渊源、继承前贤，又重视兼收并蓄、开拓创新。其学术思想广泛吸收伤寒、温病理论，结合岭南地区独特的发病特点，形成了自成一格的学术体系。学界将历史上不同时期研治伤寒而卓有成就的医家统称为伤寒学派，其以汉代张仲景《伤寒论》为学术研究的主要对象，将仲景方列为经方。伤寒学派有错简重订派、维护旧论派、辨证论治派三派的学术争鸣。岭南伤寒学术流派，是当代学者基于明清伤寒学的流派背景，结合岭南伤寒名家医著、学科讲义及专业论文等学术资料梳理而成的研究体系。该流派的早期代表著作为清初南海何梦瑶《伤寒论近言》与郭元峰《伤寒论》。至清末民初，以新会陈伯坛、顺德黎庇留、南海谭彤晖、鹤山易巨荪四人最为突出，号称"四大金刚"（广东近代经方派四大家）。民国时期，番禺陈庆保、东莞卢觉愚等，也属于伤寒岭南流派学之余绪。全国名老中医邱志楠教授创立"岭南平治肺病"学术思想。该思想以"平调阴阳、扶正祛邪"为核心，有较丰富的顽咳顽喘治疗思路和经验。"温肾法"是"平治肺病"学术经验中最具代表性的治法，其应用时机、具体治法、药物配伍等颇具特色，尤其在难治性咳喘性疾病的治疗中，温肾法往往是打破邪正对峙局面、克敌制胜的点睛之笔。

六、强肺派

强肺派由谭龙于2006年创建，其核心哲学思想为"外气内汽皆从肺，脊源百症必反射"。该流派认为，内气实为内汽，可通过强肺气以推动脏腑之气，从而达到治疗疾病的目的。在疾病病因的认识和病症的关联表现上，这一理论展现出独特的见解。继金元四大家之后，该理论体系是最具创新力的医学临床理论体系之一。本流派代表性治方有脊反强肺功、脊反强肺膏、脊反强肺冲剂等，主要著作有《气论与汽论》《脊针反射疗法讲义》等。

第四节　中医肺病的研究发展简史

中医肺病的发展历程可以追溯到数千年前的中国古代。在中医理论体系中，肺是人体的重要脏器之一，主管呼吸，掌管气机，对人体的生命活动具有重要影响。经过了漫长的发展历程，肺病学一直是中医学的研究重点之一。早在殷商时期，人类就已经有了相关疾病的记载，并对其防治积累了一定经验。《周礼》中就曾记载："春时有痟首疾，夏时有痒疥疾，秋时有疟寒疾，冬时有嗽上气疾。"《礼记》则有"孟春行秋令，则民大疫""季春行夏令，则民多疾疫"等记载。此后《黄帝内经》《伤寒论》《金匮要略》等著作的出现，使中医肺病学逐渐形成独特的理论体系。

一、先秦时期

先秦时期是中国历史上自原始社会进入文明社会的重要历史阶段，中医肺病学乃至整个中医内科学发展史上划时代的医学巨著《黄帝内经》便成书于该时期。该书全面总结了秦汉以前的医学成就，显著体现了整体观念和辨证论治思想。其中，对肺系疾病如咳嗽、喘证、肺胀、肺痿、咯血、失音、鼻渊、肺痨等，分别从脏腑、经络、气血津液等方面，风、寒、暑、湿、燥、火等病因及疾病的临床表现特点来加以认识，为后世肺系疾病的分类与命名奠定了基础。《黄帝内经》的问世标志着中医肺病学理论体系的形成。此时期在肺系疾病的防治药物方面最主要的成就是《神农本草经》的问世。《神农本草经》是我国现存最早的药物学专著，其所载的药物及其功效，大多疗效确切且被沿用至今，如麻黄治喘、黄芩清热、款冬花止咳、半夏化痰等，说明当时对肺系疾病的治疗已积累了一定的用药经验。

二、秦汉时期

秦汉时期是中国历史上秦朝和汉朝两个大一统朝代的的合称，是中国社会的转型期、文化的整合期，也是中国历史上第一个强盛的时期。文学艺术在这一时期得到进一步发展，并取得了不少领先于世界的成就。而在中医学、中药学方面，中医药理论体系也逐渐形成。东汉早期文物武威汉简上就曾记载有久咳上气、气逆、喉中如百虫鸣、声音嘶哑、鼻不利等肺系常见病证，并详细记载了药物剂量、制药方法、服药时间，以及各种不同的用药方式。这些都从一个侧面反映了当时肺病临床医学的进步和发展。此时期的代表是"医圣"张仲景，其代表作《伤寒杂病论》以六经论伤寒，以脏腑论杂病，提出了理、法、方、药等比较系统的辨证论治理论体系，创造性地发展了《黄帝内经》的医学理论，使《黄帝内经》辨证论治的思维方法与临床实践密切结合，从而树立了肺病辨证论治的榜样。其基本理法方药至今仍广泛地指导着中医临床实践。《金匮要略》详细记录了肺病的分类、病理、诊断与治疗等内容，如首次明确定义肺痿、肺痈的病名，并对其病因、病机、临床表现、辨证论治等进行了较为系统的论述，为后世医家辨证论治奠定了基础。

三、晋唐时期

晋唐是我国医学发展史中承前启后的重要历史时期。此时期历代医家在《黄帝内经》《伤寒杂病论》及《金匮要略》的基础上，对于中医肺病的防治总结了较为丰富的经验，书写了多部经典著作，如《诸病源候论》《针灸甲乙经》《肘后备急方》《千金要方》《千金翼方》《外台秘要》等，进一步系统呈现了肺系疾病的治法及方药。其中，《千金要方》及《外台秘要》等除系统介绍药物治疗肺病外，还介绍了针灸等治疗方法，进一步完善了中医肺病学的治疗手段。《诸病源候论》具体讲述了咳嗽的分类，并对 10 种咳嗽的症状进行了描述和鉴别，对后世有较大影响。此时期医家们已认识到肺痨病位在肺，是由一种特殊的"肺虫"引起的，这在病因认识上是一个很大的进步。

四、宋元时期

宋元时期，随着中医各种流派的产生及学术争鸣的开展，人们对肺病的认识又有了新的突破。这一时期的医家明确具体地阐述了肺系病证的分型与方剂分类，为治疗肺病提供了可以遵循的法则。此时期基础理论研究取得重大突破，学术流派开始形成，伤寒学开始兴盛，各医家总结并创造了流传至今的经典方剂，提高了肺系疾病的临床防治效果。宋元诸家对肺系疾病的研究有很大的进展，如北宋《仁斋直指方》首次出现"感冒"一词；《三因极一病证方论》中记载了伤风的专题论述。元代《丹溪心法》确立了感冒治疗的辛温、辛凉两大法则，并且首创"哮喘"命名，把哮病从笼统的"喘鸣""上气"中分离出来，阐明其病机专主于痰，并提出"未发以扶正气为主，既发以攻邪气为急"的治疗原则，对后世影响颇深。该时期众医家还逐渐充实了内伤致喘的理论，并以"虚"为辨证纲领。宋元诸家对肺痨的研究有很大进展，《三因极一病证方论》与《济生方》明确地将肺痨从一般虚劳和其他疾病中独立出来，这在理论上和实践上都是一大发展。《丹溪心法》中记载肺痨的病机是"火盛金衰"，确立了滋阴降火的治疗大法，治疗上切忌大寒大热，为治疗肺痨指明了用药方向。

五、明清时期

明清时期国力鼎盛，文化进入总结集大成的时期，中医肺病学也全面发展，各医家对肺系疾病的病因病机深入探讨，治疗方法在不断更新。王肯堂在《证治准绳》中阐发了肺肾与气的相互关系。赵献可在《医贯》中进一步论述咳嗽与肺、脾、肾三脏的关系，并强调肾的重要性。张景岳在《景岳全书·咳嗽》中首次将咳嗽分为外感、内伤两大类，论述了外感咳嗽和内伤咳嗽的病理过程，丰富了辨证论治的内容。明代李梴在《医学入门》指出了肺痨必具潮热、盗汗、咳嗽、咯血等六大主症及某些常见的兼症，为临床诊断提供了依据。明清医家已对肺癌有一定的认识，如张景岳指出肺癌预后不良；陈实功在《外科证治》中指出肺癌的早期发现较困难；王肯堂在《证治准绳·杂病》中记载了肺癌的治法方药；沈金鳌在《杂病源流犀烛》中指出肺癌的病因病机与邪犯于肺，气机不通，痰、食、血与正气相互搏结有关。这些理论对于后世研究肺癌的发病和治疗均具有重要的启迪意义。此时期，出现了李时珍历时27年编撰的《本草纲目》。该书收载药物1892种，附方10000多个，对治疗肺系病的药用植物进行了科学分类，创新发展了中药学的理论和实践。同时，温病学说（包括传染性和非传染性发热性疾病）逐渐形成，其主要代表人物和著作有叶天士的《温热论》、薛雪的《湿热条辨》、吴鞠通的《温病条辨》及王士雄的《温热经纬》等。此外，明清之际的方书如清代刘若金《本草述》、汪昂《本草备要》与《医方集解》、赵学敏《本草纲目拾遗》等对肺病的防治亦阐述了许多有实用价值的见解，充实了肺病的中医防治方法。

六、近现代时期

近现代时期，中医学经历了一段曲折的发展阶段。由于受到西方现代医学的冲击，中医学曾一度受到排斥。中华人民共和国成立后，在国家继承、发展和弘扬中医文化的政策下，中医学重获新生。在现代科学技术的研究下，中医理论、中药药理及临床疗效被不断证实科学性。中医学界将中国传统医学与西方现代医学的优势相结合，在疾病的防治上不断创新发展，取得了许多可观的临床疗效。中医肺病学亦然。近几十年来，不少医家运用中西医结合方法防治肺部疾病，使中医肺病学有了新的发展前景。中医药防治肺病的临床经验总结也是近现代中医肺病学体系发展的重要部分。综合运用中医中药、针灸、贴敷等各种治法，不少医家总结各自经验，形成效验方，在临床治疗中受益颇多。另外，随着现代科技的发展，中药剂型也不断被挖掘发展完善。除汤剂外，中药膏方、丸剂、散剂等传统剂型亦应用广泛，并出现颗粒剂等现代制剂，方便临床应用，使中医肺病学得到更全面的发展。

随着西方医学及其临床研究方法的兴盛，以及科学技术的日新月异，中医理论、临床和疗效评价体系受到冲击，中医肺病学临床研究背景也愈发复杂。在应对各方挑战的同时，中医肺病学临床研究在各种思想的碰撞下也迎来一次又一次机遇。此时期最大的特点是，在继续坚持提高中医药诊治肺病临床疗效的同时，各方面均加强了现代科研思想、科研方法的创新应用。此时期中医肺病学临床科研主要以中医肺病病种，尤其是优势病种研究为切入点，以中医肺病病因研究、诊断试验评价研究、疗效评价研究、预后研究等为研究分类，以系统评价、随机对照试验、随机交叉对照试验、同个体自身前后对照试验、队列研究、病例对照研究、问卷调查、量表制定、指南（标准）制定、数据挖掘、"真实世界"的科研范式等为方法支持，以中医临床肺病防治的前沿追踪为创新动力，旨在提高中医药临床防治肺病的疗效及构建公认的规范化中医肺病疗效评价体系。

随着高通量测序技术、高分辨质谱技术及计算机技术的综合运用，组学技术正在生命科学领域发挥着越来越重要的作用。此时期，组学技术的迅速发展及多学科的交叉、融合，为中医肺病学临床和基础研究提供了新的平台。近几年组学技术在中医药诊疗肺系疾病的各个研究领域取得了一系列进展。近年，在不同疾病、不同证型方面都进行了初步的证候物质基础探索，并且已经发现了相关证候生物标志物，为呼吸系统疾病中医证候的客观化、指标化及证候本质的研究找到了前沿的、先进的现代技术平台。通过联合网络药理学、生物信息学等方法阐释了治疗肺系疾病的方药在分子水平的协同作用，再结合整体水平研究方药的作用机制，可精确地挖掘方药复杂体系中的有效成分，寻找方药核心的基因和蛋白靶标，探索中药发挥作用的生物途径，破译中医药防治肺系疾病的机制。中医药现代化的推进、多学科领域的相互交融推动了肺系疾病的临床诊断、疗效评价、风险预测、药物研发等多方面的进一步深入，为中医药的临床诊疗和广泛应用提供新思路。

七、当代国医大师治肺学术流派

国医大师洪广祥教授在"病痰饮者，当以温药和之"的基础上提出"治肺不远温"及"全程温法治疗哮病"的观点。洪教授又根据朱丹溪"善治痰者，不治痰而治气"和唐容川"治一切血证皆宜治气"的古训，提出了哮喘发作期的治疗新思路——"治痰治瘀以治气为先"。治气之法，应当从调肝气、行脾气、泻肺气、利腑气等方面着手，这为中医治疗肺系疾病提供了新方法、新思路，有力地促进了学科发展。晁恩祥创新中医"风邪"理论，构建了风咳、风哮辨治体系，提出"发时疏风解痉、宣肺平喘，平时扶助正气、固本培元"理念。他重视慢性咳嗽、哮喘、慢性阻塞性肺疾病（chronic obstructive pulmonary disease，COPD）和肺纤维化研究，参与制定肺系常见病中医诊疗指南。同时，他重视肺心病"肺衰"研究，继承中医"通法"理论，并将其灵活应用用于危重症患者救治。针对"非典"、甲流等传染病，洪教授注重"温邪上受、首先犯肺"，提出"表里双解、标本同治"理论，参与制定"非典"、甲流等传染病诊疗方案。洪教授还注重整体观念和"治未病"思想，倡导"调补兼施、以平为期"。韩明向提出肺气虚证的分度。该理论从不同角度反映了肺气虚证的部分特征，为全面、客观地认识肺气虚证，逐步完善肺气虚证的诊断标准奠定了基础。

参 考 文 献

姜云耀，孙明谦，马博，等，2018. 组学技术在现代中药药理研究中的应用与思考[J]. 世界科学技术-中医药现代化，20（8）：1287-1295.

李泽庚，彭波，2008. 中医呼吸学科内涵与外延的研究：兼论中医呼吸学科的建设方向[J]. 中医药管理杂志，16（5）：356-357.

吕晓东，2017. 中医肺病学临床研究［M］. 北京：人民卫生出版社.

牛静云，侯丽辉，寇丽辉，等，2018. 运用组学技术对中医证实质研究的现状与思考［J］. 中华中医药杂志，33（10）：4271-4274.

潘媛媛，唐志宇，王德群，等，2022. 代谢组学在中医诊疗肺系疾病中的应用［J］. 实用中医药杂志，38（1）：154-156.

宋建平，李建生，2011. 中医肺病学科内涵与外延探讨［J］. 中国中医基础医学杂志，17（8）：849-851.

孙广仁，2007. 中医基础理论［M］. 2版. 北京：中国中医药出版社.

王琦，2004. 中医藏象学［M］. 2版. 北京：人民卫生出版社.

武维屏，苏惠萍，2005. 中医内科呼吸学科建设内涵与外延的认识与实践［J］. 中医教育，24（2）：62-63.

肖泓，韦衮政，2018. 中医肺病学［M］. 北京：科学出版社.

许爽，任献青，2020. 系统生物学技术在中药复方中的研究进展［J］. 中医学报，35（9）：1898-1903，1938.

杨扶国，齐南，2001. 中医藏象与临床［M］. 北京：中医古籍出版社.

张伟，2019. 中医肺十法［M］. 济南：山东科学技术出版社.

第二章　中医肺病病因病机

审察病因病机是辨证论治的关键环节。因机立法，依法处方。因此，病因病机是提高中医临床疗效的核心。

一、肺脏生理功能及特点

（一）肺的生理特点

肺为华盖，为娇脏，体清虚，喜润恶燥，不耐寒热，不容异物，易受邪袭。

（二）肺的生理功能

肺为主气之脏，司一身之气的生成和运行。通过肺气的宣发肃降，吸清呼浊，实现机体与外界之间的气体交换，维持人体生命活动。肺气助心行血，全身血液都要通过经脉会聚于肺进行气体交换，而后输布于全身。肺主气机调畅，疏通调节水液的运行输布，将脾转输至肺的津液，向上向外布散，同时亦将津液向下向内布散至肾。因此，肺对全身的气、血、津液有治理调节的作用，统称为肺主治节。

（三）肺与他脏的生理关系

肺朝百脉，助心行血，保证血液正常运行。《难经·四难》曰："呼出心与肺"，肺司呼吸的正常发挥也有赖于心主血脉。肺肾两脏母子相生，阴液互资，"金水相生"。主气在肺，纳气在肾，以维持呼吸深度。肺为"水之上源"，肾为主水之脏，肺肾共同完成水液的输布与排泄。肺脾关系主要体现在气的生成、津液代谢和气机升降的维持。脾主运化津液，脾气散精，上输于肺，脾化生的水谷精微依赖肺气宣降输布全身。脾为肺之母，肺气依靠脾气的运化补充。脾胃是气机升降出入的枢纽，脾升胃降方能协助肺主一身之气。肺肝关系主要体现在调节人体气机升降。肝气以升发为宜，肺气以肃降为顺，肝升肺降，升降协调，调畅全身气机。

二、肺脏的病理特点

肺的阴阳、气血失调，均可出现呼吸异常、气的生成和水液代谢障碍等病理表现。肺的病变有虚实之分。但就肺而言，虚证古今多以气虚、阴虚居多，却很少提及阳虚、血虚。肺阳实、肺阳虚和肺血虚理论近年来逐渐完善并应用于临床。

（一）肺脏自病

1. 实证

（1）肺气实：指因外邪犯肺或肺内生邪，如风邪夹寒、热、湿、燥、毒等邪气犯肺；或肝火犯肺；或痰浊、水饮、瘀血阻肺等导致肺气壅滞，宣降失职。

（2）肺阳实：肺阳是肺气中具有温煦、推动和兴奋作用的物质，可制约肺阴。肺阳实是一种病机概念，与肺气实有所区别。可从客邪、主邪角度进行分析。肺有客邪，指肺所客之邪属于阳热性质，即阳邪有余，肺阳郁闭。如风热侵犯，肺卫失宣所致的风热犯肺证；或燥热犯肺的燥热证。肺有主邪，则把肺阳的亢盛与肝阳、心阳、相火的独亢相类比，认为肺阳实属于肺脏功能过于亢进的一种状态，即肺阳亢盛有余。例如，阴寒之邪暴加，使肺之阳气郁闭不能外达，进而出现肺阳实。肺阳实的内涵有待不断完善。

2. 虚证

（1）肺气虚：主要表现为呼吸机能减退，体内外气体交换、出入不足，津液不布聚而为痰；肺气虚损，卫气不足，腠理不固，亦可出现表虚自汗、畏寒等。

（2）肺阴虚：肺的肃降功能有赖于肺脏阴津的滋养。肺脏的阴液亏损，肺失滋润，清肃失司，甚至虚热内生，阴虚火旺。

（3）肺阳虚：阳虚多在气虚的基础上进一步形成。《灵枢·邪气脏腑病形》云："形寒寒饮则伤肺。"寒邪侵袭、痰饮伏肺、瘀血内停，或气虚日久、他脏久病虚损或误汗伤阳等均可以伤及肺阳导致肺阳虚。肺主宣发的实现是通过肺阳的温煦功能完成的。肺阳不足，阴寒更盛，肺脏各项生理功能尤其是宣发功能下降，则会出现胸闷、喘、咳等症。另一方面，肺阳虚不能温煦皮毛、官窍，或肺阳不能宣发卫气，致体表失于温养。此外，肺阳通过温煦作用促进津液代谢，肺阳不足，阴寒内生，津液得寒则凝，发生痰饮水湿。

（4）肺血虚：指肺中血液不足或肺血濡养功能减退。肺病日久，损耗肺血导致肺血亏虚；或水谷精微和清气不能布散周身以化营血，肺血失充；或肺络瘀阻，新血不生而肺血虚。此外，津血同源，肺阴久虚，肺津不足，津液不能化生血液，可致肺血亏虚。咯血、衄血等失血过多亦可致肺血虚。肺血具有滋润濡养肺脏、涵养运载肺气的作用，因此肺血虚常与肺气虚、肺阴虚并见。此外，肺血虚与瘀血、出血常互为因果，可相互转换，故肺血虚亦可兼见咯血，痰中带血，舌暗淡苔滑等表现。

（二）他脏及肺

肺与他脏生理相依，病理相关。心与肺的病理关系主要体现在人体气血失和。心气不足，行血无力，心脉瘀阻，导致肺气壅滞，气失宣降，表现为咳嗽喘促、胸闷气短等；肺气不足，则血运行无力，表现为心悸心痛、胸闷气短等。主气在肺，纳气在肾，肾气亏虚，摄纳失常，则喘促气短。肺宣降失职或肾的气化失常，可致津液代谢障碍，聚水成痰化饮。肺肾金水相生，若肾阴不足，则不能上滋肺阴；或肺阴亏虚，久虚及肾，可出现肺肾阴虚之证。脾为肺之母，脾虚则肺失所养，肺气亏虚。脾失健运，津液停聚，影响肺气宣降；肺失宣降，水道不畅，水湿困脾。肺脾两脏的病变及相互影响，均可导致津液输布失常，形成痰饮、水肿等。肝肺两脏经络相连，五行制化，主气在肺，调气在肝，共司气机升降。肺朝百脉，肝藏血主疏泄，肝肺两脏共主全身气血。肝郁气滞、肝火犯肺可致肺的气机升降失常，出现咳、喘、哮等病理变化。肺与大肠相表里，病理联系在于肺失宣降和大肠传导功能失调。肺失肃降，津液不能下达，肠道失润，传导不利而大便秘结。大肠传导功能失常亦可导致肺失宣降，如大肠实热，腑气壅滞不通，可致肺失宣肃，而出现胸闷、咳喘等症。

三、肺系疾病的病因

一般根据病因的来源、致病途径及特点，将肺系疾病的病因分为外感、内伤、病理产物。

（一）外感病因

1. 六淫 风、寒、暑、湿、燥、火六种外感病邪统称为六淫，是外感病的主要致病因素。《景岳全书·杂证谟》云："夫外感之邪，必由皮毛而入，盖皮毛为肺之合，而凡外邪袭之，则必先入于肺。"外邪通过皮毛侵袭肺脏，可导致外感咳嗽的发生。该书又有"喘有夙根，遇寒即发"的记载，认为寒邪是诱发喘病的重要诱因。《临证指南医案·哮》也指出："宿哮……沉痼之病……寒入背腧，内合肺系，宿邪阻气阻痰，而成哮病。"强调哮病乃外感之邪，内蕴于肺，壅遏肺气而成。综上，外感六淫之邪从皮毛或口鼻而入，常易犯肺而发咳喘哮等病。

2. 疠气 是一类具有强烈传染性和致病性的外感病邪的统称。当自然环境急剧变化时，疠气易于产生和流行，并多从口鼻侵犯人体，发生急性传染性肺系疾病。

3. 烟毒 烟草性温热，味辛，气盛力猛，善走窜，经口鼻吸入后即能周流全身。烟草烟雾中的有害物质，可以直接或间接地损伤人体。吸烟已被证实与 COPD、肺癌等多种呼吸系统疾病的发生相关。

4. 化学毒物 现代工业技术生产中产生的氯气、氨气等有害毒性物质，可对人体呼吸道及肺部产生损伤。

5. 雾霾 漂浮于空气中，含有大量的有毒、有害物质。由于其直径小，被吸入人体后不仅损伤呼吸道，还会直接损害肺泡，甚至进入血液循环。雾霾是气道炎症性疾病的重要致病因素，可导致支气管炎、间质性肺疾病及肺癌等病的发生。

6. 花粉等过敏原 是人体接触花粉等过敏原后引起的一系列表现各异的临床症状的总称。除花粉之外，尘螨、动物毛屑、灰尘等均可导致多种过敏性疾病发生。呼吸系统疾病常见的主要是变应性鼻炎、过敏性哮喘。

（二）内伤病因

1. 七情内伤 情志活动以脏腑精气为物质基础。五脏精气的衰竭、气血运行的壅滞，与情志致病密切相关。七情内伤是咳嗽、哮喘、肺结节、肺癌等病发生的起始环节，也是诸多慢性肺病的重要致病因素。

2. 饮食失宜 饮食主要依赖脾胃的纳运作用进行消化吸收，饮食失宜首伤脾胃。肺与脾母子相生，饮食失宜可通过脾胃影响肺系疾病的发生、发展。

3. 劳逸失度 包括过劳及过逸，可导致脏腑功能减退，体质虚弱，正气不足，抵抗力下降，易受外邪侵袭而致病。

（三）病理性产物

疾病病变过程可产生病理性产物。病理产物形成后，又作为致病因素作用于人体，干扰机体的正常功能。肺系疾病主要病理因素包括痰浊或痰湿、瘀血、水饮。

四、肺病的病因病机特点

肺系疾病多种多样，不同疾病有不同的病理机制。无论肺脏自病抑或他脏及肺，病机不外肺脏气血津液失常，尤其是气机升降出入异常。

（一）肺为娇脏，易受邪侵

鼻为肺之窍，咽喉为肺之门户。肺与外界相通，外邪侵袭，首先犯肺。人体正气亏虚，肺卫功能失常时，易于感受六淫、疫疠之气而发呼吸系统感染性疾病。外邪侵袭犯肺是诸多急性肺病的起始环节，亦是COPD、支气管扩张症等多种慢性肺病急性加重、发生的诱因。肺气不足，卫外不固，花粉等过敏原侵袭亦可诱发过敏性哮喘、变应性咳嗽等气道高反应性疾病。

（二）气机升降出入失常

气机升降出入正常，才能保证人体的正常功能活动，这在肺脏中尤为重要。因此，肺系疾病的病机特点主要为气机升降出入失常。

1. 肺失宣肃 肺通过宣发肃降功能保持呼吸节律有条不紊，调节全身气机的升降出入。如果肺脏本体仅有升无降或有降无升，则可导致肺系病发生。

2. 肝肺失调 肝肺两脏生理相联、病理相关，肺与肝的病变常相互影响。肝肺相关的病机大致如下。

（1）枢机不利：肝胆为开合之枢机。枢机通利，则升降出入顺畅；枢机不利，则肺气出纳受阻。肝气不得升发，肺气难以肃降，肺气上逆而作咳、作喘，与伏痰搏击而发哮病。

（2）木叩金鸣：肝气郁滞，或暴怒伤肝，则肝气亢旺，不受金制，反来侮金。肝气犯肺，肺气上逆而发为咳、喘、哮。当兼有气滞血瘀，瘀血乘肺时，则咳逆、喘促更重。

（3）木火刑金：肺体属金，畏火。肝郁化火，或肝经实热、湿热内盛，火热循经犯肺，肺失肃降可发咳喘，热迫血妄行而见咯血等症。若肺阴虚或气阴两虚，木旺更易侮金，咳、喘、哮等发作更甚。

（4）风摇钟鸣：风为百病之长，外风始受于肺，内风始生于肝。肝之阴血亏虚，血燥生风，阴虚风动则内风上扰，摇钟而鸣。本有虚风内伏于肺，又感受外邪，外风引动内风上扰于肺，荡击肺金作鸣者更为多见。

（5）木郁生痰犯肺：古人认为痰与七情、气滞密切相关。肝气郁结，失于疏泄，津液失布，凝而成痰；肝郁化火，郁火灼津，炼液成痰；肝气郁滞，横克脾土，脾失健运而痰浊内生，此皆因肝郁而生痰。另有饮食劳倦伤及脾胃，痰浊中阻，木不能疏土又成土壅木郁，此皆因痰而郁。肺为贮痰之器，无论因郁生痰，或因痰而郁，所成之痰，皆可贮于肺，壅阻肺气，不得宣降，而发咳、喘、哮诸病。

3. 肾失摄纳 肺的呼浊吸清亦赖肺肾气机升降来维系。清气吸入体内需下归于肾，体内浊气也赖肾气升腾，聚于肺而呼出。肺得肾气的温煦而清肃，肾赖肺气的濡养而作强，肺肾升降有序，方能清浊交换，从而完成气的生成布化。

4. 脾升胃降失常 脾胃为后天之本，气血生化之源，为脏腑升降的轴心，脾升胃降尤为重要。脾胃之气同主升降，功能不和，病及于肺，肺失宣降，则加重或诱发咳、喘、哮等疾患。

当然除五脏外，六腑病变亦可导致肺脏疾病。如《素问·咳论》的经典论述"五脏六腑皆令人咳，非独肺也"所言，大肠实热、胃气壅滞等腑实证也可影响肺之气机升降。

（三）津血不畅

1. 肺津亏损 肺喜润恶燥，肺脏津液充足，是保障肺的生理功能正常的重要条件。肺津属阴，易被燥邪及火热之邪耗伤。肺津受损，则肺失所养，宣降失常。

2. 肺阴不足 津液久亏导致肺阴不足，阳气相对偏盛，则会出现虚性亢奋的病理状态，临床可见五心烦热、潮热盗汗、颧红等虚热征象。肺阴不能润泽皮毛、官窍时，则出现口鼻咽喉干燥、咯血、皮毛焦枯之象。肺与大肠相表里，肺阴亏虚，大肠传导失司则大便干；水液下行减少，则小便短少、不利。

3.水饮内生　肺主通调水道，输布全身津液，水津不布则聚湿生痰成饮。如外感风邪，肺卫受病，风水相搏，泛溢肌肤则成风水；或肺阳素虚，气不化水，水停则为饮；或因外邪侵袭，肺通调水道失职，水液输布障碍停聚则为饮，流注胸腔，饮停胸胁。

4.痰瘀互结　肺气的宣发肃降对血液、水液的运行具有重要的疏通和调节作用。气滞、气虚导致津血运行失常产生痰浊、瘀血；肺阴虚则肺脏失于濡润，脉道枯涩，滞而成瘀；肺阳虚则失于温煦，寒从中生，血凝滞不行而成瘀。肺脏自病与他脏及肺者，无论虚实，均可导致肺的宣发与肃降失常，水道失于通调，血液运行失畅，导致痰、瘀形成。痰、瘀又可作为致病因素作用于人。痰浊水饮阻塞气机，血行不畅，滞而成瘀；瘀血遏阻，气机不畅，津液不布，聚痰化饮。痰滞与瘀血相互搏结，日久成积，进一步耗损正气，肺脏虚损愈甚，形成虚实夹杂的复杂证候。痰瘀互结，闭阻肺络更是肺系疾病反复发作、缠绵难愈的关键环节。

总之，肺为娇脏，易受邪袭，造成肺的气血阴阳失调，宣发肃降失常；肺气上逆而咳、气机升降失常则喘；肺气上逆引动伏痰则哮；肺气胀满不能敛降而发肺胀；痰瘀毒互结则成肺积等。肺脏病变可牵连心、肝、脾、肾等其他脏腑，他脏病变也可反干肺脏，其核心病机主要在于人体气机的升降失常。治病当谨守病机所在而调之，以平为期。

参 考 文 献

李灿东，2016.中医诊断学［M］.4版.北京：中国中医药出版社.

林果为，王吉耀，葛均波，2017.实用内科学［M］.15版.北京：人民卫生出版社.

莫丽莎，朱伟，兰智慧，等，2021.国医大师洪广祥从肺阳虚辨治慢性肺系疾病经验述要［J］.中华中医药杂志，36（1）：175-177.

唐蜀华，李七一，1994.关于"肺阳实"［J］.江苏中医，（6）：37-38.

田德禄，2002.中医内科学［M］.北京：人民卫生出版社.

王辰，肖丹，池慧，2021.《中国吸烟危害健康报告2020》概要［J］.中国循环杂志，36（10）：937-952.

武维平，贺福田，1990.肝与咳、喘、哮［J］.北京中医学院学报，（2）：11-13.

武维屏，李军祥，1992.升降理论在肺系疾病中的运用［J］.北京中医学院学报，15（5）：21-23.

张朝宁，2019.试论"肺生血"及肺血虚证［J］.中国中医药信息杂志，26（8）：117-119.

郑洪新，2016.中医基础理论［M］.4版.北京：中国中医药出版社.

第三章 中医肺病证候学研究

证候是指疾病过程中一定阶段的病因、病位、病性、病势等病机本质有机联系的反应状态，一般由一组相对固定的、有内在联系的、能揭示疾病某一阶段或某一类型病变本质的症状和体征构成。辨证准确是中医药发挥最大疗效的关键。证候学研究是辨证论治的核心，也是中医药疗效评价的基石。证候规范和诊断标准是证候学研究的重要内容。

第一节 证候规范

一、证候术语规范

证候术语的规范化是证候规范化研究的前提与基础。2021 年 11 月 26 日国家市场监督管理总局、国家标准化管理委员会发布《中医临床诊疗术语 第 2 部分：证候》（GB/T 16751.2—2021）。与《中医临床诊疗术语 证候部分》（GB/T 16751.2—1997）相比，GB/T 16751.2—2021 不再将肺系证类作为 14 个大类之一，而是作为 10 个大类之一的脏腑官窍证候类术语的亚类，包括肺证和大肠证。其中肺证类包括肺寒证、肺热证、肺虚证、肺实证、肺燥证和肺经证 6 类。肺寒证包括肺中寒证和肺虚感寒证。肺热证包括肺热失宣证、肺热发疹证、肺热熏鼻证、肺热气壅证、肺热炽盛证、肺热兼夹证，其中肺热兼夹证又包括肺热饮停证、肺热阴虚证、肺热血热证和肺热血瘀证。肺虚证包括肺气虚证、肺阴虚证、肺阳虚证、肺气阴两虚证和肺虚邪恋证，其中肺气虚证又包括肺卫气虚证、肺气不足证和肺气虚寒证，肺阴虚证又包括肺阴不足证和肺阴耗伤证，肺阳虚证又包括肺阳不足证和肺阳虚衰证。肺实证包括肺气盛实证和肺郁水停证，其中肺气盛实证又包括肺气上逆证和肺气郁痹证。肺燥证包括肺燥虚证和肺燥郁热证，其中肺燥虚证又包括肺燥津伤证、肺燥伤阴证和肺燥阴虚证。肺经证包括肺经风热证、肺经郁火证、肺经热盛证、肺经湿热证、肺经虚热证、肺经燥热证、肺经瘀阻证和肺络瘀阻证。

二、证候分类规范

目前中医肺病证候分类规范主要参考已发布的证候诊断标准，涉及 COPD、社区获得性肺炎、间质性肺疾病、支气管哮喘、支气管扩张症、急性气管-支气管炎、普通感冒等。

（一）慢性阻塞性肺疾病

2012 年中华中医药学会内科分会肺系病专业委员会发布的《慢性阻塞性肺疾病中医证候诊断标准（2011 版）》指出，慢性阻塞性肺疾病（COPD）的证候分类有基础证和临床常见证。基础证有 9 种，即寒饮证、痰热证、痰湿证、血瘀证、肺气虚证、肺阴虚证、脾气虚证、肾气虚证、肾阴虚证。临床常见证包括虚证类（包括肺气虚证、肺脾气虚证、肺肾气虚证、肺肾气阴两虚证）、实证类（包括风寒袭肺证、外寒内饮证、痰热壅肺证、痰浊阻肺证、痰蒙神窍证）、兼证类（包括血瘀证）等3类10证候。上述证候分类方法被此后发布的多项COPD指南采纳。

（二）社区获得性肺炎

2011年中华中医药学会内科分会肺系病专业委员会发布的《社区获得性肺炎中医证候诊断标准（2011版）》指出，社区获得性肺炎的证候分类有基础证和临床常见证。基础证有8种，即风寒证、风热证、火热证、痰热证、痰湿证、肺气虚证、脾气虚证、肺阴虚证。临床常见证包括实证类（包括风热犯肺证、外寒内热证、痰热壅肺证、痰浊阻肺证）、虚证类（包括肺脾气虚证、气阴两虚证）、危重变证类（包括热陷心包证、邪陷正脱证）等3类8证候。

（三）间质性肺疾病

2012年中华中医药学会肺系病专业委员会发布的《弥漫性间质性肺疾病的中医证候诊断标准（2012版）》指出，弥漫性间质性肺疾病的证候分类有基础证和临床常见证。基础证常见的有8种，即痰热证、痰浊证、血瘀证、肺气虚证、肺阴虚证、肾气虚证、肾阴虚证、肾阳虚证。临床常见证包括虚证类（包括肺气虚证、阴虚内热证、肺肾气虚证、肺肾气阴两虚证）、实证类（包括痰热壅肺证、痰浊阻肺证）、兼证类（包括血瘀证）等3类7证候。基于上述诊断标准，针对弥漫性间质性肺疾病中常见的特发性肺纤维化进一步开展研究。2020年中华中医药学会内科分会、中国民族医药学会肺病分会和中华中医药学会肺系病分会联合发布的《特发性肺纤维化中医证候诊断标准（2019版）》指出，特发性肺纤维化常见证型包括主证类（包括阴虚肺燥证、肺气虚证、肺肾气虚证）、兼证类（包括痰湿证、血瘀证）2类5证候。

（四）支气管哮喘

2016年中华中医药学会肺系病专业委员会和中国民族医药学会肺病分会联合发布的《支气管哮喘中医证候诊断标准（2016版）》指出，支气管哮喘的证候分类有基础证和临床常见证。基础证有10种，即外寒证、痰饮证、痰浊证、痰热证、肺气虚证、脾气虚证、肾气虚证、肺阳虚证、肾阳虚证、血瘀证。临床常见证包括实证类（包括外寒内饮证、痰浊阻肺证、风痰阻肺证、痰热壅肺证）、虚证类（包括肺气虚证、肺脾气虚证、肺肾气虚证、肺肾阳虚证、阳气暴脱证）、兼证类（包括血瘀证）等3类10证候。外寒内饮证、痰浊阻肺证可归属"冷哮"，风痰阻肺证可归属"风哮"，痰热壅肺证可归属"热哮"，肺气虚证、肺脾气虚证、肺肾气虚证、肺肾阳虚证可归属"虚哮"，阳气暴脱证可归属"喘脱"危症，血瘀证可归属"瘀哮"。

（五）支气管扩张症

2020年中华中医药学会内科分会、中国民族医药学会肺病分会和中华中医药学会肺系病分会联合发布的《支气管扩张症中医证候诊断标准（2019版）》指出，支气管扩张症常见证型包括实证类（包括痰热壅肺证、痰湿阻肺证）、虚证类（包括肺气阴两虚证、肺脾气虚证）、兼证类（包括络伤咯血证）3类5证候。

（六）急性气管-支气管炎

2014年中华中医药学会肺系病专业委员会发布的《急性气管-支气管炎的中医证候诊断标准（2013版）》指出，急性气管-支气管炎的证候分为基础证和临床常见证。基础证有7种，即风寒证、风热证、风燥证、痰热证、痰湿证、气虚证、阴虚证。临床常见证包括实证类（包括风寒袭肺证、风热犯肺证、燥邪犯肺证、痰热壅肺证、痰湿阻肺证）、正虚邪恋类或体虚感邪类（包括肺气虚证、气阴两虚证）2类7证候。

（七）普通感冒

2014年中华中医药学会肺系病专业委员会发布的《普通感冒中医证候诊断标准（2013版）》指出，普通感冒的证候分类有基础证和临床常见证。基础证有6种，即风寒证、风热证、风燥证、暑湿证、气虚证、阴虚证。临床常见证包括实证感冒类（包括风寒证、风热证、风燥证、暑湿证）、虚体感冒类（包括气虚证、气阴两虚证）2类6证候。

（八）肺结节

2023年中华中医药学会内科分会和中国民族医药学会肺病分会联合发布的《肺结节中医证候诊断标准》指出，肺结节常见证候包括虚证类（包括肺气虚证、肺脾气虚证）、实证类（包括痰浊阻肺证、瘀阻肺络证）2类4证候。

（九）尘肺病

2023年中华中医药学会内科分会和中国民族医药学会肺病分会发布的《尘肺病中医证候诊断标准》指出，尘肺病常见证候包括虚证类（包括肺燥伤阴证、肺气虚证、肺脾气虚证、肺肾气虚证）、实证类（包括痰湿阻肺证）、兼证类（包括瘀阻肺络证）3类6证候。

（十）慢性呼吸衰竭

2012年中华中医药学会肺系病专业委员会《慢性呼吸衰竭中医证候诊断标准（2012版）》指出，慢性呼吸衰竭的证候分类有基础证和临床常见证。基础证有15种，即风寒证、痰热证、痰浊证、寒饮证、痰闭证、血瘀证、腑实证、肺气虚证、肺阴虚证、心气虚证、脾气虚证、脾阳虚证、肾气虚证、肾阳虚证、肾阴虚证。其中常见基础证有虚证的心气虚证、肺气虚证、肾气虚证和实证的痰热证、痰浊证、痰闭证、血瘀证。临床常见证包括虚证类（包括心肺气虚证、肺肾气虚证、肺肾气阴两虚证）、实证类（包括痰热壅肺证、痰浊阻肺证、阳虚水泛证、痰蒙神窍证）、兼证类（包括血瘀证）3类8证候。

（十一）慢性肺源性心脏病

2012年中华中医药学会肺系病专业委员会发布的《慢性肺原性心脏病中医证候诊断标准（2012版）》指出，慢性肺源性心脏病的证候分类有基础证和临床常见证。基础证有10种，即痰热证、痰浊证、血瘀证、寒（水）饮证、心气虚证、肾气虚证、肺气虚证、肺阴虚证、肾阴虚证、脾气虚证。临床常见证包括虚证类（包括心肺气虚证、肺肾气虚证、肺肾气阴两虚证）、实证类（包括寒饮停肺证、痰热壅肺证、痰浊阻肺证、阳虚水泛证、痰蒙神窍证）、兼证类（包括血瘀证）3类9证候。

（十二）新型冠状病毒感染

2021年中华中医药学会内科分会和中华中医药学会肺系病分会联合发布的《新型冠状病毒肺炎中医证候诊断标准（试行）》指出，新型冠状病毒感染临床治疗期常见证候有湿遏肺卫证、寒湿郁肺证、邪热犯肺证、湿阻肺胃（脾）证、湿毒郁肺证、疫毒闭肺证、气营两燔证、内闭外脱证，临床恢复期常见证候有肺脾气虚证、气阴两虚证。

第二节　证候诊断

中医证候诊断标准的建立可为证候诊断提供标准和依据，是实现中医诊疗规范化的基础。近年来，中医肺病证候诊断标准研究取得较大进展，中医肺病系列证候诊断标准已制定，并通过学会发布、推广。此外，中医证候诊断标准的研制指南、报告规范、适用性和质量评价指南制定工作也取得一定进展，以期为证候诊断标准研究工作提供参考。

一、中医证候诊断标准

建立符合中医学学术与临床规律的中医证候诊断标准是实现中医临床诊治标准化、规范化的基础环节，有利于保证和提高中医临床诊疗水平与研究质量。目前 13 项中医肺病证候诊断标准已发布，包括《社区获得性肺炎中医证候诊断标准（2011 版）》、《慢性阻塞性肺疾病中医证候诊断标准（2011 版）》、《慢性呼吸衰竭中医证候诊断标准（2012 版）》、《慢性肺原性心脏病中医证候诊断标准（2012 版）》、《弥漫性间质性肺疾病的中医证候诊断标准（2012 版）》、《急性气管-支气管炎的中医证候诊断标准（2013 版）》、《普通感冒中医证候诊断标准（2013 版）》、《支气管哮喘中医证候诊断标准（2016 版）》、《支气管扩张症中医证候诊断标准（2019 版）》、《特发性肺纤维化中医证候诊断标准（2019 版）》、《新型冠状病毒肺炎中医证候诊断标准（试行）》、《尘肺病中医证候诊断标准》及《肺结节中医证候诊断标准》。上述诊断标准有助于中医临床诊疗工作的规范，提高临床诊疗水平和效率。

《社区获得性肺炎中医证候诊断标准（2011 版）》明确了实证类（包括风热犯肺证、外寒内热证、痰热壅肺证、痰浊阻肺证）、虚证类（包括肺脾气虚证、气阴两虚证）和危重变证类（包括热陷心包证、邪陷正脱证）的诊断标准。

《慢性阻塞性肺疾病中医证候诊断标准（2011 版）》明确了虚证类（包括肺气虚证、肺脾气虚证、肺肾气虚证、肺肾气阴两虚证）、实证类（包括风寒袭肺证、外寒内饮证、痰热壅肺证、痰浊阻肺证、痰蒙神窍证）和兼证类（包括血瘀证）的诊断标准。

《慢性呼吸衰竭中医证候诊断标准（2012 版）》明确了虚证类（包括心肺气虚证、肺肾气虚证、肺肾气阴两虚证）、实证类（包括痰热壅肺证、痰浊阻肺证、阳虚水泛证、痰蒙神窍证）和兼证类（包括血瘀证）的诊断标准。

《慢性肺原性心脏病中医证候诊断标准（2012 版）》明确了虚证类（包括心肺气虚证、肺肾气虚证、肺肾气阴两虚证）、实证类（包括寒饮停肺证、痰热壅肺证、痰浊阻肺证、阳虚水泛证、痰蒙神窍证）和兼证类（包括血瘀证）的诊断标准。

《弥漫性间质性肺疾病的中医证候诊断标准（2012 版）》明确了虚证类（包括肺气虚证、阴虚内热证、肺肾气虚证、肺肾气阴两虚证）、实证类（包括痰热壅肺证、痰浊阻肺证）和兼证类（包括血瘀证）的诊断标准。

《急性气管-支气管炎的中医证候诊断标准（2013 版）》明确了实证类（包括风寒袭肺证、风热犯肺证、燥邪犯肺证、痰热壅肺证、痰湿阻肺证）和正虚邪恋类（包括肺气虚证、气阴两虚证）的诊断标准。

《普通感冒中医证候诊断标准（2013 版）》明确了实证感冒类（包括风寒证、风热证、风燥证、暑湿证）和虚体感冒类（包括气虚证、气阴两虚证）的诊断标准。

《支气管哮喘中医证候诊断标准（2016版）》明确了实证类（包括外寒内饮证、痰浊阻肺证、风痰阻肺证、痰热壅肺证）、虚证类（包括肺气虚证、肺脾气虚证、肺肾气虚证、肺肾阳虚证、阳气暴脱证）和兼证类（包括血瘀证）的诊断标准。

《支气管扩张症中医证候诊断标准（2019版）》明确了实证类（包括痰热壅肺证、痰湿阻肺证）、虚证类（包括肺气阴两虚证、肺脾气虚证）和兼证类（包括络伤咯血证）的诊断标准。

《特发性肺纤维化中医证候诊断标准（2019版）》明确了主证类（包括阴虚肺燥证、肺气虚证、肺肾气虚证）和兼证类（包括痰湿证、血瘀证）的诊断标准。

《新型冠状病毒肺炎中医证候诊断标准（试行）》明确了临床治疗期（包括轻型、普通型、重型、危重型）和临床恢复期的诊断标准。其中临床治疗期的轻型包括湿遏肺卫证、寒湿郁肺证、邪热犯肺证，普通型包括湿阻肺胃（脾）证、湿毒郁肺证，重型包括疫毒闭肺证、气营两燔证，危重型包括内闭外脱证；临床恢复期包括肺脾气虚证、气阴两虚证。

《尘肺病中医证候诊断标准》明确了虚证类（包括肺燥伤阴证、肺气虚证、肺脾气虚证、肺肾气虚证）、实证类（包括痰湿阻肺证）和兼证类（包括瘀阻肺络证）的诊断标准。

《肺结节中医证候诊断标准》明确了虚证类（包括肺气虚证、肺脾气虚证）、实证类（包括痰浊阻肺证、瘀阻肺络证）的诊断标准。

此外，尚有《脓毒症中医证候诊断标准》、《非小细胞肺癌中医证候诊断标准》、《咳嗽变异性哮喘中医证候诊断标准》和《感染后咳嗽中医证候诊断标准》已提交至中华中医药学会申请团体标准立项。《慢性阻塞性肺疾病急性加重危险窗中医证候诊断标准》立项申请亦在筹划中。

二、中医证候诊断标准研制指导文件

近年来，不断有学者提出中医证候诊断标准的研究思路与方法，并建立了相关疾病的证候诊断标准，在一定程度上推动了证候标准的研究及应用，有助于规范中医临床诊疗工作，提高临床诊疗水平和效率。由于缺乏建立中医证候诊断标准的统一思路、方法及关键技术，研制的规范尚未形成广泛的共识，制约了相关标准的建立及其在中医药行业的推广应用。因此，亟需制订中医证候诊断标准研制指南，为规范制订中医证候诊断标准提供指导。综合考量卫生政策法规、相关指导原则及现有的证候诊断标准研究相关内容，结合前期已建立的中医证候标准研制技术体系及有关证候标准，应用德尔菲法，世界中医药学会联合会、河南中医药大学和河南中医药大学第一附属医院起草了《中医证候诊断标准研制指南》，并征求相关专家意见对该指南进行了修改完善，旨在为规范制订中医证候诊断标准提供指导，进而提高中医证候诊断标准的准确性、权威性和代表性，进一步满足中医证候诊断标准在临床研究及基础研究等方面的实际需求。

此外，《中医证候诊断标准报告规范》已通过世界中医药学会联合会发布，《中医证候诊断标准适用性评价指南》和《中医证候诊断标准质量评价指南》已形成草案并提交世界中医药学会联合会，《中医证候诊断标准报告规范》已通过世界中医药学会联合会发布，《中医证候诊断标准适用性评价指南》和《中医证候诊断标准质量评价指南》已形成草案并提交至世界中医药学会联合会，目前正在制定，以期为证候诊断标准研制工作提供参考，为中医药标准化工作作出一定贡献。

参 考 文 献

李建生，王至婉，李素云，2012. 慢性肺原性心脏病中医证候诊断标准（2012版）[J]. 中医杂志，53（12）：1075-1077.

李建生，王至婉，李素云，2014. 急性气管-支气管炎的中医证候诊断标准（2013版）[J]. 中医杂志，55

（3）：259-261.

李建生，王至婉，李素云，等，2014. 普通感冒中医证候诊断标准（2013版）[J]. 中医杂志，55（4）：350-351.

世界中医药学会联合会，呼吸疾病中医药防治省部共建协同创新中心，河南中医药大学，等，2023. 中医证候诊断标准研制指南[J]. 中国循证医学杂志，23（9）：993-998.

中华中医药学会肺系病专业委员会，2012. 慢性呼吸衰竭中医证候诊断标准（2012版）[J]. 中医杂志，53（11）：981-983.

中华中医药学会肺系病专业委员会，2012. 弥漫性间质性肺疾病的中医证候诊断标准（2012版）[J]. 中医杂志，53（13）：1163-1165.

中华中医药学会肺系病专业委员会，中国民族医药学会肺病分会，2016. 支气管哮喘中医证候诊断标准（2016版）[J]. 中医杂志，57（22）：1978-1980.

中华中医药学会内科分会，李建生，冯贞贞，等，2021. 新型冠状病毒肺炎中医证候诊断标准（试行）[J]. 中医杂志，62（1）：86-90.

中华中医药学会内科分会，中国民族医药学会肺病分会，李建生，2023. 肺结节中医证候诊断标准[J]. 中华中医药杂志，38（12）：5912-5914.

中华中医药学会内科分会，中国民族医药学会肺病分会，李建生，等，2023. 尘肺病中医证候诊断标准[J]. 中华中医药杂志，38（4）：1671-1674.

中华中医药学会内科分会，中国民族医药学会肺病分会，中华中医药学会肺系病分会，2020. 支气管扩张症中医证候诊断标准（2019版）[J]. 中医杂志，61（15）：1377-1380.

中华中医药学会内科分会，中国民族医药学会肺病分会，中华中医药学会肺系病分会，2020. 特发性肺纤维化中医证候诊断标准（2019版）[J]. 中医杂志，61（18）：1653-1656.

中华中医药学会内科分会肺系病专业委员会，2011. 社区获得性肺炎中医诊疗指南（2011版）[J]. 中医杂志，52（21）：1883-1888.

中华中医药学会内科分会肺系病专业委员会，2012. 慢性阻塞性肺疾病中医证候诊断标准（2011版）[J]. 中医杂志，53（2）：177-178.

第四章 中医肺病治疗原则与方法

在历史长河中，中医学以其深邃的理论体系和独特的治疗效果，为人类健康事业作出了巨大贡献。在肺病学领域，中医历经数千年临床实践与理论沉淀，已构建起一套系统而全面的治疗原则与方法。随着现代医学的快速发展，中医肺病学不仅在传统领域深化其理论与实践，更与现代科技融合，展现出新的生命力与创新潜力。本章旨在从中医整体观出发，基于肺系疾病独特的病理机制，探讨其治疗原则及方法，并结合现代医学研究成果，展现中医肺病学在治疗及康复方面的新进展。

第一节 治 疗 原 则

中医治疗肺病的原则，凝聚了千年的医学智慧，强调整体观念、辨证施治、扶正祛邪、标本兼治、调畅气机、宣降有度及未病防患、康复并重的全面性。

一、整体观念，脏腑相顾

中医肺病学将整体观念视为治疗肺系疾病的重要基石。肺虽为"相傅之官"，但其功能并非孤立存在，而是与脏腑系统相互关联、相互影响。《素问·咳论》提到："五脏六腑皆令人咳，非独肺也"，深刻揭示了这一点。治疗时必须树立整体观念，综合考虑各脏腑之间的相互作用。例如，肺与脾、肺与肾均具有母子相生关系。脾虚可导致肺气不足，治疗需采用具有健脾益气功效的方药，如六君子汤。肺肾两虚时，则需补肾纳气。此外，心、肝、大肠、三焦等脏腑的功能状态也会对肺脏产生影响，所以治疗肺病需全面评估，制定个性化治疗方案。

二、扶正祛邪，标本兼治

扶正祛邪是中医治疗肺系疾病的核心原则。《素问·标本病传论》记载："病发有余，本而标之，先治其本，后治其标；病发不足，标而本之，先治其标，后治其本"，中医强调疾病在不同时期有不同的治疗重点。正气未大损、邪气较盛时，以祛邪为主，如使用麻杏石甘汤辛凉宣泄、清肺平喘；正气虚弱、邪气不盛时，以扶正为主，如使用四君子汤补气养血、健脾和胃。同时，中医还注重标本兼治，既快速缓解病症，又针对病因进行根本治疗。在肺系疾病发作期，快速祛邪缓解症状；在慢性期或稳定期，则更注重扶正，强化机体，增加自我恢复能力。例如，COPD急性加重期宜采用祛邪之法，稳定期则重视扶正，用调理脾胃、补肾纳气之法，增强肺脏防御能力，减少复发。

三、调畅气机，宣降有度

肺脏的生理特性主要体现在气的宣发与肃降。肺气失宣时，患者常出现咳嗽、胸闷等症状，治疗需侧重宣肺散邪，如使用桔梗汤等方剂开提肺气、恢复宣发功能。肺失肃降时，则可能出现气喘、呼吸困难等症状，治疗需降气平喘，如使用苏子降气汤等方剂降逆平喘，恢复肺脏肃降功能。此外，肝胆及三焦的功能状态对肺脏的宣发与肃降亦有重要影响，需综合考虑，调和全身气机。

四、三因制宜、天人合一

中医强调因人制宜、因时制宜、因地制宜的精准治疗原则，以实现人与自然的和谐共生。根据患者的体质、年龄、性别及生活习惯等个体特点，制定个性化治疗方案；依据季节气候特性调整治疗方法，如"冬病夏治"策略；结合地理环境特点，选择适宜的治疗方法和药物。这些原则体现了中医对个体化治疗和自然环境变化的深刻理解与智慧应用。

五、防预培元、康复并重

中医肺病学强调防预培元与康复并重，融合中医"治未病"理念和现代肺康复方法。通过调理身体、增强体质来预防疾病复发，如合理饮食、适度锻炼、情志调畅及中医疗法如艾灸、拔罐等。同时，结合现代肺康复理念，如呼吸训练、运动疗法、营养支持和心理干预，提高患者生理功能和生存质量。中医与现代康复理念相结合，可为患者提供全面有效的康复方案。

第二节　常用治疗方法

中医在治疗肺系疾病时，不仅着眼于病症的直接消除，更重视通过整体调理，恢复机体的平衡与和谐，从而达到预防复发、增强体质的目的。以下将从内治法、外治法、养生功法、中医情志治疗4个方面探讨中医肺系疾病的常用治疗方法。

一、内治法

内治法，即在辨证论治基础上，通过口服中药制剂、食疗或药膳来治疗肺系疾病，是中医治疗的核心手段之一。在内治法中，中医肺系疾病的治疗尤为注重以下几个方面。

（一）辨证选择不同剂型的中药

中药口服的剂型多种多样，包括汤剂、丸剂、散剂、膏剂、片剂、胶囊剂、颗粒剂等。在肺系疾病的治疗中，应根据患者的具体病情、体质及治疗需求，灵活选择合适的剂型。

1. 汤剂　吸收快、作用迅速、加减灵活，适用于急性肺系疾病、病情较重或需要迅速起效的患者，如临床常用的急救用药参附汤、独参汤等。

2. 丸剂　在胃肠中的吸收较慢，作用缓和，药力持久，适用于慢性肺系疾病患者，特别是需要长期调理、体质虚弱或病情稳定的患者。如百合固金丸，用于肺肾阴虚、燥咳少痰的患者。

3. 膏剂 易吸收、作用迅速、方便使用，适用于需要滋补调理、增强体质的患者。如张锡纯用黄芪膏主治肺有劳病，薄受风寒即喘嗽，冬时益甚者。

4. 胶囊剂 能够掩盖药物的不良气味和刺激性，稳定性强、易吸收、服用方便。如晁恩祥教授研制的苏黄止咳胶囊适用于风邪犯肺、肺气失宣所致的感冒后咳嗽及咳嗽变异性哮喘患者。

5. 颗粒剂 服用方便、吸收快，患者用水冲服即可，对于儿童或老年患者更容易接受和服用，如肺宁颗粒、小儿肺咳颗粒等。

（二）食疗与药膳

食疗是在中医学理论的指导下，利用食物的性味与成分，作用于特定脏腑，旨在调和气血、平衡阴阳，达到防治疾病的目的。很多中药既是药物也是食材，可根据患者体质特点，制定相应食疗方案。如治疗肺燥咳嗽的膏方，名为"苏游凤髓汤"（李时珍引自《外台秘要》），方用"松子仁一两，胡桃仁二两，研膏，和熟蜜半两收之。每二钱，食后沸汤点服"。

二、外治法

外治法主要作用于体表经络、穴位或病变部位，以达到疏通经络、调和气血、祛邪扶正的目的。以下是几种常见的外治法及其在肺系疾病治疗中的应用概述。

（一）针刺疗法

针灸疗法通过针刺特定的穴位，调节经络气血，达到治病目的，常用于治疗咳嗽、哮喘、胸闷等，如针刺列缺穴、肺俞穴、定喘穴等穴位，可宣肺止咳、平喘化痰。近年有应用腹针疗法治疗急性病毒性上呼吸道感染伴发热的临床研究，发现其具有较好的退热效果。

（二）灸法

灸法是利用艾叶等易燃材料或药物，点燃后在腧穴或患处进行温热刺激，达到防病治病目的的治疗方法。如艾灸天突穴、中府穴等穴位，能温阳散寒、化痰止咳。

1. 雷火灸 是利用中药粉末与艾绒制成的艾条，通过悬灸的方式刺激相关穴位，达到治疗效果的灸法。本法用于缓解因寒邪入侵导致的咳嗽、气喘等症状。如范发才等使用雷火灸施灸于背部腧穴及神阙穴等穴，发现其可有效降低 COPD 患者的中医证候积分，促进病情恢复，改善患者生存质量。

2. 督脉灸 是直接在督脉上施以中药和隔姜灸的疗法。其施灸面广、火气足、温通力强，适用范围更广，包括慢性肾衰竭、COPD、慢性咳嗽、强直性脊柱炎等多种疾病。

3. 益肺灸 是在督脉的脊柱段上，从大椎穴至腰俞穴施用的隔物隔药的灸法。它更侧重于对肺系疾病的预防和治疗，主要适用于 COPD 稳定期虚证类患者，以及慢性支气管炎、支气管哮喘、过敏性鼻炎等疾病的预防和治疗。

（三）拔罐疗法

拔罐利用负压作用，在体表特定部位形成局部充血或瘀血，以达到通经活络、行气活血、祛风散寒的效果。本法可用于治疗肺系疾病引起的胸闷、背痛等，还能激发机体的自我调节机制，促进病情的好转。如在 COPD 治疗中，使用拔罐配合针刺疗法（主穴：大椎穴、风门穴、肺俞穴、膈俞穴；配穴：脾俞穴、肾俞穴）治疗 COPD 稳定期患者，结果显示拔罐配合针刺能改善 COPD

患者的临床症状，提高全身机能状态。

（四）穴位贴敷

穴位贴敷是将中药制成药膏或药粉，贴敷于体表相应穴位，通过刺激穴位，达到治疗目的的方法。常选用具有宣肺、止咳、化痰、平喘功效的药物，如麻黄、杏仁、贝母等。穴位贴敷适用于各年龄段的肺系疾病患者。如应用白芥子、葶苈子、甘遂、细辛、麻黄、五味子等药物在定喘穴、肺俞穴、脾俞穴、肾俞穴、足三里穴、膏肓穴等穴位贴敷治疗，能改善COPD稳定期患者的肺功能，提高疗效和患者的生命质量。

（五）穴位埋线

穴位埋线是将可吸收线体植入穴位内，通过线体对穴位的持续刺激作用，达到长期治疗效果的方法。该方法尤其适用于需要长期调理的慢性肺系疾病患者。如穴位埋线可减少COPD稳定期患者急性加重发作次数，改善症状，提高肺功能。

（六）中药涂擦

中药涂擦是将中药制剂直接涂擦于体表病变部位或特定穴位，通过药物渗透和局部刺激作用，达到治疗目的的方法。在肺部感染性疾病的治疗中，本法同时可配合红外线治疗，以促进局部炎症吸收。有研究发现中药涂擦加红外线对社区获得性肺炎患者的咳嗽及肺部啰音等症状、体征有明显改善作用，可加速炎症吸收、缩短疗程。

（七）穴位注射

穴位注射是选用具有止咳、化痰、平喘功效的药物注入穴位内，通过药物和穴位的双重作用，提高药物的吸收效率，增强治疗效果的方法。有研究表明，喘可治注射液穴位注射（双侧肾俞穴）较肌内注射在改善支气管哮喘急性发作期喘息及胸闷症状方面具有一定优效性。

（八）刮痧疗法

刮痧疗法通过使用刮板在患者体表进行适度的刮拭，促进局部血液循环，排除体内湿邪与毒素，有助于缓解因气滞血瘀而致的胸闷、咳嗽等症状，使呼吸更加顺畅。有研究表明，应用刮痧疗法能缓解感染后咳嗽患者的咳嗽、咳痰、咽痒等主要症状。

（九）推拿疗法

推拿疗法以中医经络理论为基础，运用专业的手法对人体经络、穴位进行按摩推拿，可以舒缓肌肉紧张，调和气血，增强肺部功能，缓解呼吸道痉挛等症状。COPD急性加重期住院患者运用呼吸吐纳法配合推拿疗法，能明显提高患者肺功能。

（十）耳穴压豆

耳穴压豆是将王不留行籽等贴压耳穴来调理脏腑、平衡阴阳，辨证选穴以达到治疗目的的方法。其操作简单易行，通过刺激耳部如肺、神门、皮质下、肾、气管、支气管等穴位，能起到宣肺止咳、调节脏腑功能的作用。

（十一）中药肺部吸入给药

肺部吸入给药是利用特殊装置将药物输送至呼吸道黏膜，达到局部或全身作用的给药方式。2020 年版《中华人民共和国药典》在吸入气雾剂、吸入喷雾剂、吸入粉雾剂、吸入液体制剂的基础上增加了可以转化为蒸汽的制剂，首次明确地将可转化为蒸汽的制剂纳入肺部吸入制剂范畴。目前，中药雾化吸入比较常用，但中药肺部吸入给药也存在一定争议，如中药注射液和汤剂对呼吸道黏膜的刺激性应引起重视，因此今后还需加强中药雾化吸入的安全性研究。

三、养生功法

中医养生功法，如八段锦、太极拳、六字诀呼吸操、五禽戏、气功、易筋经等，不仅能够增强体质，提高机体免疫力，还能调节呼吸，改善肺功能，对肺系疾病的预防和康复具有重要作用。

（一）太极拳

太极拳是中医养生功法之一，练习过程中，通过调身、调息、调心，可以增强肺活量，改善呼吸功能，提高机体免疫力，对于预防和治疗肺系疾病具有积极作用。

（二）八段锦

八段锦通过八个简单的动作组合，可全面锻炼人体的各个部位和脏腑器官。练习八段锦可以促进气血流通，增强肺功能，缓解胸闷、气短等症状。一项 Meta 分析显示，八段锦可提高 COPD 患者的肺功能和运动耐力，改善 COPD 患者的生存质量。

（三）六字诀呼吸操

六字诀呼吸操可通过"嘘"（xū）、"呵"（hē）、"呼"（hū）、"呬"（sī）、"吹"（chuī）、"嘻"（xī）6 个字的不同发音口型，以及唇齿喉舌的用力不同，来牵动不同的脏腑经络气血的运行。每个字对应不同的脏腑，如"呬"字诀对应肺经，能够补肺气、润肺。通过呼气时发出特定的字音，并配合相应的肢体动作，可达到调理脏腑、疏通经络、改善呼吸功能的目的。

四、中医情志治疗

中医情志理论认为，人的情志活动与五脏六腑的功能密切相关。常用的情志治疗方法包括情志相胜法、移情易性法、顺情解郁法等。

（一）情志相胜法

情志相胜法是利用五行相克的原理，通过一种情志去克制另一种情志，以达到调节情绪的目的。悲伤属于肺志，根据五行相克理论，火克金，因此可以用"喜"来克制"悲"。中医五音疗法即是重要体现，五音（角、徵、宫、商、羽），对应五行（木、火、土、金、水），并与人的五脏和五种情志相连。因此，我们可通过五音疗法来进行调养治疗，如宫调式乐曲《春江花月夜》、商调式乐曲《第三交响曲》、角调式乐曲《春之声圆舞曲》、徵调式乐曲《步步高》、羽调式音乐《二泉映月》等。

（二）移情易性法

移情易性法通过转移患者的注意力，使其从对疾病的过度关注中解脱出来，从而达到调节情绪的目的。

（三）顺情解郁法

顺情解郁法针对患者因情志不畅而引发的抑郁症状，通过顺从其意愿、满足其心理需求等方式，来疏导其郁结的情绪。

参 考 文 献

陈燕华，肖璐，赵容，等，2018. 八段锦对稳定期慢性阻塞性肺疾病患者康复效果影响的 Meta 分析 [J]．中国康复医学杂志，33（4）：451-456．

范发才，梁玉书，雷海同，等，2019. 雷火灸治疗慢性阻塞性肺疾病急性加重期痰浊阻肺证临床研究 [J]．广州中医药大学学报，36（10）：1563-1567．

龚居中，1996. 痰火点雪 [M]．傅国治，王庆文，点校．北京：人民卫生出版社．

胡倩，王秋琴，段培蓓，等，2016. 刮痧联合宣肺止嗽汤治疗感染后咳嗽风寒恋肺证临床观察 [J]．中国针灸，36（12）：1257-1262．

来薛，李珊，吴蔚，等，2021. 早期运用吐纳联合推拿康复方案对慢性阻塞性肺疾病急性加重期重度患者运动耐力及生活质量的影响 [J]．中医杂志，62（22）：1984-1987，1995．

李丁蕾，于雪峰，石绍顺，2015. 中药涂擦加红外线治疗干预社区获得性肺炎临床研究 [J]．世界科学技术-中医药现代化，17（12）：2603-2607．

鲁锦胜，刘晓伟，周建仪，等，2021. 耳穴压豆治疗慢性咳嗽的疗效观察 [J]．中医外治杂志，30（4）：27-29．

王玲玲，贾卫华，杨杰，等，2015. 针刺加拔罐治疗慢性阻塞性肺病稳定期的疗效观察 [J]．针灸临床杂志，31（3）：42-44．

王明明，杨颖，赵金荣，等，2021. 培土生金中药联合穴位埋线在慢性阻塞性肺疾病稳定期的疗效及作用机制 [J]．天津中医药，38（9）：1167-1173．

王烨林，丁以艳，孙思庆，2020. 穴位贴敷联合常规西药治疗慢性阻塞性肺疾病稳定期患者 [J]．世界中医药，15（3）：463-467．

王者悦，长春中医药大学养生研究所编纂，2017. 中国药膳大辞典：2015 年版 [M]．北京：中医古籍出版社．

武晓薇，2018. 喘可治肌肉注射与穴位注射治疗支气管哮喘急性发作期疗效对比研究 [D]．北京：北京中医药大学．

第五章 中医肺病治疗方案与机制研究

第一节 治疗方案

中医治疗肺系疾病的方法，是以整体观和辨证论治为指导，在辨证辨病相结合的基础上，结合现代医学技术对疾病进行全面准确的认识，进而采用恰当的中医防治方法治疗疾病。中医药防治肺系疾病的方案主要包括辨证施治的中医药内服和外治方案。

一、辨证论治

辨证论治是中医认识和治疗疾病的基本原则和主要方法，包括了辨证与论治两个过程。

在中医学发展的历史长河中，先贤们创立了多种辨证方法体系。它们既可独立偏重某类疾病的辨证论治，也可互补地对各类疾病的各个阶段进行辨证论治。下面分别从脏腑辨证、三焦辨证、卫气营血辨证、六经辨证等治疗肺系病进行阐述。

（一）脏腑辨证

由于各脏腑生理功能和病理变化有所不同，各脏腑的临床表现各有差异。根据各脏腑生理病理变化分析病证，即为脏腑辨证。脏腑辨证的核心在于明辨病证、病位、性质，以指导治疗。同时，脏腑辨证也是临床辨证的核心。

从藏象学说角度来看，肺居胸中，左右各一，其位最高，谓之"华盖"，与大肠互为表里。肺主气，司呼吸，主宣发肃降，通调水道，朝百脉而主治节。在体合皮毛，在窍通鼻，在液为涕，在志为忧，通于秋季。从解剖学角度来看，肺是质地疏松内里含气之脏。其"虚如蜂窠""得水而浮"，故又被称为清虚之脏。肺叶娇嫩，不耐寒热，故外感邪气，首先犯肺。此外，肺脏与其他脏器的关系是非常密切的。肺与心同居上焦，朝百脉而助心行血。肺与脾在五行中属相生的关系，当肺出现虚证的时候往往因为"子病及母"而致脾气亏虚。肝为将军之官，肝火旺则可"木火刑金"，常见肝火犯肺等证。肺与肾的关系也较为密切。肺为气之主，而肾为气之根，因而只有肺肾相交才能使得呼吸畅通而平稳。

脏腑辨证中的肺系疾病可大致分为外感和内伤两部分。肺居华盖，易受外邪，临床可见风寒犯肺、燥邪伤肺等证型。而肺病日久，肺气受损后，肺部疾患的传变有其独特的规律，多与他脏并病或合病，多见肺脾气虚、肺肾气虚、肺肾阴虚、心肺气虚、肝火犯肺等证型。

（二）三焦辨证

三焦辨证由清代医家吴鞠通提出，将外感热病尤其以湿热病为主的病理变化归纳为上、中、下三焦。在三焦辨证中，肺居上焦，温病初期多始于此，病性多为表热证、表温热证。在用药上讲究清、轻二字。在传变中，可有以下几种情况：病情向愈、顺传中焦、逆传心包。

肺与脾脏为相生关系。脾居中焦，同时肺与大肠相表里。这就决定了肺脏与中焦存在密切联系。肺失宣降，气机失调，气不行津，津液不能下达，则腑气不通，肠燥便秘。临床上可见通肠腑以泻肺热的治法，通泻大肠，以达到清泻肺热，降气平喘的作用。

肝、肾居下焦，但与肺脏关系密切。一方面，金水相生；另一方面，"肺为气之主，肾为气之根"，肺肾共主一身之气。若肺气久虚，肃降失司，久病及子则致肾气不足，摄纳无权。二者相互影响可终致肺肾两虚，肾不纳气则见喘逆倚息。肺以肃降为顺，肝以升发为宜。若肝郁化火或肝气上逆、肝火上炎，可耗伤肺阴，使肺气不得肃降，而见咳嗽、胸痛、咯血等肝火袭肺之证，即"木火刑金"。三焦气化失司是COPD、间质性肺病、肺源性心脏病等多脏器亏虚的主要病机，也是气机逆乱、虚火痰瘀化生的根源。

（三）卫气营血辨证

卫气营血辨证由清代医家叶天士创立，其理论根源于《黄帝内经》的《灵枢·营卫生会》，曰："人受气于谷，谷入于胃，以传与肺，五脏六腑，皆以受气。其清者为营，浊者为卫。"概括而言，"卫"是人体内由水谷化生的物质，运行于脉外、分肉、肓膜、胸腹之间，具有保卫、卫外的功能。"气"的作用表现在"宣五谷味，熏肤充身、泽毛"等诸多方面，代表人体脏腑组织器官的生理功能活动运行于全身内外，具有激发、推动、温煦、统摄、防御、气化等方面的作用，是人体生命的根本。"营"是存在于脉中的物质，与血同行，有协调五脏输布六腑、营养全身的功能，其属性为阴，与卫、气不同，称"营阴"。"血"是有形可见的物质，它的产生与中焦脾胃有关，存在于脉中，是营养全身脏腑组织器官和主神明思维的物质。

卫气营血四个不同阶段反映了温病由表至里的层次，病证的传变规律一般由卫分开始，依次逐渐加深传入气分，再深入营分、血分。叶天士在《温热论》中指出："肺主气属卫，心主血属营。"这一理论将卫气作为一个层次，将肺脏相关联；将营血作为一个部分，与心脏相关联。

流感、新型冠状病毒感染等温热病，病情初起见卫气分证，临床症见发热恶寒、头身疼痛、鼻塞流涕、苔薄白、脉浮数等，经辛凉解表等疗法后病从外解而病愈，则不再内传营血。若病症初起，则见发热，口渴，胸闷胸痛，气喘，小便短黄，舌红苔黄，脉数之症，不见卫分证，则一发病即在气分，治宜清热宣肺、止咳平喘。若逆传心包，则见神昏谵语，肢厥，舌绛红，无苔或少苔，脉细数，治宜清心开窍。若热毒劫阴，上扰心神，煽风动血，瘀热互结，则症见高热不退，神昏谵语或昏聩不语，四肢抽搐或颈项强直，舌质红绛或紫绛脉弦数，治宜清营泻热、凉血熄风、清心开窍。因此，运用卫气营血辨证，抓住各个阶段的证候特点，就可从总体上把握外感温热病的病机演变规律，分清病情程度，分而治之。

（四）气血津液辨证

气血津液是构成人体和维持人体生命活动的基本物质。气有两层含义，一为维持人体生命活动的精微物质，如水谷之气、呼吸之气等；二为脏腑组织的生理活动，如脏腑经络之气。气的作用主要包括推动、温煦、防御、气化、固摄。

血循脉道，同样是人体的基本物质。血液来自人体受纳的五谷精微，和营气、津液灌注心脉游走全身，使四肢百骸、脏腑九窍得以供养，各司其职。

气血既是脏腑活动的基本物质，又是脏腑功能活动的产物。气为阳，血为阴，阴阳互根，相互依存。《难经·二十二难》曰："气主煦之，血主濡之。"气对血有温煦、化生、推动、固摄的作用，而血又对气有运载和濡养的功能，正所谓"气为血之帅，血为气之母"。

津和液由脾胃化生，经三焦散布周身，出于肌肤腠理，流行筋骨关节。津主温养肌肉、充润皮肤；液流行于筋骨关节，起到润滑、补益脑髓的功能。津无固定之所，气化出于皮肤则为汗液，下达于膀胱则为尿液。液流于筋骨关节，关节腔内为滑，脑髓内为脑池内液。津液的生产、输布和排泄通过多脏器功能调节，代谢失常则为痰饮。

气血和津液相互滋生、相互转化。气血可以化生津液，津液也可化为气血。津液为人体水液，依赖气的推动和血液的运输，气血散布全身也依赖津液这一载体。气血失常可致津液停积，津液不足也会导致气血运行失常。

气血津液辨证在肺系疾病中应用广泛。如COPD、肺间质疾病、哮喘等多种慢性呼吸系统疾病均存在气血津液运行障碍。肺为华盖，其居高位，最易受邪。肺脏感邪，迁延失治，痰瘀稽留，损伤正气，则肺、脾、肾虚损。正虚卫外不固，则外邪易反复侵袭。肺主一身之气，为相傅之官，自然界吸入之清气与脾胃化生之精微聚于胸中形成宗气以辅心生血行血。肺气充沛，宗气旺盛，气机调畅，则血运正常。若感受外邪，肺气不畅，失于宣降，辅心行血功能障碍，则可导致血液运行不畅，甚至血脉瘀滞，出现心悸胸闷，唇青舌紫等症。肺居上焦，主通调水道；脾主中焦，主运化水谷精微；肾处下焦，主蒸化水湿。若肺失通调，脾转输无权，肾蒸化失职，则水液停积，痰湿内生。血瘀是本病后期的另一重要病理产物。气虚致瘀，如COPD患者大部分存在不同程度的气虚，气虚致血运无力而血滞，血滞则为瘀。同时，内生水饮是COPD的常见病理改变，若水饮内停，气机受阻，气机不畅则血行涩滞而成瘀。

（五）六经辨证

六经辨证由东汉张仲景创立。他以六经为经、脏腑为纬，以外感疾病为例做出了疾病传变不同阶段的辨证论治。六经涵盖太阳、阳明、少阳、太阴、厥阴、少阴六经及其所属的脏腑经络、气血津液的生理功能。在六经辨证中，脏腑与经络相连，经络分布于周身，各脏腑经络之间具有不同功能特点，在受到外邪侵袭时具有不同的生理病理反应，发生于不同病位，体现出寒热虚实等不同病性，对气血津液产生不同的影响，表现出相应不同的症状。

太阳经主一身之表。受外邪侵袭时多首先出现太阳经证，外感初期患者临床多见鼻塞流涕，发热，咳嗽等症状。阳明经主一身之里，为气血旺盛之经。热病极期，正邪交争剧烈，在外感性肺病中多见的高热，大汗出，不恶寒反恶热属阳明证。少阳为一身之半表半里，邪气侵犯人体，正气不足，不得祛邪外出，则出现正邪纠结，以寒热往来，心烦口苦，胸胁胀满，脉弦等症状为特征。

三阴病则是由邪实的正邪交争逐渐转为正虚无力抗邪。在太阴病证中表现为中阳不足，运化失职，临床可见外感邪气后出现的脾胃功能异常，如胃肠型感冒等，或过度应用寒凉药物导致腹泻等脾胃功能异常。少阴病多由他病继发而来，如太阴传变，或过用苦寒药物后出现，例如肺病日久，久病及肾，少阴为水火之脏，可见真阴真阳受损的虚寒虚热证。

二、中医的外治技术

中医的外治技术在中医理论指导下，遵循中医系统的五行规律、脏腑表里关系、生理功能等原则，运用中医特色治疗方法，可恢复肺主气的基本生理功能。从现代医学角度来看，中医外治技术则以加强或恢复肺的功能，最大程度地运用患者残余的功能，提高患者日常生活和劳动的能力，改善患者心理状态，使患者最大程度上融入社会生活为目标，最终达到治疗疾病、延缓衰老、调适心理等多重目的。

（一）中医运动训练

中医认为，肺系疾病多由外邪入侵使肺的宣降功能失常所致。肺气上逆而咳，升降失司而喘。病久则肺虚，肺气胀满，张缩无力，难以敛降。肺为气之主，肾为气之根，肺虚及肾，可致金不生水、肺不主气、肾不纳气，使气喘加剧，呼吸短促难续，动则尤甚。我国传统医学宝库中的气功，通过调息（呼吸）、调心（意念）、调身（姿势）相结合的练气法配合全身运动，以意引气，循经运行。通过练习气功，可扩张肺管、通畅气道，令肺气出入自如。清气内入，浊气外泄，吐故纳新，补肺敛气，补肾纳气，从而改善患者咳喘症状、增强机体抵抗力、减少发作。常用功法有六字诀呼吸操、24式太极拳、八段锦、呼吸导引等。

（二）针灸治疗

中医学认为经络气血失调是疾病产生的重要病理变化。经络是五脏六腑和体表肌肤、四肢、五官相互联系的通道，具有运行气血、沟通机体表里上下和调节脏腑组织功能活动的作用。经络气血功能一旦失调，人体的正常生理功能遭到破坏，就会引起种种病变。运用针刺或艾灸等治疗方法刺激人体特定穴位或部位，可起到扶正祛邪、调和阴阳、疏通经络的作用。其主要包括针刺和艾灸两种方法。

针刺治疗通过将针具刺入人体特定穴位，运用不同的手法激发经气，以调节人体气血阴阳平衡。目前常用的针刺治疗技术如下所述。

1. 体针疗法 常选取膻中穴、气海穴、关元穴、肺俞穴等穴位。膻中穴位于胸部，为气会之穴，可调理气机，宽胸理气，对于肺气不畅所致的咳嗽、气喘等有良好的调节作用。气海穴和关元穴位于下腹部，为元气之海和小肠募穴，能补肾气、培元固本，有助于增强机体正气，提高肺的功能。肺俞穴为肺之背俞穴，是肺气输注于背部的穴位，可直接调节肺脏功能。依据不同病情施以适当补泻手法。补法是通过针刺手法使正气得到补充，如轻插重提、顺时针捻转等手法可起到补益肺气等作用，适用于肺气不足之证。泻法是通过针刺手法使邪气得以疏泄，如重插轻提、逆时针捻转等手法可疏通气机。

2. 耳针疗法 根据耳穴在耳廓上的分布与人体各部位和脏腑器官相对应的关系进行治疗。耳廓就像一个倒置的胎儿，不同部位的耳穴反映着不同的身体部位和脏腑状态。在相应耳穴上可进行点刺、埋豆、埋针等操作。例如，在肺穴进行刺激，可调节肺脏功能。当肺部有病变时，肺穴可能会出现压痛、电阻降低等反应，通过刺激该穴位，可激发经络气血的运行，改善肺的功能状态。此外，还可根据病情配合其他相关耳穴，如大肠穴（肺与大肠相表里）、肾穴（肺肾相关）等，以达到更好的治疗效果。

3. 艾灸治疗 以艾绒为主要材料，制成艾条或艾炷，点燃后在人体穴位上进行熏烤，借艾火的温热和药力作用，达到温通经络、调和气血、扶正祛邪的目的。悬灸根据操作手法和特点可分为温和灸、雀啄灸和回旋灸等。根据是否在穴位上点燃施灸，分为直接灸、间接灸等。间接灸是在艾炷与皮肤之间隔上药物，如生姜、蒜、盐等，根据不同的病情和穴位选择合适的间隔物，可增强艾灸的疗效和调节作用。

针刺和艾灸虽然都是针灸治疗的一部分，但它们的作用机制和适应证有所不同。针刺更侧重于调节气血和神经系统，而艾灸则更侧重于温通经络和增强机体的阳气。在实际应用中，医生会根据患者的具体病情和体质，选择适合的针灸治疗方法，有时也会将两者结合使用，以期达到最佳的治疗效果。

（三）推拿及穴位贴敷

推拿按摩作为中医外治的重要手段，在防治疾病、促进康复方面发挥着重要作用。穴位贴敷是使药物经特殊加工后呈膏脂状物，将其涂于布料或其他材料上（常为固态），后贴敷于患者病位皮肤的方法。冬病夏治为其代表性疗法。冬病夏治常用的贴敷药物以白芥子、延胡索、甘遂、细辛、生姜为主，常用药物还包括人工麝香、麻黄、肉桂、小茴香等。贴敷部位以肺俞为基本穴位，主要配伍穴位有膻中穴、大椎穴、定喘穴、膏肓穴等。

（四）中药外敷、熏洗

中药外治法如中药外敷、熏洗等，将药物直接作用于病变部位或特定穴位，使药物通过皮肤或黏膜吸收，直达病灶，具有安全性高、操作简便、取材容易、针对性强、整体调节、适用范围广、见效快等优势。这些优势使得中药外治法在中医治疗中占据了重要地位，并得到了广泛的应用和推广。近年来，随着中药提取工艺和制剂技术的发展，中药外治法的药物种类和剂型更加丰富多样，疗效也更加显著。

第二节 机 制 探 索

一、中医药治疗肺病的机制探索

中医药治疗肺病的机制是一个复杂的系统，涉及免疫调节、抗炎作用、抗氧化应激、化痰止咳、抗菌抗病毒等多个方面。这些机制在不同层级上协同作用，形成复杂的网络系统，共同促进肺组织的修复和再生，减轻肺病症状并防止病情恶化。以下是对中医药治疗肺病机制的简要说明。

（一）调节免疫

人参、黄芪、灵芝等多糖类、皂苷类等中药中的有效成分能够增强机体的免疫功能。这些成分可以促进淋巴细胞、巨噬细胞和自然杀伤细胞等免疫细胞的增殖，并能增强这些免疫细胞的活性，使它们更有效地发挥免疫功能，如吞噬病原体、产生抗体等。

（二）抗炎作用

中药的抗炎机制涉及多个方面及多种成分。中药中的黄酮类、萜类、生物碱类等成分具有显著的抗炎活性。它们能够抑制炎性细胞的活化和募集，减少细胞因子的产生和释放，如黄芩、大黄等可通过下调 Toll 样受体 4（Toll-like receptor 4，TLR4）、核因子 κB（nuclear factor kappa-B，NF-κB）等信号通路来抑制肿瘤坏死因子（tumor necrosis factor，TNF）、白细胞介素-6（interleukin 6，IL-6）等炎症介质的表达和释放，从而减轻肺部的炎症反应。

（三）抗氧化应激

肺病常伴随氧化应激反应的增强，中草药中的黄酮类、多酚类、维生素 C 等成分具有强大的抗氧化活性。上述成分可有效清除自由基，抑制脂质过氧化，保护细胞免受氧化损伤。通过清除自由基和抗氧化作用，中草药能够改善肺部的氧化应激状态，减轻氧化应激对肺组织的损伤，促进肺组织的修复和再生。如黄芪、紫苏等富含的黄酮类、多酚类成分具有很强的抗氧化活性，能够中和自由基，减少氧化应激的发生，增加体内抗氧化酶的活性。如超氧化物歧化酶、谷胱甘肽过氧化物酶等，能够清除体内的自由基，减轻氧化应激，从而保护细胞免受氧化应激的损害。

（四）化痰止咳

中草药中的皂苷类、挥发油类等成分具有促进痰液排出的作用。它们可稀释痰液，降低其黏稠度，从而促进痰液排出。如桔梗、半夏等通过刺激呼吸道黏膜，可增加黏液的分泌，稀释痰液。许多具有止咳功效的中药如杏仁、麻黄等，能够抑制咳嗽中枢的兴奋性，减轻咳嗽症状。

（五）平喘作用

许多中药能够直接作用于支气管平滑肌，使其舒张，从而缓解支气管痉挛，减轻气喘症状。麻黄是常用的平喘中药，其主要成分麻黄碱具有兴奋β受体的作用，可使支气管平滑肌松弛，气道扩张，通气功能改善，对哮喘等引起的气喘有显著疗效。在麻黄汤等方剂中，麻黄是重要的平喘药物。紫苏子也有平喘的作用，其紫苏子油等成分可抑制组胺等介质引起的支气管收缩，使支气管平滑肌松弛，气喘减轻，常用于治疗痰壅气逆、咳嗽气喘等病症。款冬花中的款冬酮等成分也具有止咳平喘的作用，可使痉挛的支气管平滑肌松弛，气道阻力减轻，通气改善。

（六）抗菌抗病毒作用

金银花、板蓝根、连翘、黄芩、黄连等清热解毒类中草药具有广谱的抗菌、抗病毒作用。它们能够抑制多种细菌、病毒的生长繁殖和复制传播，减轻肺部感染症状。

二、中医外治技术治疗肺病的机制探索

中医外治技术作为中医药学的重要组成部分，历经数千年发展，积累了丰富的临床经验和理论基础。近年来，随着现代科学技术的进步和人们对健康需求的提升，中医外治技术的研究与应用取得了显著进展，不仅在传统领域持续深化，还在现代医学的交叉融合中展现出新的活力。以下是对中医外治主要技术治疗肺病机制的简要说明。

（一）传统外治技术的传承与创新

1. 中医运动训练 中医运动训练在肺系疾病治疗与康复中的研究取得了显著进展。肺系疾病，包括COPD、支气管哮喘、肺癌等，是一类严重影响患者生存质量的临床常见疾病。中医运动训练，尤其是传统功法如太极拳、五禽戏、八段锦等，以其独特的调养方式，在肺系疾病的康复治疗中发挥了重要作用。研究表明，太极拳能够增强患者的呼吸肌力量，提高肺通气功能，同时缓解呼吸困难症状，提高患者的运动耐力和生命质量。潘怡等研究者将24式太极拳应用于COPD稳定期患者的肺康复，发现其能够显著改善患者的生命质量，减轻呼吸困难症状，并提高患者的运动耐力。研究表明，与其他传统运动相比，八段锦通过大量上肢运动，训练了胸部呼吸肌，同时配合静心、调吸，能够更好地提高患者的肺通气功能，提高患者活动耐力，改善患者生存质量，同时也能提高患者的免疫功能。五禽戏作为中国传统导引养生的重要功法之一，近年来，随着中医养生保健理念的普及，其在肺康复领域的应用也逐渐受到关注。有研究表明，长期进行五禽戏锻炼可以延缓COPD患者肺功能下降的进程，改善患者呼吸肌疲劳的程度，缓解患者呼吸困难的症状，提高患者的肺功能和生存质量。同时，运动康复训练可通过改善异常的线粒体自噬

水平、促进线粒体生物发生和修复受损的线粒体呼吸链，以缓解线粒体损伤，防止 COPD 患者骨骼肌功能障碍，但其机制需待进一步研究。

2. 针灸技术 现代针灸技术不仅在穴位定位、针刺手法上更加精准，还结合了电针、激光针、超声针等现代科技手段，提高了治疗效果和患者舒适度。同时，针灸治疗机制的研究也取得了重要进展，揭示了针灸在调节人体免疫功能、改善微循环、缓解疼痛等方面的作用机制。贾杰海等在穴位贴敷基础上配合三伏天温针灸夹脊穴治疗稳定期 COPD 可降低患者 6 个月内症状发作次数，改善咳嗽、咳痰和胸闷症状，提高临床疗效。

3. 穴位贴敷 是将特殊加工后的膏脂状药物涂于布料或其他材料上，贴敷于病位皮肤。冬病夏治是穴位贴敷的代表性疗法，依据"春夏养阳，秋冬养阴"的理论，在盛夏伏天进行穴位贴敷，可疏通经络、健脾益肺、温阳补肾，扶正固本，减轻或减少冬天发病或加重、夏天缓解的慢性疾病。

4. 推拿按摩 是中医外治的重要手段，在疾病防治与康复中发挥着重要作用。其在中医肺病治疗中的作用机制如下。

（1）调节经络气血：通过按摩特定穴位，如五输穴，可行气活血，激发脏腑功能，有助于理顺肺气、清除痰浊，从而改善咳嗽、咳痰等症状。例如，按摩肺经的穴位，可促进肺气运行。

（2）改善肺功能：推拿能增强膈肌运动，提高肺活量，增加有效肺泡通气量，减少残气量，进而改善肺功能。例如，按摩胸部相关穴位和肌肉，可促进胸廓运动，改善呼吸功能。

（3）双向调节作用：推拿具有双向调节特性，既能抑制、安静、温煦，又能兴奋、推动、气化。根据患者病情和体质差异，灵活调整手法，可达到最佳治疗效果。如对于肺气上逆者，可采用抑制性手法；对于肺气不足者，则采用兴奋性手法。

推拿按摩作为中医外治的重要手段，在中医肺病中的作用广泛且显著，其作用机制也复杂而多样。通过科学合理地运用推拿按摩技术，可以为肺病患者提供一种安全、有效、经济的非药物治疗方法，进一步促进患者的康复和提高生存质量。同时，推拿按摩还具有预防和治疗慢性病、亚健康状态等方面的独特优势，值得在中医临床实践中进一步推广和应用。

5. 中药外治法 中药外治法如中药外敷、熏洗等将药物直接作用于病变部位或特定穴位，通过皮肤或黏膜吸收，迅速到达病灶，达到治疗疾病的目的。本法具有安全性高、操作简便、取材容易、针对性强、整体调节、适用范围广及见效快等优势。这些优势使得中药外治法在中医治疗中占据了重要地位，并得到了广泛的应用和推广。近年来，随着中药提取工艺和制剂技术的发展，中药外治法的药物种类和剂型更加丰富多样，疗效也更加显著。临床研究表明，中药外治通过刺激穴位、激发经气、通调脉道、调动经络的功能，可更好地发挥行气血、营阴阳的整体作用，并通过经络的贯通运行，联络脏腑、沟通表里、促进炎症的吸收，达到更显著的治疗效果。在 COPD 急性加重治疗中，中药外治法能快速改善患者的呼吸道症状，还能缩短治疗周期，进而加快康复进程，利于改善患者预后。

（二）现代科技与传统外治技术的融合

随着现代科技的发展，中医外治技术也迎来了新的发展机遇。现代科技手段如人工智能、大数据、云计算等被广泛应用于中医外治技术的研究与应用中，推动了中医外治技术的现代化和智能化发展。特别是在中医肺病治疗方面，现代物理疗法与传统中医外治技术相结合，这种融合创新不仅提高了疾病的诊断准确性和治疗效率，形成数字化及标准化，还推动了中医理论的创新和发展。

1. 智能针灸设备 通过模拟传统针刺手法和刺激参数，实现了针灸治疗的自动化和智能化。这类设备不仅提高了针灸治疗的精度和效率，还降低了医护人员的工作强度，更为患者提供了更加便捷、舒适的治疗体验。

2. 中医外治技术的数字化与标准化　通过数字化手段对中医外治技术的操作过程、疗效评价等进行标准化处理，提高了中医外治技术的可重复性和可推广性。同时，数字化技术也为中医外治技术的临床研究和教学提供了重要支持。

3. 中医外治技术的国际化　随着中医药在国际上的影响力不断扩大，中医外治技术也逐渐走向世界舞台。通过国际交流与合作，中医外治技术在治疗理念、技术方法等方面与世界各国医学体系相互借鉴、融合，推动了中医外治技术的国际化发展。

（三）未来展望

中医外治技术作为中医药学的重要组成部分，具有广阔的发展前景和巨大的潜力。未来，随着现代科技的不断进步和人们对健康需求的不断提升，中医外治技术将在以下几个方面取得更加显著的进展。

1. 技术创新与升级　通过持续的技术创新和升级，中医外治技术将更加精准、高效、安全地服务于患者。同时，新技术的引入也将为中医外治技术带来新的发展机遇和挑战。

2. 多学科交叉融合　中医外治技术将与现代医学、生物技术、信息技术等多学科进行交叉融合，形成新的治疗模式和方法。这种交叉融合将有助于揭示中医外治技术的科学内涵和作用机制，推动中医外治技术的现代化和国际化发展。

3. 普及与推广　随着中医药知识的普及和人们健康意识的提高，中医外治技术将得到更广泛的认可和应用。同时，政府和社会各界也将加大对中医外治技术的支持力度和推广力度，推动中医外治技术在基层医疗机构的普及和应用。

总之，中医外治技术作为中医药学的重要组成部分，具有悠久的历史和深厚的文化底蕴。在现代科技的推动下，中医外治技术将不断传承与创新，为人类健康事业作出更大的贡献。

参 考 文 献

陈丽华，白贺芳，白丽，2024.五禽戏联合呼吸肌锻炼在COPD稳定期患者中的应用研究［J］.国际医药卫生导报，30（8）：1403-1407.

陈燕华，肖璐，赵容，等，2018. 八段锦对稳定期慢性阻塞性肺疾病患者康复效果影响的meta分析［J］. 中国康复医学杂志，33（4）：451-456.

董华娟，2022. 补肺纳肾方联合穴位贴敷治疗慢阻肺急性加重期疗效分析［J］. 实用中医药杂志，38（4）：559-560.

贾杰海，陈静，2024. 温针灸治疗稳定期慢性阻塞性肺疾病的疗效观察［J］. 上海针灸杂志，43（4）：368-373.

李抗夏，王颖祺，陈采陶，等，2024. 运动康复训练调节线粒体损伤对慢性阻塞性肺疾病骨骼肌功能障碍的影响［J］. 康复学报，34（4）：402-410.

潘怡，王振兴，闵婕，等，2018.24式简化太极拳在慢性阻塞性肺疾病稳定期肺康复中的疗效评价［J］. 中国康复医学杂志，33（6）：681-686.

苏博慧，2019. 中医肺康复治疗慢性阻塞性肺疾病（稳定期）随机平行对照研究［J］. 实用中医内科杂志，33（1）：60-62.

王爱玉，赵清，2023. 平衡火罐联合五腧穴推拿对痰湿蕴肺证咳嗽患儿证候、炎性指标及睡眠质量的影响［J］. 世界睡眠医学杂志，10（8）：1762-1764.

张振宇，范肃，潘珺俊，等，2021. 七部推拿法在肺养护中的作用［J］. 河南中医，41（10）：1591-1593.

朱鑫，肖怀志，张娟，2015. 中药硬膏热敷贴治疗慢性阻塞性肺疾病并肺炎30例临床观察［J］. 湖南中医杂志，31（8）：10-12，28.

Huang K，Zhang P，Zhang Z，et al，2021.Traditional Chinese Medicine（TCM）in the treatment of viral infections：Efficacies and mechanisms［J］.Pharmacology Therapeutics，（7647）：107843.

Luo X F，Zhang Y K，Li H S，et al，2022. Clinical evidence on the use of Chinese herbal medicine for acute infectious diseases：an overview of systematic reviews［J］. Frontiers in Pharmacology，13：752978.

Wang J，Wu Q B，Ding L，et al，2021. Therapeutic effects and molecular mechanisms of bioactive compounds against respiratory diseases：traditional Chinese medicine theory and high-frequency use［J］. Frontiers in Pharmacology，12：734450.

第六章　中医肺康复和介入技术

第一节　中医肺康复技术

肺康复是在整体评估患者情况后而进行的一项跨学科的综合性干预，包括但不限于运动训练、健康教育和行为改变，能够改善慢性肺病患者的生理和心理状况，是长期坚持以增进健康的行为。

肺康复可缓解肺系疾病患者症状、提升活动耐量、提高生存质量、减少疾病负担。肺康复更多的是强调对症状的改善、对心理生理功能的康复训练，而非针对疾病的逆转。其目标为最小化症状负担，最大化运动表现，增加日常活动的参与，提高与健康相关的生存质量，并影响长期的健康，促进行为改变。其针对的疾病人群不仅局限于 COPD 患者，同时包含了其他慢性肺病患者，如哮喘、肺动脉高压、间质性肺疾病、支气管扩张症、新型冠状病毒感染后肺功能下降、肺部手术围手术期，以及重症肺病患者。

中医肺康复是在传统中医药理论指导下，依据肺系疾病病因病机特点，结合现代康复医学技术，系统阐述肺康复理念、方法和技术的应用科学。中医肺康复融合现代康复技术、慢性病管理理念，结合"天人合一""五脏相关"等中医理论，辨证论治实施康复治疗，是中医肺系疾病治疗学的重要组成部分。中医肺康复包括但不限于传统功法、肢体锻炼、呼吸训练、针灸推拿、中医外治疗法、情志疗法、中药口服、食疗等方法。

一、肺康复的内容

肺康复是一项跨学科的综合干预措施，包含健康教育、疾病管理、运动训练、体能恢复、呼吸功能维持、营养支持、心理支持等多方面内容。

（一）健康教育

健康教育的目的是通过改变患者认知，促进行为改变，包括戒烟、规律的药物治疗、保持规律的锻炼、改变营养习惯等。健康教育为患者及其陪护者提供疾病的相关知识，包括疾病的进展、可能的并发症、治疗方案、医学检查的解释、药物的使用、运动原则、呼吸方式等，是综合肺康复项目的重要组成部分。健康教育提供的信息可减少患者因对疾病不了解而产生的焦虑、恐惧等心理情绪，对患者进行更好的疾病管理。

（二）运动训练

运动训练是肺康复的基础，是改善肺系疾病患者肌肉功能的最佳手段。运动训练对肺功能并无逆转作用，但训练后骨骼肌功能的改善可提升运动耐力、减少通气需求、改善劳力性呼吸困难症状。同时，运动训练在其他方面也有积极的作用，包括增加运动动机、减少情绪障碍等。结合药物治疗、氧疗及合并症的治疗，可使运动训练干预的效果最大化。运动训练需对患者进行个体化评估，一方面评估患者的运动耐力，制定合适强度的运动方式和持续时间，另一方面需要评估患者的合并症情况以确保干预的安全性，最终确定个体化训练方案。慢性肺病患者的运动训练符合运动训练的一般原则，即为了使训练有效，总训练负荷必须超过日常生活中遇到的负荷，以提高有氧能力和肌肉力量。训练方式主要包括耐力训练、间歇训练、阻力训练、神经肌肉电刺激等。

（三）呼吸训练

呼吸训练通过延长呼气时间，减慢呼吸频率，有助于减轻呼吸动力下降、肺部膨胀引起的呼吸困难。缩唇呼吸可有效缓解 6min 步行试验距离后的呼吸困难，这可能与该呼吸方式促进呼气时的腹肌收缩，提高潮气量及降低呼气末肺容量相关。虽然专家意见支持呼吸训练，但是目前相关的研究都是小样本量的，仍需要大量研究来证实其在肺康复中的有效性。

（四）氧疗及无创正压通气

氧疗可增加慢性肺病患者的训练耐受，减轻呼吸困难症状。在没有低氧血症的肺病患者中，氧疗支持可使患者接受更高强度的运动训练，短期获益显著。但是，对于没有低氧血症的患者，氧疗也可使呼吸驱动力下降。因此，在这一领域内，仍需要更进一步的研究和证据。出于安全考虑，建议接受长期氧疗的患者在运动训练期间继续接受氧疗，可根据氧合情况适当增加给氧流量。

无创正压通气是康复的辅助治疗之一，尤其是在以运动为基础的肺康复过程中，可通过减轻呼吸肌肉负荷、减少呼吸做功来改善症状，增强训练效果。这一获益在重度 COPD 患者中最为显著。COPD 患者在运动时，呼气流量限制和呼吸频率增加使得呼气时间不足，会导致呼气末肺容量、呼气末固有正压的增加，增加了呼吸做功。无创正压通气可改善呼吸困难症状和气体交换，增加分钟通气量，并且耐受更长的运动训练时间。重度 COPD 患者在睡眠时增加无创正压通气，可提高生存质量和运动耐受性，这可能与呼吸肌肉在夜间得到休息相关。

（五）戒烟

吸烟是 COPD 的重要患病因素。戒烟可以降低 COPD 患者肺功能下降的速度，是治疗 COPD 吸烟者的重要目标。戒烟可以增加预期寿命。研究发现成年早期就开始吸烟，但在 30 岁、40 岁和 50 岁停止吸烟的人，与那些继续吸烟的人相比，预期寿命分别增加了 10 年、9 年和 6 年。新兴的电子烟作为香烟的替代品，大幅减少了传统香烟中的有毒成分。由于其使用方式与传统香烟相似，部分人将其作为戒烟的辅助工具。但是，电子烟的潜在获益尚未得到证实，长期风险亦不完全明确。美国胸科学会（American Thoracic Society，ATS）和欧洲呼吸学会（European Respiratory Society，ERS）发表的声明建议对电子烟的成瘾性和不良影响进行审查，在此之前应限制甚至禁止使用电子烟。电子烟尚需要大量研究来评估其不良影响及危害，因此其作为一种戒烟策略同样不被推荐。

（六）营养支持

疾病状态下能量需求增加、饮食摄入量减少，容易导致负能量平衡。营养过度消耗、身体成分改变（肌肉量减少）在晚期慢性肺病患者中普遍存在。肌肉消耗是肌肉蛋白合成和分解不平衡的结果。低营养状态会增加中-重度 COPD 患者的发病率和死亡率，而 $BMI<25kg/m^2$ 的 COPD 患者增重可降低死亡率。但是，单纯的营养支持对肺功能及功能状态并无显著改善。而关于营养补充及其在综合肺康复中的效果，相关信息尚不足以证实。因此，2007 年美国胸科医师学会

（American College of Chest Physicians，ACCP）指南认为营养支持没有足够证据，因此未提供对于 COPD 患者的综合肺康复中常规使用营养补充剂的相关建议。鉴于慢性肺病患者能量平衡和蛋白质平衡同时被破坏，营养支持的方向更多的是保持能量和蛋白质的平衡。一些研究者设计了随机对照试验（randomized controlled trial，RCT），用于研究多模式营养干预和类固醇添加对 COPD 患者的作用，结果发现营养干预确实成功改善了患者体重、体脂比、运动耐量并提高了生存率。但是，由于各组分的相对影响无法确定，营养支持对于慢性肺病患者的效果仍需更多研究证实，而类固醇添加尚无更多证据支持，故不常规推荐。

（七）心理支持

焦虑和恐慌情绪会导致呼吸模式的改变，加重慢性肺病患者的症状。高达 40% 的 COPD 患者有抑郁或者焦虑的症状，尤其在疾病发展晚期患病率更高，这往往会进一步加重疾病负担。一项纳入 269 例 RCT 的系统回顾提示，肺康复可减少短期焦虑和抑郁的发生。在肺康复之前已经出现焦虑和抑郁症状的患者，经过肺康复治疗后症状改善明显。医师监督下的运动训练结合健康教育管理可以为焦虑和抑郁的慢性肺病患者提供管理策略。而如何去保持肺康复对焦虑和抑郁症状的改善，仍需要更多的研究探索。

肺康复是一项需要个体化的、以患者为中心的综合干预模式，需要针对不同患者的需求进行包括但不限于健康教育咨询、运动训练指导、药物调整优化、生活方式干预等措施。这些干预措施是一种综合管理的过程，需要由包含医务工作者及跨学科的专业人员共同进行，并需要患者及其家属的参与。

二、中医肺康复技术

中医肺康复技术是在中医基础理论的指导下，综合运用情志调节、传统运动、针灸推拿等多种传统康复治疗手段，减轻患者症状，最大限度地恢复其身心功能及生活活动能力，使患者最终回归家庭和可以进行正常的社会活动。中医肺康复技术种类多样，包含传统健身功法及中医特色疗法，可针对不同肺系疾病及合并症状辨证选用。

（一）传统健身功法

传统健身功法是在中华民族医学理论的基础上，汲取哲学、医学、美学、武学、伦理学等多种文化思想构建，并在实践中总结经验进一步完善，逐步将导引、气功、武术、医理融为一体而形成的具有中华民族文化特色、动静结合的理论与技术体系，在促进大众健康和延长大众寿命方面发挥着特有的功能。2001 年 6 月，国家体育总局健身气功管理中心挖掘整理了传统健身功法，如八段锦、太极拳、五禽戏、易筋经等。通过练习和锻炼传统健身功法，可起到舒筋活络、调节气息、静心凝神、畅达气血、协调脏腑、增强体质、延年益寿的作用。

1. 八段锦 动作柔和而舒缓，利于身体充分放松，精神调节。研究表明，八段锦联合常规治疗有助于提高 COPD 患者的运动耐力，增加 6min 步行试验距离，改善生存质量，延缓 COPD 患者肺功能下降，还能有效改善患者的情绪状态。

2. 太极拳 可使全身肌肉放松，长时间练习可增加机体的供氧量，有利于血气顺畅，促进淋巴系统的新陈代谢，加强人体抵抗力，提高心肺功能。现代研究显示，太极拳联合常规治疗有助于慢性肺病患者提高运动耐力，减少住院次数，改善肺功能和生存质量。此外，太极拳的民众认可度高，民众练习自主性强，便于患者居家锻炼，不受时间、地点及其他外在因素的约束，便于推广。坚持锻炼可达到肺康复目的。

3. 易筋经 现在通行的健身气功易筋经是由国家体育总局结合中医养生、武术等重新编制的，具有养生、健身的功效，可调节脏腑功能，补益阳气，改善呼吸功能，提高身体素质，抗衰老，改善心理状态。

4. 六字诀 是我国古代流传下来的一种以呼吸吐纳为主要手段的传统养生健身功法。其独特的发音训练是鱼唇呼吸、腹式呼吸训练的雏形，开创了肺康复呼吸训练的先河。六字诀可增加COPD患者6min步行试验距离，减少急性加重次数，提高患者生存质量。

5. 五禽戏 又称"五禽操""五禽气功""百步汗戏"等。通过手势的变换，可加强气血经脉运行，调节脏腑功能。现代研究发现五禽戏联合常规治疗，有助于提高COPD患者运动耐力，改善肺功能，提高生存质量。1982年6月28日，卫生部（现国家卫生健康委员会）、教育部和国家体委（现国家体育总局）正式发出通知，将五禽戏等中国传统健身法作为在医学类大学中推广的"保健体育课"的内容之一。2003年，中国国家体育总局把重新编排的五禽戏等健身法作为"健身气功"的内容之一在全国推广。

6. 呼吸八段锦 是广东省中医院呼吸与危重症医学科及康复科在多年肺康复实践基础上，根据COPD的病理生理特点，融合中医传统八段锦功法的思路内涵创制的一套健身功法。相比传统八段锦，呼吸八段锦立足于COPD患者的特点，更注重呼吸功能锻炼。患者通过坐位或立位练习，同样可以达到有氧运动的强度。呼吸八段锦对于活动能力较差的重度、极重度COPD患者更为友好可行。该功法已被推广应用于临床。初步研究结果显示，呼吸八段锦用于COPD急性加重期序贯治疗，患者COPD评估测试（chronic obstructive pulmonary disease assessment test，CAT评分）、呼吸困难评分（modified medical research council dyspnoea scale，mMRC评分）、6min步行试验距离改善情况均优于对照组，说明该功法可改善患者呼吸困难症状，提高患者生存质量，可作为COPD患者肺康复训练中的一环。

（二）中医特色疗法

中医特色疗法用于肺系疾病治疗由来已久，有止咳、化痰、平喘等作用。肺康复常用的中医特色疗法有针法、灸法、罐法、铜砭刮痧。其他疗法，如腹部穴位按摩、穴位贴敷、中药热熨、肺经络拍打操等，在肺康复的多个环节有明显疗效。现代研究显示，针刺、艾灸等疗法可通过降低肺组织乙酰胆碱、黏蛋白的表达，降低COPD患者气道阻力，减少气道黏液分泌，抑制肺部炎症反应，从而改善咳嗽、咳痰、呼吸困难等症状。天灸疗法是在三伏天或三九天，通过穴位贴敷辛温走窜之品，达到温阳散寒、防病治病效果的一种中医传统外治法，可下调哮喘患者血清中IL-4、IL-6和肿瘤坏死因子-α（tumor necrosis factor-α，TNF-α）水平，缓解喘息症状、减少哮喘急性发作次数。研究发现，穴位贴敷治疗哮喘具有良好的疗效，作用机制可能与甘氨酸、丝氨酸和苏氨酸代谢及乙醛酸和二羧酸代谢通路相关。此外，中医特色疗法还可通过调整脏腑功能间接起作用，如针刺、灸法可培补脾气、运脾化痰、减轻咳痰症状。脾主四肢肌肉，通过针法、灸法、穴位贴敷等健脾益气，濡养四肢肌肉，可改善肌肉功能，提高运动耐力。另外，局部治疗可改善患者合并症状，如腹胀、失眠等，提高患者生存质量。

三、肺康复研究进展

慢性肺系疾病包括COPD、哮喘、间质性肺疾病、支气管扩张症等，这些疾病均会导致患者肺功能下降，出现呼吸困难症状，损害患者运动耐量，降低生存质量。肺康复作为一种综合干预手段，可改善慢性肺系疾病患者症状，提高运动耐量及生存质量。

（一）慢性阻塞性肺疾病

慢性阻塞性肺疾病（COPD）是一种异质性肺部疾病，以持续性气流阻塞和慢性呼吸道症状为主要特征。肺康复作为管理 COPD 患者的重要非药物手段，已明确证实可使 COPD 患者获益。一项纳入 197376 例 COPD 患者的多中心研究发现，与没有进行肺康复训练的 COPD 患者相比，在出院后 90 日内进行肺康复训练的患者 1 年后再入院的风险显著降低。《慢性阻塞性肺疾病全球倡议》（2023 修订版）推荐高风险 COPD 患者接受系统的肺康复干预，急性加重期患者的肺康复开始介入时间为住院期间或出院 4 周内，说明 COPD 急性加重患者的肺康复介入时机前移已获得认可。目前也有研究将介入时机前移更早。研究结果提示 COPD 急性加重 1 周内即可开展肺康复训练，可降低患者 6 个月内的再入院率，且无康复相关不良事件发生。

（二）支气管哮喘

支气管哮喘（简称哮喘）是一种异质性疾病，可表现为发作性喘息、胸闷、咳嗽等症状，伴随可持续存在的气流受限。既往观点认为运动可能诱发哮喘发作，但目前研究证实肺康复可改善哮喘患者呼吸困难症状，提升运动耐量和生存质量。一项纳入 95 例哮喘患者的研究发现，接受 8 周肺康复训练后可改善难治性哮喘和超重哮喘患者的症状。

（三）支气管扩张症

支气管扩张症是一种慢性肺系疾病，主要是由于呼吸道反复感染或支气管阻塞，支气管结构改变，发生管腔扩张变形所致。支气管扩张症患者临床表现为反复慢性的咳嗽、脓痰甚至咯血等症状，严重结构改变还可造成慢性呼吸衰竭及慢性肺源性心脏病，从而出现呼吸困难症状。稳定期支气管扩张症患者运动训练持续 4 周可提升运动耐量，改善生存质量，并降低 1 年内急性加重次数。英国胸科协会成人支气管扩张症指南推荐合并呼吸困难（mMRC 评分≥1 分）的支气管扩张症患者接受肺康复干预。研究发现，对支气管扩张症患者进行高强度呼吸肌肉训练 8 周可显著改善患者最大吸气压和最大呼气压，同时改善患者运动耐力。肺康复干预对于支气管扩张症患者有显著临床效果，但是目前针对支气管扩张症领域的肺康复方案研究还很少，且均仿照 COPD 患者设计。事实上，支气管扩张症患者具有与 COPD 患者不同的临床特点，肺康复方案的设计亦应个体化。然而运动训练的最佳持续时间及频率等尚无共识，因此仍需要更多的相关研究探索。

（四）间质性肺病

间质性肺病是一组以肺间质炎症和纤维化为病理基础的弥漫性肺疾病的总称。患者表现为进行性加重的呼吸困难、咳嗽、运动耐力下降，生存质量受到严重影响。2013 年 ATS/ERS 肺康复共识指出，对间质性肺病患者进行肺康复干预可改善患者呼吸困难症状，提升运动耐量，提高生存质量。一项多中心临床研究显示，对 701 例肺间质纤维化患者持续 6～12 个月的肺康复干预可增加 6min 步行试验距离，降低病死率和肺移植率。另一项针对 163 例特发性肺间质纤维化患者的研究发现，坚持完成 8 周门诊联合居家肺康复的患者全因病死率下降。这说明肺康复对于间质性肺病患者是有益的。但目前间质性肺病患者缺乏个体化的肺康复方案制定，大多方案基于 COPD 患者调整后的康复方案。而相较于 COPD 患者，间质性肺病患者具有病因复杂，个体差异极大，缺氧更为严重，可能合并肺动脉高压等血流动力学不稳定因素的特征，这使得肺康复方案制定在间质性肺病患者中面临更大挑战。因此，仍需要更多细化的研究指导不同类型的间质性肺病患者，为其制定个体化和针对性的肺康复方案。

（五）其他肺系疾病

随着肺康复的发展及其适应证的不断扩大，其他慢性呼吸系统疾病包括肺癌围手术期、肺动脉高压、肺移植等疾病均可从肺康复训练中受益。研究发现对手术或放化疗后的肺癌患者进行肺康复干预，可显著改善患者的最大耗氧量，提升心肺功能。对肺动脉高压患者的研究证实，肺康复训练可以显著改善患者运动耐量、肺功能和焦虑抑郁情况，且未发现因运动引起的重大不良事件。需要注意的是，由于肺动脉高压患者的血流动力学容易发生变化，在训练过程中，患者如果出现胸痛、头晕、心悸、低血压或晕厥等表现，应立即停止训练并给予必要治疗。肺移植是终末期肺病患者的最后手段，术后肺康复可增强患者心肺耐力，减少住院时间，改善患者预后，提高生存质量。此外，新型冠状病毒感染患者后期存在不同程度的呼吸、躯体和心理功能障碍，研究发现远程肺康复可改善患者运动耐量、生存质量和呼吸困难症状。中医康复亦是新型冠状病毒感染康复中的重要组成部分。

目前，肺康复在慢性肺系疾病中的作用已被公认，但是仍缺乏规范化、个体化、依从性高的模式。如何提高患者依从性和参与度仍然是全球面临的共同问题。结合电子设备穿戴的远程康复、社区康复及家庭康复模式的探讨及推广实施成为目前的研究重点。同时，现有研究仍大部分集中于 COPD 患者中，未来针对不同肺系疾病研究探索具有个体化差异的肺康复方案将成为领域内的研究热点。

第二节　呼吸介入技术

支气管镜在近百年的发展过程中，经历了传统硬质支气管镜、纤维支气管镜和现代支气管镜、硬质支气管镜、超声支气管镜共用的三个重要阶段。近 20 年来，随着新型材料的产生、科技的发展，球囊扩张、冷冻、激光、腔内超声等技术和设备的引入使呼吸介入技术得到迅猛的发展，使得以呼吸内镜为代表的呼吸介入技术成为现代呼吸病学的重要组成部分。此外，内科胸腔镜、肺血管介入技术亦是呼吸介入的另一重要部分。

一、呼吸介入诊断技术

（一）支气管肺泡灌洗术

支气管肺泡灌洗术（bronchoalveolar lavage，BAL）是经支气管镜向支气管肺泡注入生理盐水随即抽吸、收集肺泡表面液体，检查其细胞成分及可溶性物质的方法。BAL 的目的在于直接获取肺内炎症免疫效应细胞，以探讨肺局部免疫病理过程。

BAL 对于肺部弥漫性疾病的鉴别诊断有重要意义。肺部弥漫性疾病有 100 余种，包含感染性疾病、间质性肺病、肺泡蛋白沉着症等，经支气管镜获取肺泡灌洗液，对其成分进行免疫生化检测，可辅助疾病的诊断。此外，对于考虑呼吸道感染的患者，BAL 可准确采集病灶部分分泌物进行病原学诊断，尤其是结合近年来快速发展的宏基因组测序技术，为疑诊非典型感染、真菌感染、结核感染患者的快速诊断提供了可能。

（二）肺部病变活检术

经支气管针吸活检术（transbronchial needle aspiration，TBNA）是采用特制的带有可弯曲导管的穿刺针，借助支气管镜的活检通道进入气道内，穿透气道壁，对气管、支气管腔外病变，如结节、肿块、肿大的淋巴结及肺实质病灶进行穿刺吸引获取组织学标本的技术，对于肺部病变，尤其是肿瘤性病变的诊断具有重大意义。

气道内超声实时引导下经支气管针吸活检术（endobronchial ultrasound-guided transbronchial needle aspiration，EBUS-TBNA）是利用气道内超声技术，使搭载超声探头的支气管镜完成针吸活检的技术。相较于传统 TBNA，EBUS-TBNA 具有可视、可控、精准的特点，提升了诊断的阳性率及操作的安全性，树立了呼吸介入新的里程碑。此外，在超声引导下，还可以通过 TBNA 精准放置放射性粒子，进行药物注射、消融等治疗。

机器人辅助支气管镜技术是利用机械框架或机械臂进行的支气管镜操作。近年来最新研制的联合电磁导航支气管镜系统的机器人支气管镜（robotic-assisted electromagnetic navigation bronchoscopy system，RES）已经逐渐取代单纯的机械臂操作系统。相较于传统细支气管，RES 可进入更深级数的远端气道，尤其是角度更大的支气管。RES 拓展了传统支气管镜的可触及范围，转向更灵活、定位更准确，具有更广阔的应用前景。

二、呼吸介入治疗技术

（一）中央气道阻塞治疗技术

1. 激光消融技术　利用激光的热效应，搭载支气管镜，可在临床上达到组织消融、止血等效果。该技术适用于清除向腔内生长的肿瘤或组织。腔外压迫导致的气道狭窄是激光消融的禁忌证。

2. 氩等离子体凝固（argon plasma coagulation，APC）　是一种非接触性电凝技术，利用氩等离子体的导电性通过可弯曲探头向气道组织传递高频电流，在组织表面转化为热能进行烧灼。APC 可用于气道内良性及恶性肿瘤消融、可视范围内气道内局部止血及清除气道内肉芽增生组织。同样作为热消融治疗技术，激光消融术可产生更高的温度，且组织穿透能力强，止血和消融效果更好，速度亦快于 APC。而由于组织损伤深度的限制性，APC 不易引起气道穿孔。此外，APC 的等离子束可以侧向转弯，不必与气管壁平行，操作更为安全。

3. 其他热消融技术　有电凝术、电切术、电圈套术、微波、热射频等，其中电凝术、电切术和电圈套术基本原理相近。但由于激光和 APC 的优势，电凝术、微波、热射频在恶性气道阻塞中已经很少被使用。

4. 冷冻治疗技术　是一种通过对局部组织冷冻，破坏细胞结构，从而导致组织变性、坏死，以达到治疗目的的手段。本技术是治疗中央气道阻塞及减轻恶性气道疾病症状的手段之一，与热消融技术（如激光、APC）相比，费用更便宜，且安全性良好。但是，冷冻治疗需要数日才能达到最佳疗效，因此在危及生命的气道阻塞中不宜单独使用。冷冻治疗还可以用于气道内肉芽组织的清理，可辅助气道异物的取出，尤其是易碎或多孔的生物异物，如血栓、黏液栓、食物残渣、坚果、药丸等，但是对于金属质地或牙齿等不具有良好冷冻吸附性的异物则效果欠佳。

5. 气道支架植入技术　利用气管镜技术将支架植入气道中，可治疗中央气道的阻塞或修补瘘管及裂口。气道支架植入技术对于恶性气道狭窄是一种姑息性治疗，虽然针对病因疗效有限，但是可以改善患者呼吸困难症状，延长生命，提高生存质量，为患者接受抗肿瘤治疗赢得机会和时间。而对于良性气道狭窄，植入气道支架可能导致气道瘢痕肉芽组织增生加重，造成再狭窄。因此，对于良性气道狭窄，只有当并发气道塌陷或病因为良性气道肿瘤且无外科手术指征时，才可考虑气道支架植入。

6. 球囊导管扩张技术　采用支气管镜导入球囊导管，对狭窄的近端气道实施球囊扩张，可使狭窄部位的气道周围裂伤并被纤维组织充填，达到扩张狭窄部位的目的。球囊扩张技术见效快、方法简单，相对于热消融、支架植入等方法更为经济、安全，可作为良性瘢痕性气管和支气管狭窄的首选治疗方法。不足之处在于为了达到满意效果，可能需要反复进行。

7. 支气管腔内高剂量率（high dose rate，HDR）近距离放射治疗　是通过气管镜将放疗粒子置入气道内肿瘤，近距离进行放射治疗的方法，在治疗的同时可尽量减少对正常肺组织的损害。对于合并气道腔内恶性病变，且因肺功能差不能耐受手术或体外放疗剂量的患者，HDR近距离放疗是有效的姑息治疗方法。

8. 光动力治疗（photodynamic therapy，PDT）　是将光敏药物选择性聚集注射于病灶位置，利用激发光的化学反应治疗肿瘤病变的技术。该技术可用于早期中央型肺癌或癌前病变的根治治疗。对于晚期肺癌，可先使用其他消融技术，清除腔内肿瘤后再结合PDT消灭残余肿瘤。PDT可有效改善患者呼吸困难症状，使患者能更好地耐受后续化疗和放疗，是肿瘤治疗安全有效的手段之一。

（二）气道异物取出技术

目前临床上可选用硬质支气管镜或可弯曲支气管镜取出异物。

1. 硬质支气管镜　为多种仪器包括活检钳和抽吸导管提供通道，可视化好，在术中可更好地维持通气和氧合，安全性更高。但是，操作过程中易损伤牙齿、声带和支气管壁，严重时甚至导致气胸或心搏骤停，对检查者的技能和相应设备要求更高。

2. 可弯曲支气管镜　目前多种辅助设备，如钳子、抓爪、套圈、球囊导管和磁铁的发明使得可弯曲支气管镜取出异物变得可行。在许多情况下，可弯曲支气管镜可替代硬质支气管镜进行异物取出。可弯曲支气管镜使用方便，不需要全身麻醉，不良反应少，更容易被患者接受。研究发现，可弯曲支气管镜的异物提取成功率可高达90%以上，可作为无明显窒息表现、意识清醒、精神状态良好患者气道异物取出的首选方式。对于12岁以下的儿童，或者合并窒息表现的患者，则更推荐硬质支气管镜。需要注意的是，利用可弯曲支气管镜取出异物时，要选择经口途径，避免异物提取后无法通过鼻腔。

（三）慢性小气道疾病介入技术

1. 支气管瘘封堵术　是通过机械封堵，如各种支架、支气管塞、封堵剂、球囊填塞等，或通过理化刺激如热损伤，促进瘘口肉芽组织增生从而闭合瘘口的技术。相较于外科手术，支气管镜下的支气管瘘封堵术创伤小，对于外周型瘘及中央型小瘘口有较好的治疗效果。但是对于中央型大瘘口，支气管镜下的支气管瘘封堵治疗通常是姑息性的，仅作为因各种原因无法实施外科手术治疗时的唯一选择。

2. 选择性支气管镜封堵术　是治疗难治性气胸的一种支气管镜介入技术。其原理是将引流支气管临时封堵，使所属肺叶肺段的胸膜瘘口停止漏气以促进自行愈合。该操作通过封堵剂或封堵器完成。理想的封堵剂应在7～14日吸收。封堵器封堵则可选择单向活瓣、支气管塞或球囊导管填塞。

3. 单向活瓣肺减容术　通过支气管镜将单向活瓣植入到肺气肿严重区域的段支气管内。单向活瓣装置允许呼气气流和分泌物排出，却阻止吸气气流进入活瓣，故可起到使局部肺段萎陷、减少肺容积的作用。该技术适用于无法耐受手术治疗的重度肺气肿患者，可改善患者肺功能及运动耐力，提高生存质量。

4. 肺减容弹簧圈　是镍钛合金制成的弹簧圈，可在支气管镜辅助下被送至气道治疗区域。弹簧圈展开后可导致肺实质压缩，达到肺减容的目的。研究显示，肺减容弹簧圈治疗可改善肺气肿患者的肺功能，增加 6min 步行试验距离和提升生存质量，且无严重不良事件报道。

5. 经支气管镜热蒸汽消融术　通过在治疗肺区注入加热的水蒸气诱导炎症反应，引起肺部组织损伤，瘢痕形成后达到肺减容的目的。该技术适用于上肺叶肺气肿为主的患者，优势在于可在节段水平使用而不影响健康的肺组织。

6. 聚合肺减容术　通过封堵液如纤维蛋白凝胶、医用生物蛋白胶等封堵目标支气管，刺激肺不张、纤维化，达到肺减容的目的。目前小样本研究提示该技术可改善患者肺功能及提高生存质量，但是部分患者术后会出现发热、COPD 急性发作等不良事件，因此仍需更多的试验评估。

7. 靶向肺去神经技术　通过特殊的射频能量破坏主支气管周围副交感神经，阻断气道中乙酰胆碱的释放，从而产生永久的抗胆碱能作用。该技术可行、安全、耐受性高，可改善 COPD 患者生存质量，但仍需更大样本量的研究。

8. 支气管热成形术　通过射频消融的方法，消减哮喘患者的气道平滑肌，促使组织发生凝固坏死，达到逆转气道结构重塑、降低气道痉挛的目的。该技术作为治疗难治性哮喘的非药物治疗方式之一，可减轻严重持续哮喘患者的症状，改善生存质量。但是在患者的选择方面、医师技术的要求方面及操作前后的管理方面都需要严格把控。

（四）其他新技术

1. 光学相干断层扫描（optical coherence tomography，OCT）　是一种利用近红外光对活体组织实时成像的技术。通过气管镜引导，OCT 探头可深入至第 9 级甚至更远气道进行探查。该技术在 COPD、哮喘等小气道疾病的诊断方面优势明显。

2. 干细胞技术　通过支气管镜从气道中直接刷取具有干细胞特性的细胞进行再培养。经筛选纯化的干细胞可通过气管途径再次输入受损肺内，修复受损的肺泡上皮细胞，改善肺功能。该技术目前仍处于动物研究阶段，对于特发性肺纤维化、急性肺损伤、COPD 等肺系疾病均具有治疗作用，有良好的应用前景。

三、胸腔镜下胸膜疾病的诊断治疗技术

内科胸腔镜是一种通过建立人工气胸，直视胸膜腔变化和操作的技术，对胸膜疾病的诊断和治疗具有重要价值。胸腔镜技术是呼吸介入技术中的一项重要技术，可操作性强，切口单一，相对安全。内科胸腔镜在诊断方面的适应证包括常规方法不能明确诊断的胸腔积液、胸膜占位性病变、靠近胸膜的肺弥漫性或局限性病变、胸膜间皮瘤或肺癌的分期。治疗方面主要用于恶性或良性顽固性胸腔积液的胸膜固定术，以及急性脓胸、血胸、乳糜胸、气胸或支气管胸膜瘘的治疗。

内科胸腔镜主要可分为 3 种类型，分别是硬质胸腔镜、纤维内镜替代胸腔镜及新型可弯曲内科电子胸腔镜。硬质胸腔镜管腔大，照明度高，视野清楚，便于操作，适用于创伤较小的介入治疗。纤维内镜替代胸腔镜的镜端可弯曲，减少视野盲区，更加简便、安全，但是内镜易损伤、光源暗、镜体软不便于操作等缺点限制了其使用。可弯曲内科电子胸腔镜是近年来的新型内科胸腔

镜，同时具备硬质内科胸腔镜和纤维内镜的优点，软硬结合的设计使得活检阳性率提高，具有广泛的应用前景。

四、肺血管介入诊疗技术

随着介入理念和导管技术的快速发展，肺血管介入技术已成为现代呼吸病学诊疗的重要一部分。目前，肺血管介入技术在诊断方面的应用主要为右心导管技术及肺动脉造影检查，涉及肺动脉高压、肺血管畸形等肺血管疾病。治疗方面的应用包括病理性血管栓塞术及肺血管开通术，如咯血和肺动静脉瘘等血管畸形可通过血管栓塞术治疗，急慢性肺栓塞、肺血管狭窄或闭塞性疾病可通过肺血管开通术治疗。

（一）肺血管介入诊断技术

1. 右心导管技术 是测定肺动脉压的"金标准"，有助于确定肺动脉高压患者的准确分类，并对其预后进行评估及指导治疗方案，同时也可作为肺移植或心肺联合移植前的术前评估。右心导管技术是开展肺动脉高压相关介入诊疗的入门技术，规范的标准操作是保证采集的数据准确可靠的必需条件。

2. 肺动脉造影技术 有助于肺动脉炎、肺栓塞、肺血管畸形及纤维素性纵隔炎等疾病的诊断，还可评估后续介入治疗的可行性。对于慢性血栓栓塞性肺动脉高压（chronic thromboembolic pulmonary hypertension，CTEPH），肺动脉造影技术可充分了解栓塞部位、性质和严重程度，便于选择更为合适的治疗手段。

（二）肺血管介入治疗技术

1. 导管介入技术 主要为导管定向溶栓和基于导管的血栓清除术，其中血栓清除术包括导管碎栓、机械性血栓清除、吸入性血栓清除和裂解性血栓清除。导管介入技术可迅速打开阻塞的肺动脉，改善患者血流动力学指标，减少出血风险。目前仅推荐高出血风险的高危或中危肺栓塞、存在溶栓治疗禁忌证、溶栓治疗失败、血流动力学不稳定的患者采用经皮导管介入治疗。

2. 球囊肺动脉成形术（BPA）及肺动脉支架置入技术 是通过介入导管到达肺动脉狭窄位置，通过球囊或支架置入改善肺动脉狭窄从而降低肺动脉压的技术。多项 Meta 分析结果证实经皮球囊肺动脉成形术在 CTEPH 治疗中的有效性及安全性。对于肺血管炎、纤维素性纵隔炎及恶性肿瘤引起的肺血管狭窄或闭塞，在疾病特定阶段可尝试球囊扩张+支架植入治疗改善症状，但未来仍需要更多研究和临床实践。

3. 支气管动脉栓塞术 通过导管在异常的支气管动脉分支置入栓塞剂（如明胶海绵、金属弹簧圈等），堵住出血血管，达到治疗咯血或者阻断肺血管动静脉畸形的目的。

随着介入理念和导管技术的发展，现代呼吸介入技术不仅涵盖经气道的内镜介入技术，还包括经皮、经胸壁及经肺血管路径的介入技术，不断充实和丰富呼吸介入技术的内容。各种介入技术的融合与协同使用，也为呼吸系统疾病的诊断和治疗提供了更多方法选择。

参 考 文 献

陈焕杰，苏柱泉，李时悦，2018. 光学相干断层扫描成像在气道疾病中的应用研究进展 [J]. 中华结核和呼吸杂志，41（10）：810-813.

高艳芳，区燕云，陈妙媛，2017. 五禽戏锻炼对出院过渡期慢性阻塞性肺疾病患者肺功能及运动耐量的影响

[J]．临床与病理杂志，37（5）：975-980．

李冉，高占成，2013．单向活瓣肺减容术治疗慢性阻塞性肺疾病［J］．中国临床医生，41（9）：12-15．

娄丽丽，高金明，2015．非慢性阻塞性肺疾病和支气管哮喘的小气道疾病研究进展［J］．国际呼吸杂志，（17）：1315-1319．

马烈光，蒋力生，2016．中医养生学［M］．3版．北京：中国中医药出版社：13．

慢性阻塞性肺疾病中医肺康复指南：T/CACM 1345—2020［S］．

万力生，温鹏强，陈争光，等，2016．天灸疗法对支气管哮喘患儿血清中 IL-4、IL-6 和 TGF-α 的影响［J］．时珍国医国药，27（4）：888-890．

杨丽，李一诗，敖知，等，2019．单向阀活瓣肺减容术治疗重度慢性阻塞性肺疾病研究进展［J］．中国实用内科杂志，39（12）：1099-1101，1104．

郁东海，王澎，徐中菊，等，2018．治未病学［M］．上海：上海科学技术出版社．

张敏，徐桂华，李峰，等，2016．健身气功易筋经促进慢性阻塞性肺疾病稳定期患者康复［J］．中国运动医学杂志，35（4）：339-343．

张妤，刘敦煌，2019．二十四式太极拳结合呼吸康复训练对慢性阻塞性肺疾病患者肺功能及生活质量的影响［J］．实用中医药杂志，35（3）：350-351．

赵舒梅，龚晓燕，胡骏，等，2022．基于血清代谢组学与网络药理学研究咳喘停穴位贴敷治疗哮喘的效应物质与作用机制［J］．中国中药杂志，47（24）：6780-6793．

Chen A C, Gillespie C T, 2018. Robotic endoscopic airway challenge: reach assessment[J]. The Annals of Thoracic Surgery, 106（1）：293-297.

Coventry P A, 2009. Does pulmonary rehabilitation reduce anxiety and depression in chronic obstructive pulmonary disease? [J]. Current Opinion in Pulmonary Medicine, 15（2）：143-149.

Creutzberg E C, Wouters E F M, Mostert R, et al, 2003. A role for anabolic steroids in the rehabilitation of patients with COPD?* A double-blind, placebo-controlled, randomized trial [J]. Chest, 124（5）：1733-1742.

Deslee G, Klooster K, Hetzel M, et al, 2014. Lung volume reduction coil treatment for patients with severe emphysema: a European multicentre trial [J]. Thorax, 69（11）：980-986.

Fielding D I K, Bashirzadeh F, Son J H, et al, 2019. First human use of a new robotic-assisted fiber optic sensing navigation system for small peripheral pulmonary nodules [J]. Respiration; International Review of Thoracic Diseases, 98（2）：142-150.

Guler S A, Hur S A, Stickland M K, et al, 2022. Survival after inpatient or outpatient pulmonary rehabilitation in patients with fibrotic interstitial lung disease: a multicentre retrospective cohort study [J]. Thorax, 77（6）：589-595.

Lador F, Hachulla A L, Hohn O, et al, 2016. Pulmonary perfusion changes as assessed by contrast-enhanced dual-energy computed tomography after endoscopic lung volume reduction by coils [J]. Respiration; International Review of Thoracic Diseases, 92（6）：404-413.

Liaw M Y, Wang Y H, Tsai Y C, et al, 2011. Inspiratory muscle training in bronchiectasis patients: a prospective randomized controlled study [J]. Clinical Rehabilitation, 25（6）：524-536.

Ma Q W, Ma Y, Dai X T, et al, 2018. Regeneration of functional alveoli by adult human SOX9+ airway basal cell transplantation [J]. Protein & Cell, 9（3）：267-282.

Nolan C M, Polgar O, Schofield S J, et al, 2022. Pulmonary rehabilitation in idiopathic pulmonary fibrosis and COPD A propensity-matched real-world study [J]. Chest, 161（3）：728-737.

Pison C M, Cano N J, Chérion C, et al, 2011. Multimodal nutritional rehabilitation improves clinical outcomes of malnourished patients with chronic respiratory failure: a randomised controlled trial [J]. Thorax, 66（11）：

953-960.

Polkey M I, Qiu Z H, Zhou L, et al, 2018. Tai Chi and pulmonary rehabilitation compared for treatment-naive patients with COPD A randomized controlled trial [J]. Chest, 153 (5): 1116-1124.

Ricketts H C, Sharma V, Steffensen F, et al, 2022. A pragmatic randomised controlled trial of tailored pulmonary rehabilitation in participants with difficult-to-control asthma and elevated body mass index [J]. BMC Pulmonary Medicine, 22 (1): 363.

Ries A L, Bauldoff G S, Carlin B W, et al, 2007. Pulmonary rehabilitation joint ACCP/AACVPR evidence-based clinical practice guidelines [J]. Chest, 131 (5): 4S-42S.

Schols A M, Slangen J, Volovics L, et al, 1998. Weight loss is a reversible factor in the prognosis of chronic obstructive pulmonary disease [J]. American Journal of Respiratory and Critical Care Medicine, 157 (6 Pt 1): 1791-1797.

Slebos D J, Klooster K, Koegelenberg C F N, et al, 2015. Targeted lung denervation for moderate to severe COPD: a pilot study [J]. Thorax, 70 (5): 411-419.

Snell G, Herth F J F, Hopkins P, et al, 2012. Bronchoscopic thermal vapour ablation therapy in the management of heterogeneous emphysema [J]. European Respiratory Journal, 39 (6): 1326-1333.

Spruit M A, Singh S J, Garvey C, et al, 2013. An official American thoracic society/European respiratory society statement: key concepts and advances in pulmonary rehabilitation [J]. American Journal of Respiratory and Critical Care Medicine, 188 (8): e13-64.

Stefan M S, Pekow P S, Priya A, et al, 2021. Association between initiation of pulmonary rehabilitation and rehospitalizations in patients hospitalized with chronic obstructive pulmonary disease [J]. American Journal of Respiratory and Critical Care Medicine, 204 (9): 1015-1023.

van Geffen W H, Kerstjens H A M, Slebos D J, 2017. Emerging bronchoscopic treatments for chronic obstructive pulmonary disease [J]. Pharmacology & Therapeutics, 179: 96-101.

第七章 中医肺病疗效评价研究

临床疗效是中医学发展之本,是评价中医药优势的金标准,是中医药的核心竞争力。中医药防治重大慢性呼吸系统疾病优势明显。借助客观、标准、规范的疗效评价方法及评价工具,可以科学阐释中医药治疗肺病的物质基础和作用机制,彰显中医药防治肺病的疗效优势,是中医药传承、创新与发展的关键。

第一节 疗效评价研究设计

通过设计中医肺病疗效评价研究,可对中医药治疗肺病的疗效作出评价,正确选择疗效评价研究类型,准确实施疗效评价研究,以及有效报告疗效评价研究。这对于评价中医药治疗肺病的疗效至关重要。

一、疗效评价研究类型

临床疗效评价研究类型包括原始研究和二次研究。

(一)原始研究

原始研究根据有无干预可分为实验性研究与观察性研究两类。实验性研究主要包括随机对照试验及非随机对照试验;观察性研究主要包括队列研究、病例对照研究、横断面研究及描述性研究等。所有的研究类型中,从提供证据等级排序,从低到高依次为描述性研究→横断面研究→病例对照研究→队列研究→随机对照试验(表 7-1)。

表 7-1 常用的原始研究类型

研究类型	描述	优点	缺点
随机对照研究	核心特点是随机,盲法,设立终点。前瞻性、干预性研究,可证明干预手段和疾病转归直接的因果关系	减少主观因素干扰,科学性强,可比性好,结果可靠,证据等级高	患者高度选择,未必代表典型患者特征。结论显示功效,而非效果。成本昂贵、对象少,观察患者数相对较少。随访较长时间,有可能遗漏很普遍的副反应和较长时间才出现的事件
队列研究	分为前瞻性和回顾性	可设立前瞻性同期对照,可信度较高,临床最常见研究类型之一	时间长,失访率高,费用高。入选与排除标准需要严格
病例对照研究	由果求因。探究患病与不患病组风险因素差异,是最常见的临床研究类型之一	研究条件较为宽松,易于操作,节约人力、时间、预算成本。可分析多个因素	极易产生偏倚

续表

研究类型	描述	优点	缺点
横断面研究	了解某一疾病或临床事件的发生状况及其影响因素,围绕研究目的开展调查。对暴露因素和患病情况同时进行调查。调查的对象是具有某种特征的自然人群	一次研究可同时观察多种因素。可以形成较多成果,还可以为后续研究提供基础	难以判断因果时相关系,极易产生偏倚
描述性研究	对罕见病进行临床研究的主要形式	为进一步临床研究提供线索,是临床研究新思路的丰富源泉	研究对象具有高度选择性,容易产生偏倚

(二)二次研究

二次研究则是基于已有的研究成果进行的再次研究。目前常用的二次研究类型主要包括文献综述、系统评价、Meta 分析、系统评价再评价、临床实践指南等(表 7-2)。

表 7-2 常用的二次研究类型

类型	描述	优点	缺点
文献综述	对研究领域的研究现状(包括主要学术观点、前人研究成果和研究水平、争论焦点、存在的问题及可能的原因等)、新水平、新动态、新技术和新发现、发展前景等内容进行综合分析、归纳整理和评论	识别以前的研究工作,避免重复为某一领域提供大量的新知识和新信息	文献检索策略模糊,具有主观偏倚,可重复性差。低质量的研究结果也会影响文章结论和读者判断等
系统评价	根据某一具体的临床问题,采用系统、明确的方法收集、选择和评估相关的临床原始研究,筛选出合格的原始研究并从中提取和分析数据。其目的是提供一个关于研究问题综合、可靠的结论	资料全面,有明确的检索策略	可能会存在选择偏倚
Meta 分析	是一种研究和统计方法,通过综合、分析多个研究结果,提供一个量化的平均效果或联系,从而回答研究问题。其目的是检验所做出的干预是否有效	通过增大样本量来提高研究结论的可信度和解释研究结果的不一致性。其实质上是按照一定的条件统计并针对同一个问题的众多研究	在研究过程中不可避免会存在各种偏倚(如抽样偏倚、选择偏倚、研究内偏倚等)
系统评价再评价	是全面收集同一疾病或健康问题的治疗、病因、诊断、预后等方面的相关系统评价进行再评价的一种综合研究方法	是目前证据等级的最高级别,允许读者迅速查阅到相关主题的结论,更有利于知识转化和证据的传播应用,也更方便临床医护人员使用证据	其结果的可靠性受到所纳入的系统评价和 Meta 分析的影响,具有时限性,并且首先需要有相关方面的系统评价的存在
临床实践指南	基于现有最佳研究证据和实践经验制定,是对某一临床问题研究证据的系统评价和一系列推荐	平衡了不同干预措施利弊,在此基础上形成的能为患者提供最佳医疗保健的推荐意见	可能存在方法学缺陷,推荐意见也可能互相矛盾,有可能忽视国情等因素

二、疗效评价研究实施

在明确中医肺病疗效评价研究类型后,应严格按照设计的研究方案开展研究。在实施研究过程中应注重研究的伦理性，确保数据质量，确保研究的科学和有效性，保证研究结果的可靠和实用性，如实记录研究的过程和结果，以提高中医药的整体研究水平，更好地服务于中医肺病疗效评价（表 7-3）。

表 7-3　常用的疗效评价研究实施方法

类型		研究实施方法
原始研究		需将研究方案等材料交予伦理委员会审查，确保研究符合伦理标准。与参与研究的各方，如医院、研究者、资助方签订协议，明确各方的职责和权益。组建并培训研究团队，包括主要研究者、研究协调员和其他相关人员。随后招募符合入选标准的受试者，签署知情同意书。按研究方案进行研究干预、样本处理和数据收集。持续监测报告不良事件，必要时进行风险评估和风险控制。定期进行质量控制。不同中医肺病疗效评价原始研究的实施过程存在些许差异，需根据不同的原始研究类型开展不同的实施方案
	文献综述	首先需确定主题和目的，有助于为综述提供清晰的方向和焦点。其次阅读和分析文献，有助于对已有研究进行全面了解，并找出综述中需要重点阐述的问题，进而确定组织结构。根据综述的目的和主题，设计综述的结构和组织方式。最后通过撰写、修订及完善，呈现出一篇高质量的文献综述
二次研究	系统评价与 Meta 分析、系统评价再评价	需先注册研究方案，确保研究方案的创新性。随后系统检索相关研究，确保研究的全面性。对选定的研究进行数据提取，评估研究的偏倚风险。最后对数据进行整理分析。在研究实施过程中应进行质量控制，确保研究的透明度和可重复性，并遵循循证医学原则，确保研究结果的科学性和实用性
	临床实践指南	其制定需先确定指南的目的和意义，成立包括医学专家、研究人员、决策者等在内的指南制定小组。之后检索文献证据，对文献进行评价，形成评审指南草案，并进行内部评审，确保内容的质量和准确性。最后发布指南，并在实践中进行评估，以检验其有效性和实用性。同时根据新的研究和证据，定期更新指南内容，确保指南的持续相关性和有效性

三、疗效评价研究报告

在实施中医肺病疗效评价研究后，应及时形成研究报告。中医肺病疗效研究报告是评价中医药治疗肺病有效性和安全性的重要依据，研究报告需遵循一定的结构和内容要求，确保报告内容的准确性和完整性（表 7-4）。

表 7-4　常见的疗效评价研究报告方法

类型		研究报告方法
原始研究		其报告采用典型结构。摘要之后的正文包括引言、方法、结果、讨论、结论，最后是参考文献列表。应清晰、准确地传达研究目的、方法、结果和结论。摘要需按目的、方法、结果、结论撰写。正文内容需按顺序介绍研究背景，明确研究问题，讲述研究方法（研究对象、纳排标准、干预措施、收集的数据类型、分析数据的方法和工具等），呈现研究结果，对结果进行解释，与现有的文献进行比较，对结果进行讨论，表明研究存在的不足和展望。不同中医肺病疗效评价原始研究的报告内容需根据具体的研究类型、研究方案和研究结果进行撰写，如中医病例对照研究报告可参考加强观察性研究报告质量声明
二次研究	文献综述	其报告通常应包括摘要（总结全文内容）、引言（提供有关该主题的背景，并详细说明为何需要这一综述）、正文（可能分为更小的部分，用来讨论该领域的不同方面）、结论（突出研究空白和未来的研究方向），以及详细的参考文献列表

续表

类型		研究报告方法
二次研究	系统评价与 Meta 分析	需遵循系统评价和 Meta 分析优先报告的条目等相关报告指南，以提高报告的准确性和完整性。研究报告应包括标题、摘要、背景（理论基础、目的）、方法（纳排标准、信息来源、检索策略、研究选择、资料提取、资料条目、偏倚风险评价、效应指标、方法综合、报告偏倚评价、可信度评价）、结果（研究选择、研究特征、研究偏倚风险、单个研究的结果、结果综合、报告偏倚、证据可信度）、讨论、其他信息（注册与计划书、支持、利益冲突、数据、代码和其他材料的可用性）
	系统评价再评价	为提高系统评价再评价报告的完整性和透明度，需遵循系统评价再评价优先报告条目，含危害等相关报告指南，以提高报告的准确性和完整性。其报告应包括标题、摘要、背景（理论基础、目的）、方法（计划书与注册、文献选择标准与结局指标、信息来源、检索策略、数据管理与筛选过程、原始数据的补充检索、数据收集过程、数据条目、方法学与证据质量评价、偏倚评价、数据综合）、结果（研究选择、研究特征、重复、方法学和证据质量评价呈现、偏倚呈现、结果综合）、讨论（证据总结、局限性、结论）、作者身份（作者贡献、共同作者）、资金（资金与其他支持）
	临床实践指南	其报告遵循国际实践指南报告规范条目，内容应包括基本信息（题目、执行总结、术语与缩略语、通讯作者）、背景（简要描述指南卫生问题、指南的总目标和具体目的、目标人群、指南的使用者和应用环境、指南制订小组）、证据（卫生保健问题、系统评价、评价证据质量）、推荐意见（具体的推荐意见、形成推荐意见的原理和解释说明、从证据到决策）、评审和质量保证、资助与利益冲突声明和管理（资金来源及作用、利益冲突的声明和管理）、其他方面（可及性、对未来研究的建议、指南的局限性）

第二节 疗效评价指标及工具

疗效评价指标及工具可为中医肺病疗效评价提供量化证据，为中医药治疗肺病的临床实践提供客观疗效反馈，有助于系统评估中医药对肺部疾病的治疗效果。构建标准化评价指标和工具是中医肺病疗效评价新方法与新技术的探索方向。

一、疗效评价指标

中医肺病疗效评价指标包括肺部疾病相关的实验室指标、生存指标、中医证候相关指标等。

（一）实验室指标

实验室指标能够具体、量化、客观、准确地反映中医药治疗肺病的疗效，使其评价结果更加直观公认。目前临床试验研究多将测量治疗前后患者的实验室指标作为客观的评价数据。以 COPD 为例，观察的实验室指标包括痰液炎性标志物（如中性粒细胞、巨噬细胞）、呼出气体（如一氧化氮、一氧化碳）、外周血（如血常规、可溶性肿瘤坏死因子受体）、血气分析（如氧分压、二氧化碳分压）、肺泡灌洗液（如 TNF-α、IL-8）、肺功能及肺部影像变化和肺动脉高压。

（二）生存指标

恶性肿瘤的临床疗效评价与预后估计是肿瘤临床工作中的重点。生存分析是将事件的结果（如死亡）和出现这一结果所经历的时间（如生存时间）结合起来分析的一种统计分析方法，是恶性肿瘤临床远期疗效评价及预后估计的方法。生存分析的关键指标包括总生存期、无进展生存期、疾病进展时间、无病生存期、客观缓解率、疾病控制率、缓解持续时间等。此外，恶性肿瘤近期疗效评价指标包括肿瘤缩小的程度及肿瘤退缩后维持的时间,其表达方式为完全缓解率、部分缓解率、有效率或缓解率、缓解期和中位缓解期等。

(三) 中医证候

证候是中医疗效评价的核心指标,证候的改善程度一般依照《中药新药临床研究指导原则》症状半定量分级方法分为 4 级:①中医临床症状、体征消失或基本消失,证候积分减少≥95%为临床痊愈;②中医临床症状、体征明显改善,证候积分减少 70%～95%为有效;③中医临床症状、体征均有好转,证候积分减少 30%～70%为显效;④中医临床症状、体征无明显改善,甚或加重,证候积分减少<30%为无效。在评价证候疗效时,亦可采用尼莫地平法计算证候积分的变化量,即减分率=(治疗前积分-治疗后积分)/治疗前积分×100%。

此外,中医肺病疗效评价指标体系还包括临床相关指标(再住院率、急性加重率、6min 步行试验距离、疗效满意度、是否需要长期氧疗等)、综合评价指标[多因素分级系统(body mass index,obstruction, dyspnea, exercise, BODE)、圣乔治呼吸问卷评分、气流受限和运动耐量指数(St. George's respiratory questionnaire score, air-flow limitation and exercise tolerance index,SAFE)、最小临床意义变化值]等内容。鉴于当前的中医临床实践,应尽可能采用合理的国际及国内统一标准构建中医药临床疗效评价指标,在疗效评价指标的筛选及标准制定过程中,严格加强科研设计和科学论证,并建立病证结合模式下的中医药疗效评价指标体系,体现中医特色。

二、疗效评价工具

中医肺病疗效评价工具包括疗效评价量表、评价证据分级工具及核心指标集等。

(一) 疗效评价量表

量表是由若干问题或评分指标组成的标准化测试表格,具有客观、量化、标准化的特点,操作简单,患者配合度高,是中西医共同认可的测量工具。

1. 中医疾病证候量表 借鉴量表的研究思路、原则与方法,结合证候的关键要素特征研制的中医证候疗效评价量表可评价中医药治疗肺病的疗效。量表主要有两种形式,一种是普适性证候疗效评价量表,即单纯证候疗效评价量表;另一种是疾病特异性证候疗效评价量表,即病证结合疗效评价量表。以 COPD 稳定期证候疗效评价量表为例,量表包含 9 个基础证候、46 个条目。各证候条目分布为寒饮证 9 个条目,痰湿证 12 个条目,血瘀证 6 个条目,肺气虚证 10 个条目,脾气虚证 14 个条目,肾气虚证 13 个条目,肺阴虚证 9 个条目,肾阴虚证 8 个条目,肾阳虚证 9 个条目。

2. 生活质量量表 中医药在改善肺病患者症状、提高患者生存质量等方面具有独特优势,针对肺病研制合适的生活质量量表能够客观反映肺部疾病变化。以特发性肺间质纤维化生活质量量表为例,38 个问题分为临床症状(主要包括咳嗽、咳痰、喘息、肺外表现等)、活动能力(主要包括走楼梯、穿衣、娱乐、家务等)、疾病对日常生活的影响(主要包括焦虑、痛苦、不安全感、失望等)三部分,每题对应一个分值,每部分的分值=每部分实际分值/该部分最大总分值×100(类似于百分数),总分值=实际总分值/最大总分值×100,分值越低健康状况越好。此量表全面反映了特发性肺间质纤维化患者的生存质量,可作为中医肺病临床疗效评价工具。

3. 生存质量量表 生存质量量表一般从生理、心理、社会健康等维度制定。以评价肺结核的生存质量量表为例,大致可分为普适性量表和肺结核患者特异性量表 2 大类,共 10 种。肺结核患者普适性量表主要有简明健康状况调查表、世界卫生组织生活质量-100 量表、症状自评表、

Kamofsky 功能状态量表、欧洲五维生存质量量表及凯斯勒心理疾病量表。普适性量表反映了患者的生存质量，其通用指标对临床疗效具有一定的评价作用，提示患者的一般生理状态。肺结核患者特异性量表主要包括肺结核患者健康行为量表、结核病患者生存质量测评工具、DR-12 量表、慢性疾病生活质量指标体系肺结核量表，反映了肺结核患者疾病的某一方面。

4. 患者报告结局量表　　患者报告结局（patient reported outcome，PRO）是直接来源于患者健康状况和治疗结果等不同方面的报告，被广泛应用于生存质量和临床疗效评价。基于病证结合模式的患者 PRO 量表通过四诊获知患者身体状态、饮食起居、社会背景、心理状态等情况，判断疾病的预后、转归，涉及患者自我观察结果、主观症状、舒适感等与患者健康状况相关的内容。以病证结合模式的 COPD-PRO 量表为例，此量表基于我国国情和文化特征，紧密结合 COPD 中医特点建立，包括临床症状、健康满意度、疗效满意度等 3 个领域、17 个条目，经考核具有较好的信度、效度。以特发性肺纤维化患者 PRO 量表为例，此量表基于病证结合，根据生存质量概念、PRO 内涵及特发性肺纤维化的疾病特点构建，内容涵盖生理领域（包括主要症状及其影响因素、伴随的其他症状及其影响因素、活动能力、日常生活影响、饮食、睡眠等 9 个方面）、心理领域（包括焦虑、抑郁等 3 个方面）、环境领域（包括季节、昼夜、地域等 8 个方面）、社会领域（包括社会关系、社会支持等 5 个方面）、满意度领域（包括病情改善满意等 5 个方面）。

量表法已成为近年来中医证候疗效评价的有效方法，常用的量表还包括中医体质量表、各类中医肺病专科疾病量表、医生报告结局量表等。然而，目前中医临床疗效评价量表尚不够全面，仍缺少统一的证候评价量表制定规范，应进一步形成具有中医特色、测量更全面、方法学质量更高、有广泛认可的疗效评价量表。

（二）评价证据分级工具

在临床研究和医学决策中对证据进行评价分级是十分必要的，可以帮助评估中医肺病疗效证据的可靠性，从而指导中医肺病的临床实践和政策制定。常用的评价证据分级工具有 GRADE 系统、CERQual 工具等。

1. GRADE 系统　　是一种对证据质量和建议强度进行通用、明智、透明分级的方法，考虑了精确性、一致性和报告偏倚等因素，可判断中医肺病疗效评价结果的质量。GRADE 将证据群的质量分为高（A）、中（B）、低（C）和极低（D）四类。其优势在于明确界定证据质量和推荐强度，清晰评价不同质量方案的结局，分别从临床医生、患者、政策制定者角度对推荐意见的强弱做出明确使用的阐释等，适用于制作系统综述、卫生技术评估及指南。

2. CERQual 工具　　是为定性系统评价开发的证据分级工具，从方法学局限性、相关性、一致性和数据充分性 4 个方面进行评价，最后综合各部分的评价结果对系统评价单个结果给出信度分级：高、中、低、极低。利用 CERQual 工具，决策者可以更好地理解和应用定性研究证据，确保决策的科学性和有效性。

（三）核心指标集

核心指标集是特定病种临床研究必须测量和报告的、统一的、标准化的最小指标集合。核心指标集的构建方便同类临床研究的结果比较、合并分析，使每个临床研究的价值得到转化利用，有助于降低选择性报告偏倚的风险，优化评价指标选择，减少不合适评价指标的使用，使临床研究方案设计更科学。同时，还可缩短临床研究评价指标选择的时间，节约方案设计的成本。中医药核心指标集研究是解决中医药评价指标问题的有效途径，对中医药临床价值评估、中医药临床证据转化、中医药临床疗效诠释具有必要性和特殊意义。如张俊华等在新冠疫期间研制全球首个新冠肺炎临床试验核心指标集，纳入 78 个新冠肺炎（corona virus disease 2019，COVID-19）临床试验方案进行研究。经遴选，最终确立针对 COVID-19 不同临床分型的核心指标集，为 COVID-19 的临床试验提供了可靠的测评指标。通过研制中医肺病临床疗效评价核心指标集，可以为中医肺病治疗的临床疗效评价提供共识的指标和相应的测量工具，为中医肺病临床研究设计与证据转化研究提供科学规范的评价指标。

此外，人工智能等工具在中医疗效评价中也有一定的应用前景，应根据临床研究的具体情况和需求选择合适的、科学的疗效评价指标及工具。

第三节　疗效评价研究范例

中医肺病疗效评价研究类型包括原始研究和二次研究。其中原始研究包括随机对照试验、队列研究、病例对照研究、横断面研究等，二次研究涉及文献综述、系统评价与 Meta 分析、系统评价再评价、临床实践指南等。下面将列举常见中医肺病疗效评价研究范例。

一、原始研究

临床常用的中医肺病疗效评价干预性研究有随机对照试验，观察性研究有队列研究、病例对照研究、横断面研究。

（一）随机对照试验

依托于国家重点研发计划中医药现代化研究和安徽省第六届创新领军人才专项支持计划，安徽中医药大学李泽庚教授团队开展了一项多中心、随机、双盲、安慰剂对照试验，共纳入 276 名 COPD 急性加重患者。治疗组接受西医治疗联合清肺化痰颗粒治疗，对照组接受西医治疗联合模拟清肺化痰颗粒治疗，两组均早晚各服药 2 包，连服 14 日。研究结果显示，清肺化痰颗粒可缩短有效稳定时间、抗生素使用时间，降低患者中医证候评分、呼吸困难评分、临床症状和体征评分、生活质量评分。

（二）队列研究

依托于科技部应急专项和国家中医药管理局 COVID-19 应急中医药专项，首都医科大学附属北京中医医院刘清泉教授团队开展了一项多中心队列研究（伦理批准号：No.HBZY2020-C01-01），纳入 721 例轻度和中度 COVID-19 患者。根据是否服用包括寒湿疫方（包括煎剂、颗粒剂等）分为暴露组（430 例）和对照组（291 例）。研究结果显示，寒湿疫方干预可有效减少轻中度 COVID-19 向重症的转化，为中医治疗 COVID-19 的有效性提供了证据。

（三）病例对照研究

依托于 UNDP WB WHOTDR 资助项目和河南省科技发展计划国际科技合作资助项目，河南省胸科医院梁瑞霞教授团队开展了一项病例对照研究，采用 1∶2 配比病例对照研究，选取 158 例 25~60 岁肺结核患者作为病例组，每个病例选取 2 名与其住所相邻、同性别、同年龄组的正常人作为对照。研究结果显示，单身、吸烟、个体经营、有外出打工史是肺结核的危险因素，家庭经济条件好是肺结核的保护因素。

（四）横断面研究

依托于国家中医药管理局岐黄学者支持项目等，成都中医药大学附属医院谢春光教授团队开展了多中心横断面研究（批准号：2018KL-034），纳入 445 例 2 型糖尿病患者，调查 2 型糖尿病大血管病变患者中医证候要素分布特征。糖尿病本病组（120 例）符合 2 型糖尿病但不符合大血管病变诊断，糖尿病大血管病变组（325 例）符合 2 型糖尿病且符合大血管病变诊断。研究结果显示，2 型糖尿病患者进入大血管病并发症阶段后，痰湿、血瘀的出现频率明显升高，故痰湿、血瘀是糖尿病大血管病变发生、发展的重要病理因素，是 2 型糖尿病大血管病变发生的中医证候要素风险因子。

（五）病例报告

如沈一丹等报告国医大师晁恩祥教授运用"风咳"理论辨治难治性慢性咳嗽病案 1 例，对于难治性慢性咳嗽患者，晁恩祥教授以疏风散寒、缓急止咳、补肺益肾为治法，以苏黄止咳汤为基础方化裁治疗 1 月余，同时重视顾护阳气。虚邪贼风，避之有时，缓缓收功，最终患者咳嗽、咳痰症状消失，咳嗽基本痊愈。

二、二次研究

临床常用的中医肺病疗效评价二次研究主要包括文献综述、系统评价与 Meta 分析、系统评价再评价、临床实践指南等。

（一）文献综述

如新冠疫情期间，刘清泉团队通过文献综述总结了新型冠状病毒感染中医证治研究进展，综合分析了 2020 年 1~3 月中医药早期、全程介入新型冠状病毒感染的临床救治资料，认为新型冠状病毒感染救治应辨病与辨证相结合，将疾病的病情轻重、病程分期与中医证候相结合，可以提高新型冠状病毒感染的治愈率，降低重症发生率，对于降低病死率有一定价值。

（二）系统评价与 Meta 分析

依托于中国国家自然科学基金项目，北京中医药大学王雪峰教授团队采用系统评价与 Meta 分析，纳入 20 项 RCT，涉及 1628 名儿童，评价热毒宁联合阿奇霉素治疗儿童肺炎支原体的有效性与安全性。研究结果显示，热毒宁联合阿奇霉素能够提高临床有效率，缩短咳嗽消失时间、肺部啰音消失时间和退烧时间，改善治疗后 TNF-α 和 IL-6 水平，不良反应较少。

（三）系统评价再评价

依托于中国国家自然科学基金等项目，采用系统评价再评价的方法，纳入 15 例系统评价与 Meta 分析，共 224 项研究，涉及 20710 例慢性支气管炎患者，评价中医治疗慢性支气管炎疾病的有效性和安全性。研究结果显示，中医或中西医结合治疗有利于减轻慢性支气管炎症状，缩短病程，降低炎症因子水平，有效改善肺功能。

（四）临床实践指南

2023 年中国中西医结合学会、中华中医药学会、中华医学会联合发布了《支气管哮喘中西医结合诊疗指南》。该指南的目的是为呼吸科医师在支气管哮喘的防治中合理应用中医治疗提供重要的临床决策参考，并促进支气管哮喘中西医防治的规范化。该指南强调了中医药治疗在提高哮喘控制率、改善肺功能、缓解临床症状、提高运动耐力、减少并发症、改善生存质量等方面的疗效。该指南的编制过程参考了《世界卫生组织指南制定手册》，并在相关法律法规和技术文件的指导下进行。

第四节　讨论与展望

　　临床疗效是中医肺病学发展的基础。随着临床流行病学中设计、测量与评价方法的广泛应用及循证医学的提出，中医肺病临床疗效采用公认的方法已经开展了很多在群体层次的评价，但被学术界接受的高质量研究报告还很少。对中医肺病临床疗效的评价，仍然是学科当前发展的热点和备受关注的问题。

　　近十几年来，中医肺病学积极采用临床流行病学原理与方法，开展了大量的临床研究，催生了大量中药新药及新型诊疗技术。中医药在COPD、支气管哮喘、肺纤维化等呼吸系统慢性重大疑难疾病的治疗，以及在新型冠状病毒感染、严重急性呼吸综合征（severe acute respiratory syndrome，SARS）、甲流等呼吸道传染病防治中所发挥的作用也被社会广泛认可。但到目前为止，临床中被中医广泛应用的各种疗法仍缺乏足够的、公认的科学数据来证实效果。如何在真实世界开展中医肺病临床研究，尚需建立规范可行的方法学。中医肺病临床疗效评价的方法学问题仍是制约中医肺病学广泛应用与国际化的瓶颈问题之一。

　　鉴于当前中医临床实践的困境，采用国际公认的循证医学方法结合中医学特点，建立病证结合模式下的中医药疗效评价指标体系显得尤为重要。在构建中医药临床疗效评价的指标及其标准时，应尽可能采用合理的国际及国内统一标准，注意提高整体中医药的研究水平，从研究设计、实施、总结和报告等阶段严格质量控制，加强监督和管理。加强体现中医特色和优势指标的研究，重视患者报告结局指标在疗效评价中的作用。采用科学的量表研制方法，形成具有中医特色的疗效评价工具或量表，开展多中心随机对照试验，以便更好地服务于中医临床科学研究。如患者报告结局量表作为对软指标定量化、客观化的评价工具，通过评估患者的健康状况、功能状态及治疗感受，为评价中医药临床疗效提供了新方法。总而言之，科学、客观的临床评价是任何一门临床医学学科发展的基础。根据中医肺病的特点，弘扬中医特色的思维模式，认清并解决中医肺病临床疗效评价各个环节的问题，利用现代科技，完善现代临床评价体系，科学地、客观地回答"中医药的有效性"已经成为中医肺病学发展的当务之急。

参 考 文 献

拜争刚，刘少堃，黄崇斐，等，2015. 定性系统评价证据分级工具：CERQual 简介[J]. 中国循证医学杂志，15（12）：1465-1470.
金鑫瑶，庞博，张俊华，等，2020. 新冠病毒肺炎临床试验核心指标集[J]. 工程（英文），6（10）：196-208.
冷玉琳，高泓，富晓旭，等，2024. 2型糖尿病大血管病变患者中医证候要素分布特征的多中心横断面研究[J]. 中医杂志，65（17）：1794-1801.
李建生，冯贞贞，谢洋，2022. 基于临床调查的慢性阻塞性肺疾病稳定期证候疗效评价量表的初步形成[J]. 中医杂志，63（13）：1235-1242.
李建生，王明航，余学庆，等，2011. 慢性阻塞性肺疾病稳定期患者报告结局量表的研制及初步考核[J]. 中医学报, 26（3）: 270-274.

李建生, 谢洋, 赵鹏, 2024. 创新慢性呼吸疾病中医疗效评价方法, 阐释中医治疗作用机制与物质基础[J]. 中国科学基金, 38（3）: 469-474.

梁丽娟, 梁立荣, 代华平, 2016. 特发性肺间质纤维化患者生活质量评价量表研制[J]. 中国中西医结合杂志, 36（6）: 668-673.

刘澳林, 周莉, 韩如雪, 等, 2020. 中医领域病例对照研究方法学质量与报告质量的相关性分析[J]. 中医杂志, 61（7）: 594-600.

刘保延, 2010. 中医临床疗效评价研究的现状与展望[J]. 中国科学基金, 24（5）: 268-274.

刘希芳, 马改霞, 干杰, 等, 2020. 肺结核患者生存质量量表应用现状及建议[J]. 中国防痨杂志, 42（3）: 200-203.

卢幼然, 王玉光, 焦以庆, 等, 2020. 新型冠状病毒肺炎中医证治研究进展[J]. 中医杂志, 61（21）: 1846-1851.

门伯媛, 李汾, 高海燕, 2003. 恶性肿瘤临床远期疗效评价及预后估计方法（一）: 生存分析[J]. 现代肿瘤医学, 11（2）: 81-86.

沈一丹, 王春娥, 夏玉文, 等, 2024. 应用国医大师晁恩祥教授"风咳"理论辨治难治性慢性咳嗽病案1例[DB/OL].［2024-03-19］.

王国杰, Adrian Sleigh, 周刚, 等, 2005. 成年人肺结核病的非生物危险因素病例对照研究[J]. 中华流行病学杂志, 26（2）: 92-96.

王吉耀, 王强, 王小钦, 等, 2018. 中国临床实践指南评价体系的制定与初步验证[J]. 上海医学, 41（6）: 321-326.

王建新, 任毅铭, 丰雪, 等, 2024. 中医证候疗效评价方法的研究进展[J]. 中国中药杂志, 49（6）: 1467-1473.

王明航, 李建生, 李素云, 等, 2013. 基于德尔菲法的慢性阻塞性肺疾病稳定期疗效评价指标体系的建立[J]. 中医杂志, 54（14）: 1200-1203.

谢洋, 郭楠楠, 任嘉铭, 等, 2020. 基于病证结合模式的患者报告结局量表在呼吸系统疾病中的应用[J]. 中华中医药杂志, 35（12）: 5927-5929.

谢洋, 王佳佳, 赵虎雷, 等, 2016. 基于病证结合特发性肺纤维化患者报告结局量表概念框架的初步构建[J]. 中医学报, 31（7）: 953-956.

张欣欣, 姜琦, 许前磊, 等, 2022. 队列研究在中医药领域应用的实践与思考[J]. 中华中医药学刊, 40（4）: 148-151.

郑筱萸, 2002. 中药新药临床研究指导原则: 试行[M]. 北京: 中国医药科技出版社.

Deng Y S, Xi L H, Han S Y, et al, 2023. Re-evaluation for systematic reviews of traditional Chinese medicine in the treatment of chronic bronchitis[J]. Medicine, 102（49）: e36472.

Tian J X, Yan S Y, Wang H, et al, 2020. Hanshiyi Formula, a medicine for Sars-CoV2 infection in China, reduced the proportion of mild and moderate COVID-19 patients turning to severe status: a cohort study[J]. Pharmacological Research, 161: 105127.

Wang H X, Zhao M X, Liu S J, et al, 2022. Efficacy and safety of reduning injection combined with azithromycin in the treatment of Mycoplasma pneumonia among children: a systematic review and meta-analysis[J]. Phytomedicine, 106: 154402.

Zhu H Z, Li C Y, Liu L J, et al, 2024. Efficacy and safety of Qingfei Huatan formula in the treatment of acute exacerbation of chronic obstructive pulmonary disease: a multi-centre, randomised, double-blind, placebo-controlled trial[J]. Journal of Integrative Medicine, 22（5）: 561-569.

各 论

第八章 感染性疾病

呼吸系统感染性疾病是指由病原微生物侵袭引发呼吸道和肺部炎症反应的一组疾病，包括急性上呼吸道感染、气管-支气管炎、肺炎、肺结核、肺脓肿等，常见鼻塞、流涕、喷嚏、咳嗽、咳痰、咽部不适等呼吸道症状及发热、头痛、乏力、肌肉酸痛等全身症状，是临床常见的呼吸系统疾病之一。

第一节 急性上呼吸道感染（包括流感）

急性上呼吸道感染（upper respiratory tract infection，URTI），简称上感，为外鼻孔至环状软骨下缘包括鼻腔、咽或喉部急性炎症的总称。其主要病原体是病毒，少数为细菌。上感是人类最常见的传染病之一，多发于冬春季节，一般为散发，可在气候突变时小规模流行，主要通过空气飞沫和接触传播。机体感染病毒后产生的免疫力短暂且较弱，病毒间也无交叉免疫，故可反复发病。且本病可发生在任何年龄段，尤以幼儿和老年人多见。其以鼻塞、流涕、喷嚏、咳嗽、咽干、咽痒、咽痛、恶寒、发热、头痛、乏力、肌肉酸痛等症状为主要临床表现，并可根据某一局部突出症状，将其分为普通感冒、急性病毒性咽炎和喉炎、急性疱疹性咽峡炎、急性咽结膜炎、急性咽扁桃体炎几种类型。

本病归属中医学"感冒""伤风""外感发热""时行感冒"等范畴。

一、病因病机

本病多因六淫、时行疫毒之邪侵袭肺卫，致卫表不和，肺失宣肃而为病。其中，六淫以风邪为主，并根据四时六气兼夹时令之邪。如冬季多风寒，春季多风热，夏季多夹暑湿，秋季多夹燥气。而时行疫毒伤人，发病急，病情危重且多变，可相互传染而造成广泛流行，且无明显季节性。本病病位主要在肺卫，发病多与正气强弱、感邪轻重有关。若卫外功能减弱，或禀赋不足，正气虚弱，卫外不固，外邪自口鼻或皮毛乘虚而入，致使卫表调节失司，卫阳受遏，肺气失宣，即可致病。可见，本病的病机关键为卫表不和，肺卫失宣。本病病理性质以表实证居多，如体虚感邪，则为本虚标实之证。本病还易于出现兼夹证。如人体肺脏娇弱，感邪之后，肺失宣肃，气机不利，津液不得敷布，聚湿生痰，痰壅气道，则咳嗽加重，喉间痰鸣，此为夹痰；长夏季多兼夹湿邪，脾常不足，感邪之后，脾失健运，致使食少纳呆，中焦阻滞，脘腹胀满，或伴有呕吐，便秘泄泻，此为夹滞；心气亏虚，肝气不舒，感邪之后，邪扰心肝，致使心神不宁，睡卧不安，此为夹惊。2016年中华中医药学会肺系病分会发布的《普通感冒中医诊疗指南（2015版）》、2023年世界中医药学会联合会急症专业委员会发布的《2023年春季成人流行性感冒中医药防治专家共识》均采纳此病机观点。

对于上感的病因病机，诸多学者进行了相应的探讨。有学者认为先天不足或后天疾病所致脏腑虚弱，肺脾肾血气不足，使得抵御外邪的能力减弱是本病发病的根本。肺气不足则卫外不固，肺气宣降失调，化痰生湿以致湿困中焦，脾胃运化失调，气血受阻。同时肺失宣肃也可导致肾精受损，阴阳失调。有学者提出分期论治，认为该病感染期以邪实为主，属体虚外感；迁延期邪毒渐清，虚象显露；恢复期以扶正为主，清肃残余邪气。在迁延期或恢复期会遇到病情时缓时著，证候错杂，可见寒热并见、虚实夹杂、表里并病，此乃少阳枢机失利。也有学者提出本病为风邪兼夹寒、热、暑、湿之邪束于肌表，郁于腠理，正邪交争，肺卫失宣而致，分为风热、风寒、暑湿等类型。还有学者认为风邪侵袭通常从皮毛而入，逐渐侵袭卫表，进而出现一系列表证，其主要病位在肺卫，但时行病毒亦可从口鼻而入，逐渐侵袭肺胃，进而导致一系列的呼吸或消化系统症状出现。2019年世界中医药学会联合会急症专业委员会发布的《急性上呼吸道感染中成药应用专家共识》指出，上感是由时行疫毒侵袭人体，外感风邪，内蕴积热，正邪相搏，肺失宣肃而引起。其病位主要在肺卫，常可累及少阳、中焦脾胃等。

二、证候规范

2019年世界中医药学会联合会急症专业委员会发布的《急性上呼吸道感染中成药应用专家共识》指出，急性上呼吸道感染多以外感风寒、风热为主，往往也合并湿邪，同时也包括暑湿感冒、气虚感冒、阴虚感冒等证型。此共识证型较单一，且治疗突出中成药。而急性上呼吸道感染包括普通感冒、急性病毒性咽炎和喉炎、急性疱疹性咽峡炎、急性咽结膜炎、急性咽扁桃体炎等，其中以普通感冒证候讨论较为广泛，余鲜少。故下文着重探讨普通感冒与流行性感冒（以下简称流感）。

2014年中华中医药学会肺系病专业委员会发布《普通感冒中医证候诊断标准（2013版）》，指出普通感冒证候分类有基础证和临床常见证。基础证可见风寒证、风热证、风燥证、暑湿证、气虚证、阴虚证6个。基础证可单独存在，也可以复合形式呈现。临床常见证候包括实证感冒类（包括风寒证、风热证、风燥证、暑湿证）、虚体感冒类（包括气虚证、气阴两虚证）2类6证候。2016年中华中医药学会肺系病分会、中国民族医药学会肺病分会发布《普通感冒中医诊疗指南（2015版）》，采纳2013版的意见，进一步指出风邪及夹寒、暑、湿、燥、热六淫之邪和正气不足是引起感冒的重要因素，临床常见证候包括实证感冒类和体虚感冒类，证候分型同2013版。

2005年中华医学会呼吸病学分会发布《流行性感冒临床诊断和治疗指南（2004年修订稿）》，指出流感的治疗可按辨证分别选择清热、解毒、化湿、扶正祛邪等方法。本指南虽提出辨证论治，但无明确的辨证分型讨论。

2011年卫生部流行性感冒诊断与治疗指南编撰专家组发布《流行性感冒诊断与治疗指南（2011年版）》，指出流感中医可辨证为轻症与危重症。轻症即风热犯卫证、风寒束表证、热毒袭肺证3种；危重症即热毒壅肺证、正虚邪陷证2种。2018年国家卫生健康委员会、国家中医药管理局又在2011年版基础上发布《流行性感冒诊疗方案（2018年版）》，进一步指出流感中医辨证分为轻症、重症和恢复期三类。轻症即风热犯卫证、热毒袭肺证2种；重症即毒热壅肺证、毒热内陷内闭外脱证2种；恢复期即气阴两虚、正气未复证。次年又在既往版本基础上，发布2018年修订版及2019年版本，2021年最终发布《流行性感冒诊疗方案（2020年版）》，指出证候分类即轻症（包括风热犯卫、风寒束表、表寒里热、热毒袭肺），重症（包括毒热壅盛、毒热内陷，内闭外脱）、恢复期（包括气阴两虚，正气未复）3类7证候。

2023年中国医师协会急诊医师分会、中华医学会急诊医学分会等发布的《成人流行性感冒诊疗规范急诊专家共识（2022版）》，指出流感的证候分类有轻症（包括风热犯卫证、风寒束表证、表寒里热证、热毒袭肺证）、重症（包括毒热壅盛证及毒热内陷、内闭外脱证）、恢复期（包括气阴两虚、正气未复证）3类7证候。同年，世界中医药学会联合会发布了《2023年春季成人流行性感冒中医药防治专家共识》。该共识指出了流感发病特点、证候规律及治疗原则，并参考《成人流行性感冒诊疗规范急诊专家共识（2022版）》等，指出流感辨证分型可分为流感轻症（包括风热犯卫证、风寒束表证、表寒里热证、热毒袭肺证）、重症（包括毒热壅盛证及毒热内陷、内闭外脱证）、恢复期（包括气阴两虚、正气未复证）3类7证候。

三、治疗方案和技术

感冒病位在肺卫。遵循"其在皮者，汗而发之"（《素问·阴阳应象大论》）之意，解表宣肺为本病基本治疗原则。辨证属于实证感冒者，根据风寒、风热、风燥、暑湿等邪之不同，治法分别为疏风散寒、疏风清热、疏风润燥、清暑祛湿解表等。体虚感冒者，则应扶正与解表并施，注意固护正气。以邪实为主者则发散清解不宜过重，或祛邪时佐以扶正，如疏风散寒佐以益气温阳、疏风清热佐以养阴等，以顾护正气使祛邪而不伤正。以正虚为主者则着重益气或兼养阴等，佐以解表祛邪。素体正气不足、卫外不固而致感冒反复发作者，在未发病时可根据正虚性质不同而分别益气、温阳、养阴等。而流行性感冒的疾病初期表现为表热实证。若正气偏虚，或邪气偏盛，病邪由表入里，脏腑功能失调可致气营两燔、内闭外脱之证。后期邪退正虚，主要表现为气阴两伤之证。

（一）治疗方案

1. 普通感冒
（1）实证感冒类

1) 风寒证：采用荆防败毒散加减。中成药可选用感冒清热颗粒。外感风寒初起，可选用正柴胡饮颗粒；夹湿者，可选用柴连口服液；风寒表虚证，可选用表虚感冒颗粒或桂枝颗粒。

2) 风热证：采用银翘散加减。中成药可选用银翘解毒颗粒、感冒清胶囊。发热、咽痛、痰稠较甚者，可选用金莲清热胶囊、疏风解毒胶囊；咽痛较甚者，可选用穿心莲内酯滴丸。也可根据病情酌情选用中药注射剂，如热毒宁注射液、双黄连注射液、痰热清注射液。

3) 风燥证：采用桑杏汤加减。凉燥者，中成药可选用杏苏止咳颗粒；温燥者，中成药可选用桑菊感冒片。咳嗽、痰多者，可选用蜜炼川贝枇杷膏；干咳、少痰者，可选用养阴清肺口服液。

4) 暑湿证：采用藿香正气散加减。中成药可选用藿香正气类。

（2）体虚感冒类

1) 气虚证：采用参苏饮加减。中成药可选用参苏颗粒、玉屏风颗粒、表虚感冒颗粒。对于感冒反复发作者，在未感冒期间，可选用补中益气颗粒。

2) 气阴两虚证：采用生脉散加减。若感冒反复发作，在未感冒期间，可选用生脉饮口服液或配合补中益气颗粒。

2. 流行性感冒
（1）流感轻症

1) 风热犯卫证：采用银翘散加减。中成药可选用热炎宁合剂、香菊感冒颗粒、柴银颗粒、银翘解毒片、痰热清胶囊、桑菊感冒片、疏风解毒胶囊、柴芩清宁胶囊、表热清颗粒、清开灵颗粒、六神丸、甘桔冰梅片、银黄含化片、复方大青叶合剂、清热解毒口服液、蒲地蓝消炎口服液等。

2) 风寒束表证：采用疏风解表方加味。中成药可选用荆防颗粒、九味羌活丸、苏黄止咳胶囊、正柴胡饮颗粒、藿香正气胶囊、痛泻宁颗粒、鼻渊通窍颗粒、散风通窍滴丸等。

3）表寒里热证：采用大青龙汤加减。中成药可选用防风通圣丸、连花清瘟胶囊、金花清感颗粒等。

4）热毒蕴肺证：采用麻杏石甘汤合锦红汤加减。中成药可选用清解退热颗粒、连花清瘟胶囊、清咳平喘颗粒、宣肺败毒颗粒、安宫牛黄丸等。

（2）重症

1）邪气闭肺，正气欲脱证：采用宣白承气汤合参黄颗粒加味。中成药可选用安宫牛黄丸、血必净注射液、热毒宁注射液、痰热清注射液、喜炎平注射液。

2）毒热内陷，内闭外脱证：采用参附汤加减。中成药可选用生脉注射液、参附注射液、参麦注射液等。

（3）恢复期：气阴两虚证。采用沙参麦冬汤加减。中成药可选用生血宝合剂、健脾颗粒、人参固本口服液、生脉饮、养阴清肺丸等。

（二）中医特色技术

中医药治疗上呼吸道感染采用辨证论治、分型防治、内外兼治的方式，能扶正祛邪、补阴固阳，具有突出优势。

1. 穴位贴敷 对局部产生的药理效应，可通过经络系统对内脏和病变器官产生单向或双向调节效应。根据"天人相应"的理论，运用三伏天或三九天穴位贴敷中药的方法进行防治。多选用阳性药物，主要有白芥子、甘遂、细辛、前胡、生麻黄、延胡索、生姜汁等。所选穴位主要为大椎穴、定喘穴、膻中穴，以及肺俞穴、心俞穴、肾俞穴等背部穴。穴位贴敷治疗可调控机体免疫功能，缓解临床症状，减缓炎症反应，提高机体黏膜免疫力。还可以通过刺激穴位调节炎症反应和局部血液循环，减轻炎症引起的肿胀、充血和疼痛等症状。

2. 针灸疗法 主要采用针刺和艾灸的方法作用于腧穴，激发经气，通过经络的调节功能达到扶正祛邪、防病保健的作用。常规皮肤消毒后取足三里穴，以毫针直刺15～25mm，施捻转提插之复合补法，得气后将艾条切成寸段插在针柄上并点燃，以局部皮肤潮红能耐受为度，留针20min。参考国家标准针灸技术操作规范进行操作。

3. 推拿疗法 能有效缓解临床症状，减少病程，提高免疫功能，且预后较好。给予患者进行推三关，补肺、脾、肾经，顺运内八卦，揉膻中穴、肺俞穴、脾俞穴、足三里穴、涌泉穴，逆时针按摩腹部5min。患儿则可配以捏脊手法治疗，由长强穴开始，沿督脉由下至上推至大椎穴止，每次捏5～8遍，采用捏三提一法，以患儿背部潮红为度，最后以空掌轻叩背部5～10次。可依据患儿体质，增减取穴。每周3次。

4. 刮痧疗法 患者首先取坐位或仰卧位，前颈及胸部涂抹刮痧油适量，用拇指及食指揪前颈部，再用刮痧板由天突穴刮至腹中穴。后取俯卧位或坐位，充分暴露背部，涂抹刮痧油后，用泻法于脊柱及两侧膀胱经由大椎至三焦俞刮拭5～10min，均以操作部位发红出痧为宜。刮痧可提高患者的免疫功能，减少上呼吸道感染发病次数，缩短病程，改善食欲等。

5. 香佩疗法 防感香佩包选用白芷、薄荷、雄黄、朱砂、大青叶、石菖蒲等药物，芳香辟秽、预防疾病。将药物粉碎后，用透气性强的特制布袋包装制成防感香佩包，白天把香包挂在胸前，距鼻腔附近15cm左右，晚间置于枕边，每周更换一个，能够缓解患者反复呼吸道感染的临床症状，预防复发。

6. 耳穴贴压疗法 患者取舒适体位，充分暴露耳部，操作者左手手指托持患者耳廓上方，另一手持棉签棒由上而下在选区内找敏感点，消毒皮肤，将耳穴贴（王不留行型）贴于敏感点上。用拇指、食指从耳尖及耳面对准穴位施压，力量逐渐加大至患者耳朵感到酸麻胀或发热。嘱患者每日按压3～5次，每次按压3～5min。此法操作简单，疗效可靠，易于接受。

7. 穴位注射 在穴位内注入药物，如穴位注射柴胡注射液。患者取坐位，充分暴露穴位，取双侧曲池穴（屈肘约90°肘横纹头与肱骨外髁连线的中点），用2ml一次性注射器，7号针头，抽吸柴胡注射液2ml。常规消毒皮肤，操作者右手持注射器快速垂直进针刺入表皮后，再慢慢将针头直刺0.5～0.8寸。穴位得气后，再将药液注入，出针后用消毒干棉球按压针孔。注药过程中采用泻法，即每侧穴位1ml药液推入时间<30s。

8. 中药雾化 是指将中药材煎煮或提取，制成适合雾化的药液，通过雾化器将药物分散成微小的颗粒。患者采取舒适的姿势，通常为坐位或半卧位，通过口鼻吸入雾化的药物，以达到治疗呼吸道疾病的目的。通常为每次10～20min。根据病情和治疗效果，确定雾化治疗的频率。

四、疗效评价研究

上感疗效评价研究涉及复方制剂、中成药、药物外治法和非药物疗法等。其中复方制剂涉及以风寒、风热、暑邪、时疫为代表的治疗方案，药物外治法和非药物疗法中主要涉及敷贴疗法、中药雾化、灸法及针刺推拿类。

依托国家重点研发计划（2018YFC1705900），世界中医药学会联合会急症专业委员会、中国医师协会急诊医师分会发布了《急性上呼吸道感染中成药应用专家共识》，其分型主要包括风寒证、风热证、暑湿证。

（一）复方制剂

1. 风寒证治疗方案 一项观察荆防败毒散加抗病毒中药治疗急性病毒性上感的临床疗效的随机、单盲、对照试验，纳入80例患者，试验组和对照组各40例，对比观察荆防败毒散加抗病毒中药和利巴韦林加复方盐酸伪麻黄碱缓释胶囊治疗急性病毒性上感的临床疗效。结果显示，试验组总有效率及痊愈率均高于对照组，表明荆防败毒散加抗病毒中药对急性病毒性上感有良好的治疗效果。

2. 风热证治疗方案 依托国家自然科学基金项目（81860724），采用系统评价和Meta分析方法，共纳入17项有关银翘散治疗急性上呼吸道感染的随机对照试验，分析其治疗急性上呼吸道感染的有效性。结果显示，银翘散试验组的临床总有效率、退热时间、治愈疗程、体温恢复时间、痊愈率、咽喉疼痛消失时间均优于对照组，表明银翘散治疗急性上呼吸道感染具有较好的疗效和安全性。

3. 暑湿证治疗方案 国家"十三五"重大新药创制专项课题"创新药物全过程临床评价示范性技术平台建设"（2019ZX09734001），采用前瞻性、随机、双盲、安慰剂对照的多中心临床研究方法，评价藿香正气口服液治疗胃肠型感冒暑湿证的有效性及安全性。试验纳入240例患者，随机分为高剂量组、低剂量组及安慰剂组，每组80例。各组疗程均为5日。观察主要疗效指标（第3日痊愈率及疾病痊愈时间）、次要疗效指标（胃肠型感冒症状总积分、中医症状总积分及证候有效率、中医单项症状消失率）及不良反应。研究结果显示，藿香正气口服液可改善胃肠型感冒暑湿证患者的临床症状、缩短病程，且安全性良好。

（二）中成药

1. 小儿柴芩清解颗粒 采用以小儿双清颗粒为对照的随机、双盲双模拟、阳性药平行对照、多中心临床研究方法（注册号：ChiCTR-IPR-17011035），以全国12个中心240例小儿急性上呼吸道感染表里俱热证患者展开临床试验，分为试验组（小儿柴芩清解颗粒+小儿双清颗粒模拟剂）、对照组（小儿双清颗粒+小儿柴芩清解颗粒模拟剂），疗程5日。研究结果显示，小儿柴芩清解颗粒对于咽喉肿痛具有显著疗效，并且治疗头痛、鼻塞、流浊涕、喷嚏等单项症状疗效均好于对照组，临床应用安全性较好。

2. 清肺达原颗粒 依托湖北省中医药管理局中医药科学研究计划（ZY 2023Z001），采用多中心、随机、双盲、安慰剂对照临床试验方法（ChiCTR2100049695），将8中心220例表现为肺热毒素综合征（pulmonary heat-toxin syndrome，PHTS）的流感和上呼吸道感染患者随机分配接受15g清肺达原颗粒（试验组）或安慰剂，每日3次，持续5日。与安慰剂组相比，试验组缩短了完全退热时间，加速了临床恢复，并缓解了治疗过程中咳嗽、鼻塞、流鼻涕和打喷嚏等症状。

3. 复方芩兰口服液 依托国家自然科学基金项目（82260942），采用Meta分析及试验序贯分析方法，纳入21项RCT，涉及2651例患者（试验组1330例，对照组1321例）。Meta分析显示，与单独使用常规西药相比，复方芩兰口服液可提高总有效率，缩短症状缓解时间。复方芩兰口服液与常规西药联合使用，可提高急性上呼吸道感染患者的总缓解率，减轻症状，改善体征，减少炎症，改善呼吸功能和免疫力。

4. 柴黄颗粒 依托国家自然科学基金项目（82260942），采用Meta分析及试验序贯分析方法，纳入18项RCT，涉及2459例患者（试验组1262例，对照组1197例）。研究评估了柴黄颗粒治疗儿童上呼吸道感染的疗效和安全性。Meta分析结果显示，与单用常规治疗相比，柴黄颗粒可有效提高总有效率，缓解儿童上呼吸道感染的症状和体征（发热、咳嗽、咳痰、咽痛、肺部啰音），改善炎症因子（IL-2、IL-6、TNF-α）水平，增强免疫功能[分化簇3$^+$（cluster of differentiation 3 positive，CD3$^+$）、CD4$^+$、CD8$^+$、免疫球蛋白A（immunoglobulin A，IgA）、IgM、IgG]，降低复发率。GRADE证据显示，虽然证据质量评价为低至极低，但总体结果显示柴黄颗粒在治疗儿童上呼吸道感染中具有明显的优势，建议下一步提供更高质量的RCT研究以提升证据级别。

5. 中药注射液 依托国家自然科学基金（81473547、81673829），采用系统评价与Meta分析方法，共纳入72项RCT，涉及8592例疱疹性咽峡炎患者，探讨五种不同的中药注射，即喜炎平注射液、清开灵注射液、热毒宁注射液、炎琥宁注射液和痰热清注射液的疗效。Meta分析结果显示，热毒宁、喜炎平和炎琥宁的治疗效果显著优于对照组的利巴韦林。聚类分析结果表明，对于临床疗效，解热时间和水泡消失时间，热毒宁是最佳干预措施。

（三）药物外治法与非药物疗法

1. 敷贴疗法 由解放军451医院牵头的1项RCT共纳入104例反复呼吸道感染小儿，随机分为试验组52例，对照组52例。试验组在农历三伏天、三九天，用中药敷贴穴位结合小儿推拿治疗；对照组仅给予小儿推拿治疗。结果表明，治疗后患儿上呼吸道感染的发病次数及发病时间均有不同程度改善，试验组的改善效应更为明显，且治愈率及总有效率显著优于对照组。

2. 中药雾化 依托2018年江西省卫健委中医临床研究立项课题（2018A187），采用随机、对照试验方法，共纳入80例急性病毒性上呼吸道感染患者，随机分为两组各40例，试验组以小儿银翘合剂（组方：金银花、连翘、牛蒡子、薄荷、荆芥、桔梗、柴胡、芦根、淡竹叶等）雾化吸入治疗，对照组采用利巴韦林治疗。用药3~5日后，试验组在发热、咳嗽、咽痛等呼吸道症状改善方面明显优于对照组，且治愈率达92.5%，提示该方法在治疗急性病毒性上呼吸道感染方面起效迅速、效果良好。

3. 针灸类 对300余例反复呼吸道感染患儿进行体质分析，结果发现复感儿约69.3%为脾虚体质，故应用温针足三里防治复感85例。具体方法：常规皮肤消毒后取足三里，以毫针直刺15~25mm，施捻转提插之复合补法，得气后将艾条切成寸段插在针柄上并点燃，以局部皮肤潮红能耐受为度，留针20min。每日1次，10次为1个疗程，间隔3日再进行下一个疗程。3个疗程结束后，总有效率达89.4%。

4. 推拿疗法　一项由天津市红桥区中医医院中医儿科牵头的随机、对照试验，共纳入119例反复呼吸道感染患儿，随机分为试验组（59例）和对照组（60例）。试验组给予补脾益肺固本汤加减联合中医推拿治疗，对照组给予西医治疗，治疗2个月。对比两组中医证候积分、临床症状消失时间、细胞免疫功能、血清免疫功能、临床疗效及远期预后。研究结果表明，补脾益肺固本汤加减联合中医推拿对小儿反复呼吸道感染疗效显著，能缓解临床症状、缩短病程、提高患者免疫功能，且预后较好。

5. 刮痧疗法　依托广西科学研究与技术开发攻关项目（桂科攻0719006-3-1），采用随机、双盲、平行对照、多中心临床试验方法，观察枢经刮痧疗法防治小儿反复呼吸道感染的临床疗效。共纳入100例反复呼吸道感染患儿，随机分为枢经刮痧试验组和假刮痧对照组，均治疗1个月，随访6个月。结果显示，两组总有效率分别为86.0%和36.0%，表明枢经刮痧疗法防治小儿反复呼吸道感染具有较好疗效。

6. 香佩疗法　依托青岛市科技发展计划指导项目（199868）的一项随机、对照试验探讨了自制防感香袋防治脾虚小儿反复呼吸道感染的疗效及其作用机制。纳入106例患儿随机分为2组，试验组58例佩戴防感香袋；对照组48例口服玉屏风颗粒，疗程均为3个月。2组在治疗期间如发生急性呼吸道感染仍采用常规治疗措施。结果显示，试验组疗效明显优于对照组，表明自制防感香袋能有效防治脾虚小儿反复呼吸道感染的发生，提高临床疗效。

7. 耳穴贴压疗法　一项随机、对照试验纳入99例健康者进行上呼吸道感染的观察。对照组42例，不采用任何方法，预防组57例，采用耳穴贴压肺、内鼻、脾、肾上腺、内分泌、风溪、耳尖。结果显示，预防组1例发病，对照组17例发病，表明耳穴贴压可提高机体免疫力，从而达到预防上呼吸道感染的目的。

五、作用机制研究

中医药治疗上呼吸道感染疗效确切，具有"多成分、多靶点、多通路"的特点，因此其发挥药效物质基础的作用机制也是多方面的。主要表现为抑制炎症反应、抗病毒和抗菌、调节机体免疫功能、改善代谢、改善氧化应激、调控细胞焦亡、抑制细胞凋亡、调节肠道微生物水平等。

（一）抗病毒作用

上呼吸道感染常由病毒引起，包括流感病毒、呼吸道合胞病毒、冠状病毒、腺病毒等。这些病毒主要在呼吸道上皮中复制，通过直接感染或免疫反应损伤呼吸道。中药在抗呼吸道病毒研究中，通过体内外实验筛选有效药物，从单味药到复方，再到有效成分，旨在阻断病毒吸附、穿入、复制等环节。研究发现，板蓝根、大青叶、金银花等中药具有抗病毒作用，中成药连花清瘟胶囊能直接灭活流感病毒，阻断其复制。复方金柴抗病毒胶囊能干预流感病毒与细胞受体结合，阻止病毒感染。射干止咳胶囊在体内试验中显示出抗病毒效果，保护小鼠免受甲型H1N1流感病毒攻击。复方银花解毒汤能抑制流感病毒RNA转录和蛋白表达，直接抑制病毒复制，同时通过调节免疫信号通路和细胞自噬间接抑制病毒。淡豆豉水煎液能阻碍流感病毒吸附、抑制病毒转录翻译、阻碍病毒释放，发挥直接抗病毒作用。雷公藤内酯衍生物可能通过与病毒核蛋白结合，抑制流感病毒复制。六神丸在体外病毒复制的不同阶段（在病毒感染前、感染后和合并感染过程中）可显著抑制甲型流感病毒，而且能改善肺炎在体内的损害。流感病毒RNA聚合酶的基因序列高度保守，是抗流感病毒药物的重要靶点。黄芩苷、黄连提取物等多种中药有效成分能靶向抑制病毒的

RNA 聚合酶合成，发挥抗流感病毒活性。

（二）降低炎症反应

上呼吸道感染多由病毒或细菌引起。当病原体侵入人体时，人体的免疫系统会启动炎症反应来对抗感染，但过度的炎症可导致肺损伤。研究显示，疏风解毒胶囊、金银花口服液、复方芩兰口服液、蒲地蓝消炎口服液、热毒宁注射液等中药制剂可降低血清中多种炎症细胞因子水平，如 IL-1、IL-6、TNF-α、IL-18 等，从而减轻炎症反应。双黄连口服液可降低急性上呼吸道感染患儿血清淀粉样蛋白 A（serum amyloid A，SAA）、IL-18、IL-4、肿瘤坏死因子相关的凋亡诱导配体（TNF-related apoptosis-inducing ligand，TRAIL）水平，有助于降低黏膜炎性损伤，改善临床症状。复方银花解毒颗粒通过抑制 TLR7/MyD88/NF-κB 信号通路，可减少炎性细胞因子的表达，减轻甲型流感病毒感染引起的肺损伤。荆防合剂通过调节 p38 MAPK/NF-κB 信号通路，降低促炎因子 IFN-γ、IL-2 及 IL-6 水平，提高抗炎因子 IL-4 含量，缓解甲型流感病毒引起的过度炎症反应。达原饮能够抑制 TLR/MAPK/NF-κB 信号通路，减少 IL-1β、GM-CSF、IL-6 等细胞因子的过度分泌，从而改善 H1N1 感染诱导的急性肺损伤。栀黄解毒饮可调节甲型流感患儿血清 α_1-Ag、α_1-AT、IL-17、IFN-γ 水平，减轻机体炎症，并可改善患儿免疫功能，控制症状。清瘟解热合剂可通过抑制 TLR7/NF-κB 信号通路的激活，发挥抗甲型流感病毒活性和抗炎活性，从而抑制病毒性肺炎的发生。

（三）调节机体免疫

机体免疫紊乱是上呼吸道感染的重要机制。Th1/Th2 细胞及相关因子失衡是感染发生及发展的免疫学基础。Th1/Th2 功能失衡可导致机体免疫功能下降并引起一系列感染性疾病的发生及发展。研究发现，小儿豉翘清热颗粒、热毒宁注射液等中成药可通过纠正 Th1/Th2 免疫应答失衡，增强 Th1 细胞功能，提高机体免疫力和抵抗炎症反应来发挥治疗病毒性上呼吸道感染的作用。连花清瘟颗粒、复方芩兰口服液、荆防败毒散、玉屏风散等中成药可提高上呼吸道感染患者血清中 IgA、IgG、IgM 等免疫球蛋白的水平，改善免疫功能，抑制炎症，缓解症状。$CD4^+$ 和 $CD8^+$ T 细胞的动态平衡是机体免疫功能稳定的重要指标。小儿解感颗粒、柴黄颗粒可提高 $CD3^+$、$CD4^+$、$CD4^+/CD8^+$ 的水平，降低 $CD8^+$ 的水平，改善临床症状，增强免疫力，减少复发。银翘散作为有效的抗病毒中药制剂，可增加流感病毒感染小鼠支气管肺泡灌洗液中分泌型 IgA（secretory immunoglobulin A，SIgA）的水平，提高唾液中 SIgA 水平，增强上呼吸道黏膜免疫功能。作为先天性免疫系统的重要组成部分之一，巨噬细胞在流感病毒感染中具有双重作用，适当的激活有助于清除病原体，而过度活化可能使组织损伤。研究发现，麻杏石甘汤可通过调控巨噬细胞 JAK1/2-STAT1 信号通路，降低炎症因子分泌，抑制流感病毒的增殖并缓解细胞病变。扶正宣肺方在体内外均表现出对乙型流感病毒的抗病毒活性，促进巨噬细胞活化和 M1 型极化。此外，扶正宣肺方可有效调节 STAT 信号通路介导的 Th17/Treg 平衡，改善因乙型流感病毒感染诱导炎症引起的肺组织损伤。

（四）其他作用机制

中医药治疗上呼吸道感染除直接抗病毒、抗炎、调节免疫等作用机制外，还包括改善氧化应激、改善代谢、调节信号通路等。研究表明，麻黄细辛附子汤可通过改善糖代谢和调节花生四烯酸等代谢途径，发挥治疗流感作用。小儿豉翘清热颗粒可通过抑制 PI3K/AKT 信号通路，治疗急性上呼吸道感染。穿心莲内酯作用于流感小鼠后，可激活 PI3K/AKT 信号通路，抑制炎症因子释放和细胞焦亡，减轻肺损伤。黄芩苷通过半胱氨酸天冬氨酸特异性蛋白酶 3（cysteine-aspartic specific protease 3，Caspase-3）/GSDME 抑制肺上皮细胞焦亡，发挥抗流感作用，即能够抑制凋亡通路，下调凋亡相关基因表达，缓解流感病毒感染所致的肺损伤。清热颗粒通过调控 ACTB、MMP9、TNF 等核心靶点和信号通路，发挥治疗上呼吸道感染的作用。化湿败毒方可通过抑制 NF-κB 信号通路和趋化因子表达，减少炎症细胞的募集，降低病毒载量，发挥抗流感作用。热毒宁通过激活 p38 MAPK、ERK1/2 途径，诱导 Nrf2/HO-1 表达，激活干扰素系统，发挥抗流感病毒作用。肿节风提取物可通过激活 Nrf2/HO-1 通路，减轻 H1N1 感染致肺损伤小鼠氧化应激水平，减轻流感病毒所致肺损伤。

六、临床指南/共识

近年来，中医在治疗上呼吸道感染方面取得了显著的进展，先后发布了多部专家指南和共识，规范了中医诊疗的流程和标准。这些指南的发布显著提升了中医治疗上呼吸道感染的临床水平。

（一）《普通感冒中医证候诊断标准（2013 版）》

2014 年中华中医药学会肺系病专业委员会发布了《普通感冒中医证候诊断标准（2013 版）》。该指南旨在规范中医对普通感冒的诊断，明确了病症的分类和特征，包括实证感冒类（包括风寒证、风热证、风燥证、暑湿证）、虚体感冒类（包括气虚证、气阴两虚证）2 类 6 证候。

（二）《普通感冒中医诊疗指南（2015 版）》

2015 年中华中医药学会肺系病分会、中国民族医药学会肺病分会发布了《普通感冒中医诊疗指南（2015 版）》。该指南详细规范了中医治疗普通感冒的方法，包括辛温解表、辛凉解表、祛湿解表、益气解表、滋阴解表等多种治疗策略，并提出了具体的治疗方案和方剂。

（三）《急性上呼吸道感染中成药应用专家共识》

2019 年由世界中医药学会联合会急症专业委员会、中国医师协会急诊医师分会、中国中西医结合学会急救医学专业委员会、中国急诊科医联体共同组织制定了《急性上呼吸道感染中成药应用专家共识》。该共识旨在解决中成药在急性上呼吸道感染的治疗中存在的辨证分型不清、临床应用混乱等现象，规范中成药的使用，为临床医生辨证使用中成药治疗急性上呼吸道感染提供依据。

（四）《中医药治疗流感临床实践指南（2021）》

2021 年中华中医药学会急诊分会发布了《中医药治疗流感临床实践指南（2021）》。该指南的制定结合了国内外研究成果及中医药治疗流感经验，旨在进一步提高流感中医规范化诊疗规范。

（五）《成人流行性感冒诊疗规范急诊专家共识（2022 版）》

2022 年中国医师协会急诊医师分会、中华医学会急诊医学分会、中国急诊专科医联体、北京急诊医学学会和解放军急救医学专业委员会组织国内急诊领域专家制定了《成人流行性感冒诊疗规范急诊专家共识（2022 版）》。该共识详细介绍了成人流感的诊断和治疗策略，包括抗流感病毒药物的使用、中药抗流感病毒的临床应用、疫苗接种策略等。

（六）《儿童流行性感冒中西医结合诊疗指南》

2024 年发布《儿童流行性感冒中西医结合诊疗指南》。该指南参照最新的国际、国内指南，汇聚中医、西医相关领域专家的诊疗经验和研究成果编制而成，旨在为儿童流行性感冒中西医结合临床实践、诊疗规范和质量评价提供参考。

上述指南的发布，标志着中医在治疗上呼吸道感染方面的规范化和标准化程度的提高。上述指南不仅规范了诊断和治疗的流程，还为儿童、孕妇、成人等各类人群提供了详细的治疗方案和方剂，提升了中医治疗上呼吸道感染的临床水平。同时，也推动了中西医结合治疗的普及和应用，进一步提升上呼吸道感染患者的治疗效果和生存质量，具有重要的指导意义。

第二节 气管-支气管炎

气管-支气管炎包括急性气管-支气管炎（acute bronchitis-bronchitis）和慢性支气管炎（chronic bronchitis，CB），为气管、支气管黏膜发生的炎症。两种疾病发生的病因病机、证候规范、辨证论治等方面均存在差异，现分别进行论述。

第一部分 急性气管-支气管炎

急性气管-支气管炎是由感染、物理、化学刺激或过敏因素引起的气管支气管黏膜的急性炎症，常发生于寒冷季节或气温突然变冷时。在流感流行时，本病的发生率更高。本病临床表现以咳嗽为主，起病先有鼻塞、流涕、咽痛、声音嘶哑等上呼吸道感染症状和（或）伴有发热、恶寒、头痛、全身酸痛等全身症状，持续时间一般不超过 3 周。急性气管-支气管炎属常见病、多发病，小儿和老年人由于免疫系统相对较弱，是本病的高发人群。

本病归属中医学"咳嗽"范畴。

一、病因病机

急性气管-支气管炎任何季节均可发病，秋冬季或季节交替时发病率更高，多因受寒、劳累诱发。本病多由"风、寒、暑、湿、燥、火"六淫之邪和烟尘秽浊之气侵袭肺系所致。外邪犯肺是从口鼻直接犯肺，或从皮毛侵入而内舍于肺。外邪袭肺，壅遏肺气，宣降失常，痰邪（痰热、痰湿）内生，肺气上逆则发病。由于四时气候变化各异，人体受邪不同，临床上以感受风寒、风热、风燥多见。风寒入里可化热或风热袭肺而成痰热内蕴。病久反复、伤及正气，或年老体弱、正气不足，卫外不固，迁延反复，常为正虚邪恋。正虚多表现为肺气虚或气阴两虚。急性气管-支气管炎的基本病机是邪犯于肺，肺失宣肃，肺气上逆。病位主要在肺。外感者为实证，内伤者有虚有实，但多以虚实夹杂为主。咳嗽是急性气管-支气管炎的主要症状。轻者咳嗽轻微偶发，数日可愈；重者咳嗽频繁剧烈，如不及时治疗，还将导致其他变证。病之初期，在肺病轻，经过正确治疗与调护，均可痊愈。若失治误治，外邪入里，则向风寒化热，风热化燥，损伤肺阴等病理转化，由外感转为内伤，由实证转为虚证，或虚中兼实，使病情缠绵难愈。

2016 年中华中医药学会肺系病分会、中国民族医药学会肺病分会发布的《急性气管-支气管炎中医诊疗指南（2015 版）》，2021 年中华中医药学会肺系病分会、中国民族医药学会肺病分会发布的《急性气管-支气管炎中医诊疗指南》均采用此观点。目前未发现有相关学者持不同观点。

二、证候规范

2014年中华中医药学会肺系病专业委员会发布的《急性气管-支气管炎的中医证候诊断标准（2013版）》指出，急性气管-支气管炎的证候分为基础证和临床常见证。基础证可见风寒证、风热证、风燥证、痰热证、痰湿证、气虚证、阴虚证7个。基础证可单独存在，也可以复合形式呈现，如临床常见证候气阴两虚证。急性气管-支气管炎临床常见证候包括实证类（包括风寒袭肺证、风热犯肺证、燥邪犯肺证、痰热壅肺证、痰湿阻肺证）、正虚邪恋类或体虚感邪类（包括肺气虚证、气阴两虚证）2类7证候。虽然有虚实之别，但可相互兼杂。正虚邪恋类或体虚感邪类多见于老年、体弱患者。

三、治疗方案和技术

治疗方面，一是以宣降肺气止咳为总的治疗原则，可随风寒、风热、风燥等邪气不同而分别以疏风散寒、疏风清热、疏风润燥等为治法；二是重视降气化痰，使气顺痰消，则咳嗽易止；三是注意固护正气，老年患者体弱多伴正气不足，发散清解不宜过重，注意顾护正气使邪去而不伤正，或对于肺气虚或气阴两虚者应以扶正为主兼以祛邪；四是注意长期调补预防发病。素体正虚卫外不固，容易受邪而反复发病者，则在未发病时可根据正虚性质不同而分别予以益气或益气养阴等治疗。

（一）治疗方案

1. 风寒袭肺证 可选用三拗汤合止嗽散，或选用中成药苏黄止咳胶囊、三拗片、通宣理肺丸（片）。

2. 风热犯肺证 可选用桑菊饮加减，或选用中成药急支糖浆、疏风解毒胶囊、止咳川贝枇杷滴丸。

3. 燥邪犯肺证 可选用桑杏汤加减，或选用中成药蜜炼川贝枇杷膏。

4. 痰热壅肺证 可选用清金化痰汤加减，或选用中成药肺力咳合剂（胶囊）、射麻口服液、痰热清注射液。

5. 痰湿阻肺证 可选用二陈汤合三子养亲汤加减，或选用中成药二陈丸。

6. 肺气虚证 可选用补肺汤合玉屏风散加减，或选用中成药玉屏风颗粒。

7. 气阴两虚证 可选用生脉散合沙参麦冬汤加减，或选用中成药生脉饮口服液、生脉颗粒、百合固金丸。

（二）中医特色技术

中医治疗急性气管-支气管炎注重整体观和辨证论治，结合现代康复技术理念，采取多种中医特色康复技术，以促进患者功能恢复。

1. 穴位贴敷 可用疏风宣肺、止咳化痰药敷贴胸背部腧穴。选取天突穴、大椎穴、肺俞穴（双侧）、中府穴，每日换1次药贴，连续10日。常用白芥子75g，白芷10g，共研细末，加入少许蜂蜜拌匀成糊状，然后分成两半烤热后敷贴于风门穴上，早晚各换药1次，连敷数日即愈，适用于风寒、风热外侵咳嗽。

2. 针刺和拔罐 取手太阴、手阳明经穴为主。主穴肺俞穴、列缺穴、合谷穴，针用泻法。风热可疾刺，风寒留针或针后在背部肺俞穴等穴拔罐。咽喉肿痛加少商穴、尺泽穴；发热加大椎穴、外关穴。

四、疗效评价研究

急性气管-支气管炎疗效评价研究涉及中成药、药物外治法。中成药有痰热清颗粒、紫贝止咳颗粒、热毒宁注射液、连花急支片、疏风解毒胶囊，药物外治法主要涉及灸法类。

（一）中成药

1. 痰热清颗粒 依托河南省中医药研究院和国家自然科学基金项目（编号：81273877）、河南省中医药科学研究专项重点项目（编号：2013ZY01006），通过严格的前瞻性随机、双盲单模拟、阳性平行对照试验，纳入了 264 例急性气管-支气管炎患者。研究评估了双黄连胶囊与痰热清胶囊临床治疗效果。经过 1 个疗程的治疗，痰热清胶囊组（试验组）中医证候积分显著低于双黄连胶囊（对照组）组，这表明痰热清胶囊比双黄连胶囊能够更有效地改善患者的临床症状。试验组显愈率显著高于对照组，说明痰热清胶囊较双黄连胶囊在提高临床疗效上更有优势。且该课题组进行了随机双盲单模拟多中心临床研究，发现痰热清胶囊治疗急性气管-支气管炎（风热袭肺证）具有良好的临床疗效，且无毒副作用。

2. 紫贝止咳颗粒 依托河南省中医药研究院和河南省中医临床学科领军人才培养计划（1403522），采用随机、双盲双模拟、阳性平行对照、多中心临床研究方法，纳入 240 例患者，对比止咳宝片与紫贝止咳颗粒的临床疗效。对气管炎症状积分变化值采用协方差分析（ANCOVA）方法进行假设检验。得出的结论为紫贝止咳颗粒治疗急性气管-支气管炎（余邪恋肺证），具有良好的临床疗效，且无毒副作用。

3. 热毒宁注射液 依托国家重点研发计划项目（2018YFC1707400，2018YFC1707410），采用系统评价与 Meta 分析方法，最终纳入 14 篇 RCT，涉及 1652 例患者。分析结果显示，在临床总有效率方面，热毒宁注射液优于利巴韦林治疗；热毒宁注射液联合常规治疗优于常规治疗，热毒宁注射液联合阿奇霉素治疗优于阿奇霉素治疗。在临床症状方面，热毒宁注射液治疗的平均退热时间、咳嗽消失时间及肺部啰音消失时间均短于利巴韦林治疗，热毒宁注射液联合常规治疗肺部啰音消失时间短于单用常规治疗。总之，热毒宁注射液治疗可提高临床总有效率，缩短平均退热时间、咳嗽与肺部啰音消失时间，不良反应轻微且发生率低。

4. 连花急支片 依托石家庄市科学技术研究与发展计划（141200813A），采用中心分层、区组随机、安慰剂平行对照、双盲、多中心试验设计方法，纳入 480 例患者进行研究。连花急支片是根据急性气管-支气管炎痰热壅肺、肺气郁闭的病理机制进行组方，以清宣肺热为首要，清宣结合、表里双解的药物。该研究发现其可明显缓解急性气管-支气管炎咳嗽、咳痰等临床症状，且无明显不良反应，具有较好的临床疗效和安全性。

5. 疏风解毒胶囊 谢军研究组选取 2014 年 1 月至 2015 年 12 月贵州省毕节市医院门诊急性气管-支气管炎患者 120 例。按随机数字表法将其分为治疗组（口服疏风解毒胶囊）和对照组（口服阿奇霉素），各 60 例。研究发现疏风解毒胶囊治疗急性气管-支气管炎（风热犯肺证）疗效肯定，对症状的控制比阿奇霉素起效快，且安全性好。谭晓纯等选取北京市大兴区人民医院 2016 年 3 月至 2016 年 11 月收治的共 62 例急性气管-支气管炎患者。研究发现疏风解毒胶囊治疗急性气管-支气管炎（风热犯肺证）疗效确切，可有效缓解患者咳嗽、咳痰症状。但以上研究均未进行多中心、随机、对照试验。

（二）非药物疗法

王英等通过随机对照研究发现雷火灸穴位治疗急性气管-支气管炎疗效确切、操作简便、安全性高，可作为安全有效的中医特色疗法在临床进一步推广应用，但未行多中心、随机对照研究。

五、作用机制研究

急性气管-支气管炎是由生物、物理、化学刺激或过敏等因素引起的气管支气管黏膜的急性炎症，为一独立的疾病。中医药治疗急性气管-支气管炎具有明显效果，但目前所明确的作用机制较少，主要集中于抑制炎症损伤。依托 2019 年广西国际壮医医院院级科研课题（2019012）、2021 年广西国际壮医医院院级科研课题（GZ2021012），发现壮药龙盘止咳方可逆转烟熏引起的急性气管-支气管炎模型 IL-4 升高和 IFN-γ 减少，增加 TIMP-1 表达，降低 MMP-9 表达，调节基质金属蛋白酶-9（matrix metalloproteinase-9，MMP-9）及组织金属蛋白酶抑制剂-1（tissue inhibitor of metalloproteinases-1，TIMP-1）表达失衡，急性气管-支气管炎症状减轻。此外，痰热清注射液与西药联合治疗风热型急性气管-支气管炎患者的疗效显著优于单纯西药治疗，能够显著改善患者的中医证候，如咳嗽、咳痰、发热、恶寒、口干、舌象和脉象等。这种疗效的提升可能与炎症介质如 IL-4、IL-8、IL-10 水平的降低有关。

六、临床指南/共识

近年来，中医在治疗气管-支气管炎方面取得了显著的进展，先后发布了多部专家指南和共识，规范了中医诊疗的流程和标准。这些指南的发布显著提升了中医治疗急性气管-支气管炎的临床水平。

（一）《急性气管-支气管炎中医辨证治疗概要》

依托河南省高校新世纪优秀人才支持计划（编号：2006HANCET-05），该概要提出了急性气管-支气管炎的病机概要及证治概要，基于各常见证候的症状组类制定了各证候的辨证标准。常见证候为实证类（包括风寒袭肺证、风热袭肺证、风燥伤肺证、痰热壅肺证）和正虚邪恋类（包括肺脾气虚证、气阴两虚证）2 类 6 证候，可单独存在也常兼见。如风寒袭肺证兼痰热壅肺证称为外寒内热证。

（二）《急性气管-支气管炎诊疗指南》

2011 年中华中医药学会发布了《急性气管-支气管炎诊疗指南》。该指南旨在规范中医对急性气管-支气管炎的诊断，明确了病症的分类和特征，包括风寒袭肺证、风热犯肺证、燥邪伤肺证三种基础证。

（三）《急性气管-支气管炎的中医证候诊断标准（2013 版）》

2013 年中华中医药学会肺系病专业委员会发布了《急性气管-支气管炎的中医证候诊断标准（2013 版）》，制定了急性气管-支气管炎中医证候的诊断标准，对所制定的诊断标准进行验证并通过临床试用以进一步完善。同时，该标准根据有关标准对其中的中医术语进行了规范。急性气管-支气管炎临床常见证候包括实证类（包括风寒袭肺证、风热犯肺证、燥邪犯肺证、痰热壅肺证、痰湿阻肺证）、正虚邪恋类或体虚感邪类（包括肺气虚证、气阴两虚证）2类7证候。虽然有虚实之别，但可相互兼杂。

（四）《急性气管-支气管炎中医诊疗指南（2015版）》

2015年依托国家公益性行业科研专项（中医药行业）（201107002）、国家中医临床研究基地业务建设科研专项（JDZX2012029），中华中医药学会肺系病分会、中国民族医药学会肺病分会发布了《急性气管-支气管炎中医诊疗指南（2015版）》。该指南对既往指南进行了补充及完善，并完善了治则，一是以宣降肺气止咳为总治疗原则，可因风寒、风热、风燥等邪不同而分别予以疏风散寒、疏风清热、疏风润燥等治疗；二是重视化痰降气，使痰清气顺，则咳嗽易除；三是注意固护正气，老年体弱多伴正气不足，发散清解不宜过重，注意顾护正气使祛邪而不伤正，或对于肺气虚或气阴两虚者应以扶正为主兼以祛邪；四是注意长期调补预防发病。素体正虚卫外不固，容易受邪而反复发病者，则在未发病时可根据正虚性质不同而分别益气或益气养阴等。

（五）《急性气管-支气管炎中医诊疗指南》

为了进一步完善诊疗规范，依托国家"万人计划"百千万工程领军人才项目（编号：W02060076）、国家中医药领军人才支持计划—岐黄学者（编号：国中医药人教函〔2018〕284号），中华中医药学会肺系病分会、中国民族医药学会肺病分会于2021年修订并发布了《急性气管-支气管炎中医诊疗指南》，形成了中医辨证治疗急性气管-支气管炎的25条诊疗推荐意见，用于规范急性气管-支气管炎病因病机、辨证论治、预防调护等内容，可供各级医疗机构医师诊疗时应用。

上述指南及诊断标准的发布，标志着中医在治疗急性气管-支气管炎方面的规范化和标准化程度的提高。这些指南不仅规范了诊断和治疗的流程，还提供了详细的治疗方案，提升了中医治疗急性气管-支气管炎的临床水平。同时，这些指南的发布和实施，对于推动中西医结合治疗的普及和应用，进一步提升急性气管-支气管炎患者的治疗效果和生存质量，具有重要的指导意义。

第二部分　慢性支气管炎

慢性支气管炎（chronic bronchitis，CB）是气管、支气管黏膜及其周围组织的慢性非特异性炎症。本病诊断标准为临床上以咳嗽、咳痰为主要症状，或有喘息；每年发病持续3个月或更长时间，连续≥2年；并排除具有咳嗽、咳痰、喘息症状的其他疾病，如支气管哮喘、支气管扩张症、肺结核、肺脓肿、心功能不全等。慢性支气管炎如得不到有效治疗，病情呈长期慢性进展，可逐渐发展为COPD、肺动脉高压、肺心病等。根据我国普查资料显示，慢性支气管炎疾病的发病率在3.82%左右。同时，慢性支气管炎疾病发病率跟随年龄的增长出现升高，年龄超出50岁人群慢性支气管炎的发病率在15%左右。慢性支气管炎的发病原因非常复杂，流行病学显示本病的发生与吸烟、环境（寒温、污染）等有关。吸烟、居住于寒冷地带、空气污染严重及病原体感染都会使患病率升高。本病病情加重后可能并发阻塞性肺气肿，或者由肺动脉高压导致的肺源性心脏病，降低患者生存质量。慢性支气管炎分为单纯型、喘息型和阻塞型。根据病程，慢性支气管炎可分为急性发作期、慢性迁延期、临床缓解期。

本病归属中医学"咳嗽""喘证"等范畴，与"痰饮""哮病"等病证有关。

一、病因病机

2017 年依托国家中医药管理局国家中医临床研究基地业务建设科研专项项目（No.JDZX2012027）、河南省高等学校重点科研项目（No.13B360093、No.15A360019），提出慢性支气管炎主要病因有寒、热、风、燥、久病（年老）、过劳所伤、七情所伤等。本病按病情可分为缓解期和急性发作期。慢性支气管炎缓解期，以正虚（气虚、阳虚、阴虚）或虚实夹杂为主，痰为主要病理产物，病位主要在肺、脾、肾。急性发作期，以实证或虚实夹杂为主，多因风寒袭肺。若患者素体气虚、阴虚，则风寒之邪容易入里化热致外寒内热或痰热壅肺，若素体阳虚，则寒邪入里，阳虚水停而致寒痰（饮）阻肺。商宪敏教授认为本病的发生发展与外邪反复侵袭、肺脾肾三脏功能失调密切相关，以咳、痰、喘为主要表现，病以肺脾肾虚、功能失调为本，痰饮、外邪为标，病性往往是虚实错杂，本虚标实。但老年患者属虚寒者为多，实热常为兼证或标证。魏成功教授认为慢性支气管炎患者久咳，且多为老年人，年老体衰，脏腑功能本不足，肺为五脏之华盖，久咳则肺虚，日久及脾肾，终致肺、脾、肾三脏皆虚。加之现代饮食生活习惯的改变，现代人多饮食不节，嗜食肥甘厚味或酸辣刺激之品，损伤脾胃，更易酿生痰湿；又或劳逸不当，喜熬夜，耗伤阳气，气血不充，肾气不足；若遇外邪侵袭，正气不足，更易累及脾肾，致使肺脾肾三脏皆不足。但虚可致实，脾肾不足，气血津液运化失常，终可致痰致瘀；若不慎遇外邪侵袭，致疾病急性发作，可见咳嗽痰多、气急喘促。大部分学者均采纳上述观点。

当然也有学者提出不同观点。如王成祥教授认为，慢性支气管炎病因多虚实夹杂，与饮、痰、虚相关，平素脏腑功能失调之人，饮食不节，中伤脾胃，痰饮内生，上渍于肺，肺失宣降，损伤肾阳，则阳虚内寒，表寒引动内饮，水寒相搏，饮动不居，内外合邪发为本病。杨牧祥教授认为多在气候突变、冷热失常、劳累过度等情况下发病，肺的卫外功能减退或失调，外邪袭肺，肺失清肃，肺气上逆，故发为咳嗽，令气管产生炎性病变。他认为外邪以风邪挟寒者居多，若不能及时祛邪外出，邪气可化热化燥，炼液成痰，引发咳嗽、咳痰等。疾病久治不愈，损伤气管与肺脏，则可形成邪减脏虚之候；或素体脏虚，免疫功能低下，而后外邪侵袭，形成肺气虚弱、肺气壅滞等脏虚邪实之象，致缠绵难愈。同时疾病日久，可进一步损伤脾肾两脏，脾虚失运，聚湿为痰，日久痰阻于肺；肾藏精，为生命之本，元气之根，主纳气，以助肺之呼吸，肾虚气化不利，纳气功能失常，必致呼吸不利，咳喘日久难愈。气血是生命之本，气与血同等重要，同为生命活动的物质基础。气与血相互依存，"气为血之帅""血为气之母""气行则血行，气滞则血瘀"。故无论肺气虚弱还是脾肾气虚，日久皆可致血行不畅，瘀血内生，最终导致瘀血与痰浊互结，此是必然的病理结果。

二、证候规范

慢性支气管炎目前无专家共识，缺乏统一标准，证候类型较多，仍以各家学说为主。《中药新药临床研究指导原则》将慢性支气管炎的诊断标准分为风寒束肺、风热袭肺、风燥伤肺、痰湿壅肺、痰湿犯肺、肺气虚弱、肺肾阴虚 7 个证候。依托国家中医药管理局国家中医临床研究基地业务建设科研专项项目（No.JDZX2012027）、河南省中医临床学科领军人才培育计划项目（No.HNZYLJ201301001），基于已建立的《现代名老中医肺病数据库》《期刊中医肺病数据库》和挖掘总结的既往名老中医经验，建立了《现代名老中医诊治慢性支气管炎文献研究数据库》，常见证候主要有肺气虚证、风寒袭肺证、肺脾气虚证、肺阴虚证、寒痰阻肺证、痰热蕴肺证、痰浊阻肺证、外寒内热证 8 个证候。依托国家自然科学基金资助项目（39830460）、江苏省科技厅社会发展项目（BS1996053），运用横断面调查的方法，调查了符合慢性支气管炎诊断标准的700例患者。记录患者的四诊信息，运用Amos软件建立数据模型，进行统计学分析，建立结构方程模型。结果显示，慢性支气管炎最常见的为寒饮伏肺合肺脾气虚证、痰热郁肺证、肾虚血瘀证3个证候。依托国家中医药管理局中医区域（肺病）诊疗中心（国中医药医政函〔2018〕205号），牟玉婷等查阅整理文献，总结出急性发作期有风热犯肺证、风寒袭肺证、痰湿蕴脾证、痰热郁肺证、燥邪犯肺证5个证候；迁延期有风邪伏肺证、气阴两虚证2个证候；缓解期有肺肾两虚证、肺脾两虚证、肺阴亏耗证3个证候。全国名中医邓尔禄治疗慢性支气管炎时，提出有寒饮伏肺、痰热郁肺、痰湿蕴肺、脾肾阳虚、肺阴亏虚5个证候。周添达等采用横断面研究方法，采集黑龙江省中医药科学院收治的527名符合慢性支气管炎西医诊断标准的住院、门诊患者的病历信息，建立数据库，并对其中医症状进行聚类分析，得出慢性支气管炎有脾肺气虚、瘀血阻络、痰热壅肺3个证候。王萍等则对350例患者进行横断面调查研究。结果显示，气阴两虚和肺阴亏虚是慢性支气管炎最为常见的证候。

三、治疗方案和技术

本病根据急性发作期、慢性迁延期、临床缓解期的临床特点，结合病机与证候规律，应采取分期的中医防治策略。急性期以治标为主，缓解期以补益为主。急性发作期：风热犯肺，治以疏风清热、宣肺止咳为主；风寒袭肺，治以解表散寒、止咳化痰为原则；痰湿蕴脾，治以燥湿健脾、止咳化痰为主；痰热郁肺，治以清热化痰、宣肺止咳为原则；燥邪犯肺，治以清肺润燥为主。迁延期：风邪伏肺，治以祛风除邪、止咳化痰为原则；气阴两虚，治以益气养阴、止咳化痰为原则。缓解期：肺肾两虚，治以补益肺肾、止咳平喘为原则；肺脾两虚，治以补脾益肺、化痰止咳为原则；肺阴亏耗，治以养阴清热、止咳化痰为原则。急性发作期以防止再次急性发作、促进恢复，进入临床缓解期为防治目标；缓解期以"标本同治"为原则，祛邪扶正并重。

（一）治疗方案

1. 缓解期
（1）肺肾两虚证：采用补气化痰汤。或选用中成药利肺片、固本止咳片联合百令胶囊。
（2）肺脾气虚证：采用健脾补肺止咳方，亦可选用参芪养肺汤、香砂六君子汤合三子养亲汤加减、加味补中益气汤。或选用中成药玉屏风颗粒、六君子丸、人参健脾丸。
（3）肺阴亏耗证：采用麦门冬汤，亦可选用养阴清肺汤。

2. 迁延期
（1）风邪伏肺证：采用疏风宣肺汤，亦可选用加味三拗汤。或选用中成药苏黄止咳胶囊。
（2）气阴两虚证：采用益肺补气汤，亦可选用芪冬润肺汤、生脉散。

3. 急性发作期
（1）风热犯肺证：可选用疏风清热化痰汤。或选用中成药疏风解毒胶囊、热毒宁注射液、暴贝止咳口服液。
（2）风寒袭肺证：采用苓甘五味姜辛汤，亦可选用三拗汤合止嗽散加减、止声汤。或选用中成药三拗片、克咳片。
（3）痰湿蕴脾证：采用温肺化痰方，亦可选用参苓白术散合二陈汤、健脾化痰清肺汤、肺宁咳汤、黄芪半夏汤、健脾化痰汤。或选用中成药三子止咳胶囊。
（4）痰热郁肺证：采用清金化痰汤，亦可选用定喘汤、桑苓汤。或选用中成药双花清热颗粒、清肺颗粒、黄龙咳喘胶囊、杏贝咳喘合剂、痰热清胶囊、治咳川贝枇杷滴丸。

（5）燥邪犯肺证：采用润肺清金汤，亦可选用清燥润肺汤。

（二）中医特色技术

中医治疗慢性支气管炎注重整体观念和辨证论治，以促进患者功能恢复，减少急性发作次数。

1. 穴位贴敷 依据中医经络学说制定，以疏通经络、调整脏腑阴阳、扶助正气、减少疾病发作、改善患者肺功能和生存质量为目的。选取大椎穴、肺俞穴等穴位，将药物（如白芥子、延胡索、细辛等）制成软膏贴敷，每7～10日贴敷1次，至少坚持2个月。

2. 穴位注射 又称为水针疗法，同时发挥传统针刺疗法对穴位的刺激作用及药物自身的生物效应，让药物、经穴的双重治疗作用得以加强，通过经络传导，以调整脏腑气血阴阳、达到防治疾病的目的。选取定喘穴、肺俞穴、天突穴、大椎穴、足三里穴、肾俞穴等穴位，将6ml黄芪注射液和3ml核酪注射液注射于穴位上；注射剂量为每穴3ml，每周注射3次，7日为1个疗程，连续治疗3个疗程。

3. 针刺疗法 在中医基础理论的指导下，借助针具或非针具刺激人体的一定部位，以疏通经络、调整机体阴阳平衡，达到防治疾病的目的。针刺夹脊穴可降低炎症反应，提高肺功能和免疫力。

4. 耳穴压豆 中医认为，人的五脏六腑均可以在耳朵上找到相应位置。当人体出现疾病时，往往会在耳廓相关穴位出现反应。刺激反应点，可以起到防病治病的作用。通过刺激耳穴神门、肺、气管、肾上腺、肝等，可达到宣肺疏风、调畅气机、止咳平喘之效。配合穴位贴敷或艾灸效果更好。

5. 艾灸 可温通经络、扶助阳气，适用于虚证型慢性支气管炎患者，可缓解症状和提高肺功能。使用无烟灸，每穴灸5～10min，每日1次，30日为1个疗程。普通艾灸烟雾对气道刺激大，建议使用无烟灸。任脉灸效果更好。

6. 八段锦 是传统中医气功锻炼方法。练功时患者有意识地进行腹式呼吸，通过缓慢细长的腹式呼吸增加潮气量，减少肺内残气量，增加肺泡内残气量和肺泡弹性，可提高患者活动耐力，改善脏腑气机，促进肺功能康复。联合穴位按摩对慢性支气管炎的症状缓解有明显效果。

7. 膏方 适用于肺脾气虚、肺肾两虚型慢性支气管炎患者，可增强体质，减少疾病急性加重频次。选用如党参、黄芪、五味子等药物的制成膏方，每次取15～25ml，每日2次，早晚餐前温开水冲服，冬春季服用，2个月为1个疗程。糖尿病患者应改用木糖醇调味。

8. 药膳食疗 结合中医辨证施食，可改善患者营养状态。患者应选择高蛋白食物和蔬菜水果，配合如黄芪淮山瘦肉汤等药膳。根据患者的证型选择适合的药膳。

四、疗效评价研究

慢性支气管炎疗效评价研究涉及中成药、药物外治法和非药物疗法等。药物外治法主要涉及敷贴疗法（如舒肺贴、温阳化痰穴贴等）、灸类（如益肺灸等）；非药物疗法涉及传统功法类（如呼吸导引、太极拳、八段锦、六字诀、五禽戏等）、针刺类（如普通针刺、电针等）。

（一）中成药

1. 治咳川贝枇杷滴丸 依托重大新药创制科技重大专项（2018ZX09734-002-004）、黑龙江中医药大学工程中心建设资助项目（2017SEC01），在黑龙江中医药大学附属第二医院领导下采用多中心、平行、随机、对照试验设计方法，在全国6中心对160例慢性支气管炎（单纯型）急性发作（痰热郁肺证）患者进行临床试验，将受试者分为试验组（治咳川贝枇杷滴丸）和对照组（枇杷止咳胶囊模拟剂），治疗10日。研究结果显示，治咳川贝枇杷滴丸治疗慢性支气管炎（单纯型）急性发作（痰热郁肺证）临床疗效确切，具有良好的安全性和耐受性，可以推广应用。

2. 克咳片 在中山市恒生药业有限公司支持下，在广州中医药大学第二附属医院等6中心采用多中心、平行、随机、对照试验设计方法，对240例慢性支气管炎患者（风寒证或风寒兼痰湿证）开展探讨克咳片临床疗效和安全性的临床试验。将受试者分为试验组（克咳片）和对照组（通宣理肺片），治疗7日。研究结果显示，克咳片治疗慢性支气管炎风寒证或风寒兼痰湿证具有较好的临床疗效，且安全性好。

3. 小柴胡颗粒 依托广州白云山光华制药股份有限公司，采用系统评价与Meta分析方法，共纳入5篇文献、535例研究对象。纳入试验组采用小柴胡颗粒联合西药，对照组采用单纯西药治疗慢性支气管炎的随机对照试验。Meta分析结果显示，试验组总有效率显著高于对照组，试验组肺功能指标第1秒用力呼气容积（forced expiratory volume in the first second，FEV_1）水平显著高于对照组。这说明小柴胡颗粒联合西药治疗慢性支气管炎疗效显著，为临床用药提供了依据。

4. 疏风解毒胶囊 依托国家中医药管理局重点实验室建设项目（国中药函〔2009〕95号）、国家自然科学基金项目（81874431）、中国中医药循证医学中心流感循证能力建设项目（2019XZZX－LG001）、安徽省教育厅重点项目（KJ2019A0468），采用系统评价与Meta分析方法，共纳入10项研究，956例患者，试验组和对照组各478例。Meta分析结果显示，在常规西药治疗的基础上联合应用疏风解毒胶囊治疗，患者的临床总有效率、临床症状及体征（包括咳嗽、咳痰、喘息、啰音及发热）消失时间、肺功能指标[FEV_1、用力肺活量（forced vital capacity，FVC）、FEV_1/FVC、呼气峰值流速（peak expiratory flow，PEF）]及实验室指标[动脉血氧分压（partial pressure of arterial oxygen，PaO_2）、动脉血二氧化碳分压（partial pressure of arterial carbon dioxide，$PaCO_2$）、C反应蛋白（C-reactive protein，CRP）、TNF-α、IL-8]，与对照组相比，差异有统计学意义。常规西药治疗的基础上联合应用疏风解毒胶囊治疗对患者白细胞（white blood cell，WBC）的影响不明显，差异无统计学意义。上述结果说明，疏风解毒胶囊治疗慢性支气管炎急性发作具有较好的临床疗效且成本低，为其临床应用及开展基础研究提供了循证医学依据。

（二）药物外治法与非药物疗法

田咏通过检索2019年9月之前的CNKI、CBM、PubMed、万方数据知识服务平台、维普网、Medline数据库，筛选符合纳入标准的三伏贴治疗慢性支气管炎的随机对照试验，并从中提取数据进行Meta分析。最终纳入5个符合条件的随机对照试验，合计612例。Meta分析发现，三伏贴作为主要治疗方式或辅助中成药、西药常规疗法治疗慢性支气管炎的临床有效率，均优于单纯中成药或西药常规疗法。使用三伏贴疗法还能有效改善慢性支气管炎患者的中医证候积分。

五、作用机制研究

中医药治疗慢性支气管炎具有明显效果，作用机制较为广泛，主要表现为降低血清炎症因子、促进细胞修复、抑制炎症损伤等。依托国家中医药管理局标准化项目（GZY-FJS-2020-219）、建生鲜药创研基金项目（JSYY-20200105-057）、河南省高等学校重点科研项目计划（20A360009）、河南省杰出外籍科学家工作室项目（GZS2019006）、国家国际合作基地项目（国科外函〔2016〕65号），发现鲜芦根可降低慢性支气管炎大鼠血清转化生长因子β（transforming growth factor-β，

TGF-β)、IL-6 水平，降低肺组织中 TGF-β、IL-1β、IL-6 蛋白表达，缓解肺组织病理变化及纤维化病变。依托山西省自然科学基金面上项目（20210302123228）、山西中医药大学研究生教育创新项目（2022CX019）、山西中医药大学 2022 年度科技创新团队（2022TD1011），发现小青龙汤治疗慢性支气管炎的机制可能是通过 11-甲氧基胡蔓藤碱乙、3-甲氧基草棉黄素、7-去甲基软木花椒素等有效成分与 AKT1、GAPDH、IL-6、TNF 等关键靶点有效结合，并且通过调控 NF-κB、中性粒细胞胞外陷阱形成、坏死性凋亡等信号通路，发挥调节细胞凋亡、免疫功能和炎症反应等作用。在国家"重大新药创制"科技重大专项（项目编号：2015ZX09501004-003-007）的支持下，研究发现小儿肺咳颗粒（XEFK）对慢性支气管炎模型大鼠具有显著的治疗效果。该药物能够有效降低肺组织中 α 干扰素（interferon-α，INF-α）信使核糖核酸（messenger ribonucleic acid，mRNA）的表达水平，同时显著提升 IL-10 mRNA 的表达。此外，小儿肺咳颗粒还能减少脂质过氧化反应，提高外周血中 T 细胞亚群的比例，调节炎症因子的分泌，并修复支气管组织的病理形态学改变。这些作用机制可能与药物改善炎症反应和增强机体免疫功能的功效密切相关。依托吉林省科技发展计划项目-重点科技研发项目（20180201019YY），祛痰止咳胶囊可以通过抑制多形核白细胞（polymorphonuclear leukocyte，PMN）和多种炎性细胞[IL-8、TNF-α、一氧化氮（nitric oxide，NO）、P 物质（substance P，SP）、PMN、支气管肺泡灌洗液（bronchoalveolar lavage fluid，BALF）、肺泡巨噬细胞百分比（alveolar macrophages percentage，AM%）、中性粒细胞百分比（neutrophils percentage，NEU%）、淋巴细胞百分比（lymphocytes percentage，LYM%）]的趋化、激活，抑制中性粒细胞、淋巴细胞的释放，升高巨噬细胞比例，减轻肺内炎症反应、减轻肺内病理形态的改变，改善肺组织病理情况及炎性反应环境，达到治疗慢性支气管炎的作用。依托泰州市科技支撑计划（TS202223）、国家自然科学基金青年基金（82000572），对止咳祛痰口服液进行研究，发现其中关联靶点数排名前 5 位的潜在活性成分为异鼠李素、甲基鼠李素、山奈酚、槲皮素、豆甾醇，蛋白度值排名前 5 的靶点蛋白质为 TP53、AKT1、BEGFA、Caspase-3 和 CXCL8。该研究通过 KEGG 通路和 GO 功能富集分析，推测止咳祛痰口服液可能通过 TP53、AKT1、Caspase-3、CXCL8 等靶点进一步调控 NF-κB 和 PI3K-Akt 等信号通路而发挥治疗慢性支气管炎的作用。还有研究发现鲜芦根可降低香烟烟雾提取物（cigarette smoke extract，CSE）刺激的 16HBE 细胞 TGF-β、IL-6 蛋白表达及 TGF-βmRNA 水平，可通过抑制 TGF-β 信号通路，干预气道炎症反应，促进细胞修复，从而保护慢性支气管炎气道炎症损伤。研究发现清金化痰汤可降低超敏 C 反应蛋白（high-sensitivity C-reactive protein，hs-crp）、IL-6、IL-8、TNF-α 血清炎症因子，野黄芩苷联合虎杖苷可减轻脂多糖（lipopolysaccharide，LPS）联合烟熏法诱导的大鼠肺组织和支气管损伤，其机制可能与抑制 PI3K/AKT/mTOR 信号通路的活化，降低氧化应激反应，抑制炎症因子 IL-17A、TNF-α、IL-1β 和 IL-6 有关。

六、临床指南/共识

近年来，中医在治疗慢性支气管炎方面取得了显著的进展，但目前仍未共同发布指南和共识，未有规范中医诊疗的流程和标准，希望在以后的临床工作中发布相关的中医诊疗指南。

第三节 社区获得性肺炎

社区获得性肺炎（community-acquired pneumonia，CAP）指在医院外罹患的感染性肺实质（含肺泡壁，即广义上的肺间质）炎症，包括具有明确潜伏期的病原体感染，在入院后于平均潜伏期内发病的肺炎。本病临床表现为发热、咳嗽、咳痰、气短、胸闷或胸痛等。

2016年我国社区获得性肺炎的发病率为7.13/1000人年，处于较高发病水平，男性发病率高于女性。不同省份的发病率差异较大，其中东北、东部省份为高发地区。2015年国内的一项多中心回顾性研究表明，社区获得性肺炎患者平均住院日为11日，30日死亡率为3.2%。2013年中国人口与计划生育年鉴指出，单纯由细菌性肺炎所直接导致的经济损失约为320亿元。

本病归属中医学"风温""风温肺热病""咳嗽"等病证范畴。

一、病因病机

外邪侵袭和正气虚弱是CAP发病的两个重要因素。邪气主要有寒、热两种属性。机体感受风热之邪，经口鼻侵袭肺脏；或风寒之邪入里化热，炼津为痰，痰热壅肺。病理过程中可化火生痰、伤津耗气或风热邪盛而逆传心包，甚至邪进正衰、正气不固而现邪陷正脱。恢复期邪气渐去，正气已损，多以正虚为主，或正虚邪恋，常以气阴两虚、肺脾气虚为主，兼有痰热或痰浊。邪实（痰热、痰浊）、正虚（气阴两虚、肺脾气虚）贯穿于疾病始终。对于老年人，多因罹患慢性疾病，体内积生痰湿、瘀血，在此基础上易感受外邪而使病情发作，以痰热壅肺或痰浊阻肺为主，常兼有气阴两虚、肺脾气虚、瘀血等。因此，"衰老积损、热毒损肺"为老年人CAP主要病机。衰老正虚、宿疾积损为其发病基础，热毒损肺为发病的关键因素，两者相互影响，成为老年患者临床表现隐匿、病情严重复杂、恢复缓慢、预后差等情况出现的主要原因。2012年中华中医药学会内科分会肺系病专业委员会发布的《社区获得性肺炎中医诊疗指南（2011版）》、2019年中华中医药学会内科分会、中华中医药学会肺系病分会、中国民族医药学会肺病分会共同发布的《社区获得性肺炎中医诊疗指南（2018修订版）》均采纳此病机观点。

2020年暴发的新型冠状病毒性肺炎归属中医学"疫病"范畴，病因为感受"疫戾"之气，病机为疫毒袭肺，肺失宣降，邪热夹湿耗伤气阴。国内学者依据疫情形势，对新型冠状病毒性肺炎的病因病机从不同角度进行了分析。有学者认为新型冠状病毒性肺炎应该归属"寒湿疫"范畴。如疫情初期，仝小林院士提出新型冠状病毒性肺炎应归属"寒湿疫"范畴，一是因为感染患者发病临床多表现出明显的寒湿之象，二是武汉的发病背景以寒湿为主。仝小林院士判断新型冠状病毒性肺炎乃寒湿裹挟戾气经皮表、呼吸道、消化道侵袭机体，进而郁肺困脾，使表气郁闭，肺失宣降，脾胃运化失司。病性属阴，以伤阳为主线，同时又有化热、变燥、伤阴、致瘀、闭脱五种变证。国医大师杨春波教授则认为新型冠状病毒性肺炎应归属"湿热疫"。这是杨春波教授基于中医学温病及温疫理论，结合发病时"应寒反热"和武汉多湿的气候特点，再加上临床表现上患者舌苔大多为厚腻苔，并有纳呆、乏力、腹泻、身热不扬等表现而总结的。他认为这些都是湿邪为病的特点，进而认为其归属"湿热疫"范畴。湿与热合，侵犯上焦肺系，可涉于脾胃，但终极靶点仍在上焦肺。也有学者认为新型冠状病毒性肺炎跟寒热没有太大关系，应该定性为"湿毒疫"。湿为重浊之邪，属阴，其性黏腻、停滞、弥漫，其伤人多隐缓不觉，易导致多种病变。张伯礼院士指出新型冠状病毒性肺炎是"湿毒"所导致的疾病。湿毒内蕴是核心病机，兼夹发病是临床特点。新型冠状病毒性肺炎起病隐匿、变化多端、黏腻胶着、缠绵难愈，符合中医湿邪致病的一般特征。"起病隐匿"体现在潜伏期长及大量的无症状感染者；"变化多端"体现在病情复杂、兼夹症多；"黏腻胶着"体现在常阳、复阳、二次感染；"缠绵难愈"体现在后遗症与病情轻重非正相关。国医大师李佃贵教授对于新型冠状病毒性肺炎的病因也有着独特的见解。李佃贵教授基于浊毒理论提出新型冠状病毒性肺炎属于"浊毒疫"，即本病因感受浊毒疫疠之邪而发病。他认为浊毒有广义、狭义之分。广义的浊毒泛指一切对人体有害的不洁之物，包括天之浊毒、地之浊毒和人之浊毒；狭义的浊毒由湿之秽者与他邪相结合而形成。新型冠状病毒性肺炎患者发病初期可以见到湿浊疫毒郁滞之象，如恶寒发热、身重体倦、脘痞呕恶、便溏腹泻、舌苔浊腻等。故以浊毒来描述新型冠状病毒性肺炎的病因，符合本次疠气之特点。2023 年，首都医科大学附属北京中医医院刘清泉教授牵头发布的《北京市新型冠状病毒感染重型、危重型中医诊疗专家共识》认为，新型冠状病毒感染归属中医学"疫病"范畴，病因为疫疠之气，具有"风、热、湿、浊、毒"之属性，可因地域、气候、体质差异出现夹寒、夹热、夹风、夹燥等兼夹邪气。新型冠状病毒感染重型、危重型属于"变证"、"坏证"或"逆证"。起初病在太阴，困脾郁肺为病之始，继而蕴热郁闭于阳明，阳明升清降浊失常，化生毒火而壅闭于肺，络脉阻滞，毒热伤津耗气，津液外渗，灼津为痰，热深厥深，终致阴竭阳脱之危证。

二、证候规范

2012 年中华中医药学会内科分会肺系病专业委员会发布《社区获得性肺炎中医证候诊断标准（2011 版）》，指出社区获得性肺炎的证候分类有基础证和临床常见证。基础证有 8 种，即风寒证、风热证、火热证、痰热证、痰湿证、肺气虚证、脾气虚证、肺阴虚证，而老年肺炎患者多兼有肺气虚证、脾气虚证、肺阴虚证。基础证可单独呈现，但常常以复合形式出现。掌握基础证的辨识，对于常见证候的辨识具有重要意义。临床常见证包括实证类（包括风热犯肺证、外寒内热证、痰热壅肺证、痰浊阻肺证）、虚证类（包括肺脾气虚证、气阴两虚证）、危重变证类（包括热陷心包证、邪陷正脱证）3 类 8 证候。

同年，中华中医药学会内科分会肺系病专业委员会发布的《社区获得性肺炎中医诊疗指南（2011 版）》采纳了《社区获得性肺炎中医证候诊断标准（2011 版）》的证候分类，并进一步指出，常见证可单独存在，也常兼见，如热陷心包兼痰热壅肺证等。

2019 年 2 月中华中医药学会内科分会、中华中医药学会肺系病分会、中国民族医药学会肺病分会共同发布了《社区获得性肺炎中医诊疗指南（2018 修订版）》，采纳了《社区获得性肺炎中医证候诊断标准（2011 版）》的证候分类，进一步指出临床须注意重症肺炎常见的痰热壅肺证、痰湿阻肺证、热陷心包证、邪陷正脱证 4 种证型，可单独存在，但更常兼见，如热陷心包兼痰热壅肺证、热陷心包兼邪陷正脱证、痰湿阻肺兼邪陷正脱证等。重症肺炎的痰热壅肺证、痰湿阻肺证较肺炎轻中度患者相同证候严重而复杂，常涉及虚（肺脾气虚、气阴两虚）、瘀、毒、腑实等。其中，痰热壅肺证涉及虚多为气阴两虚；痰湿阻肺证涉及虚多为肺脾气虚。老年患者实证中多兼见肺脾气虚证、气阴两虚证，疾病的中后期多以正虚为主而常兼见邪恋未尽，如肺脾气虚兼痰浊阻肺、气阴两虚兼痰热壅肺等。

2022 年，新型冠状病毒奥密克戎变异株逐渐成为绝对优势流行株，其传播力和免疫逃逸能力显著增强，但致病力明显减弱。为进一步科学、规范做好新型冠状病毒感染诊疗工作，国家卫生健康委办公厅、国家中医药局综合司组织专家对先前的新型冠状病毒肺炎诊疗方案相关内容进行修订，发布了《新型冠状病毒感染诊疗方案（试行第十版）》。根据此版诊疗规范，新型冠状病毒感染分为中型、重型及危重型。中型患者常见湿毒郁肺证、寒湿阻肺证和疫毒夹燥证；重型患者常见疫毒闭肺证、气营两燔证及阳气虚衰，疫毒侵肺证；危重型患者常见内闭外脱证。

三、治疗方案和技术

根据病情的严重程度，结合证候的虚实，应采取不同的治疗策略。本病以祛邪扶正为治疗大法。祛邪则分痰、热、毒、瘀、腑实，当以化痰（热）、解毒为主，佐以活血、通腑。祛邪同时佐以扶正，或益气养阴，或补益肺脾。在治疗过程中当注意清热解毒时不可过用寒凉以免伤及脾胃，另注重宣降肺气以顺应肺之生理特点。若出现热入心包、邪陷正脱，当需清心开窍、扶正固脱。老年患者出院后，病情暂时缓解，若体虚不固、外邪袭肺而致病情发作再次住院则易增加病死率。老年患者的病机多为虚实夹杂以虚为主，正虚（包括气阴两虚、肺脾气虚）、邪实（包括痰热、痰浊、瘀血）贯穿整个过程，因此该阶段的治疗当以扶正为主，佐以祛邪为大法。扶正为主，当益气养阴或补肺健脾；佐以祛邪，则当分痰、热、毒、瘀，以痰（热）、毒为主，佐以活血，注重宣降肺气。

正虚（气阴两虚、肺脾气虚）、邪实（痰热、痰浊）贯穿于疾病整个病程中。重症肺炎和老年人肺炎常以虚实夹杂为主，证候多以复合证候出现：①重症肺炎常以痰热壅肺证、痰湿阻肺证、热陷心包证、邪陷正脱证4种常见证候兼见存在；②老年人肺炎则以痰热壅肺或痰浊阻肺为主，常兼气阴两虚、肺脾气虚、瘀血等；③恢复期则以正虚为主，常兼见邪恋未尽，多以气阴两虚、肺脾气虚为主，常兼有痰热或痰浊；④出院后尤其是老年肺炎患者，病情暂时缓解，病机多为虚实夹杂，气阴两虚常兼痰热壅肺，即气阴两虚、痰热未清；肺脾气虚常兼痰浊阻肺，即肺脾气虚、痰浊未尽。痰热壅肺证、痰湿阻肺证，较肺炎发生发展过程中的相同证候程度轻，为虚证中的兼证。

临床兼证、复杂证候的病机也有主次之分，故治疗当辨清病机主次，标本兼治：①重症肺炎证见热陷心包兼痰热壅肺证、热陷心包兼邪陷正脱证。以热盛内陷心包为主，兼有痰热、正脱。故治疗当以清心开窍为主，辅以清热化痰解毒或益气救阴、回阳固脱等。②老年人肺炎常见肺脾气虚兼痰湿阻肺证，以肺脾气虚为主，兼有痰湿，故治疗以补肺健脾为主，佐以化痰解毒。

新型冠状病毒性肺炎因感受"疫戾"之气而引发，由于地点及时期的不同，其病因病机也随之发生改变，根据《新型冠状病毒感染诊疗方案（试行第十版）》，各地可根据病情、证候及气候等情况进行辨证论治。

（一）治疗方案

1. 实证类

（1）风热袭肺证：采用银翘散加减。或选用中成药疏风解毒胶囊、连花清瘟胶囊（颗粒）。

（2）外寒内热证：采用麻杏石甘汤合清金化痰汤加减。或根据表寒里热的不同偏重选择中成药。偏内热者，可选用痰热清注射液、清肺消炎丸、热毒宁注射液；偏表风寒者，可选用通宣理肺丸。

（3）痰热壅肺证：采用贝母瓜蒌散合清金降火汤加减，亦可选用泻白散加减。或选用中成药痰热清注射液、清肺消炎丸、热毒宁注射液。

（4）痰浊阻肺证：采用半夏厚朴汤合三子养亲汤加减，亦可选用二陈汤加味。或选用中成药苏子降气丸。

2. 正虚邪恋类

（1）肺脾气虚证：可选用参苓白术散加减。或选用玉屏风颗粒、六君子丸。

（2）气阴两虚证：采用生脉散合沙参麦冬汤加减。或选用中成药生脉饮口服液、养阴清肺丸。

3. 危重证类

（1）热陷心包证：可选用清营汤合犀角地黄汤加减。对于热陷心包以痰热偏甚者，可选用清金化痰汤加减。或选用醒脑静注射液、血必净注射液。

（2）邪陷正脱证：阴竭者以生脉散加味，或选用中成药参脉注射液；阳脱者，以四逆加人参汤加味，或选用中成药参附注射液。

4. 新型冠状病毒性肺炎 根据《新型冠状病毒感染诊疗方案（试行第十版）》，分为新型冠状病毒感染中型、重型、危重型及恢复期。

新型冠状病毒性肺炎患者可选用清肺排毒汤加减。患者不发热则生石膏用量小，发热或壮热可加大生石膏用量。中成药可选用清肺排毒颗粒。

（1）新型冠状病毒感染中型：湿毒郁肺证选用宣肺败毒方；寒湿阻肺证推荐处方：苍术15g，陈皮10g，厚朴10g，广藿香10g，草果6g，麻黄6g，羌活10g，生姜10g，槟榔10g；疫毒夹燥证可选用宣肺润燥解毒方。中成药可选用清肺排毒颗粒、金花清感颗粒、连花清瘟胶囊（颗粒）、化湿败毒颗粒、宣肺败毒颗粒、散寒化湿颗粒等。

（2）新型冠状病毒感染重型：疫毒闭肺证选用化湿败毒方；气营两燔证推荐处方：生石膏30～60g，知母30g，生地黄30～60g，水牛角30g，赤芍30g，玄参30g，连翘15g，牡丹皮15g，黄连6g，竹叶12g，葶苈子15g，甘草6g；阳气虚衰、疫毒侵肺证可选用扶正解毒方。中成药可选用清肺排毒颗粒、化湿败毒颗粒、喜炎平注射液、血必净注射液、热毒宁注射液、痰热清注射液、醒脑静注射液、参附注射液、生脉注射液、参麦注射液。功效相近的药物根据个体情况可选择1种，也可根据临床症状联合使用2种，中药注射剂可与中药汤剂联合使用。

（3）新型冠状病毒感染危重型：内闭外脱证可选用人参15g，黑顺片10g，山茱萸15g，送服苏合香丸或安宫牛黄丸。中成药推荐同新型冠状病毒感染重型。

（4）新型冠状病毒感染恢复期：肺脾气虚证可选用法半夏9g，陈皮10g，党参15g，炙黄芪30g，炒白术10g，茯苓15g，广藿香10g，砂仁6g，甘草6g；气阴两虚证可选用南沙参10g，北沙参10g，麦冬15g，西洋参6g，五味子6g，生石膏15g，淡竹叶10g，桑叶10g，芦根15g，丹参15g，甘草6g；寒饮郁肺证可选用射干9g，炙麻黄6g，干姜15g，紫菀30g，款冬花30g，五味子15g，法半夏9g，前胡15g，百部15g，紫苏子9g，葶苈子15g，川贝母粉3g。

（二）中医特色技术

《社区获得性肺炎中医诊疗指南（2018修订版）》强调了肺炎患者预防调护的重要性，患者应生活规律，做到起居有常，既要保证足够的睡眠，又要避免卧床过久。预防本病需适当参加体育锻炼，增强体质，提高抗病能力。2020年世界中医药学会联合会肺康复专业委员会和中国民族医药学会肺病分会组织专家制订了《新型冠状病毒肺炎中医康复专家共识》，其主要内容包括功法训练（包括八段锦、简式太极拳、呼吸导引和六字诀）、针刺与灸法（包括针刺、艾灸、耳针和穴位贴敷）、推拿/按摩（包括穴位按摩、经络推拿）。

1. 穴位贴敷　中医特色技术促进肺炎康复的相关报道目前较少，临床应用较多的中医特色技术是穴位贴敷。通过中药粉末敷贴穴位，能改善患者咳嗽咳痰症状，提高治疗有效率，适用于社区获得性肺炎患者。针对痰热壅肺证患者，选取大横穴、中脘穴、足三里穴等穴位，将药物（如大黄、枳实、厚朴等）研磨成粉后加入蜂蜜、姜汁等制成膏体，制成直径约2cm的药饼，用胶布固定于特定穴位上，固定4～6h，每日1次。若有皮肤瘙痒、疼痛等不适，应及时处理。针对痰湿蕴肺证患者，穴位贴敷选取天突穴、大椎穴、肺俞穴（双侧）、脾俞穴（双侧）等穴位，将药物（如白芥子、细辛、肉桂等），打磨成粉，予以老姜汁调匀成软膏，每日1次，贴2～3h，贴敷12日为1个疗程。贴敷期间，注意观察是否有局部皮肤溃破、肿胀等不良反应。

2. 八段锦　连同预备式、收势共10式。8个基本动作要领：两手托天理三焦，左右开弓似射雕；调理脾胃须单举，五劳七伤往后瞧；摇头摆尾去心火，两手攀足固肾腰；攒拳怒目增气力，背后七颠百病消。功法特点为强调柔和缓慢、圆活连贯，松紧结合、动静兼备，神与形合、气寓其中。每次1～2套，每日1～2次。

3. 太极拳　共包含24式：起势、左右野马分鬃、白鹤亮翅、左右搂膝拗步、手挥琵琶、左右倒卷肱、左揽雀尾、右揽雀尾、单鞭、云手、单鞭、高探马、右蹬脚、双峰贯耳、转身左蹬脚、左下势独立、右下势独立、左右穿梭、海底针、闪通背、转身搬拦捶、如封似闭、十字手、收势。

功法特点为柔和，强调意识引导呼吸，配合全身动作。每次 1 套，每日 1~2 次。

4. 六字诀 通过嘘"(xū)、"呵"(hē)、"呼"(hū)、"呬"(sī)、"吹"(chuī)、"嘻"(xī) 6 个字的不同发音口型，调节脏腑经络气血运行的呼吸吐纳法。练习顺序：预备式→起式→"嘘"字诀→"呵"字诀→"呼"字诀→"呬"字诀→"吹"字诀→"嘻"字诀→收势，共包含 9 个动作。每次 1 套，每日 1~3 次。

5. 针刺 ①咳嗽、胸闷、气喘者：选取肺俞穴、膻中穴、大椎穴等。进针后行泻法，得气后留针 30min（每 10min 行针 1 次）。每日 1~2 次。②腹胀、腹泻等胃肠功能障碍者：选取足三里穴、上巨虚穴、中脘穴、气海穴、天枢穴，伴恶心呕吐者选取内关穴。进针后行平补平泻法，得气后留针 30min（每 10min 行针 1 次）。③高热者：在常规治疗基础之上，选取合谷穴、曲池穴、大椎穴、肺俞穴、风门穴。进针后行泻法，针刺得气后留针 20min，每日 2 次。

6. 艾灸 ①轻型、普通型：选取合谷穴、太冲穴、足三里穴、神阙穴。操作：合谷穴、太冲穴、足三里穴用清艾条温和灸 15min（每个穴位）；神阙穴用温灸盒灸 15min。每日 2 次。②恢复期：选取大椎穴、肺俞穴、膈俞穴、足三里穴。操作：大椎穴、肺俞穴、膈俞穴用温灸盒灸 30min（每个穴位）；足三里穴用清艾条温和灸 15min。每日 1 次。

7. 拔罐 选取肺俞穴、定喘穴、大椎穴、风门穴、大杼穴、脾俞穴、肾俞穴等。操作：用闪火法将罐吸附在患者背部相应穴位，待火罐吸住皮肤后留罐 5~15min。同一部位，每日或隔日 1 次。

四、疗效评价研究

（一）复方制剂

1. 普济宣肺消毒饮 依托中国中医科学院基本科研业务费自主选题项目，采用前瞻性、多中心、双盲、随机、对照研究设计方法，以 2017 年 3~9 月全国 9 中心 66 例社区获得性肺炎患者为研究对象。受试者随机分为试验组（普济宣肺消毒饮）和对照组（头孢呋辛酯胶囊及中药安慰剂），疗程为 5 日。结果显示，普济宣肺消毒饮可有效控制社区获得性肺炎患者体温、炎症反应指标，并改善胸片表现，疗效与抗生素大致相当。

2. 补中益气汤 依托上海市科委基础研究计划，采用多中心、随机、开放标签、安慰剂对照试验设计方法（注册号：ChiCTR1900022429），以全国 5 中心 180 例多重耐药菌感染的社区获得性肺炎患者为研究对象。受试者按 1∶1 随机分为试验组（补中益气汤+西医规范治疗）和对照组（西医规范治疗），治疗 28 日。研究表明，补中益气汤能够提高多重耐药细菌性肺炎患者临床显效率，降低临床肺部感染评分（clinical pulmonary infection score, CPIS），提高耐药菌清除率，改善中医证候积分，并促进发热、咳痰症状消失，还能更快地减轻炎症反应及纠正高凝状态，利于预后转归，无严重不良事件发生，有良好的安全性。

3. 清肺解毒化痰方 依托国家自然科学基金项目、河南省中医药拔尖人才项目，以及河南省高校科技创新团队支持计划，采用多中心、随机、安慰剂对照试验设计方法（注册号：NCT03185923），以全国 11 中心 108 例重症社区获得性肺炎（痰热壅肺证）患者为研究对象，采用中央随机分配方法将受试者分为试验组（清肺解毒化痰方+西医规范治疗）和对照组（中药安慰剂+西医规范治疗），治疗 28 日。研究表明，清肺解毒化痰方对重症社区获得性肺炎（痰热壅肺证）具有较好的疗效，可以缩短患者临床稳定时间、重症加强护理病房（intensive care unit, ICU）住院时间，改善患者生存质量，且安全性较好。

4. 扶正解毒化瘀汤 依托国家"十一五"科技支撑计划项目、国家自然科学基金项目及高等教育博士点专项研究基金,采用多中心、随机、双盲、平行对照的试验设计(注册号:ChiCTR-IOR-16008433),以全国 5 中心 284 例疗老年社区获得性肺炎患者为研究对象,将受试者分为试验组(扶正解毒化瘀汤+抗感染治疗)和对照组(中药安慰剂+抗感染治疗),疗程为 28 日。研究表明,扶正解毒化瘀汤联合抗感染治疗提高了治愈率,改善了患者临床症状及病灶的吸收率。

5. 麻杏石甘汤 依托国家自然科学基金项目,采用系统评价与 Meta 分析方法,纳入 17 项 RCT,共计 1309 例社区获得性肺炎患者,评估麻杏石甘汤的有效性和安全性。Meta 分析结果显示,与西医常规治疗相比,加用麻杏石甘汤可有效提高肺炎患者临床疗效,主要体现在抗炎作用方面,可降低 CRP 含量、白细胞计数,降低降钙素原水平,同时具有缩短咳嗽时间、发热等临床症状消失时间的作用。但纳入研究存在一定的方法学质量问题,有待高质量研究的验证。

6. 清金化痰方 依托科技部重大新药创制科技重大专项,采用系统评价与 Meta 分析方法,纳入 13 项 RCT,共计 978 例社区获得性肺炎患者,评估清金化痰方的有效性和安全性。Meta 分析结果显示,清金化痰方联合常规西医治疗的有效率是常规西医治疗的 1.14 倍。与常规西医治疗比较,清金化痰方联合常规西医治疗可缩短退热时间、咳嗽咳痰消失时间、肺部啰音消失时间及住院时长。但受研究质量的限制,此结论仍待更多高质量研究进行确证。

7. 苇茎汤 依托北京市自然科学基金项目,采用系统评价与 Meta 分析方法,纳入 10 项 RCT,共计 850 例社区获得性肺炎患者,评估苇茎汤联合西药治疗肺炎的有效性和安全性。Meta 分析结果显示,苇茎汤联合西药治疗肺炎在缩短发热、啰音消退时间及提高生存质量等方面与单用西药比较优势显著,但仍需设计良好、大样本的随机对照试验进一步确认。

8. 小青龙汤 依托山东省高等学校中医药抗病毒协同创新中心项目,采用系统评价与 Meta 分析方法,纳入 6 项 RCT,共计 527 例社区获得性肺炎患者,评估小青龙汤的有效性和安全性。Meta 分析结果显示,小青龙汤治疗肺炎与单纯西医的常规用药相比,具有较好的临床疗效,且在症状改善等方面都显示出较大优势。但由于所纳入研究文献的方法学质量偏低,发生偏倚性较高,因此降低了文献系统评价的安全可靠性,故需要更为合理的高质量临床试验方法来验证。

9. 宣白承气汤 依托广东省科技计划项目、广东省中医药局科技项目及广东省中医院中医药科学技术研究专项,采用系统评价与 Meta 分析方法,纳入 16 项 RCT,共计 1393 例社区获得性肺炎患者,评估宣白承气汤的有效性和安全性。Meta 分析结果显示,与单纯西医治疗相比,使用宣白承气汤可明显提高肺炎痰热壅肺证的临床总有效率,可明显改善急性生理学及慢性健康状况评分系统Ⅱ(acute physiology and chronic health evaluation Ⅱ,APACHE Ⅱ)、CPIS 评分,明显降低炎症因子水平,改善中医证候积分。但鉴于纳入临床研究在质量上存在一定局限性,得出的阳性结果仅作为临床诊疗的提示与参考,急需开展更多的高质量、大规模随机对照试验来进一步验证。

10. 清肺排毒汤 依托 2021 年中医药古籍文献和特色技术传承专项、江西省中医药管理局科技计划重点项目,采用系统评价与 Meta 分析方法,纳入 6 项 RCT,共计 602 例社区获得性肺炎患者,评估清肺排毒汤治疗新型冠状病毒感染的有效性和安全性。Meta 分析结果显示,与单纯西医治疗相比,使用清肺排毒汤可明显提高临床总有效率、CT 好转情况,减少不良反应事件,缩短核酸转阴时间、住院天数,具有一定的疗效和安全性,但仍需大量高质量研究证实疗效。

(二)中成药

1. 血必净注射液 依托国家自然科学基金,采用多中心、随机、双盲、安慰对照试验设计方法(注册号:ChiCTR-TRC-13003534),以全国 33 中心 710 例成年重症肺炎患者为研究对象,将受试者分为试验组(血必净注射液+西医常规治疗)和对照组(安慰剂+西医常规治疗),治疗 5~7 日。研究结果显示,血必净注射液改善了肺炎严重程度指数,降低了 28 日死亡率、机械通气时间及 ICU 住院时间。

2.清咳平喘颗粒 依托广东省科技厅省企联合基金-重点项目，采用多中心、随机双盲、安慰剂平行对照临床试验设计方法（注册号：ChiCTR-2100043207），以全国 3 中心 80 例成人社区获得性肺炎（痰热壅肺证）患者为研究对象，将其随机分为治疗组和对照组。在西医常规治疗基础上，治疗组给予清咳平喘颗粒，对照组给予清咳平喘颗粒模拟剂，两组疗程均为 10 日。研究表明，清咳平喘颗粒能有效减少肺炎抗感染治疗天数，改善咳痰症状，缩短咳痰症状消失时间，且安全性良好。

3.防风通圣颗粒 依托山东省自然科学基金项目，采用多中心、随机、平行对照临床试验设计方法，以全国 5 中心 92 例病毒性肺炎患者为研究对象，将其随机分为治疗组和对照组。对照组给予常规治疗，试验组在常规治疗的基础上加服防风通圣颗粒，疗程均为 7 日。结果表明，防风通圣颗粒治疗病毒性肺炎可改善患者发热、乏力及其他中医证候症状，缩短治愈时间。

4.连花清瘟颗粒 依托北京市科学技术委员会组织的非流感病毒性肺炎新治疗方法研究，采用多中心、随机、安慰对照临床试验设计方法，以全国 12 中心 169 例非流感病毒性肺炎患者为研究对象，将其随机分为治疗组和对照组。治疗组给予连花清瘟颗粒，对照组给予安慰剂，疗程均为 7 日。结果表明，连花清瘟颗粒提高了患者临床症状缓解率，尤其是咳嗽咳痰症状，且具有较好的安全性。

5.痰热清注射液 依托中国中医科学院基本科研业务费专项资金，采用系统评价与 Meta 分析方法，纳入 56 项 RCT，共计 5423 例社区获得性肺炎患者，评估痰热清注射液的有效性和安全性。Meta 分析结果显示，痰热清注射液联合抗生素治疗肺炎在提高痊愈率，缩短退热时间、咳嗽和咳痰消失时间，缩短影像下炎症吸收时间方面，均优于单用抗生素。单用痰热清组与单用抗生素治疗组上述指标的差异无统计学意义。然而，由于纳入研究的质量较低，需更多高质量、大样本的随机对照试验进一步验证其临床疗效。

6.热毒宁注射液 依托中国中医科学院基本科研业务费专项资金，采用系统评价与 Meta 分析方法，纳入 32 项 RCT，共计 3499 例社区获得性肺炎患者，评估热毒宁注射液的有效性和安全性。Meta 分析结果显示，热毒宁注射液联合不同种类抗菌药治疗均可有效提高社区获得性肺炎患者临床总有效率（缩短退热时间、咳嗽消失时间、肺部啰音消失时间），缩短住院时间，降低 CRP 水平，其安全性尚可，但仍然需要对其与西药配伍使用的安全性进行进一步研究探讨。

7.喜炎平注射液 依托国家"重大新药创制"科技重大专项，采用系统评价与 Meta 分析方法，纳入 18 项 RCT，共计 1924 例社区获得性肺炎患者，评估喜炎平注射液的有效性和安全性。Meta 分析结果显示，喜炎平注射液联合抗生素治疗社区获得性肺炎能提高临床疗效，改善患者临床症状，其安全性尚可。受纳入研究数量和质量的限制，上述结果需要更多研究予以证实。

8.疏风解毒胶囊 依托国家中医药管理局标准化项目、河南省特色骨干学科中医学学科建设项目及河南省中医药科学研究专项，采用系统评价与 Meta 分析方法，纳入 13 项 RCT，共计 1355 例社区获得性肺炎患者，评估疏风解毒胶囊的有效性和安全性。Meta 分析结果显示，疏风解毒胶囊辅助治疗社区获得性肺炎的疗效显著，安全性较好。但由于纳入的研究方法学质量不高，仍需更多高质量、多中心、大样本的研究进行验证。

9.连花清瘟胶囊 依托国家中医药管理局创新团队与人才培养计划和河北省科技项目，采用前瞻性、多中心、双盲、随机、对照研究设计方法，研究连花清瘟胶囊的有效性。研究对象为来自中国、泰国、菲律宾和越南共 17 家医院的轻度、中度新型冠状病毒性肺炎成年患者。受试者随机分为试验组（连花清瘟胶囊联合标准治疗）和对照组（标准治疗），疗程为 14 日。结果显示，连花清瘟胶囊显著缩短了肺炎患者鼻塞或流涕、咽痛、咳嗽、发热、精神不振或疲倦及肌肉或肢体疼痛的持续时间，且无严重不良事件发生。

五、作用机制研究

CAP 的作用机制较为复杂，至今尚未完全阐明。中医药治疗 CAP 具有明显效果，作用机制较为广泛，主要表现为抑制炎症反应、调节黏膜免疫反应、抑制氧化应激、调控细胞凋亡等。

（一）抑制炎症反应

当外来病原体（包括细菌、真菌、病毒、支原体等）感染机体后，诱导促炎细胞因子释放并激发级联性炎症反应，即"炎症风暴"，可引起组织损伤、病情加重甚至死亡。中医药干预可有效抑制炎症反应，在抗击 COVID-19 中亦发挥了重要作用，可通过调控炎症介质和细胞因子水平，减轻肺泡腔炎性渗出、肺泡壁增厚等不同程度的肺组织结构功能损害，从而达到保护肺组织的作用。研究表明，应用于 COVID-19 的主方清肺排毒汤的重要靶标主要富集在 IL-17、NF-κB、TNF、丝裂原活化蛋白激酶（mitogen-activated protein kinase，MAPK）、前列腺素内过氧化物合酶类 1（prostaglandin-endoperoxide synthase 1，PTGS1）等炎症相关信号通路。NLR 家族 Pyrin 结构域 3（NLR family pyrin domain containing 3，NLRP3）炎症小体是 NLR 家族中现有研究最广泛的成员，广泛存在于巨噬细胞、粒细胞、树突状细胞等免疫细胞中。NLRP3 炎症小体活化促进 IL-18、IL-1β 等炎性因子的分泌，引起组织损伤。有研究表明，细辛提取物可通过影响 TLR4/NF-κB 和 NLRP3 信号通路减少去甲肾上腺素（norepinephrine，NE）、髓过氧化物酶（myeloperoxidase，MPO）、淋巴细胞抗原 6 复合物位点 G6D（lymphocyte antigen 6 complex locus G6D，Ly-6G）、TNF-α、IL-1β、IL-6 和诱导型一氧化氮合酶（inducible nitric oxide synthase，iNOS）等炎症因子的释放，从而减轻 LPS 引起的急性肺损伤。另有研究者发现，在流感病毒诱导的病毒性肺炎小鼠模型中，犀角地黄汤联合银翘散可以促进线粒体自噬，从而减少细胞内活性氧（reactive oxygen species，ROS）的积累，进而促进 NLRP3 炎症小体的激活，限制细胞焦亡，并最终缓解流感病毒诱导的炎症病变。在 LPS 构建的急性肺损伤模型中，十味清瘟汤亦显现出良好的抗炎作用，可下调 BALF 中的白细胞和中性粒细胞计数，抑制 LPS 诱导的促炎因子如 TNF-α、IL-1β、IL-6 和 iNOS 等的表达水平，同时介导 TLR4/NF-κB 炎症信号通路，降低 NLRP3 炎症小体（NLRP3、ASC、Caspase-1 和裂解 IL-1β）在体内外的表达水平。

（二）调节黏膜免疫反应

由气道上皮、黏液蛋白等组成的黏膜屏障是人体呼吸系统抵御病原体的第一道防线。90%以上的病原体在黏膜发生感染，或侵入黏膜而致病。肺炎链球菌是导致 CAP 的主要病原体之一。诱导呼吸道尤其是肺组织的局部免疫反应，可激活黏膜免疫，改善气道环境，防止肺炎球菌的定植及感染，从而减轻肺部炎症。研究表明，在肺炎链球菌构建的肺炎大鼠模型中，疏风解毒胶囊可降低 IL-1α、IL-1β、IL-10、TNF-α 等炎症因子表达，同时上调 $CD4^+/CD8^+$ T 细胞即自然杀伤细胞（natural killer cell，NK cell）比例，从而调节免疫功能以改善肺炎。有研究发现，桔梗汤可改善大鼠慢性气道炎症，通过介导 Th1/Th2 平衡改善黏液分泌过多和免疫失衡，同时可能参与了小肠和肺之间的共同黏膜免疫，为"肺肠相表里"提供了新的研究视角。另有学者利用清肺解毒汤干预流感病毒肺炎小鼠模型，发现清肺解毒汤可明显抑制促炎细胞因子的表达，还可调节 T 淋巴细胞和 B 淋巴细胞的表达水平。进一步代谢组学研究还发现，清肺解毒汤与柠檬酸循环和氨基酸代谢密切相关，在改善流感感染方面显示出良好的效用。

（三）抑制氧化应激

由细胞内的氧自由基出现异常所引发的氧化应激反应可使具有生物活性的酶出现功能异常。在由各种病原体感染所造成的肺损伤中，氧化应激是其中重要的发病机制之一。正常情况下，机体的氧化与抗氧化作用处于相互平衡的状态，当氧化作用过度激发，机体内的氧化物质过度积累，会导致以一氧化氮合酶（nitric oxide synthase，NOS）、iNOS、超氧化物歧化酶（superoxide dismutase，SOD）等为代表的生物活性酶的功能异常，并引发以一氧化氮（nitric oxide，NO）、丙二醛（malondialdehyde，MDA）为代表的氧化产物累积，激活由炎症介导的免疫反应，造成肺组织损伤。犀角地黄汤联合银翘散不仅如前文所述具有良好的抗炎作用，在体外实验中尚发现，与NLRP3炎症小体激动剂（尿酸钠）或线粒体靶向抗氧化剂处理的感染巨噬细胞相比，犀角地黄汤联合银翘散可以通过负向调节流感病毒感染的巨噬细胞中 ROS/NLRP3 炎症小体/焦亡的信号轴来抑制焦亡。同时可以诱导线粒体自噬消除受损的线粒体，从而减少感染巨噬细胞的氧化应激。另有研究发现，经过对芍药-丹参药对中活性化合物的筛选，可得到芍药素和木犀草素等化合物。经过分子对接发现，这些化合物与NF-κB和MAPK均具有良好的亲和力。研究者利用LPS刺激RAW264.7细胞引起 ROS、NO、TNF-α、IL-6 和 IL-1β 显著升高，而芍药素联合木犀草素可显著降低其表达，降低了氧化应激水平。另有学者证明当归益肺汤可以改善LPS诱导的小鼠肺损伤病理变化，降低肺指数，下调NO和IL-6水平，并能够降低BALF中蛋白水平，上调闭合蛋白和胞质紧密粘连蛋白1（zonula occludens-1，ZO-1）的表达水平，并抑制肺损伤小鼠模型中p38/MAPK和JNK的磷酸化水平，调节炎症细胞因子过度释放与氧化应激之间的不平衡。

（四）调控细胞凋亡

越来越多的研究表明，CAP的进展过程中有靶向RNA的表达参与，而某些RNA可调控这一进程，可以作为未来的潜在治疗靶点。有研究发现，环状RNA（circRNA）中的circ-UQCRC2沉默减弱了LPS诱导的MRC-5细胞损伤。与此同时，作为circ-UQCRC2下游效应子的miR-326，和由miR-326调控LPS诱导的MRC-5细胞损伤的功能靶点程序性细胞死亡蛋白4（programmed cell death 4，PDCD4），circ-UQCRC2可直接靶向miR-326，并通过miR-326调控PDCD4表达，从而减轻肺组织损伤。而这也可能是中药复方治疗肺炎的机制之一。研究发现，在重症肺炎大鼠模型中，与模型组比较，miR-155激动剂组IL-1β水平及肺组织p-JAK2/JAK2、p-STAT1/STAT1升高，血必净低、高剂量组及miR-155激动剂+血必净组 IL-1β 水平及肺组织 p-JAK2/JAK2、p-STAT1/STAT1 均降低。与miR-155激动剂组比较，血必净低、高剂量组及miR-155激动剂+血必净组 LI、IL-1β水平及肺组织p-JAK2/JAK2、p-STAT1/STAT1均降低。研究发现血必净可能通过抑制miR-155表达，进而降低JAK2/STAT1信号通路来减轻重症肺炎大鼠肺损伤。研究表明，连翘提取物能够呈剂量依赖性增强肺炎链球菌感染的A549细胞活力，可降低细胞凋亡率、Caspase-3蛋白表达水平及miR-223-3p的表达量和IL-6、INF-γ、TNF-α的水平，可能通过抑制miR-223-3p的表达而促进细胞增殖及抑制细胞凋亡、炎症反应，从而减轻肺炎链球菌感染的肺泡上皮细胞损伤。

（五）抗病毒作用

近年来，中医药在多种病毒性肺炎，如流感病毒肺炎、严重急性呼吸综合征（severe acute respiratory syndrome，SARS）、中东呼吸综合征（Middle East respiratory syndrome，MERS）和新型冠状病毒肺炎等疾病中发挥了重要作用，显现出较优的抗病毒效果。天津中医药大学的张敏等发现山柰酚-3-O-芸香糖苷和芦丁等黄酮类化合物可能为清感冬饮防治新型冠状病毒感染的潜在活性成分，可通过 Toll 样受体信号通路、IL-17 信号通路发挥抗病毒作用。黑龙江中医药大学的杨书彬等发现痰热清注射液中的活性成分异绿原酸 A、新绿原酸、异绿原酸 C 均能较好地与 ACE2、SARS-CoV-2 3CL 水解酶、SARS-PL pro 结合并形成氢键，发挥抗病毒作用。北京中医药大学的刘慧研究发现小檗碱可降低流感病毒感染的巨噬细胞 NLRP3 蛋白表达、Caspase-1 活性及 IL-1β 分泌水平，抑制 NLRP3 炎性体活化。同时，小檗碱可减轻线粒体损伤，诱导流感病毒感染的巨噬细胞线粒体自噬，这可能通过依赖 BNIP3 途径，与提高 BNIP3 蛋白表达有关。与此同时，小檗碱还可减少小鼠肺组织 ROS 释放，降低 Caspase-1 p20、NLRP3 蛋白表达及 IL-1β 分泌水平。而自噬抑制剂可逆转小檗碱的作用。以上结果表明小檗碱减轻流感病毒性肺炎小鼠肺部炎性损伤的机制与其诱导线粒体自噬，减少 ROS 释放，进而抑制 NLRP3 炎性体过度活化有关。王永锋等研究发现，中、高剂量栀子苷组和阳性对照组小鼠肺指数、IL-6 和 TNF-α 水平均显著降低，TLR3 和 TRIF 的 mRNA 和蛋白、p-NF-κB65 蛋白水平均显著降低。与阳性对照组比，高剂量栀子苷组小鼠肺指数、IL-6、TNF-α、TLR3 和 TRIF 的 mRNA 和蛋白、p-NF-κB65 蛋白均无显著差异。这表明栀子苷可能通过调节 TLR3/TRIF 通路介导的 p-NF-κB65 活性增强机体的抗病毒能力。周陈建等发现，厚朴酚各剂量组均能不同程度减轻流感（H1N1）诱导的肺组织肺泡损伤，降低肺组 TLR7、细胞内髓样分化因子 88（MyD88）、NF-κBp65、TNF-α 蛋白表达的变化。结果显示，厚朴酚各剂量组均能不同程度减轻肺组织肺泡损伤，降低 TLR7、MyD88、NF-κBp65、TNF-α 的表达，抑制流感所致病毒性肺炎的炎症反应。有学者研究发现，金欣口服液能够改善呼吸道合胞病毒（respiratory syncytial virus，RSV）感染诱导的小鼠肺部炎性细胞浸润及不同程度的肺炎，同时可改善小鼠肺炎症状且显著恢复血清中异常紊乱的脂质，提示金欣口服液可通过调节脂质改善 RSV 诱发的肺炎。另有研究显示，以抗氧化作用著称的白藜芦醇，在对抗严重的呼吸道感染时显示出巨大的潜力。硫酸乙酰肝素蛋白聚糖（heparan sulfate proteoglycan，HSPG）作为许多病毒的附着因子在其中起着关键作用，为对抗病毒感染提供了一条重要途径。该研究表明白藜芦醇以剂量依赖性的方式可有效抑制 RSV 感染，其在 RSV 感染早期，通过结合 HSPG 上带负电荷的位点，阻碍病毒受体的结合，从而降低病毒载量。

六、临床指南/共识

近年来，中医在治疗 CAP 方面取得了显著的进展，先后发布了多部专家指南和共识，规范了中医诊疗的流程和标准。这些指南的发布显著提升了中医治疗社区获得性肺炎的临床水平。

（一）《社区获得性肺炎中医证候诊断标准（2011 版）》

2011 年中华中医药学会内科分会肺系病专业委员会发布了《社区获得性肺炎中医证候诊断标准（2011 版）》。该指南旨在规范中医对社区获得性肺炎的诊断，明确了病症的分类和特征，包括风寒证、风热证、火热证、痰热证、痰湿证、肺气虚证、脾气虚证、肺阴虚证等 8 类基础证，以及实证类、虚证类、危重变证类等 3 类常见证。

（二）《社区获得性肺炎中医诊疗指南（2011 版）》

2012 年中华中医药学会发布了《社区获得性肺炎中医诊疗指南（2011 版）》，该指南详细规范了中医治疗肺炎的方法，包括补益肺气、化痰祛湿、清热解毒、养阴润肺等多种治疗策略，并提出了具体的治疗方案和方剂。

（三）《社区获得性肺炎中医诊疗指南（2018修订版）》

2019年中华中医药学会内科分会、中华中医药学会肺系病分会、中国民族医药学会肺病分会共同发布了《社区获得性肺炎中医诊疗指南（2018修订版）》，指出了重症肺炎和老年患者的临床辨证注意事项，删除了2011版指南中单方、验方章节，新增预防调护、修订方法说明章节，并对CAP的诊断标准、病因病机、中医证候、中医药治疗方案等内容进行修订。

（四）《新型冠状病毒感染诊疗方案（试行第十版）》

2022年，新型冠状病毒奥密克戎变异株逐渐成为绝对优势流行株，其传播力和免疫逃逸能力显著增强，但致病力明显减弱。为进一步科学、规范做好新型冠状病毒感染诊疗工作，国家卫生健康委办公厅、国家中医药局综合司组织专家对先前的新型冠状病毒感染诊疗方案相关内容进行修订，发布了《新型冠状病毒感染诊疗方案（试行第十版）》。该指南针对新型冠状病毒性肺炎患者不同证型分别提出了具体的治疗方案。

第四节 肺 结 核

肺结核（pulmonary tuberculosis）是由结核分枝杆菌（*Mycobacterium tuberculosis*，M.tb）感染引发的传染性呼吸系统疾病，是我国乙类传染病之一，也是全球重点关注的公共卫生问题之一。结核病的主要传播方式是空气中飞沫传播，吸入带有M.tb的飞沫会引发感染。该病主要在肺组织、气管、支气管和胸膜部位形成病灶。《肺结核诊断标准》（WS 288—2017）根据本病胸部影像学检查特点将其主要分为原发性肺结核、血行播散性肺结核、继发性肺结核、气管（支气管）结核、结核性胸膜炎五种类型。根据2024年WHO报告，2023年，全球结核病估算发病数为1080万例，较2022年的1070万略有增加；全球结核病估算死亡数125万例，再次重返全球单一传染病死因首位。目前距离WHO"终止结核病"的战略目标仍有较大差距。肺结核的易感人群包括免疫力较低的老年人、人类免疫缺陷病毒（human immunodeficiency virus，HIV）感染者、糖尿病患者、尘肺患者、免疫抑制剂使用者等。肺结核常见症状包括持续的咳嗽、咳痰、咯血、午后低热和盗汗等。肺结核患者在合理规范用药治疗后，一般预后良好，若未经合理治疗，病情可能会恶化，可从肺部扩散到身体其他部位，并演变成播散性疾病，甚至危及生命。

本病归属中医学"肺痨""痨病"范畴，与"咯血""虚劳""肺痿"等病证有关。

一、病因病机

历代中医对肺痨的认识，大约可分为三个阶段。一是汉以前认为本病属于虚劳病的范围；二是从汉至唐代，认识到该病具有传染性；三是宋代以后，对其病因病机的认识及治法方药日趋系统全面。肺痨的致病因素不外乎内外两端。外因系感染痨虫、虫毒内伏，内因则为正气虚弱，二者相互为因。患者素体不足，或后天嗜欲无度，酒色不节，忧思劳倦，损伤脏腑，或大病久病之后失于调治，耗伤气血津液，或营养不良，体虚不复，均可导致正气亏虚。痨虫乘虚袭人，侵蚀肺体而发为肺痨。总的来说，痨虫感染是不可或缺的外因，正虚是发病的基础和关键。正气充盛，虽感染痨虫但非必定发病；而一旦正气虚弱，则易感染致病。本病病位在肺，病性以阴虚为主，伴见痰浊、瘀血等。随病情变化虫毒易累及脾、肾，同时也可涉及心肝。初起痨虫直接侵蚀肺脏，以致肺体受损，正邪相争，肺阴耗伤，虚火内灼，以致阴虚火旺；病程日久，肺虚耗夺母气自养，以致肺脾同病，导致气阴两伤。肺痨随病情迁延，正气愈亏，正不胜邪，虫毒内陷，导致正虚毒结。肺痨重者精血亏损，后期可发展至脾、肺、肾三脏皆损，阴损及阳，元气耗伤，最终导致阴阳两虚。2015 年由中华中医药学会等学会发布的《中医临床诊疗指南释义·呼吸病分册》"肺痨"章节、2015 年由中华中医药学会等学会发布的《中成药临床应用指南·感染性疾病分册》"耐药肺结核"章节、2016 年由中国标准化协会中医药标准化分会等学会发布的《中成药临床应用指南·呼吸系统疾病分册》"耐药肺结核"章节及 2023 年由中国中西医结合协会、中华中医药学会、中华医学会联合发布的《耐药肺结核中西医结合诊疗指南》均采纳此病机观点。

  传统中医由于条件的限制，主要采用察外以知内的方式对疾病进行诊察。随着现代医学的不断发展，1882 年德国细菌学家罗伯特·科赫利用抗酸染色发现 M.tb，彻底改变了人类抗击结核病的历史，终于找到了结核病的病因。肺结核因感染 M.tb 所致，M.tb 在通过包括气道黏蛋白和纤毛上皮细胞等多重物理屏障或化学屏障后，最终到达肺泡巨噬细胞，进而诱发机体产生各种形式的抗结核免疫。结核病的发展和结局取决于机体抵抗力和 M.tb 致病力之间的矛盾关系。中医认为"正气存内，邪不可干""邪之所凑，其气必虚"，在机体抵抗力增强时，M.tb 被抑制、杀灭，病变转向愈合；反之，则转向恶化。这与传统中医"正气亏虚，感染痨虫"的病因病机认识具有一致性。

  近几十年来，不断有学者主张病证结合，在中西医结合视角下探讨肺结核的病因病机。由于不同阶段的肺痨在病因、病位、病性、病势等方面存在特异性，且在接受西医治疗后，肺痨临床表现更为纷呈，因而只有病证结合，才能把握疾病的病机演变规律，使治疗具有针对性。辨病需要考虑多个维度的临床信息，包括临床症状、病程、药敏情况、影像学、合并症、特殊人群、治疗方案、不良反应、初治复治等。患者所属的病程阶段取决于上述多个因素的共同驱动，其相应的中医证候特征也相应变化。肺痨初期或疾病进展阶段，正邪交争，肺阴亏虚，虚火内灼，故多见阴虚火旺证。随着病情被逐渐控制及抗结核药物的使用，痨虫在被清除的同时，正气亦有亏损，且可能并发药源性损伤使气阴愈亏，故常见气阴两虚证。若病久不愈，伴发后继组织功能损伤或抗痨毒副反应发生，正气虚损，邪毒内陷，邪毒胶结于内，则表现为正虚毒结证。若久痨不愈，精气虚损，阴损及阳，以致阴阳两虚，常见于老年患者，多伴见肺毁损严重、多脏器功能不全等。临床需综合考虑患者所处疾病阶段来进行施治，将肺结核不同阶段的临床特点与中医传统辨证施治相融合，在丰富肺结核病因病机认识的同时，可大大提高肺结核的治愈率，继承和发展中医药防痨理论体系。

二、证候规范

  20 世纪 50～60 年代，我国中医抗痨专家邵长荣教授开展我国首次肺结核中医证候横断面研究，随机抽样调查了不同类型的肺结核患者 1000 例，以阴阳为纲，五脏为目，确立辨证标准，进行归纳分析。结果发现，肺结核患者中，阴虚者有 605 例，占 60.5%，而阴虚中又以肺阴虚为多见，占 64%，基本符合历代医家所论。治则以肺阴虚立法，清养肺金。邵教授据此研究结果撰写了《中西医辨证 1000 例肺结核病分析》发表于《中国防痨杂志》，为肺痨的中医研究奠定了基础。此后，依托国家"十一五"传染病科技重大专项课题，王玉团队对全国 14 家单位 1500 例初治继发性肺结核患者进行中医证候规律研究，初步总结其主要常见证型依次为肺阴亏虚证、阴虚火旺证、气阴两虚证、肺脾两虚证、阴阳两虚证和肺肾阴虚证等。张惠勇、鹿振辉团队对多耐药肺结核患者中医证素与临床特征进行初步研究，发现多耐药肺结核证候构成比例由高至低依次为肺气亏虚型、肺肾气阴两虚型、阴虚火旺型、肺脾气虚型。后依托国家"十二五"传染病科技重大专项，张惠勇、鹿振辉团队进一步对耐多药肺结核患者中医证素与临床特征进行研究，发现多耐药肺结核患者中阴虚患者最多，并提出通过辨别年龄、病程、空洞发生率及最大空洞直径与中医证素间的差异，可有助于指导中医治疗。

2015年由中华中医药学会等学会发布的《中医临床诊疗指南释义·呼吸病分册》"肺痨"章节对肺痨的诊断、鉴别诊断、辨证论治、预防调摄等方面进行释义，并将肺痨分为肺阴亏虚证、气阴两虚证、瘀血痨阻证3个证候。肺痨患者病性多为本虚标实，而标实又以痰浊与瘀血多见，瘀血痨阻证是对传统中医证候的完善和补充。2015年由中华中医药学会等学会发布的《中成药临床应用指南·感染性疾病分册》"耐药肺结核"章节规定了耐药肺结核的诊断、辨证和中成药治疗，提高了耐药肺结核中成药的临床运用和管理水平，并将耐药肺结核分为阴虚肺热、气阴两虚、阴阳两虚三个证型，同时对肺结核空洞、肺外淋巴结结核两个兼证提出具体治疗用药，丰富了肺痨的证候分型，并为肺痨的病证结合做出探索。2016年由中国标准化协会中医药标准化分会等学会发布的《中成药临床应用指南·呼吸系统疾病分册》"耐药肺结核"章节明确了耐药肺结核的中成药使用基本原则、常用中成药的辨证用药、使用注意事项及预后等，并将耐药肺结核分为阴虚肺热、气阴两虚、阴阳两虚三个证型，同时对耐药肺结核伴空洞、耐药肺结核伴肺外淋巴结结核、耐药肺结核继发支气管扩张症及咯血三个兼证提出具体治疗策略。2023年由中国中西医结合协会、中华中医药学会、中华医学会联合发布的《耐药肺结核中西医结合诊疗指南》推动了耐药肺结核的临床规范应用，充分发挥了中医理论特色，凸显了中西医结合诊治对耐药肺结核的增效减毒优势。该指南将耐药肺结核分为肺气亏虚证、肺脾气虚证、阴虚肺热证、气阴两虚证和阴阳虚损证五个证型。

三、治疗方案和技术

本病为正气亏虚，痨虫侵袭所致，正如《古今医统》所言："凡此诸虫……著于怯弱之人……日久遂成痨瘵之证。"补虚培元和抗痨杀虫是治疗的基本原则。补虚培元旨在增强正气、提高机体抗结核免疫力；抗痨杀虫旨在对因治疗，通过杀虫中药祛除病因。就病机而言，补虚以滋阴为主，火旺者兼以降火，气虚、阳虚者则兼顾益气、温阳；就脏腑而言，补虚重在补肺，并注意补益脾肾，补脾助肺，"培土生金"以畅化源。肺肾相生，要防子盗母气。抗痨杀虫旨在针对特异性病因进行治疗，在辨证的基础上，采用具有抗痨作用的中药以求标本兼顾。

目前肺结核的中医临床治疗以证型分类为主要依据，临床上主要分为阴虚火旺、气阴两虚、正虚毒结、阴阳两虚等证型，当灵活运用滋阴降火、润肺养阴、健脾益气、培元解毒、温补脾肾、滋阴养血、抗痨杀虫等治法进行辨证施治。

（一）治疗方案

1. 阴虚火旺证 采用百合固金汤合秦艽鳖甲散、芩部丹加减。若火旺较轻者，可用月华丸。
2. 正虚毒结证 采用补肺解毒方合补肺汤加减。
3. 气阴两虚证 采用保真汤合芩部丹加减。
4. 阴阳两虚证 采用补天大造丸加减。

（二）中医特色技术

中医治疗肺结核注重整体观念和辨证论治，结合现代康复技术理念，采取多种中医特色康复技术，以改善临床症状，调节机体免疫、修复肺脏损伤等。

1. 八段锦 作为一种中低强度的有氧锻炼方式，已被证实能部分缓解肺结核患者的临床症状。该锻炼形式涵盖了现代肺康复训练中所强调的运动训练、呼吸肌肉强化及心理康复等关键要素，每周练习5次，每次30～40min可全面提高患者的生存质量。肺结核伴有咯血、年龄偏大、有严重下肢关节疾病者需慎用。

2. 针灸治疗

（1）体穴：主穴选取太渊穴、肺俞穴、膏肓穴、足三里穴、三阴交穴、太溪穴等，可根据临床表现随症配穴。肺阴亏损者配照海穴；阴虚火旺者配合谷穴、行间穴；气阴两虚者配脾俞穴、胃俞穴、气海穴；潮热者配尺泽穴、鱼际穴；盗汗者配阴郄穴；咯血者配孔最穴；遗精者配志室穴；经闭者配血海穴。针用平补平泻法。

（2）耳针：选肺区敏感点、脾、肾、内分泌、神门等，可用耳针轻刺激，留针15～30min，隔日1次，10次为1个疗程。

3. 穴位敷贴 五灵脂、白芥子各15g，甘草6g，共研细末。捣大蒜泥15g，加入醋少量，摊纱布上。敷颈椎至腰椎夹脊旁开1.5寸约1h，待皮肤有灼热感时去之，1周1次。可促进疾病康复。

4. 食疗药膳 肺结核患者反复低热、盗汗，易致使身体消瘦、正气亏虚、营养不良。结合中医辨证调整饮食结构，改进营养状态，可加速疾病的治愈过程。通过辨证服用药膳，有利于加快患者康复的进程。

（1）五汁饮：荸荠190g，梨100g，藕100g，鲜芦根50g，麦冬25g。共洗净绞碎取汁，饮服。功效：养阴生津，清热润肺。

（2）百合粥：干百合20g，燕麦50g。两味如常法煮粥，分2次服用。适用于肺结核盗汗、干咳者。

（3）山药百合汤：山药50g，百合30g，霜柿饼30g。三味置锅内加水煮熟后，随意服用。适用于肺结核低热、盗汗、干咳、咯血者。

（4）西米芡实大枣汤：西米50g，芡实50g，大枣10g。三味洗净后同置锅中，加水用文火煮成稀粥状，加冰糖适量，分2次服用。适用于肺结核久病消瘦、纳呆便溏者。

四、疗效评价研究

中药复方和中成药在结核病的防治中应用十分广泛，包括协同西医化疗方案以提升治愈率或治疗成功率，促进病灶吸收或空洞闭合率，有效缓解咳嗽、咯血等临床症状，改善患者的生存质量。

（一）复方制剂

国家"十一五"、"十二五"和"十三五"科技攻关课题对中医辨证联合化疗方案治疗肺结核进行了系列研究，继承并发展了中医药防痨理论体系。目前已创建5项中医诊疗方案，疗效显著。

1. 初治继发性肺结核中医药治疗方案研究 依托国家"十一五"传染病科技重大专项，王玉团队开展初治继发性肺结核中医药治疗方案研究，采用多中心、随机、双盲、对照的试验设计，以全国13中心1402例初治继发性肺结核患者为研究对象。将受试者随机分为治疗组和对照组各701例。对照组采用西医抗结核化疗方案治疗（2HREZ/4HR）。试验组在化疗方案的基础上，肺阴虚证加滋阴润肺免煎颗粒，阴虚火旺证加肺泰胶囊，气阴两虚证加双百口服液，两组疗程为6

个月。通过研究，初步制定了中医辨证联合西医抗结核化学药物治疗初治继发性肺结核的方案。该方案可促进患者病灶吸收和提高治疗后1月痰涂片阴转率，提升中医证候疗效，且较单纯使用抗结核化学治疗不良反应更少。

2. 复治肺结核中医药治疗方案研究 依托国家"十一五"重大新药创制科技专项，张惠勇、鹿振辉团队开展复治肺结核中医药治疗方案研究，采用多中心、随机、双盲、对照的试验设计，以全国11中心181例复治肺结核患者为研究对象。将受试者随机分为治疗组（93例）和对照组（88例）。对照组予以西医复治化疗方案（2HRZES/6HRE），治疗组在复治方案基础上加用芩部丹片，疗程均为8个月。通过研究，制定了复治肺结核中医药治疗方案。该方案虽未能改善痰菌阴转，但能够促进复治结核患者肺部病灶吸收。

3. 耐药肺结核中医药治疗方案研究 依托国家"十一五"传染病科技重大专项，张惠勇、鹿振辉团队开展耐药肺结核中医药治疗方案研究，采用多中心、随机、双盲、对照的试验设计，以全国17中心742例耐多药肺结核患者为研究对象。将受试者随机分为治疗组（388例）和对照组（354例）。对照组予以西医化疗方案[（6Amk-Lfx-Pa+12Pa-Lfx）+X]，治疗组在西医化疗方案基础上加用中医抗痨方案（阴虚火旺型：芩部丹颗粒+三参养肺颗粒；痰火热盛型：芩部丹颗粒+三草颗粒；阳虚挟湿型：芩部丹颗粒+保肺颗粒），疗程均为18个月。通过研究，初步制定了中医辨证联合西医抗结核化学药物治疗耐药肺结核的方案。该方案较单纯使用抗结核化学药物效佳，可明显提高痰菌阴转率，改善患者生存质量，其中以阴虚火旺型患者的治疗效果更佳。

依托国家"十二五"传染病科技重大专项，张惠勇、鹿振辉团队开展耐药肺结核中医药治疗方案优化研究，采用多中心、随机、双盲、对照的试验设计，以全国18中心312例耐多药肺结核患者为研究对象。将受试者随机分为治疗组（156例）和对照组（156例）。对照组予以西医化疗方案（6Am-Lfx-P-Z-Pto，12Lfx-P-Z-Pto），治疗组在西医化疗方案基础上加用补肺解毒颗粒，疗程均为18个月。通过研究，进一步优化了中医辨证联合西医抗结核化学药物治疗耐药肺结核的方案。结果发现，在WHO长程化疗方案基础上加用补肺解毒颗粒能够显著提高疗程结束时的治愈率、促进肺部空洞闭合和缩短痰菌转阴时间，改善患者生存质量，为耐药肺结核的治疗方案研究做出了积极探索。

4. 广泛耐药肺结核中医药治疗方案研究 依托国家"十二五"传染病科技重大专项，刘艳科团队开展广泛耐药肺结核中医药治疗方案研究，采用多中心、随机、对照的临床观察试验设计，以全国6中心80例广泛耐药肺结核患者为研究对象。将所有患者随机分为4组，每组20例。益肺通络方组给予益肺通络方颗粒剂冲服；抗痨清肺方组给予抗痨清肺方颗粒剂冲服；益肺通络方合并雾化组在益肺通络方组治疗基础上联合雾化益肺精白方安瓿装水剂；抗痨清肺方合并雾化组在抗痨清肺方治疗基础上联合雾化益肺精白方安瓿装水剂。各组均连续治疗12个月。通过研究，制定了广泛耐药肺结核中医药治疗方案。该方案可有效促进痰菌阴转及肺部病灶吸收，有效改善患者临床症状。

（二）中成药

1. 结核丸 南京市第二医院张向荣团队开展结核丸治疗初治涂阳肺结核患者的临床研究。将112例患者随机分为观察组和对照组各56例。对照组患者严格按照肺结核标准化疗方案治疗（2HRZE/4HR），观察组患者在标准治疗的基础上，口服结核丸。两组患者按疗程规范治疗6个月。结果表明，结核丸结合标准化疗方案治疗可降低肺结核患者的临床症状，在促进痰菌转阴、减少病灶和空洞闭合方面疗效显著，可提高治疗疗效和患者的免疫力，具有较高的临床应用价值。

2. 肺泰胶囊 浙江省宁波市奉化区人民医院王姬团队开展肺泰胶囊治疗复治肺结核患者的临床研究。将113例患者随机分为治疗组58例，对照组55例。两组均采用常规抗结核化疗

（3HRZE/6HRE），治疗组加服肺泰胶囊。两组疗程均为9个月。结果表明，肺泰胶囊与抗结核化疗药物联用治疗复治肺结核，能促进病灶吸收及空洞闭合，加快痰菌转阴。

3. 黄芪注射液 遵义医学院附属医院岳健博团队应用Meta分析黄芪注射液对常规抗结核化疗药物减毒增效作用研究共纳入22项RCT，肺结核患者2320例，对比了黄芪注射液联用化疗和单纯化疗组的疗效。结果显示，黄芪注射液联用化疗能有效提高痰菌转阴率、病灶吸收改善率和结核空洞缩小率，减轻消化道反应、肝功能损伤、皮疹及视神经炎等不良反应，具有较好的安全性。

五、作用机制研究

中医药治疗肺结核作用机制较为广泛，主要表现为调节机体免疫、抑制炎症损伤、调节肠道菌群、减轻药源性损伤等机制，从而提高痰阴转阴率、促进肺部病灶吸收和空洞闭合。

（一）调节机体免疫

结核菌是细胞内病原体，抗结核保护性免疫主要是T淋巴细胞产生的细胞免疫。研究显示，抗痨合剂可显著减少初治肺结核患者外周血中$CD4^+$、$CD25^+$调节性T细胞数量，并下调叉头状转录因子P3 mRNA（Forkhead box P3 messenger RNA，Foxp3 mRNA）表达，调节机体免疫功能。结核丸辅助治疗耐多药肺结核，可显著提升强化期治疗6个月末$CD3^+$、$CD4^+$细胞数量和γ-干扰素水平，调节T淋巴细胞亚群，增强细胞免疫功能。对难治性的HIV阴性的广泛耐药肺结核（extensively drug-resistant pulmonary tuberculosis，XDR-PTB）患者，益肺通络方纯中药治疗12个月后可显著提高患者的$CD4^+$、$CD8^+$淋巴细胞数，改善患者的细胞免疫状态，且与XDR-PTB患者的治疗结局呈正相关。基础研究显示，牛贝消核提取物可提升IL-2、IL-17A等细胞因子水平，调节免疫相关通路，减少感染小鼠肺脏载菌量和肺部病理损伤。小檗碱是从中药黄连、黄柏中提取出的有效成分，能够增强机体对M.tb的先天防御机制，通过相关通路刺激Th1细胞/Th17细胞分化，增强宿主对药物敏感和耐药结核病的保护。结核病患者肺内细胞具有复杂的相互作用，上海市公共卫生临床中心宋言峥团队利用单细胞RNA测序揭示了结核感染的肺部表现出多种免疫细胞，包括调节性T细胞、耗竭的$CD8^+T$细胞、免疫抑制性骨髓细胞、传统树突状细胞、浆细胞样树突状细胞和中性粒细胞。因此，在阐明中药复方的多靶点效应时应关注多种免疫细胞的相互作用。

（二）减轻炎症反应

抗结核菌的免疫过程也给机体带来了免疫损伤，造成组织病理改变，包括肉芽肿形成、干酪样坏死和空洞及纤维化发展。在过度炎症的情况下，也会出现调节性T细胞和骨髓细胞等免疫抑制细胞大量活化。过度炎症加上过多的免疫抑制细胞会导致免疫反应受损、病原体清除延迟。因此，适度抑制炎症反应的发生有利于减轻肺部损伤和促进病原菌清除。基因芯片表达谱分析发现，牛贝消核提取物具有明显的免疫调节作用，具有下调c-JNK氨基末端激酶信号通路、抑制炎症的作用。从甘草中提取的类黄酮异甘草素通过抑制NF-κB和MAPK信号通路的激活来减少M.tb诱导的炎症。穿心莲内酯可抑制跨膜受体蛋白Notch1/蛋白激酶B/NF-κB信号通路，进而抑制NLRP3的激活和随后的IL-1β产生。IL-1β的产生减少影响了肺上皮细胞中趋化因子的表达，在M.tb感染中起抗炎作用。细胞的程序性死亡在一定程度上控制了M.tb在体内存活。然而，过度的宿主细胞死亡可能导致组织损伤和炎症，并引发M.tb的传播。上海中医药大学姜昕团队对黄芩和丹参中的单体成分进行了系列研究。黄芩苷介导磷脂酰肌醇-3-激酶/蛋白激酶B/丝氨酸-苏氨酸蛋白激酶

(mammalian target of rapamycin，mTOR)增强自噬，抑制 NF-κB 发挥抗炎效应，在清杀 M.tb 的同时减轻肺部损伤。黄芩苷抑制蛋白激酶 R 样内质网激酶(protein kinase R-like endoplasmic reticulum kinase，PERK)/真核细胞起始因子 2α(eukaryotic initiation factor-2α，eIF2α)通路，下调硫氧还蛋白互作蛋白(thioredoxin interacting protein，TXNIP)表达，减少 NLRP3 炎性小体的激活，进而减少 M.tb 感染的巨噬细胞焦亡。黄芩素抑制 NLRP3 和黑色素瘤缺乏因子 2(absent in melanoma 2，AIM2)炎性小体的激活，并促进自噬，从而减少 M.tb 感染的巨噬细胞焦亡。丹参酮ⅡA 以浓度依赖的方式显著抑制 M.tb 诱导的 NLRP3 和 IL-1β 蛋白浓度的表达，通过抑制 NLRP3 炎症小体的激活抑制焦亡。熊果酸是中药女贞子、紫苏叶、山楂等提取物，协同抑制蛋白激酶 B/mTOR 和 TNF-α(tumor necrosis factor-α，TNF-α)/TNF-1(tumor necrosis factor receptor 1，TNFR1)信号通路并促进自噬，实现对巨噬细胞焦亡和坏死性凋亡的调节作用，以此抑制 M.tb 在巨噬细胞内增殖。从穿心莲中提取的穿心莲内酯可促进核因子-红细胞 2 相关因子(nuclear factor erythroid 2-related factor 2，Nrf2)的表达，抑制 M.tb 感染巨噬细胞的焦亡。

(三)调节肠道菌群

中医认为"肺与大肠相表里"。肺脏为里，肠腑为表，肺与大肠病理上亦相互传变，肺病及肠，肠病及肺。现代医学根据肠道菌群与肺部疾病的关系提出肠肺轴理论，认为肠道菌群可通过调节免疫、代谢和炎症反应等，直接或间接影响肺结核等肺部疾病的发生和发展。研究显示，初诊肺结核患者常肠道菌群平衡失调。双歧杆菌属相对丰度和香农多样性指数是其保护因素。扶正固本丸可改善活动性肺结核患者肠道菌群失调，其机制可能是当机体患有结核病时会造成正常菌群的紊乱，形成微生态失调；加之长期大量联合应用抗生素又会破坏正常菌群，使定植抗力下降从而加重失调，加速结核病发展。在用化疗的同时服用扶正固本丸，可达到在控制 M.tb 的同时，尽快促进机体内正常菌群生长繁殖，特别是正常菌群的优势菌——双歧杆菌等的生长繁殖，从而将已经形成的微生态失调，调整到微生态平衡状态。当微生态平衡形成后即可起到两方面作用：一方面是正常菌群充分发挥生物拮抗作用，控制或排除结核对机体的侵袭进攻能力；另一方面是促进机体免疫功能的增强，充分调动机体的非特异性和特异性免疫功能，达到控制结核菌蔓延和杀伤大部分结核菌的作用。

(四)减轻药源性损伤

临床应用抗结核药物易出现药源性损伤，如肝肾功能损害、耳毒性、视神经毒性、胃肠道反应、过敏反应、血液及神经系统功能损害等。不良反应的出现常在一定程度上限制了临床医师使用抗结核药物，致使患者自行停药、不规律用药，从而延长了患者的诊疗周期，增加了医疗负担，且临床诊疗效果不理想，或导致耐药肺结核的产生。对于抗结核药物导致的药源性损伤，中医药具有避免或减轻药物毒性和修复药源性损伤两层作用。研究表明，黄芪相关中药口服制剂辅助治疗肺结核在提高疗效的同时，能降低胃肠道反应、肝功能损伤及皮疹发生率。由此可见，培元解毒类中药能抑制或减轻药物毒性反应，从而减少不良事件的发生。此外，铁皮石斛、甘草、枸杞等扶正类中药可通过抑制氧化应激，减少炎症反应，减少细胞凋亡与影响细胞色素 P450 酶系统等途径发挥治疗药源性肝损伤作用。亦有研究表明扶正抗痨方辅助治疗肺结核能通过下调 Foxp3 mRNA 表达，降低血清 IL-2R、单核细胞趋化因子-1(monocyte chemotactic protein-1，MCP-1)水平，提高免疫功能等，在提高临床疗效的同时降低不良反应，保护肝功能，抑制肝纤维化。

六、临床指南/共识

近年来,中医药防治结核病的临床研究取得积极进展,逐步融入我国结核病防控体系。中华中医药学会、中国防痨协会等学术组织先后发布了多部行业指南、专家共识或者团体标准,有效推动了中医诊疗流程的规范化建设,进一步提升了中医药抗痨的临床疗效水平,有效引导中医药在结核病防治全周期的临床价值定位。

(一)《中医临床诊疗指南释义·呼吸病分册》

2015年由中华中医药学会等学会发布《中医临床诊疗指南释义·呼吸病分册》,由张惠勇、鹿振辉负责编写"肺痨"部分。该指南指出了肺结核中医辨证应用要点、病证与疾病的鉴别、应用注意事项等,为肺痨的辨证施治提供指导。

(二)《中成药临床应用指南·感染性疾病分册》

2015年由中华中医药学会等学会发布《中成药临床应用指南·感染性疾病分册》,由张惠勇、鹿振辉负责编写"耐药肺结核"部分。该指南以"病"为纲,以"中成药"为目,规范了肺结核的中成药临床应用。该指南阐述了肺结核不同证型的中成药临床决策参考,推动了中成药治疗肺结核的临床规范化应用。

(三)《中成药临床应用指南·呼吸系统疾病分册》

2016年由中国标准化协会中医药标准化分会等学会发布《中成药临床应用指南·呼吸系统疾病分册》,由张惠勇、鹿振辉负责编写"耐药肺结核"部分。该指南明确了耐药肺结核的中成药使用原则、常用中成药的辨证用药、使用注意事项及预后等。

(四)《耐药肺结核中西医结合诊疗指南》

2023年中国中西医结合学会联合中华中医药学会、中华医学会发布了《耐药肺结核中西医结合诊疗指南》。该指南由鹿振辉教授等牵头制定,通过系统的文献检索和质量评价,融合中西医优势而完成,旨在推动耐药肺结核中西医结合指南的临床规范应用,充分发挥中医理论特色,提高肺结核的诊治水平。指南针对4个临床问题,提出了6条推荐意见,强调中西医结合诊治对耐药肺结核的增效减毒优势。

以上多项指南共识及团体标准的发布,标志着中医在治疗肺结核方面的规范化和标准化程度的提高。这些指南不仅规范了中医药/中西医结合诊断和治疗的流程,还提供了详细的治疗方案和方剂,提升了中医药防治肺结核的临床水平。同时,这些指南/共识的发布和实施,对于推动中西医结合治疗的普及和应用,进一步提升肺结核患者的治疗效果和生存质量,具有重要的指导意义。

第五节 肺 脓 肿

肺脓肿(lung abscess)是由病原微生物引起的肺组织化脓性感染,可由化脓性感染进展为坏死、液化、脓肿形成。临床表现以急性发作的恶寒发热、咳嗽和咳大量脓性痰或腥臭脓血痰为主,伴或不伴有血白细胞升高。胸部影像学检查可见一个或数个含气液平面的空洞。随着现代医学中抗生素的推广使用，肺脓肿发病率明显降低，但近年来由于不典型病原体感染、多重耐药菌株增多等原因的出现，肺脓肿的治疗仍存在一定难度，威胁着人类身体健康。

本病归属中医学"肺痈"范畴。

一、病因病机

我国古代对于肺脓肿病因病机的认识经历了从外因、内因到内外合邪而病的发展过程。《金匮要略》主要从外因立论，而后世则进一步认识到内因的重要影响。《诸病源候论》强调正虚感邪的致病机制，《张氏医通》则概括了风热、痰热两方面的病因，清代柳宝诒在《柳选四家医案》中则明确"瘀热"是肺脓肿病机之关键。20世纪90年代，部分医家则认为肺脓肿由风热犯肺，或痰热素盛，以致热伤肺气，蒸液成痰，热壅血瘀，内腐血败，成痈化脓而成。另有学者提出肺痈之证，总由于感受风寒，未经发越，停留于肺，蕴发为热，或由于湿热痰浊蒸淫肺窍而成。2019年中华中医药学会发布的《中医内科临床诊疗指南·肺痈》指出肺痈因外感风热、风温或风寒，郁而化热，或内伤饮食，或素体肺中有痰湿，复感外邪，内外合邪，邪热壅肺，蒸灼肺脏，以致热壅血瘀，肉腐血败，化而为脓为痈。

此后，不断有学者探讨肺脓肿病因病机。他们对肺脓肿的理解与以往论著表述虽不完全相同但基本一致，并且有创新之处，认为肺脓肿病变主脏在肺，可涉及脾、胃、肝、肾。肺脓肿的病性涉及虚、实两端，虚证的病性主要是阴虚；实证的病理因素则常有热、痰、毒、瘀。其总的病势为初期病在肺卫，逐渐由表入里，壅积于肺，后期多正虚邪衰，逐渐向愈，亦可正虚邪恋，迁延难愈。在病因上指出肺脓肿感受外邪主要是风热、风寒之邪。内伤则是由于饮食劳倦或平素嗜酒太过或恣食辛辣厚味，肺热则化火伤津，炼液为痰。或内有宿痰郁而化热，或肺阴亏虚，虚火灼肺，致肺失清肃，肺热津伤，炼液为痰，痰热蕴酿成痈。而瘀血的产生则可由于气滞而血行不畅，血热而致血行壅聚、脉道壅塞或阴虚津亏之血脉虚涩。瘀血一旦形成，可与热、痰相互为患，使病情加重恶化。有学者基于此结合瘀毒理论指出肺脓肿病因病机为菌毒并患、热毒炽盛、痰瘀热结，菌毒并患是肺痈发病演变的根本原因。此病因病机是对传统中医认识肺痈"风热邪毒蕴滞于肺，热壅血瘀，血腐化脓"经典病机内涵的外延与拓展。

二、证候规范

2019年中华中医药学会发布了《中医内科临床诊疗指南·肺痈》，代替了《中医内科常见病诊疗指南·肺痈》（ZYYXH/T 9—2008）。两者在证候诊断部分并无不同。

肺痈的证候诊断，主要通过望、闻、问、切四诊，结合中医辨证体系中的八纲辨证、脏腑辨证、气血津液辨证进行。依据国家中医药管理局1994年发布的《中医内科病证诊断疗效标准》（ZY/T 001.1—1994）及2008年中华中医药学会发布的《中医内科常见病诊疗指南·中医病证部分》，根据肺痈发病的特点，疾病可分为初期、成痈期、溃脓期、恢复期四期。

1. 初期 发热，微恶寒，咳嗽胸痛，咳时尤甚，呼吸不利，咳吐白色黏痰，痰量日益增多，口干鼻燥。舌苔薄黄或薄白，脉浮滑而数。

2. 成痈期 高热寒战，继则壮热不寒，胸闷作痛，转侧不利，烦躁不安，咳嗽气急，咳吐脓痰，其味腥臭，口干咽燥。舌苔黄腻，脉象滑数或洪数。

3. 溃脓期 咳吐大量脓痰，或状如米粥，或痰血相兼，腥臭异常，胸中烦满而痛，甚则气喘不能平卧，身热面赤，烦渴喜饮。舌质红或绛，苔黄腻，脉滑数。

4. 恢复期 身热渐退，咳嗽减轻，脓痰日渐减少，或有胸胁隐痛，气短神疲，自汗盗汗，心烦，口燥咽干。舌质红或淡红，苔薄，脉细或细数无力。

三、治疗方案和技术

对肺脓肿的辨证论治，应针对其特点，注意分清虚实。本病前、中期属实、属热，热壅而血瘀，治疗当以中西医结合治疗为佳。中医治疗当以清热解毒、祛瘀排脓为主。脓已成者，以排脓为首要措施。清热毒法可贯穿于治疗的全部过程，对病情的恢复和转归有着重要意义。恢复期为气阴两虚。邪去正虚，当益气养阴为主，为中医药干预治疗的优势所在。

（一）治疗方案

1. 初期 肺脓肿初期以外感风热、风温或风寒，郁而化热，袭表犯肺，以致卫表失和，肺失宣降为主要病机。治疗以疏风清热，宣肺化痰。

（1）银翘散（《温病条辨》）加减：常用药为金银花、连翘、芦根、竹叶、薄荷（后下）、荆芥、淡豆豉、牛蒡子、桔梗、甘草等。适用于外感风热、风温表证重者。

（2）桑菊饮（《温病条辨》）加减：常用药为桑叶、菊花、杏仁、连翘、薄荷（后下）、桔梗、甘草、芦根等。适用于外感风热、风温，咳嗽重者。

（3）麻杏石甘汤（《伤寒论》）加减：常用药为麻黄、杏仁、生石膏（先煎）、甘草等。适用于风寒化热、内热外寒或风热犯肺，热势较高，喘甚者。

2. 成痈期 肺脓肿成痈期以邪热壅肺，血脉瘀阻，瘀热内结成痈为主要病机。治疗以清热解毒，化瘀消痈。

（1）千金苇茎汤（《备急千金要方》）加减：常用药为芦根、生薏苡仁、冬瓜仁、桃仁等。如痰热兼瘀血重者，合血府逐瘀汤（《医林改错》）；热毒盛者，合如金解毒散（《痈疽神秘验方》）。

（2）清金化痰汤（《摄生众妙方》）加减：常用药为黄芩、栀子、知母、桑白皮、瓜蒌仁、浙贝母、麦冬、橘红、茯苓、桔梗、甘草等。

（3）宣白承气汤（《温病条辨》）加减：适用于高热明显伴有便秘者，建议与千金苇茎汤合用。常用药为杏仁、生石膏（先煎）、生大黄、瓜蒌等。或选用中成药痰热清注射液、血必净注射液、金荞麦片。

3. 溃脓期 肺脓肿溃脓期以热壅血瘀，血败肉腐，化为痈脓为主要病机。治疗以清热解毒，祛瘀排脓。

（1）加味桔梗汤（《医学心悟》）加减：常用药为桔梗、生薏苡仁、浙贝母、橘红、甘草、金银花、葶苈子、白及等。

（2）千金苇茎汤（《备急千金要方》）加减：常用药为芦根、生薏苡仁、冬瓜仁、桃仁等。

溃脓期用药重在排脓，故在加减时应注意化瘀药较成痈期弱，以避免出现大咯血。或选用中成药痰热清注射液、金荞麦片。

4. 恢复期 肺脓肿恢复期以正虚邪恋，阴伤气耗为主要病机。治疗以益气养阴，扶正托邪。

（1）桔梗汤（《外科枢要》）加减：常用药为桔梗、浙贝母、枳壳、瓜蒌仁、生薏苡仁、葶苈子、桑白皮、地骨皮、知母、杏仁、黄芪、当归、甘草、百合、五味子等。

（2）沙参清肺汤（《家庭治病新书》）加减：常用药为黄芪、太子参、粳米、北沙参、麦冬、桔梗、薏苡仁、冬瓜仁、半夏、白及、合欢皮等。

（3）沙参麦冬汤（《温病条辨》）加减：适用于热伤肺胃，津液亏损而见口渴咽干或干咳少痰等。常用药为沙参、玉竹、甘草、桑叶、麦冬、白扁豆、天花粉等。

（4）百合固金汤（《慎斋遗书》）加减：适用于肺肾阴虚，虚火上炎而见痰中带血，咽喉燥痛，头晕目眩，午后潮热等。常用药为百合、熟地黄、生地黄、当归、白芍、甘草、桔梗、玄参、贝母、麦冬等。

（5）桔梗杏仁煎（《景岳全书》）加减：适用于肺阴亏虚为主，痰中带血，咳嗽吐脓者。常用药为桔梗、杏仁、甘草、阿胶、金银花、麦冬、百合、夏枯草、连翘、浙贝母、枳壳、大血藤等。或选用中成药益肺止咳胶囊。

（二）中医特色技术

1. 单方治疗

（1）金荞麦，水剂或酒剂：金荞麦茎：水/黄酒=250g/1250ml，文火蒸煮 3h，每次 40ml，口服，每日 3 次，早中晚饭后 1h 服用（注意：酒剂在患者出现高热寒战及使用抗菌药物时禁用）。

（2）鲜竹沥：每日 100～300ml，分次冲服。

（3）鱼腥草：每日 30～60g，水煎服；或鲜鱼腥草 100g，捣烂取汁，用热豆浆冲服，每日 2 次。

（4）鲜薏苡根：适量，捣汁，热服，每日 3 次，每次 30～50ml。

2. 针灸治疗

（1）初期：取合谷穴、曲池穴、尺泽穴、大椎穴等穴。用泻法，清泻肺热。

（2）成痈及溃脓期：取合谷穴、曲池穴、尺泽穴、内关穴、大椎穴、肺俞穴、膻中穴、期门穴等穴。用泻法，清泻肺热，促进排脓。

（3）恢复期：取太溪穴、复溜穴、尺泽穴、肺俞穴、气海穴等穴。用平补平泻手法，促使气阴恢复。

3. 中医食疗

（1）清拌马齿苋（《食疗简便方》）：鲜嫩马齿苋 120g，麻油、酱油、味精各适量。先将马齿苋洗净，在沸水中烫热，取出切碎。加麻油、酱油、味精拌匀。佐餐食之。马齿苋能消痈肿，故善治肺痈。唯多食易引起泄泻、滑胎，故脾胃虚弱及孕妇慎用。

（2）冬瓜粥（《粥谱》）：新鲜连皮冬瓜 100g（或冬瓜子 15g），粳米 60g。先将冬瓜洗净，切成小块，与粳米一起加水适量，煎煮成粥。或用冬瓜子煎水，去渣，加入糯米煮粥。稍温即服。

（3）醋大蒜（《颜氏验方》）：紫皮大蒜 10g，醋 120g。先将大蒜去皮捣烂，加醋煎煮取汁。饭后一次服完。可作为治疗肺脓疡的辅助方法，唯醋对胃黏膜有刺激，故宜饭后食用。

（4）黄鳝汤（《颜氏验方》）：黄鳝 3 条，棕树根 60g，皂角刺、地丁草各 30g，大蒜 60g。先将黄鳝切去尾巴，放入砂锅内，加冷水任其游动。取小火煮至黄鳝肉烂时，加入棕树根、皂角刺，煮一二沸，再加大蒜、地丁草。煮至大蒜熟烂，取汁饮服。适用于肺脓疡日久不愈，身体虚弱者。

四、疗效评价研究

肺脓肿疗效评价研究涉及复方制剂、西医治疗、单方疗法等。其中复方制剂涉及单个复方和由多个复方构成的治疗方案。西医治疗主要涉及抗菌药物治疗、痰液体位引流、支持疗法等。单方疗法涉及金荞麦、鲜竹沥、鱼腥草、鲜薏苡根水剂或酒剂等。随着现代科学技术的不断进步，现代医学抗生素的临床应用取得显著疗效，发病率明显降低，单纯应用中药治疗肺脓肿的相关研究和项目立项已相对减少。

（一）复方制剂

国家中医药管理局1994年发布的《中医内科病证诊断疗效标准》（ZY/T 001.1—1994）及2008年中华中医药学会发布的《中医内科常见病诊疗指南·中医病证部分》系统阐释了肺痈初期、成痈期、溃脓期、恢复期四期的临床特点。结合病机与证候规律，上述标准和指南提出了肺脓肿的中医防治策略。结合其他以往有关肺痈规范和标准的工作成就，遵循循证医学的理念，在系统分析国外指南和指南评价方法的基础上，整合和吸纳国际中医药防治肺痈的研究成果和成功经验，借鉴临床流行病学的研究方法，总结了具有循证医学证据的中医/中西医结合防治肺痈的诊疗方案，疗效显著。

1. 成痈期 周龙等运用千金苇茎汤治疗肺脓肿成痈期并进行疗效观察的研究表明，千金苇茎汤具有良好的抗炎兼活血化瘀、疏通微循环作用，能提高患者免疫力，有止咳、平喘、解热作用。表明中医治疗肺脓肿疗效好且经济、安全，是一种颇有研究价值和希望的治疗方法。

2. 溃脓期 费湘平等开展的观察使用痰热清注射液治疗急性肺脓肿的临床疗效及CRP研究发现，CRP可作为急性肺脓肿诊疗过程中较为灵敏的实验室指标。痰热清注射液可以有效降低CRP水平，具有很好的协同抗感染作用，并且减少了住院时间，节省了住院费用，而且使用过程中，未发现有药物过敏或其他不良反应。因而，痰热清注射液运用于急性肺脓肿的治疗可使患者明显受益，且具有良好的安全性。

（二）西医治疗

1. 抗菌药物治疗 齐阿寅等一项探究分析抗生素应用于治疗急性肺脓肿的临床疗效的研究，在急性肺脓肿患者的治疗中使用莫西沙星联合甲硝唑的效果更为确切，能够对患者的症状起到明显的改善作用，并缩短住院时间，提高患者满意度。

2. 痰液体位引流 赵志军等一项观察纤维支气管镜局部灌洗术联合甲硝唑和莫西沙星治疗肺脓肿患者效果的研究表明，纤维支气管镜局部灌洗联合甲硝唑和莫西沙星治疗肺脓肿患者可提高治疗总有效率，缩短临床症状缓解时间，以及改善血气分析指标水平，效果优于单纯甲硝唑联合莫西沙星治疗。

（三）单方治疗

1. 金荞麦，水剂或酒剂 黄瑞彬等运用金荞麦（浓缩颗粒）黄酒饮治疗肺脓肿20例的一项研究表明，应用金荞麦（浓缩颗粒）黄酒饮治疗肺脓肿20例，疗效显著。本品对金黄色葡萄球菌、链球菌、肺炎球菌、肺炎杆菌、大肠杆菌、绿脓杆菌和变形杆菌等都有较强的抑菌作用。黄酒味甘辛性温，能调畅气血，载药上行，直入病所。其和金荞麦合用，凉温相配，相反相成，可化痰逐瘀，排脓消痈，故获佳效。

2. 鲜竹沥 蒋洪耀等运用抗生素和大剂量鲜竹沥治疗急性肺脓肿的疗效观察的一项研究表明，大剂量鲜竹沥配合抗生素治疗肺脓肿较抗生素与氯化铵治疗能有效缩短治愈时间和全身中毒症状消失时间。有研究表明，抗生素发挥杀菌消炎的作用，配合大剂量中药鲜竹沥清热解毒、化痰排脓，两药合用，通过中西医结合的方式取长补短，取得了良好的治疗效果。

3. 鱼腥草 张玉龙等在使用鱼腥草汤治疗肺脓肿32例的一项研究中观察清热化痰、消瘀排脓类中药配伍治疗肺脓肿的临床疗效。结果表明，鱼腥草汤治疗肺脓肿临床疗效显著，能明显减轻患者症状，提高肺脓肿治疗总有效率，治愈率高。

（四）针灸治疗

《中医内科临床诊疗指南·肺痈》指出，中医学的肺痈相当于西医的肺脓肿。其他疾病如支气管扩张症合并感染（ICD-10：J47.X03）、支气管囊肿（ICD-10：J98.415）、脓胸（ICD-10：J86.901）等，伴有化脓性感染出现咳吐脓痰者，可参考肺痈辨证论治。

依托广西南宁市科学技术局科技计划基金项目（No.20183040-4），谭小华在针刺结合药物治疗支气管扩张症痰热壅肺型临床观察的一项研究中表明，针刺联合常规药物治疗支气管扩张症痰热壅肺型效果显著，能明显改善患者肺通气功能和中医证候，提高患者的生存质量。

五、作用机制研究

肺脓肿的治疗策略可归纳为谨守病机为关键，解毒化瘀祛病邪。谨守病因病机即菌毒并患、热毒炽盛、痰瘀热结。以祛邪为主要治则，兼顾扶正。临证总以解毒化瘀法辨治，解外感菌毒、内生邪热、化热凝浊痰、毒热瘀血，兼顾平补气阴。

（一）清热解毒，截灭菌毒抗病原

现代药理学研究表明，清热解毒类中药具有抑菌消炎的作用。清热解毒的中药制剂具有一定的抗菌和抗病毒作用。同时，清热解毒类药物通过抗炎和抗氧化、抑菌及抗生物膜活性、抗纤维化和提高免疫力作用，在治疗呼吸系统感染性疾病中疗效确切，具有一定优势。常见的清热解毒类中药如连翘、金银花、鱼腥草、虎杖、黄芩对金黄色葡萄球菌、肺炎球菌、链球菌、肠球菌、白色念珠菌、淋球菌、枯草杆菌、结核分枝杆菌等革兰氏阳性菌的抗菌作用较强、抗菌谱较广，且对肺炎克雷伯菌、大肠杆菌、铜绿假单胞菌、流感嗜血杆菌等革兰氏阴性菌有抑制作用。部分中药以抗革兰氏阳性菌为主，如黄芩、黄连、黄柏、鱼腥草、穿心莲、野菊花、丹参、百部等；部分中药以抗革兰氏阴性菌为主，如蒲公英、马齿苋、白头翁、秦皮、厚朴、苍术等。根据热毒炽盛的核心病机，运用清热解毒法治疗本病，当视热之轻重而清肺利肺，使上焦邪热早清早散。另外，运用清热解毒药需遵循3个法则：一是早用，早在卫分阶段加入清热解毒之品；二是重用，可加大剂量，以快速截断病邪；三是针对特异病原选择相应的清热解毒药，力求尽早消灭病原微生物及其产生的毒素。

（二）凉血活血，改善机体微循环

"肺朝百脉"（《素问·经脉别论》），主气司呼吸，与肝共调气机升降。且《医林改错》有"胸中血府"之论述。一旦外邪袭肺，气机失调则血滞生瘀，络脉受损则血溢脉外而成瘀，所以合理运用活血化瘀法治疗肺痈尤为重要。研究表明，活血化瘀类中药可以通过改善血液流变学，改善微循环，抗血小板聚集，抗炎、抗菌，调节免疫等作用治疗肺部感染。另外，《金匮要略》中早有"热过于荣""热伤血脉""血为之凝滞"等论述。同时，以温病学理论指导辨治肺痈卫气营血的各个阶段均应酌加活血化瘀之品，以活血化瘀、贯通心脉。一旦邪初入营，即可先凉血散血，不必等病至血分。截邪于前，有利于控制高热，防止出血，缩短病程。此外，本病病久之血瘀不应破血逐瘀。因病久之人肺阴已伤，若重用破血药反而更伤阴血，且活血药多温而助热，不适于热毒炽盛之病机，因此，治疗肺痈运用活血化瘀药时当以凉血活血药为主。

千金苇茎汤为治疗肺痈之名方，疗效确切。以千金苇茎汤类方为配伍基础，加减运用性味偏凉、药力平和的活血化瘀药，如丹参、生地黄、牡丹皮、桃仁、红花、赤芍、郁金、苦参、大蓟、大叶紫珠等中药，随症灵活加减，可获显效。现代药理学研究发现，丹参中的隐丹参酮、二氢丹参酮对葡萄球菌、大肠杆菌、变形杆菌等细菌有抑制作用，具有特异性抗炎、抗渗出、抗内毒素的作用，能够抑制炎症对粒细胞的趋化作用，从而减少肺泡渗出，促进炎症吸收。在辨证论治基础上，适当加入牡丹皮、桃仁、红花、赤芍等药物，可改善肺循环和降低血管通透性，减轻炎症反应，减少肺部组织的渗出和机化，有利于肺功能的恢复。

（三）祛痰排脓，调控炎性微环境

在呼吸系统疾病中，炎症微环境与痰关系密切。气道炎症可随着痰的增多而加重，痰亦可随着气道炎症程度加重而增多。故消痰可以明显减轻呼吸道炎症。针对本病痰浊邪热结交的病机，单纯化痰法难获显效，故须兼顾祛痰排痰消痈，并视其标本缓急，标本同治。朱震亨在《丹溪心法》中云："治痰法，实脾土，燥脾湿，是治其本也。"故运用二陈汤类方理气化痰燥湿，是化痰思路的基础。二陈汤可以通过调控血清中炎症因子的表达，干预细胞的炎症微环境，控制炎症的发展。常用药物有陈皮、半夏、茯苓、橘核、化橘红、天南星、芥子、白前、苍术、厚朴、草果等中药。同时，运用清金化痰汤类方清热化痰，是谨守痰热壅盛核心病机的表现。常用药物有川贝母、浙贝母、瓜蒌、竹茹、前胡等。现代药理学研究表明，浙贝母中的有效成分能够松弛气道平滑肌，有止咳祛痰的作用。瓜蒌中的氨基酸类成分可以促进T细胞转化、成熟，从而增强对异物的识别，有利于减轻炎症反应，抑制分泌物生成。瓜蒌中丰富的半胱氨酸可以稀释痰液，增强机体的祛痰作用，使得痰液能够快速排出体外。此外，在理气燥湿、清热化痰的基础上配伍桔梗、漏芦、鱼腥草、败酱草、金荞麦等药物消痈排脓，是控制本病进展、防止病情恶化的关键。

（四）通腑泄热，调节菌群微生态

现代研究表明，肺与肠在组织胚胎学、免疫学、菌群调节方面均具有密切关系。肺与肠异常改变时相互影响、互为因果，可能与免疫炎症、物质能量代谢等机制有关。如大肠埃希菌等条件致病菌常感染患者泌尿系统及消化系统，但在血行播散的情况下极易导致肺部感染，造成肺脓肿。故针对急性期感染患者之大便不通，依据"肺合大肠"（《灵枢·本脏》）的理论，兼用通便泻热法以协助改善其肺部感染情况，常可显著增效。双歧杆菌、乳酸杆菌等肠道内益生菌，可通过抑制炎症反应和调节免疫功能治疗肺脓肿，改善疾病的预后。因此，在辨证用药配伍的基础上加用具有泻下润肠通便作用的中药，如运用大黄、枳实、虎杖、瓜蒌仁、桃仁等通下之品釜底抽薪，使热随便解、痰随便去，取脏实泻其腑之义。或急下存阴，或清下并用，"腑气通则脏气安"（《温热经纬·陈平伯外感温热篇》）。此法用于老年患者，当以轻下为宜，大便通畅为度，不可滥用以免伤伐正气。总之，从消散戾邪、疏通水道、增强动力的角度祛痰化浊、正本清源，是对肺痈特殊症状表现的合理把控，亦是贯彻中医五脏一体、形神一体观念的实践。

六、临床指南/共识

近年来，随着中医药的快速发展，学者们对于肺脓肿的认识也逐渐趋于完善，并且先后发布了多部指南和共识，规范了中医诊疗的流程和规范性，也进一步提升了中医治疗肺脓肿的临床水平。

（一）《中医内科病证诊断疗效标准》（ZY/T 001.1—1994）

1994年发布的《中医内科病证诊断疗效标准》（ZY/T 001.1—1994）系统地记录了肺痈的诊断

依据及转归预后情况，并且将肺痈的病程分为初期、成痈期、溃脓期、恢复期，详细地描述了各个时期的证候特点。

（二）《中医内科临床诊疗指南·肺痈》

2019年中华中医药学会发布的《中医内科临床诊疗指南·肺痈》系统地记录了肺痈的中医诊治方法，且详细地阐述了肺痈的鉴别诊断。除此之外，还详细地论述了肺痈各时期的治疗方法，前中期以清热解毒、祛瘀排脓为主，恢复期以益气养阴为主，并且给予了推荐的方药。

参 考 文 献

包永生，谢文英，王俊月，2019. 二陈汤研究进展［J］. 中国实验方剂学杂志，25（23）：9-18.

贝承丽，傅满姣，刘艳科，等，2017. 中药治疗广泛耐药肺结核多中心随机对照临床观察［J］. 中医杂志，58（13）：1121-1125.

贝承丽，傅满姣，刘艳科，等，2021. 纯中药治疗对难治性广泛耐药肺结核患者细胞免疫状态的改善作用研究［J］. 广州中医药大学学报，38（6）：1107-1112.

晁卫红，2020. 中药雾化吸入治疗急性病毒性上呼吸道感染临床观察［J］. 实用中医药杂志，36（3）：281.

车晓青，李玲，崔耀天，等，2023. 防风通圣颗粒治疗病毒性肺炎的多中心随机对照研究［J］. 中国处方药，21（2）：14-17.

陈丹，胡浚伟，李红叶，等，2021. 连翘提取物调控 miR-223-3p 对肺炎链球菌感染的肺泡上皮细胞损伤的影响［J］. 中草药，52（24）：7561-7568.

成立，陈分乔，2014. 杨牧祥教授治疗慢性支气管炎经验浅谈［J］. 中国中医急症，23（10）：1850-1851.

成晓梅，陈荣莉，2017. 穴位贴敷对小儿反复呼吸道感染防治作用的研究［J］. 现代中医药，37（6）：31-33.

程治军，何多娇，常婧，等，2024. 初诊肺结核患者肠道菌群改变及其与耐多药的临床关系分析［J］. 东南大学学报（医学版），43（3）：431-438.

杜春春，2024. 中药足浴对外感发热患儿临床症状及体温的影响［J］. 中国民间疗法，32（13）：57-61.

方邦江，张洪春，张忠德，等，2023.2023年春季成人流行性感冒中医药防治专家共识［J］. 陕西中医药大学学报，46（4）：1-6.

方邦江，崔应麟，李志军，等，2019. 急性上呼吸道感染中成药应用专家共识［J］.中国中西医结合急救杂志，26（2）：129-138.

费婉婉，鹿振辉，黄星，等，2022. 基于"肺与大肠相表里"探讨肠道菌群与肺结核关系的研究进展［J］. 中国防痨杂志，44（5）：500-504.

费湘平，2011. 急性肺脓肿使用痰热清的临床疗效及C-反应蛋白水平研究［J］. 临床肺科杂志，16（4）：612-613.

葛均波，徐永健，王辰，2018. 内科学［M］.9版. 北京：人民卫生出版社.

郭健，汤瑾，朱亮，等，2021. 重症肺炎患者中医证型与氧合指数、乳酸、D-二聚体的关系研究［J］. 实用临床医药杂志，25（1）：81-84.

郭净，刘忠达，张尊敬，等，2014. 抗痨合剂对初治肺结核患者 $CD4^+$ $CD25^+$ 调节性 T 细胞及 Foxp3 的影响［J］. 中华中医药学刊，32（9）：2087-2090.

郭姗姗，李丹，时宇静，等，2020. 基于冠状病毒肺炎寒湿疫毒袭肺证病证结合模型的金柴抗病毒胶囊疗效评价［J］. 中国实验方剂学杂志，26（13）：1-7.

郭晓燕，张惠勇，马子风，等，2018.740例耐多药肺结核中医病性证候要素分布规律［J］. 中医杂志，59（7）：603-606.

国家卫生健康委员会，2018. 流行性感冒诊疗方案（2018年版修订版）［J］. 传染病信息，31（6）：500-504.

黄瑞彬，黄周红，2009. 金荞麦（浓缩颗粒）黄酒饮治疗肺脓肿20例［J］. 世界中医药，4（1）：16.

黄艳，张向荣，刘裔，2022. 结核丸联合肺结核标准化疗方案治疗肺结核的临床疗效及对IgG、IgA、IgM水平的影响研究［J］. 中华中医药学刊，40（4）：255-258.

纪建建，杨瑞，谢彤，等，2019. 基于高分辨率质谱的金欣口服液治疗小鼠RSV感染的血清脂质组学研究［J］. 南京中医药大学学报，35（1）：78-84.

纪战尚，徐建涛，徐涛，等，2010. 防感香袋防治脾虚小儿反复呼吸道感染58例［J］. 中国中西医结合消化杂志，18（1）：51-52.

季旭荣，刘小秋，周玲玲，2012. 荆防败毒散治疗急性病毒性上呼吸道感染［J］. 中国社区医师（医学专业），14（14）：235.

蒋洪耀，王洪，王滕民，等，1997. 抗生素和大剂量鲜竹沥治疗急性肺脓肿疗效观察［J］. 中西医结合实用临床急救，4（10）：50.

金少涵，朱梦婷，罗胜，等，2024. 清咳平喘颗粒联合西医常规治疗成人社区获得性肺炎痰热壅肺证的多中心随机对照研究［J］. 中草药，55（12）：4099-4107.

李丹，杜德兵，肖春桥，等，2013. 结核丸辅助治疗耐多药肺结核的临床疗效观察及免疫功能影响［J］. 中国现代医学杂志，23（32）：70-74.

李鼎鹏，李建国，谢兴文，等，2022. 新型冠状病毒肺炎中医病因病机认识及"三药三方"防治进展［J］. 医学理论与实践，35（20）：3453-3455，3449.

李富增，刘国星，崔兰凤，等，2021. 王成祥教授治疗慢性支气管炎经验［J］. 天津中医药，38（1）：77-80.

李建生，2009. 急性气管-支气管炎中医辨证治疗概要［J］. 河南中医，29（10）：984-985.

李建生，2015. 中医临床肺脏病学［M］. 北京：人民卫生出版社.

李建生，王至婉，李素云，2011. 社区获得性肺炎中医证候诊断标准（2011版）［J］. 中医杂志，52（24）：2158-2159.

李建生，王至婉，李素云，等，2014. 普通感冒中医证候诊断标准（2013版）［J］. 中医杂志，55（4）：350-351.

李建生，余学庆，2016. 急性气管支气管炎中医诊疗指南（2015版）［J］. 中医杂志，57（9）：806-810.

李建生，张海龙，2020. 新型冠状病毒肺炎中医康复专家共识（第一版）［J］. 中医学报，35（4）：681-688.

李井锋，马融，胡思源，等，2015. 芩香清解口服液治疗小儿急性上呼吸道感染表里俱热证的多中心临床研究［J］. 中华中医药杂志，30（10）：3794-3796.

李凯，杨丰文，庞稳泰，等，2021. 麻杏石甘汤治疗社区获得性肺炎随机对照试验的系统评价［J］. 中国中药杂志，46（5）：1268-1275.

李素云，张文娟，杨建宇，等，2011. 急性气管-支气管炎诊疗指南［J］. 中国中医药现代远程教育，9（12）：114.

李云，张洪春，刘剑，等，2021. 清金化痰方治疗社区获得性肺炎随机对照试验的系统评价［J］. 中医杂志，62（1）：37-43.

李振，邓尔禄，李萍，2024. 全国名中医邓尔禄治疗慢性支气管炎经验总结［J］. 中国社区医师，40（7）：68-70.

连捷，张树军，李国林，等，2020. 中西医结合治疗新型冠状病毒肺炎38例回顾性分析［J］. 中医杂志，61（24）：2126-2130.

林梅，2018. 中医内科学［M］. 2版. 北京：中国中医药出版社：60-65.

林文璇，陈燕虹，张军，等，2020. 宣白承气汤单独用药及联合用药治疗肺炎痰热壅肺证Meta分析［J］. 陕西中医，41（6）：831-837.

凌彦博，梁艳，王小美，等，2016. 中药复方牛贝消核提取物治疗结核病相关靶标的研究［J］. 中国防痨杂志，38（1）：17-22.

刘畅, 远庚, 马石征, 等, 2020. 普济宣肺消毒饮替代抗生素治疗社区获得性肺炎多中心随机双盲对照研究[J]. 中国中西医结合杂志, 40（12）：1448-1453.

刘慧, 2020. 小檗碱诱导线粒体自噬干预流感病毒激活的 ROS-NLRP3 炎性体通路的机制研究[D]. 北京：北京中医药大学.

刘慧, 梁冬, 余靖一, 等, 2022. 补脾益肺固本汤对上呼吸道感染免疫球蛋白含量变化的影响[J]. 中华中医药学刊, 40（4）：199-202.

刘剑, 牛逸群, 王辛秋, 等, 2021. 清金化痰汤治疗慢性支气管炎随机对照试验的 Meta 分析[J]. 贵州中医药大学学报，（1）：72-80.

刘清泉, 陈腾飞, 赵国桢, 等, 2022. 中医药治疗流感临床实践指南（2021）[J]. 中医杂志, 63（1）：85-98.

刘清泉, 齐文升, 陈腾飞, 等, 2023. 北京市新型冠状病毒肺炎重型、危重型中医诊疗专家共识[J]. 北京中医, 42（1）：47-50.

鹿振辉, 张惠勇, 耿佩华, 等, 2014. 中医辨证联合化疗治疗耐多药肺结核388例临床观察：多中心随机对照试验[J]. 中医杂志, 55（17）：1469-1474.

鹿振辉, 张惠勇, 张洪春, 等, 2020. 我国中医药防治结核病的现状与展望[J]. 中国防痨杂志, 42（2）：88-90.

罗兰, 何国庆, 2020. 内消瘰疬丸联合 2HRZE/4HR 方案治疗肺结核的效果观察及对细胞因子和免疫功能的影响[J]. 空军医学杂志, 36（1）：41-44.

马莉, 黄妍, 侯衍豹, 等, 2019. 疏风解毒胶囊免疫调节作用机制研究[J]. 药物评价研究, 42（9）：1763-1768.

马融, 胡思源, 许雅倩, 等, 2020. 小儿金翘颗粒治疗儿童轻型流行性感冒风热证多中心随机对照临床研究[J]. 中医杂志, 61（14）：1242-1246.

马淑霞, 杨景云, 李丽秋, 等, 1996. 扶正固本丸对肺结核患者肠道菌群的影响[J]. 中国微生态学杂志, 8（1）：22-24.

孟方方, 李耀辉, 王艳, 等, 2022. 新型冠状病毒肺炎病因病机探析[J]. 现代中医药, 42（6）：62-66.

牟玉婷, 乔世举, 2022. 慢性支气管炎的中医药治疗进展[J]. 实用中医内科杂志, 36（3）：19-22.

潘星宇, 吴银义, 亢新玉, 等, 2022. 徐黄辟瘟方内服兼雾化吸入治疗风寒犯肺型上呼吸道感染的临床研究[J]. 医学理论与实践, 35（9）：1494-1496.

庞军, 刘振威, 唐宏亮, 等, 2010. 枢经刮痧疗法防治小儿反复呼吸道感染的随机双盲多中心临床试验[J]. 中国临床新医学, 3（8）：701-703.

齐阿寅, 2020. 抗生素治疗急性肺脓肿的效果[J]. 中国医药指南, 18（29）：107-108.

祁鹏, 吴限, 孙隆江, 等, 2023. 小陷胸汤加味联合针刺辅治重症肺炎临床观察[J]. 实用中医药杂志, 39（4）：693-696.

曲金桥, 郑一, 倪菲, 等, 2020. 论中医药防治新型冠状病毒感染肺炎优势与特色[J]. 辽宁中医药大学学报, 22（8）：102-105.

邵长荣, 2009. 邵长荣实用中医肺病学[M]. 北京：中国中医药出版社：214-246.

石满杰, 胡瑞宇, 李冰, 等, 2022. 肠道菌群失衡在常见呼吸系统疾病中的研究进展[J]. 中国呼吸与危重监护杂志, 21（3）：215-220.

石燕, 2019. 八段锦健身气功锻炼对肺结核患者肺功能及并发症的预防研究[J]. 中国预防医学杂志, 20（9）：799-802.

宋玉格, 余学庆, 马锦地, 等, 2016. 肺痈病因病机及证素规律研究[J]. 世界科学技术-中医药现代化, 18（11）：2025-2030.

孙兴华, 曲齐生, 张淼, 等, 2020. 治咳川贝枇杷滴丸治疗慢性支气管炎（单纯型）急性发作（痰热郁肺证）的多中心随机双盲对照研究[J]. 药物评价研究, 43（9）：1787-1791.

谭小华, 韦球, 唐咏玫, 2024. 针刺结合药物治疗支气管扩张症痰热壅肺型临床观察 [J]. 光明中医, 39 (9): 1764-1767.

谭晓纯, 何宁, 2017. 疏风解毒胶囊治疗急性气管-支气管炎（风热犯肺证）临床观察 [J]. 中国中医急症, 26 (8): 1467-1469.

田咏, 2019. 三伏贴治疗慢性支气管炎的随机对照试验 Meta 分析 [J]. 继续医学教育, 33 (11): 160-163.

王伯荣, 李猛, 2023. 基于毒瘀理论探讨肺脓肿的中西医发病机制及中医药治疗策略 [J]. 中医药导报, 29 (2): 225-229.

王存萍, 罗秋林, 沙玉茹, 等, 2023. 中药抗药源性肝损伤评价模型及作用机制研究进展 [J]. 中草药, 54 (17): 5796-5805.

王姬, 郑雁, 冯马龙, 2017. 肺泰胶囊联合抗结核治疗方案治疗复治肺结核的临床观察 [J]. 中国中西医结合杂志, 37 (10): 1196-1200.

王开梅, 林志雄, 胡祥英, 等, 2020. 金屏汤加减治疗小儿反复呼吸道感染的疗效及对免疫能力的调节作用 [J]. 中华医院感染学杂志, 30 (23): 3602-3606.

王萍, 2016. 关于慢性支气管炎中医证候分类的横断面调查研究 [J]. 基层医学论坛, 20 (3): 356-357.

王祁, 赵博, 高璐, 等, 2023. 基于 PI3K/AKT/mTOR 信号通路探讨野黄芩苷联合虎杖苷抗慢性支气管炎的作用机制 [J]. 中国病理生理杂志, 39 (10): 1780-1788.

王倩, 曲道炜, 2022. 从中医角度对新型冠状病毒肺炎病因及特点的认识 [J]. 实用中医内科杂志, 36 (6): 12-14.

王胜圣, 周杰, 张彦峰, 等, 2014. 肺结核中医证候规律研究 [J]. 世界中西医结合杂志, 9 (5): 498-500.

王雪峰, 王力宁, 邓力, 等, 2024. 儿童流行性感冒中西医结合诊疗指南 [J]. 中国中西医结合儿科学, 16 (2): 93-101.

王英, 潘先利, 代苗苗, 等, 2016. 雷火灸穴位治疗急性气管-支气管炎的临床疗效观察 [J]. 中医临床研究, 8 (15): 110-112.

王永锋, 徐庆华, 段美玲, 2020. 基于 TLR3/TRIF 通路探讨栀子苷抗流感病毒引起的病毒性肺炎的实验研究 [J]. 病毒学报, 36 (1): 35-43.

王永炎, 晁恩祥, 王贵强, 2015. 中成药临床应用指南-感染性疾病分册 [M]. 北京: 中国中医药出版社: 313-321.

王钰, 付际游, 张少言, 等, 2020. 耐多药肺结核患者中医证素与临床特征的初步研究 [J]. 中国防痨杂志, 42 (2): 115-120.

王钰, 徐义峰, 董辛, 等, 2024. 清肺排毒汤联合西医治疗新型冠状病毒肺炎临床疗效的 Meta 分析 [J]. 中国免疫学杂志, 40 (2): 360-365.

王占伏, 2023. 补脾益肺固本汤加减联合中医推拿治疗小儿反复呼吸道感染的临床效果 [J]. 内蒙古中医药, 42 (8): 70-72.

尉飞, 王湘雨, 刘志勇, 2023. 血必净通过 miR-155/JAK2/STAT1 信号通路对肺炎克雷伯菌所致重症肺炎大鼠肺组织损伤的影响 [J]. 实用医学杂志, 39 (18): 2335-2341.

文乐敏, 马钰婷, 艾军, 等, 2022. 基于郁热理论的新型冠状病毒肺炎病因病机探析 [J]. 西部中医药, 35 (10): 4-8.

谢军, 2016. 疏风解毒胶囊治疗急性气管-支气管炎（风热犯肺证）的临床观察 [J]. 中国中医急症, 25 (10): 1929-1931.

徐达, 谌晓莉, 肖庆龄, 等, 2019. 朱启勇教授诊治慢性支气管炎急性发作期经验 [J]. 时珍国医国药, 30 (6): 1495-1496.

徐毅, 闫永彬, 2020. 蒲地蓝消炎口服液治疗小儿疱疹性咽峡炎的 Meta 分析 [J]. 中国民间疗法, 28 (22):

52-55.

徐志驰，苏妹英，曹姝，2021. 基于"治未病"的荆防达表汤加减药浴治疗小儿风寒感冒的临床效果 [J]. 临床医学研究与实践，6（22）：144-146，192.

杨栋强，康谊，丁岗强，等，2021. 麻杏石甘汤在急性病毒性上呼吸道感染中的应用效果 [J]. 光明中医，36（3）：379-381.

杨江，李宣霖，王建新，等，2022. 疏风解毒胶囊辅助治疗成人社区获得性肺炎有效性和安全性的 Meta 分析 [J]. 中国全科医学，25（23）：2922-2931.

杨书彬，刘莹，王毅，等，2022. 基于网络药理学的痰热清注射液治疗（COVID-19）机制研究 [J]. 哈尔滨商业大学学报（自然科学版），38（1）：1-9.

姚银娟，申春悌，2014. 慢性支气管炎中医证候分类的横断面调查研究 [J]. 吉林中医药，34（5）：466-469.

佚名，2022. 肺脓肿临床路径（2019 年版）[J]. 中国实用乡村医生杂志，29（6）：16-17.

于莹，张功，黄海量，等，2016. 小青龙汤治疗肺炎临床疗效系统评价 [J]. 山东中医药大学学报，40（6）：499-503.

于泽玥，孙建辉，郝莉雨，等，2024.2022 年国内外免疫学进展对中医药治疗 COVID-19 的启示 [J]. 中国实验方剂学杂志，30（16）：229-239.

余学庆，谢洋，李建生，2019. 社区获得性肺炎中医诊疗指南（2018 修订版）[J]. 中医杂志，60（4）：350-360.

俞景茂，2006. 和解少阳法治疗小儿反复呼吸道感染 [J]. 江苏中医药，38（2）：11.

岳健博，熊莲，汪成琼，等，2017. 黄芪相关中药口服制剂辅助治疗肺结核增效减毒作用的 Meta 分析 [J]. 实用心脑肺血管病杂志，25（4）：1-7.

岳健博，熊莲，汪成琼，等，2017. 黄芪注射液对常规抗结核化疗药物减毒增效作用的系统评价 [J]. 山东医药，57（24）：74-77.

张伯礼，吴勉华，（澳）林子强，2019. 中医内科学 [M]. 北京：中国中医药出版社.

张洪春，2015. 中医临床诊疗指南释义-呼吸病分册 [M]. 北京：中国中医药出版社：42-49.

张洪春，2016. 中成药临床应用指南-呼吸系统疾病分册 [M]. 北京：中国中医药出版社：65-74.

张康，谢凯，张晨曦，等，2023. 清肺解毒化痰方辅助治疗重症社区获得性肺炎痰热壅肺证的临床疗效评价 [J]. 中华中医药杂志，38（8）：3969-3975.

张敏，李紫璇，陈佩佩，等，2023. 基于虚拟筛选技术的清感冬饮防治新型冠状病毒感染的潜在活性成分与作用机制研究 [J]. 天津中医药大学学报，42（6）：750-760.

张人子，李晟，王导新，2022. 隐丹参酮减轻 LPS 诱导的 ARDS 小鼠早期肺纤维化及机制研究 [J]. 陆军军医大学学报，44（18）：1819-1825，1834.

张声生，吴咏冬，冯培民，等，2020. 藿香正气口服液治疗胃肠型感冒暑湿证的多中心、双盲随机对照临床研究 [J]. 中医杂志，61（11）：964-970.

张伟，2017. 中医肺十病 [M]. 济南：山东科学技术出版社.

张益豪，彭鑫，栾哲宇，等，2024. 宣肺败毒方治疗病毒性肺炎的中医理论及药理机制探讨 [J]. 中国实验方剂学杂志，30（19）：214-224.

张莹雪，李奕璇，徐红日，等，2019. 苇茎汤联合西药治疗肺炎临床疗效的 Meta 分析 [J]. 现代中医临床，26（4）：47-51.

张玉龙，2011. 鱼腥草汤治疗肺脓肿 32 例 [J]. 陕西中医，32（10）：1334-1335.

张馪芳，李争，李风森，2024. 清热化湿解毒法治疗社区获得性肺炎作用机制研究进展 [J]. 现代中西医结合杂志，33（6）：871-876.

赵睿学，李城，李璐，等，2018. 商宪敏辨证治疗慢性支气管炎临床经验 [J]. 中华中医药杂志，33（12）：5453-5455.

赵显芳，朱紫陌，崔白梅，等，2024.银翘散治疗急性上呼吸道感染有效性的 Meta 分析［J］.云南中医中药杂志，45（1）：25-34.

赵晓宇，叶茂盛，孙婷丽，等，2016.慢性支气管炎的诊断和鉴别诊断［J］.中国实用乡村医生杂志，23（1）：5-7.

赵志军，2022.纤维支气管镜局部灌洗术联合甲硝唑和莫西沙星治疗肺脓肿患者的效果［J］.中国民康医学，34（13）：23-26.

郑彩杏，周小青，李玲，等，2022.中药活血化瘀复方剂对 SD 大鼠的毒性研究［J］.中国临床药理学杂志，38（17）：2023-2027.

中国医师协会急诊医师分会，中华医学会急诊医学分会，中国急诊专科医联体北京急诊医学学会，等，2022.成人流行性感冒诊疗规范急诊专家共识（2022 版）［J］.中国急救医学，42（12）：1013-1026.

中国中西医结合协会，中华中医药学会，中华医学会，2023.耐药肺结核中西医结合诊疗指南［EB/OL］.https：//www.cacm.org.cn/2023/05/31/23420/.

中华人民共和国国家卫生健康委员会，2023.新型冠状病毒感染诊疗方案（试行第十版）［J］.中国合理用药探索，20（1）：1-11.

中华医学会，2019.急性气管-支气管炎基层诊疗指南（2018 年）［J］.中华全科医师杂志，18（4）：314-317.

中华中医药学会肺系病分会，中国民族医药学会肺病分会，2016.普通感冒中医诊疗指南（2015 版）［J］.中医杂志，57（8）：716-720.

中华中医药学会肺系病分会，中国民族医药学会肺病分会，2021.急性气管-支气管炎中医诊疗指南［J］.中国循证医学杂志，21（12）：1365-1372.

中华中医药学会肺系病专业委员会，2014.急性气管-支气管炎的中医证候诊断标准（2013 版）.中医杂志，55（3）：259-261.

中华中医药学会内科分会肺系病专业委员会，2011.社区获得性肺炎中医诊疗指南（2011 版）［J］.中医杂志，52（21）：1883-1888.

中医内科临床诊疗指南：T/CACM 1204—2019［S］.

钟南山，2009.临床诊疗指南：呼吸病学分册［M］.北京：人民卫生出版社.

钟妮，宫文浩，万通，等，2023.柴黄颗粒治疗小儿上呼吸道感染的 Meta 分析与试验序贯分析［J］.中国中药杂志，48（19）：5377-5388.

钟妮，宫文浩，万通，等，2023.复方芩兰口服液治疗急性上呼吸道感染的 Meta 分析与试验序贯分析［J］.中国中药杂志，48（24）：6798-6811.

周陈建，赵娜嫚，吴晓宁，2021.厚朴酚对 H1N1 流感病毒性肺炎防治作用的实验研究［J］.中国中医药科技，28（6）：903-905，1041.

周建民，王胜圣，田洋，等，2013.中药联合化疗治疗初治继发性肺结核 701 例临床观察［J］.中医杂志，54（12）：1017-1020.

周晶，张阳普，罗昱君，等，2020.新型冠状病毒肺炎出院患者中西医结合康复指导［J］.康复学报，30（4）：249-254.

周龙，2007.千金苇茎汤治疗肺脓肿（成痈期）疗效观察［D］.武汉：湖北中医学院.

周添达，高山，2021.慢性支气管炎的中医证候聚类分析［J］.中医临床研究，13（18）：19-20.

朱萱萱，孟硕，李军梅，等，2023.中药及其复方治疗病毒性肺炎研究进展［J］.世界中医药，18（11）：1621-1627.

Cui X R，Guo Y H，Liu Q Q，2023. Qingfei Jiedu Granules fight influenza by regulating inflammation, immunity, metabolism, and gut microbiota［J］. Journal of Traditional and Complementary Medicine，13（2）：170-182.

Deng D，Zhao M F，Liu H W，et al，2024. Xijiao Dihuang decoction combined with Yinqiao powder promotes autophagy-dependent ROS decrease to inhibit ROS/NLRP3/pyroptosis regulation axis in influenza virus infection [J]. Phytomedicine, 128: 155446.

Duan L Y, Liang Y, Gong W P, et al, 2021. Comparative study on the antituberculous effect and mechanism of the traditional Chinese medicines NiuBeiXiaoHe extract and JieHeWan [J]. Military Medical Research, 8 (1): 34.

Editorial Board Of Chinese Critical Care Medicine, 2019. Xuebijing injection versus placebo for critically ill patients with severe community-acquired pneumonia: a randomized controlled trial: research results and clinical value [J]. Zhonghua Wei Zhong Bing Ji Jiu Yi Xue, 31 (10): 1199-1203.

Fu Y, Shen J J, Li Y H, et al, 2021. Inhibition of the PERK/TXNIP/NLRP3 axis by baicalin reduces NLRP3 inflammasome-mediated pyroptosis in macrophages infected with Mycobacterium tuberculosis [J]. Mediators of Inflammation, 2021 (1): 1805147.

Fu Y, Shen J J, Liu F L, et al, 2022. Andrographolide suppresses pyroptosis in Mycobacterium tuberculosis-infected macrophages via the microRNA-155/Nrf2 axis [J]. Oxidative Medicine and Cellular Longevity, 2022 (1): 1885066.

Guo J N, Liang J M, Guo Z Y, et al, 2024. Network pharmacology and transcriptomics to determine Danggui Yifei Decoction mechanism of action for the treatment of chronic lung injury [J]. Journal of Ethnopharmacology, 318: 116873.

Guo S Y, Zhang J G, Zhang Q, et al, 2024. Polygala tenuifolia Willd. Extract alleviates LPS-induced acute lung injury in rats via TLR4/NF-κB pathway and NLRP3 inflammasome suppression [J]. Phytomedicine, 132: 155859.

Guo X Y, Liu C X, Zhao Q, et al, 2024. Efficacy of five different traditional Chinese medicine injections in acute upper respiratory tract infection in children: a network meta-analysis and systematic review [J]. Frontiers in Pediatrics, 12: 1358639.

Han Y Q, Xu J, Zhu Q, et al, 2023. Study on basic and clinical application of Shufeng Jiedu Capsule in treating respiratory tract infection [J]. Chinese Medicine, 18 (1): 45.

He W G, Sun J X, Zhang Q W, et al, 2020. Andrographolide exerts anti-inflammatory effects in Mycobacterium tuberculosis-infected macrophages by regulating the Notch1/Akt/NF-κB axis [J]. Journal of Leukocyte Biology, 108 (6): 1747-1764.

Huang P Y, Li Y, Huang B X, et al, 2022. A five-dimensional network meta-analysis of Chinese herbal injections for treating acute tonsillitis combined with western medicine [J]. Frontiers in Pharmacology, 13: 888073.

Korde A, Haslip M, Pednekar P, et al, 2023. microRNA-1 protects the endothelium in acute lung injury [J]. JCI Insight, 8 (18): e164816.

Li J R, Xing H N, Meng F, et al, 2024. Virus-mimetic extracellular-vesicle vaccine boosts systemic and mucosal immunity via immune recruitment [J]. ACS Nano, .

Li W N, Xie L H, Zhu X Y, et al, 2023. Effectiveness and safety of Qingfei Dayuan granules for treating influenza and upper respiratory tract infections manifested by the pulmonary heat-toxin syndrome: a multicenter, randomized, double-blind, placebo-controlled trial [J]. Frontiers in Pharmacology, 14: 1133560.

Li Y H, Fu Y, Sun J X, et al, 2022. Tanshinone IIA alleviates NLRP3 inflammasome-mediated pyroptosis in Mycobacterium tuberculosis- (H37Ra-) infected macrophages by inhibiting endoplasmic reticulum stress [J]. Journal of Ethnopharmacology, 282: 114595.

Liu Y, Chen Q Q, Ren R R, et al, 2022. Platycodon grandiflorus polysaccharides deeply participate in the anti-chronic bronchitis effects of platycodon grandiflorus decoction, a representative of the lung and intestine are related [J]. Frontiers in Pharmacology, 13: 927384.

Liu Z, Gao J L, Ban Y X, et al, 2024. Synergistic effect of paeoniflorin combined with luteolin in alleviating Lipopolysaccharides-induced acute lung injury [J]. Journal of Ethnopharmacology, 327: 118022.

Ma C J, Chen B J, Li Y M, et al, 2024. Efficacy and safety of Lianhua Qingwen granule in the treatment of non-influenza viral pneumonia: a randomized, double-blind, placebo-controlled, multicenter clinical study [J]. Frontiers in Medicine, 10: 1302219.

Ning B Z, Shen J J, Liu F L, et al, 2023. Baicalein suppresses NLRP3 and AIM2 inflammasome-mediated pyroptosis in macrophages infected by Mycobacterium tuberculosis via induced autophagy [J]. Microbiology Spectrum, 11 (3): e0471122.

Pahuja I, Negi K, Kumari A, et al, 2023. Berberine governs NOTCH3/AKT signaling to enrich lung-resident memory T cells during tuberculosis [J]. PLoS Pathogens, 19 (3): e1011165.

Ren W, Ma Y, Wang R Q, et al, 2021. Research advance on Qingfei paidu decoction in prescription principle, mechanism analysis and clinical application [J]. Frontiers in Pharmacology, 11: 589714.

Shen J J, Fu Y, Liu F L, et al, 2023. Ursolic acid promotes autophagy by inhibiting Akt/mTOR and TNF-α/TNFR1 signaling pathways to alleviate pyroptosis and necroptosis in Mycobacterium tuberculosis-infected macrophages [J]. Inflammation, 46 (5): 1749-1763.

Smith M P, Lown M, Singh S, et al, 2020. Acute cough due to acute bronchitis in immunocompetent adult outpatients CHEST expert panel report [J]. Chest, 157 (5): 1256-1265.

Sun J X, Zhang Q W, Yang G Z, et al, 2022. The licorice flavonoid isoliquiritigenin attenuates Mycobacterium tuberculosis-induced inflammation through Notch1/NF-κB and MAPK signaling pathways [J]. Journal of Ethnopharmacology, 294: 115368.

Wang L, Ma H, Wen Z L, et al, 2023. Single-cell RNA-sequencing reveals heterogeneity and intercellular crosstalk in human tuberculosis lung [J]. The Journal of Infection, 87 (5): 373-384.

World Health Organization, 2023. Global tuberculosis report 2023 [EB/OL]. https://www.who.int/publications/i/item/9789240083851.

Xiong Y C, Tao K Y, Li T, et al, 2024. Resveratrol inhibits respiratory syncytial virus replication by targeting heparan sulfate proteoglycans [J]. Food & Function, 15 (4): 1948-1962.

Xu X R, Zhou Y, Chen G, et al, 2023. Clinical efficacy of Buzhong Yiqi decoction（补中益气汤）in the treatment of hospital-acquired pneumonia with multi-drug resistant bacteria: a prospective, randomized, multicenter controlled trial [J]. 中医杂志（英文版）, 43 (5): 1010-1018.

Ye L S, Gao Y N, Mok S W F, et al, 2024. Modulation of alveolar macrophage and mitochondrial fitness by medicinal plant-derived nanovesicles to mitigate acute lung injury and viral pneumonia [J]. Journal of Nanobiotechnology, 22 (1): 190.

Zhang Q W, Sun J X, Wang Y L, et al, 2017. Antimycobacterial and anti-inflammatory mechanisms of baicalin via induced autophagy in macrophages infected with Mycobacterium tuberculosis [J]. Frontiers in Microbiology, 8: 2142.

Zhang Q, Yang C X, Ma S Z, et al, 2023. Shiwei Qingwen decoction regulates TLR4/NF-κB signaling pathway and NLRP3 inflammasome to reduce inflammatory response in lipopolysaccharide-induced acute lung injury [J]. Journal of Ethnopharmacology, 313: 116615.

Zhang S Y, Fu J Y, Guo X Y, et al, 2020. Improvement cues of lesion absorption using the adjuvant therapy of traditional Chinese medicine Qinbudan tablet for retreatment pulmonary tuberculosis with standard anti-tuberculosis regimen [J]. Infectious Diseases of Poverty, 9 (1): 50.

Zhang S Y, Qiu L, Zhang S X, et al, 2024. Efficacy and safety of Bufei Jiedu Granules in treating multidrug-resistant pulmonary tuberculosis: a multi-center, double-blinded and randomized controlled trial [J]. Chinese Journal of Integrative Medicine, 30 (7): 579-587.

Zhen Y, Zhang H, 2019. NLRP3 inflammasome and inflammatory bowel disease [J]. Frontiers in Immunology, 10: 276.

Zhou G, Duan Y Y, Lu C, et al, 2021. Knockdown of circ-UQCRC2 ameliorated lipopolysaccharide-induced injury in MRC-5 cells by the miR-326/PDCD4/NF-κB pathway [J]. International Immunopharmacology, 97: 107633.

第九章 慢性气道疾病

慢性气道疾病是以气道非特异性慢性炎症为特征的一组疾病,包括 COPD、支气管哮喘、支气管扩张症等。慢性咳嗽、咳痰、胸闷喘息为其主要症状。目前,本病是我国最为常见、疾病负担最为严重的慢性疾病之一。

第一节 慢性阻塞性肺疾病

慢性阻塞性肺疾病(COPD)是一种异质性疾病,其特征为由气道(支气管炎、细支气管炎)和(或)肺泡异常(肺气肿)所致的慢性呼吸道症状(呼吸困难、咳嗽、咳痰、急性加重),可引起持续进行性加重的气流受限。COPD 是一种严重危害人类健康的常见病,随着发展中国家吸烟率的升高和高收入国家人口老龄化加剧,患病率在未来 40 年将继续上升。预测至 2060 年,死于 COPD 及其相关疾病的患者数将超过每年 540 万人。本病主要累及肺部,也可导致肺外多器官损害。COPD 急性加重(acute exacerbation of chronic obstructive pulmonary disease,AECOPD)和合并症会严重影响疾病的进程。随着病情进展,可引起肺功能减退、生存质量下降、劳动力丧失,最终发展为呼吸衰竭和肺源性心脏病,导致死亡风险增加。

本病归属中医学"肺胀""喘证"等范畴,与"咳嗽""水肿""痰饮"等病证有关。

一、病因病机

2011 年有学者提出,正气亏虚是 COPD 发病的内在因素,外邪侵袭是发病的外在条件,正虚积损为其主要病机。正虚是指肺脾肾虚损,以肺虚为始、以肾虚为基,以气虚为本、时或及阴阳;积损是指痰瘀及其代谢产物互结成积、胶瘤积蓄难除并日益损伤正气,正气逐渐虚损而积损难复。正虚、积损互为因果,终致肺之形气俱损,呈持续进展而恢复困难。COPD 的病理性质为本虚标实。稳定期以虚为主,可见气(阳)虚、气阴两虚兼有痰瘀;急性加重期以实为主,可见痰邪(痰热、痰湿)阻肺或痰瘀互阻,常兼气虚或气阴两虚;急性加重危险窗期,则虚实夹杂、虚实各半。邪实渐去,本虚渐露,可见痰湿、痰瘀与气虚、气阴两虚相互兼杂。2012 年中华中医药学会内科分会肺系病专业委员会发布的《慢性阻塞性肺疾病中医诊疗指南(2011 版)》、2019 年中华中医药学会发布的《慢性阻塞性肺疾病中医诊疗指南》、2020 年世界中医药学会联合会发布的《国际中医临床实践指南:慢性阻塞性肺疾病》及世界中医药学会联合会肺康复专业委员会发布的《慢性阻塞性肺疾病中医康复指南》、2023 年世界中医药学会联合会内科专业委员会发布的《慢性阻塞性肺疾病中西医结合诊疗指南(2022 版)》均采纳此病机观点。

此后,不断有学者探讨 COPD 病因病机。有的学者指出毒邪致病是 COPD 外因,肺虚络损是其内因,肺络是其病变主要部位。痰瘀毒邪互结,阻于肺络,正气耗损是病理因素;毒损肺络是其病变的基础和本质;癥瘕形成、痹阻肺络是其基本病机。有的学者提出 COPD 稳定期"气阳虚弱是本虚，痰瘀伏肺是标实"的病因病机观点。有学者认为COPD的主要病机为肺脾气虚，致宗气虚衰，久病咳喘，日久累及于肾，耗损元气；同时因肺脾肾失司，津液输布失常，酿生痰、湿、瘀，阻碍元气的敷布和充养，元气不足，加之布散无力，可加重肺虚，进而咳喘加重，如此恶性循环，缠绵难愈。还有的学者认为久病肺虚是COPD进展的病理基础，痰浊、瘀血既是脏虚导致的病理产物，又是COPD病机演变过程中的主要致病因素。脏虚、痰浊、瘀血贯穿COPD始终，是其发生发展的关键环节。

2023年慢性阻塞性肺疾病中西医结合管理专家共识写作组发布的《慢性阻塞性肺疾病中西医结合管理专家共识（2023版）》指出，正气虚损、痰瘀内阻是COPD的基本病机，虚、痰、瘀贯穿疾病始终。正虚早期以气虚为主，逐渐发展为气阴两虚，终致阴损及阳，阴阳两虚。病位主要在肺、脾、肾，涉及心、肝、大肠等脏腑。痰浊瘀血是主要的病理产物，也是重要的致病因素。

二、证候规范

2012年中华中医药学会内科分会肺系病专业委员会发布的《慢性阻塞性肺疾病中医证候诊断标准（2011版）》，指出COPD的证候分类有基础证和临床常见证。基础证有9种，即寒饮证、痰热证、痰湿证、血瘀证、肺气虚证、肺阴虚证、脾气虚证、肾气虚证、肾阴虚证。基础证可单独出现，但常以复合形式出现。常见证候包括虚证类（包括肺气虚证、肺脾气虚证、肺肾气虚证、肺肾气阴两虚证）、实证类（包括风寒袭肺证、外寒内饮证、痰热壅肺证、痰浊阻肺证、痰蒙神窍证）、兼证类（包括血瘀证）3类10证候。血瘀既是COPD的主要病机环节，也是常见兼证，常兼于其他证候中。同年，中华中医药学会内科分会肺系病专业委员会发布的《慢性阻塞性肺疾病中医诊疗指南（2011版）》进一步指出COPD急性加重期常见风寒袭肺、外寒内饮、痰热壅肺、痰湿阻肺、痰蒙神窍等证，稳定期常见肺气虚、肺脾气虚、肺肾气虚、肺肾气阴两虚等证。2021年中华中医药学会肺系病分会发布的《慢性阻塞性肺疾病中医肺康复临床应用指南》采纳了《慢性阻塞性肺疾病中医证候诊断标准（2011版）》的证候分类。2020年发表的《慢性阻塞性肺疾病稳定期中医临床实践指南（征求意见稿）》则采纳了证候分类中的肺气虚、肺脾气虚、肺肾气虚、肺肾气阴两虚、痰浊阻肺和兼证类（血瘀证）。

2019年中华中医药学会发布的《慢性阻塞性肺疾病中医诊疗指南》、2020年世界中医药学会联合会发布的《国际中医临床实践指南：慢性阻塞性肺疾病》、2023年中国老年学和老年医学学会发布的《老年慢性阻塞性肺疾病管理指南》与世界中医药学会联合会内科专业委员会发布的《慢性阻塞性肺疾病中西医结合诊疗指南（2022版）》在采纳《慢性阻塞性肺疾病中医证候诊断标准（2011版）》证候分类的基础上，进一步指出急性加重危险窗期常见肺肾气虚兼痰浊阻肺、肺脾气虚兼痰浊阻肺、肺肾气阴两虚兼痰浊阻肺、肺肾气虚兼痰瘀阻肺和肺肾气阴两虚兼痰瘀阻肺等证。

2023年慢性阻塞性肺疾病中西医结合管理专家共识写作组发布的《慢性阻塞性肺疾病中西医结合管理专家共识（2023版）》指出，COPD稳定期常见证候包括肺气虚证、肺脾气虚证、肺肾气虚证，以上诸证兼有瘀血者可以辨证加减活血祛瘀之品；急性加重期常见证候包括风寒袭肺证、风热犯肺证、痰湿蕴肺证、痰热壅肺证、肺肾亏虚证、痰浊内盛证。

三、治疗方案和技术

根据稳定期（肺功能1～4级）、急性加重期、急性加重危险窗期的临床特点，结合病机与证候规律，采取分期、分级的中医防治策略。稳定期以延缓肺功能下降，减少急性加重，预防疾病进展为目标，以"缓则治其本"为原则，调补肺肾以扶正为主。其中肺功能1、2级（轻度/中度）侧重保护肺功能、延缓疾病进展等，补肺健脾为主，佐以化痰、活血；肺功能3、4级（重度/极重度）侧重减少急性加重、提高生存质量，补肺益肾为主，佐以化痰、活血。急性加重期以减轻急性加重，降低死亡风险，改善症状为防治目标，以"急则治其标"为原则，清化宣降以祛邪为主。治法包括清热化痰、燥湿化痰、温化寒饮、活血化瘀等，佐以补肺健脾。急性加重危险窗期以防止再次急性加重、促进恢复进入稳定期为防治目标，以"标本同治"原则、祛邪扶正并重；治法以清化宣降祛邪，补肺、健脾、益肾扶正为主。

（一）治疗方案

1. 稳定期

（1）肺气虚证：采用补肺方，亦可选用人参胡桃汤合人参养肺丸加减。或选用中成药玉屏风颗粒。

（2）肺脾气虚证：采用补肺健脾方，亦可选用六君子汤和黄芪汤加减。或选用中成药玉屏风颗粒、六君子丸、人参健脾丸。

（3）肺肾气虚证：采用补肺益肾方，亦可选用人参补肺饮加减。或选用中成药金匮肾气丸、百令胶囊。血瘀明显者，可选用补肺活血胶囊。

（4）肺肾气阴两虚证：采用保元汤合人参补肺汤加减。或选用中成药生脉饮口服液、养阴清肺丸（偏肺阴虚而有燥热者）、百合固金丸（偏肺肾阴虚者）、蛤蚧定喘丸（偏肾阴虚而内热咳喘者）。

2. 急性加重期

（1）风寒袭肺证：可选用三拗汤合止嗽散加减。或选用中成药通宣理肺丸、苏黄止咳胶囊、杏苏止咳颗粒。

（2）外寒内饮证：采用散寒化饮方，亦可选用小青龙汤加减。或选用中成药小青龙颗粒。

（3）痰热壅肺证：采用清热化痰方，亦可选用清气化痰丸合贝母瓜蒌散加减。或选用中成药痰热清注射液、血必净注射液、疏风解毒胶囊、蓇贝胶囊。

（4）痰浊阻肺证：采用燥湿化痰方，亦可选用二陈汤或半夏厚朴汤合三子养亲汤加减。或选用中成药苏子降气丸、苓桂咳喘宁胶囊。

（5）痰蒙神窍证：可选用涤痰汤加减。或选用中成药醒脑静注射液、清开灵注射液、苏合香丸、安宫牛黄丸、至宝丹。

3. 急性加重危险窗期 急性加重危险窗期患者推荐采用中西医结合序贯治疗方案，有助于提高临床疗效、降低再次发生急性加重风险。

（二）中医特色技术

中医治疗COPD注重整体观念和辨证论治，结合现代康复技术理念，采取多种中医特色康复技术，以促进患者功能恢复。

1. 太极拳 对COPD稳定期患者有显著效果，能提高运动耐力，减少住院次数，改善肺功能和生存质量。常用24式简化太极拳，每周锻炼3~5次，每次锻炼前进行5min的放松运动。动作柔和，强调意识引导呼吸，全程动作和呼吸均匀而缓慢。太极拳不适合年龄偏大、肺功能较差、运动耐力低下或有严重下肢关节疾病的患者。

2. 八段锦 能改善肺功能，提高运动耐力和生存质量，适用于COPD稳定期患者。八段锦由八个独立但相互联系的动作组成。每周锻炼3~5次，运动前进行5min的放松运动，动作与呼吸配合均匀。应根据患者的年龄、病情和基础病设计合理的康复方案。肺功能较差或肢体活动受限者可尝试坐位八段锦。

3. 六字诀 通过特定发音呼吸法调理脏腑经络气血，适用于 COPD 稳定期患者，有助于提高运动耐力和改善肺功能。六字诀包括"嘘"（xū）、"呵"（hē）、"呼"（hū）、"呬"（sī）、"吹"（chuī）、"嘻"（xī）6 个字的发音，每周练习 3～5 次，运动前进行 5min 的放松运动，尽量进行深呼气与深吸气。肺功能较差或合并肺大疱者慎用。

4. 五禽戏 模仿动物动作，可增强四肢力量和关节灵活性，适用于 COPD 稳定期患者，改善运动耐力和生存质量。每周锻炼 3～5 次，长期坚持。肺功能较差、年龄偏大、有严重下肢关节疾病者需谨慎练习。应针对病情设计合理的康复方案。

5. 易筋经 是一种传统健身方法，可提升肺功能、运动耐力和生存质量，适用于 COPD 稳定期患者。易筋经包括十二式，每周锻炼 3～5 次，运动前进行 5min 的放松运动，结束后进行至少 5min 的收功整理。肺功能较差、年龄偏大、运动耐力低下或有严重下肢关节疾病者慎用。

6. 呼吸导引 结合肢体运动和呼吸吐纳，可提高运动耐力和生存质量，适用于 COPD 稳定期患者。呼吸导引包括松静站立、两田呼吸等六节，每周锻炼 3～5 次，运动前进行 5min 的放松运动，配合呼吸和意识活动。肺功能较差、年龄偏大、有严重下肢关节疾病者需慎用。

7. 穴位贴敷 通过中药粉末敷贴穴位，可改善肺功能，减少急性加重，适用于 COPD 稳定期患者。选取大椎、肺俞等穴位，将药物（如白芥子、延胡索等）制成软膏贴敷，每 7～10 日贴 1 次，至少坚持 2 个月。对体弱消瘦和严重心血管疾病患者，药量不宜过大，敷贴时间不宜过久，注意病情变化和不良反应。

8. 膏方 适用于肺脾气虚、肺肾两虚型 COPD 患者，可增强体质，减少急性加重频次。将党参、黄芪、五味子等药物制成膏方，每次取 15～25ml，每日 2 次，早晚餐前温开水冲服，冬春季节服用，2 个月为 1 个疗程。糖尿病患者应改用木糖醇调味。

9. 药膳食疗 结合中医辨证施食，可改善营养状态，缓解呼吸肌疲劳，适用于 COPD 稳定期患者。选择高蛋白食物和蔬菜水果，配合如黄芪淮山瘦肉汤等药膳。应根据患者的证型选择适合的药膳。

10. 艾灸 温通经络、扶助阳气，适用于虚证类 COPD 患者，可提高运动耐力和生存质量。使用无烟灸，每穴灸 5～10min，每日 1 次，30 日为 1 个疗程。普通艾灸的烟雾对气道刺激大，建议使用无烟灸。

11. 针刺 通过刺激穴位，调理脏腑，可提高生存质量，改善肺功能，适用于 COPD 稳定期患者。选取如大椎穴、风门穴等穴位，每次留针 15～30min，每 2 日或 3 日 1 次，2 个月为 1 个疗程。参考国家标准针灸技术操作规范进行操作。

12. 穴位注射 在穴位内注入药物，结合中西医理论，可防治 COPD，改善运动耐力和生存质量。选用喘可治注射液等药物，每次选 1 对或 2 对穴位，每穴注射 1～2ml，每周 2 次。

四、疗效评价研究

COPD 疗效评价研究涉及复方制剂、中成药、药物外治法和非药物疗法等。其中复方制剂涉及单个复方和由多个复方构成的治疗方案，药物外治法主要涉及敷贴疗法（如舒肺贴、温阳化痰穴贴等）、灸法类（如益肺灸等），非药物疗法涉及传统功法类（如呼吸导引、太极拳、八段锦、六字诀、五禽戏等）、针刺类（如普通针刺、电针等）。

（一）复方制剂

国家中医药管理局高水平学科——中医肺病学科团队（河南中医药大学第一附属医院）系统阐释了稳定期（肺功能1~4级）、急性加重期、急性加重危险窗期的临床特点，结合病机与证候规律，提出了COPD分期、分级的中医防治策略，创建了4项中医/中西医结合诊疗方案，疗效显著。

1. 稳定期轻度/中度（肺功能1、2级）中医治疗方案 依托2011年国家中医药行业科研专项，采用多中心、随机、双盲、安慰剂对照试验设计方法（注册号：NCT 01486186），以全国12中心504例稳定期轻度/中度（肺功能1、2级）患者为研究对象。采用中央随机分配方法，将受试者随机分为试验组（中药颗粒剂）和对照组（中药颗粒模拟剂），开展中医辨证治疗与安慰剂比较研究，治疗12个月，随访12个月。通过研究，建立了COPD早期中医治疗方案。该方案能够减少急性加重次数，缓解临床症状和呼吸困难，提高运动耐力和生存质量，具有较好的远后效应。

2. 稳定期重度/极重度（肺功能3、4级）中西医结合治疗方案 依托"十二五"国家科技支撑计划项目，采用多中心、随机、双盲、安慰剂对照试验设计方法（注册号：NCT 02270424），以全国10中心564例稳定期重度/极重度（肺功能3、4级）患者为研究对象。采用中央随机分配方法，将受试者随机分为试验组（中医辨证治疗+西医规范治疗）和对照组（中医辨证治疗模拟剂+西医规范治疗），治疗12个月，随访12个月。通过研究，建立了中西医结合治疗方案。该方案疗效较西医方案显著，可减少急性加重次数，改善呼吸困难，提高运动耐力和生存质量，节约医疗费用。

3. 急性加重期中西医结合治疗方案 依托河南省特色学科中医学学科建设项目，采用多中心、随机、双盲、安慰剂对照试验设计方法（注册号：NCT 03428412），以全国8中心378例AECOPD为研究对象。采用中央随机分配方法，将受试者随机分为试验组（中医辨证治疗+西医常规治疗）和对照组（中医辨证治疗模拟剂+西医常规治疗），治疗14日，随访3个月。通过研究，建立了中西医结合治疗方案。该方案疗效较西医常规治疗显著，可减少急性加重风险，缩短住院时间，减轻临床症状。

4. 急性加重-危险窗中西医结合序贯治疗方案 依托国家中医临床研究基地业务建设科研专项课题，采用多中心、平行、随机、对照试验设计方法（注册号：ChiCTR-TRC-11001460），以全国6中心364例AECOPD患者为研究对象，采用中央随机分配方法，将受试者随机分为试验组和对照组，在西医常规治疗基础上，试验组在急性加重期辨证给予散寒化饮方、清热化痰方、燥湿化痰方颗粒治疗14日，进入危险窗后辨证给予补肺健脾方、补肺益肾方、益气滋肾方颗粒序贯治疗4周，随访6个月；对照组辨证给予相应中药颗粒模拟剂。通过研究，建立了中西医结合序贯治疗方案。该方案疗效较西医常规治疗显著，可降低急性加重风险，缩短住院时间，缓解临床症状和呼吸困难，提高运动耐力和生存质量。

（二）中成药

1. 玉屏风颗粒 在广东医药世界制药有限公司资助下，采用多中心、平行、随机、对照试验设计方法（注册号：ChiCTR-IPR-15007023），以全国6中心240例肺功能2、3级发生急性加重高风险COPD人群为研究对象。将受试者分为试验组（玉屏风颗粒+西医常规治疗）和对照组（安慰剂+西医常规治疗），治疗1年，随访1年。研究结果显示，口服中成药玉屏风颗粒能减少患者急性加重年发生次数及再次急性加重发生的风险，可延长再次急性加重发生的间隔时间。

2. 黄芪注射液 依托新疆维吾尔自治区重点实验室开放课题和国家自然科学基金项目，采用系统评价与Meta分析方法，纳入15项RCT，共计1236例COPD稳定期患者。研究评估了黄芪注射液联合西医常规治疗与单纯西医常规治疗的疗效。Meta 分析结果显示，与对照组相比，黄芪注射液联合西医常规治疗在降低急性加重次数、提高临床有效率、改善肺功能（FEV$_1$/FVC）、降低 mMRC 评分及减少炎症因子（IL-8、TNF-α）水平方面均具有显著优势。GRADE 评价表明，虽然证据质量为低至极低，但总体结果显示黄芪注射液在 COPD 治疗中具有明显的临床优势。日后需进一步开展高质量研究以提升证据级别。

3. 百令胶囊 依托国家自然科学基金项目，采用系统评价与 Meta 分析方法，纳入 14 项 RCT，共计 1082 例 COPD 患者，对比了常规治疗加百令胶囊与单纯常规治疗的疗效。研究结果显示，百令胶囊联合常规治疗可以显著改善患者的肺功能（如 FEV$_1$、FVC、FEV$_1$/FVC）、增加 6min 步行试验距离，降低急性发作次数。该治疗方案在 COPD 稳定期患者中的临床效果优于单纯常规治疗，具有较好的安全性和依从性。

4. 血必净注射液 依托国家自然科学基金项目，采用系统评价与 Meta 分析方法，纳入 21 篇 RCT，共计 1618 例患者，对血必净注射液联合常规治疗对 AECOPD 患者的疗效及安全性进行了系统分析。结果显示，血必净注射液辅助治疗在提高总有效率，以及降低 CRP、WBC、降钙素原（procalcitonin, PCT）、IL-6、NEU%和 TNF-α 方面显著优于对照组，且在调节细胞免疫紊乱方面具有积极作用。结论认为，血必净注射液联合常规治疗可以调节 AECOPD 患者的免疫功能，降低炎症指标，改善小气道微循环，抑制疾病进展，且具有良好的安全性。

5. 补肺活血胶囊 依托国家自然科学基金项目，采用系统评价与 Meta 分析方法，纳入 7 项 RCT，共计 662 例 COPD 患者，评估补肺活血胶囊联合西医常规治疗 COPD 的有效性和安全性。Meta 分析结果显示，与单用西医常规治疗相比，治疗组在减少急性加重次数，增加 6min 步行试验距离，减少咳嗽、咳痰、喘息症状积分，提高肺功能，降低 mMRC 等方面具有显著优势，且未见严重不良反应报告。然而，由于纳入研究的质量较低，需更多高质量、大样本的随机对照试验进一步验证其临床疗效。

（三）药物外治法与非药物疗法

1. 敷贴疗法

（1）舒肺贴技术：依托"十一五"国家科技支撑计划项目，通过全国 3 中心 164 例 COPD 稳定期患者多中心、随机、对照临床试验，制定了舒肺贴操作技术规范。舒肺贴穴位贴敷能够减少 COPD 急性加重次数，改善临床症状，改善呼吸困难，提高生存质量，具有操作简单、使用方便、价格低廉、毒副作用小、易于推广的特点。同时，舒肺贴及其制备方法获得了发明专利（ZL200810049332.3）。

（2）温阳化痰穴贴：依托北京市西城区卫生局科技项目，开展了随机对照临床试验，共纳入 220 例 COPD 稳定期患者，随机分为治疗组（温阳化痰穴贴联合常规治疗）和对照组（常规治疗），每伏连贴 3 日，每次贴敷 6~8h，疗程 2 年。结果显示，温阳化痰穴贴联合常规治疗对 COPD 稳定期患者的中医证候评分、咳嗽和咳痰症状、生存质量有显著改善作用，且疗效优于单纯常规治疗，但对肺功能无明显影响。

2. 灸法类

（1）益肺灸技术：依托"十二五"国家科技支撑计划项目，开展了全国 4 中心 120 例随机对照临床试验（注册号：ChiCTR-INR-17011194）。试验组在原西医规范治疗方案基础上给予益肺灸治疗，对照组维持原西医规范治疗方案，治疗 3 个月，灸疗 6 次。结果显示，益肺灸能减少稳定期 COPD 患者的急性加重次数，减轻症状，缓解呼吸困难，增加 6min 步行试验距离，提高生存质量，增强运动耐力，且安全有效。通过本试验，制定了益肺灸操作技术规范，并获得著作权（国作登字-2017-A-00393730）。

（2）益肺灸：依托国家自然科学基金项目和国家中医临床研究基地业务建设科研专项课题，采用系统评价与 Meta 分析方法，纳入 15 项 RCT，共计 1355 例 COPD 患者。研究评估了益肺灸结合西医常规治疗（试验组）与单纯西医常规治疗（对照组）的疗效。Meta 分析结果显示，试验组在呼吸困难评分、6min 步行试验距离、$FEV_1\%$ 等方面均优于对照组。结论表明，益肺灸结合西医常规治疗能显著改善 COPD 患者的肺功能、运动耐力和生存质量，但文献方法学质量较低，证据有待高质量临床研究进一步验证。

3. 传统功法类

（1）呼吸导引：依托 2011 年国家中医药行业科研专项，开展了全国 11 中心、464 例呼吸导引治疗 COPD 稳定期的随机对照临床试验（注册号：NCT 01482000）。康复组给予呼吸导引联合常规治疗，对照组给予常规治疗，疗程 3 个月。结果显示，呼吸导引技术能提高运动耐力，改善临床症状，提高生存质量，改善患者报告结局和疗效满意度，安全有效。

（2）太极拳：依托国家重点研发计划项目，开展了随机对照临床试验（注册号：NCT 02665130），共纳入 120 例 COPD 稳定期患者。将患者随机分为试验组（太极拳+常规治疗）和对照组（肺康复+常规治疗），每周 5 日，持续 1h，共计 12 周。结果显示，太极拳在改善 COPD 患者的 SGRQ 评分方面，与肺康复同样有效。停止锻炼 12 周后，太极拳组在 SGRQ 评分上显示出临床显著优势。

（3）八段锦：依托国家重点研发计划课题和省级科技研发计划联合基金项目，采用系统评价与 Meta 分析方法，纳入 35 项关于八段锦辅助治疗 COPD 的 RCT，共计 3320 例患者。将研究对象分为对照组（西医常规治疗）和观察组（八段锦联合西医常规治疗）。结果显示，八段锦辅助治疗组在总有效率、肺功能（FEV_1、$FEV_1\%$、FVC、FEV_1/FVC）、CAT 评分和 6min 步行试验距离等方面均显著优于对照组，表明八段锦能够提高 COPD 患者的肺功能，减轻症状，增强运动耐力，且无严重不良反应，具有较高的安全性和推广应用价值。

（4）六字诀：依托国家重点研发计划，采用系统评价和 Meta 分析方法，纳入 40 项 RCT，共计 3137 例 COPD 患者，评估六字诀气功联合常规治疗与单纯常规治疗的有效性和安全性。研究结果显示，六字诀气功联合治疗显著改善了患者的肺功能（FEV_1、$FEV_1\%$、FEV1/FVC）、运动耐力（6min 步行试验距离、30s 坐站试验）、健康状况[CAT 评分、mMRC 评分、英国医学研究委员会呼吸困难指数（Medical Research Council Dyspnea Scale，MRC）、中医证候评分和心理状态（汉密尔顿焦虑量表（Hamilton Anxiety Scale，HAMA）、汉密尔顿抑郁量表（Hamilton Depression Scale，HAMD）]。此外，六字诀气功还显著提高了气道传导性（airway conductance，AC）和 PaO_2，降低了 $PaCO_2$。总体结果显示，六字诀气功作为辅助治疗可有效改善 COPD 患者的肺功能、运动耐力、健康状况和生存质量，但仍需更多高质量、大样本的 RCT 研究进一步验证其疗效。

（5）五禽戏：依托广东省卫生和计划生育委员会项目，开展了随机对照临床试验，共纳入 74 例出院过渡期 COPD 患者，随机分为五禽戏组和对照组。五禽戏组在常规随访管理及运动锻炼基础上进行五禽戏锻炼，每日锻炼 2 次，每次 30min，疗程 3 个月。结果显示，五禽戏锻炼对 COPD 患者的肺功能[FEV_1、FEV_1/FVC、第 1 秒用力呼气容积占预计值的百分比（$FEV_1\%pred$）]和运动耐量（6min 步行试验距离、达到无氧阈时的运动时间及最大摄氧量）均有显著改善作用，且优于对照组。

4. 针刺类

（1）普通针刺：根据文献评价结合专家共识，优化形成了 COPD 针刺治疗方案。依托河南省特色学科中医学学科建设项目，开展了 5 中心 150 例随机、对照临床试验（注册号：NCT03169504）。对照组给予西医规范治疗，试验组采用西医规范治疗联合针刺方案，疗程 3 个月。结果显示，针刺治疗方案能提高患者运动耐力，改善呼吸困难、临床症状，减少急性加重次数。

（2）电针：依托广东省科技厅项目，开展了一项随机平行对照试验（注册号：ChiCTR-INR-17011591），共纳入 62 例 COPD 稳定期患者。试验组接受电针联合有氧运动治疗，对照组接受安慰针联合有氧运动治疗。两组均隔日治疗，每周 3 次，共 14 次。研究结果显示，电针可通过改善小气道阻塞和提升通气量，提高患者的呼吸功能和运动耐力。

五、作用机制研究

中医药治疗 COPD 具有明显的效果。其作用机制较为广泛，主要包括调节细胞免疫功能、抑制炎症损伤、阻抑氧化损伤、改善蛋白酶与抗蛋白酶失衡、改善血流动力学、改善呼吸肌功能、降低肺动脉压、改善细胞外基质损伤等。

（一）降低炎症反应

波及气道、肺实质、肺微血管等部位的持续存在的炎症反应（炎症细胞和炎症介质介导）是 COPD 的主要发病机制之一。研究发现，山柰酚通过抑制 TLR4/NF-κB 信号通路，降低 COPD 大鼠 BALF 中的 IL-1、IL-6、TNF-α、MDA 水平，上调 SOD 水平，改善炎症和氧化损伤。淫羊藿苷调控 Rac1 信号通路，降低炎症因子，提高胞葬辅助因子水平，改善巨噬细胞功能。姜黄素调控 NLRP3 信号通路，抑制 Caspase-1、NF-κB、IL-1β 表达，缓解 COPD 炎症反应。黄芪、阿胶和党参分别通过抑制不同信号通路，减少 COPD 炎症和气道重塑。宣肺止嗽方高、中剂量组在 COPD 大鼠模型中显著抑制 IL-17A、IL-17RA、Act1、TRAF6 蛋白及下游 NF-κB、p38 MAPK 信号通路，降低 IL-6、IL-8、TNF-α、IL-17、IL-1β 水平，缓解气道炎症。二陈汤加味通过抑制 TNF-α/TNFR1/RIPKs 信号通路，降低 COPD 大鼠肺泡灌洗液中 TNF-α、TNFR1 水平及肺组织中 RIPK1、RIPK3、MLKL 表达，改善炎症反应。复方佛耳草合剂调控 TLR4/MyD88/NF-κB 信号通路，降低血清中 TNF-α、IL-1β、IL-6、MDA 及肺组织中相关蛋白表达，改善肺功能及氧化应激状态。芪蛭皱肺颗粒可抑制 Notch 信号通路，降低血清及 BALF 中的 TNF-α 含量，调节 Th1/Th2 平衡。清源化痰颗粒增加 Treg 分化，减少 Th17 分化，调控 Th17/Treg 信号通路，改善炎症反应。参芪温肺方调节 NLRP3/GSDMD 通路，降低炎症因子水平，缓解细胞焦亡及炎症。款冬花散通过调节 TLR4/NF-κB/NLRP3 通路，抑制 M1 型巨噬细胞极化，进而达到治疗 COPD 的目的。

（二）改善氧化应激

COPD 患者肺部通常存在高水平的氧化应激，这不仅直接损伤气道和肺组织，还驱动其他病理机制，导致疾病加速进展和多种并发症的出现。高水平的活性氧可以直接损伤气道上皮细胞，促进气道平滑肌细胞增殖，导致气道壁增厚和肺功能下降。氧化应激通过调节氧化还原敏感性分子和信号分子，增强促炎介质的合成和释放，加重肺部炎症反应。长期氧化应激可加速内源性抗蛋白酶失活，促使中性粒细胞和巨噬细胞积聚，释放多种蛋白酶，导致肺部破坏。氧化应激还可以诱导气道上皮细胞产生黏蛋白，导致气道黏液分泌过多，加重 COPD 的气道狭窄。此外，氧化应激还参与 COPD 患者的遗传调控途径，促进细胞衰老，进一步加重疾病进程。

中药复方利用"君臣佐使"等组方原理，将多种中药配伍，针对 COPD 氧化应激表现出多靶点、多途径的治疗优势，研究结果均体现出较好的疗效和安全性。全真一气汤通过促进 PON1 的表达，水解氧化脂质，从而抑制氧化应激。金水六君煎通过降低 COPD 大鼠的 ROS 和 MDA 水平，升高 SOD 水平，调控 PPAR-γ 和 HO-1 的表达。加味四君子汤通过调节 SDH、SOD 和 MDA 的含量，减轻小鼠的氧化应激水平，保护膈肌线粒体结构。清肺理痰方通过调节 MDA 和 SOD 的含量，抑制COPD大鼠的氧化应激反应。参麦注射液主要通过激活PPAR-γ途径，改善COPD大鼠的炎症和氧化应激状态。补肺益肾方主要通过上调Nrf2通路，改善氧化/抗氧化失衡。

（三）调节机体免疫

COPD患者的体液免疫和细胞免疫均有不同程度的损害，导致病原体容易入侵并诱发疾病。研究发现，百令胶囊、六味补气颗粒、金水宝胶囊等中成药可以显著提高COPD患者血清中IgA、IgG、IgM等免疫球蛋白的水平，从而改善免疫功能，减轻临床症状，恢复肺功能。$CD4^+$和$CD8^+$T细胞的动态平衡是机体免疫功能稳定的重要指标。研究表明，喘可治注射液、参蛤河车胶囊、百令胶囊等中成药通过提高$CD4^+$细胞、降低$CD8^+$细胞的数量，可有效改善COPD患者的免疫功能，减轻炎症反应，提高临床疗效。Th1细胞和Th2细胞通过分泌不同的细胞因子，调节免疫反应。研究发现，二陈汤加味、炎琥宁、利金方等中药或中成药可以通过调节IL-4/STAT6和IL-12/STAT4信号通路，平衡Th1/Th2细胞，改善COPD患者的肺功能和免疫状态。Treg细胞和Th17细胞的平衡对于调节免疫反应至关重要。研究发现，黄芪注射液、益气固表丸等中成药可以通过调节Th17/Treg细胞平衡，抑制炎症因子的表达，改善COPD患者的肺功能和免疫功能。

（四）调节肠道菌群

中医学认为肺脏与大肠联系密切。肠道菌群平衡与呼吸道健康密切相关，能够通过改变肺黏膜来影响呼吸道疾病。肠道菌群能够对肺的组织、结构和功能产生广泛影响，从而影响COPD的发展。肠道菌群作为一种非侵入性生物标志物，可能在一定程度上识别和预测COPD病程的发生和进展。COPD的病理性质为本虚标实，通过补益肺脾肾、化痰祛瘀等中医内治法能够调控肠道菌群，使其恢复平衡。中药提取物或中药复方制剂，能够提高厚壁菌门、拟杆菌门、乳杆菌属、双歧杆菌等丰度，降低变形菌门等丰度，进而有助于COPD的整体恢复。研究发现，沙棘五味散、补肺汤、宣白承气汤、清源化痰颗粒能够改善肺肠组织损伤。COPD存在免疫紊乱，可以运用以补法为主，佐以祛邪的治法，调控肠道菌群，恢复机体免疫。如复方苍术方、益气通腑方，能够上调$CD4^+$、$CD4^+/CD8^+$细胞等水平，改善机体免疫。此外，补肺健脾方、虫草素与虫草多糖、益气涤痰破瘀方、宣白承气汤、玉屏风颗粒、芪白平肺胶囊在调节肠道菌群，修复肺肠组织损伤的同时，能够提高胸腺指数，改变免疫细胞等的表达，调节机体免疫，从而作用于COPD。COPD存在炎症反应，以清肺热、祛痰逐瘀为主要治法，并配以补益药治疗COPD，能够调控肠道菌群，减轻炎症反应。如补肺健脾方、沙棘五味散、补肺汤、宣白承气汤、清源化痰颗粒、复方苍术方、虫草素与虫草多糖、益气涤痰破瘀方、芪白平肺胶囊、理肺汤、清金化痰汤、健脾化痰通腑颗粒、车前子粗多糖胶囊能够降低炎性因子TNF-α、IL-6、IL-8、IL-17及CRP等水平，上调IL-10等水平抑制COPD炎症反应。此外，COPD还存在短链脂肪酸（short chain fatty acids，SCFA）等代谢异常。中医药能够调控肠道菌群，促使SCFA等代谢恢复稳态。如补肺健脾方、沙棘五味散、益气涤痰破瘀方能够提高SCFA水平。补肺汤可以反向调节磷酸戊糖途径Ⅰ及还原型戊糖磷酸循环。宣白承气汤能够调控牛磺酸、亚油酸和花生四烯酸等代谢过程。清源化痰颗粒可以提高丁酸盐水平，有利于COPD的恢复。

六、临床指南/共识

近年来，中医在治疗COPD方面取得了显著的进展，先后发布了多部专家指南和共识，规范了COPD中医诊疗的流程和标准。这些指南的发布显著提升了中医治疗COPD的临床水平。

（一）《慢性阻塞性肺疾病中医证候诊断标准（2011版）》

2011年中华中医药学会内科分会肺系病专业委员会发布了《慢性阻塞性肺疾病中医证候诊断标准（2011版）》。该指南旨在规范中医对COPD的诊断，明确了病症的分类和特征，包括寒饮证、痰热证、痰湿证、血瘀证、肺气虚证等9种基础证和10种常见证候。

（二）《慢性阻塞性肺疾病中医诊疗指南（2011版）》

2011年中华中医药学会发布了《慢性阻塞性肺疾病中医诊疗指南（2011版）》。该指南详细规范了中医治疗COPD的方法，包括补益肺气、化痰祛湿、清热解毒、养阴润肺等多种治疗策略，并提出了具体的治疗方案和方剂。

（三）《慢性阻塞性肺疾病稳定期中医临床实践指南（征求意见稿）》

2020年樊长征等发布了《慢性阻塞性肺疾病稳定期中医临床实践指南（征求意见稿）》。该指南的目的是规范中医治疗COPD稳定期的做法。该指南强调了中医药治疗在改善症状、减少急性加重次数、提高运动耐力和生存质量方面的效果。此指南的编制过程参考了世界卫生组织指南制定手册，并在相关法律法规和技术文件的指导下进行。

（四）《国际中医临床实践指南：慢性阻塞性肺疾病》

为了进一步完善诊疗规范，世界中医药学会联合会于2019年修订并发布了《国际中医临床实践指南：慢性阻塞性肺疾病》。该指南由多学科专家团队编制，通过系统的文献检索和质量评价，制定了中医诊治COPD的标准和推荐意见。

（五）《慢性阻塞性肺疾病中西医结合诊疗指南（2022版）》

最近一部指南是2022年由世界中医药学会联合会内科专业委员会发布的《慢性阻塞性肺疾病中西医结合诊疗指南（2022版）》。该指南旨在融合中西医优势，提高COPD的诊治水平。指南提出了13条推荐意见，强调了中西医结合治疗的有效性和安全性。

以上几部指南的发布，标志着中医在治疗COPD方面规范化和标准化程度的提高。这些指南不仅规范了诊断和治疗的流程，还提供了详细的治疗方案和方剂，提升了中医治疗COPD的临床水平。同时，这些指南的发布和实施，对于推动中西医结合治疗的普及和应用，进一步提升COPD患者的治疗效果和生存质量，具有重要的指导意义。

第二节 支气管哮喘

支气管哮喘（简称哮喘）是一种以气道慢性炎症为基本特征的异质性疾病，具有不同的临床表型。其主要临床表现为反复发作的喘息、气急，伴或不伴胸闷或咳嗽等症状，同时伴有气道高反应性和可逆的气流受限，随着病程延长可导致气道重塑。哮喘被列为我国重点防治的慢性呼吸道疾病。近年来，全球哮喘患病率呈逐年上升趋势，我国哮喘总体上控制现状仍不理想，控制率较低，重度哮喘的状况尤为严峻。由于哮喘具有显著的异质性和复杂的病理生理特点，其疾病未来风险极高，不仅成为哮喘患者致残、致死的主要原因，还对社会经济造成了沉重负担。因此，哮喘的规范化诊断和治疗及有效管理的实施，对于提高哮喘的控制水平，改善患者生存质量，降低疾病负担具有重要作用。

从中医学角度而言，本病归属中医学"哮病"等范畴。本病以喉中哮鸣有声，呼吸气促，甚至喘息不能平卧等为临床基本特征。中医药在哮喘的诊治方面积累了丰富的实践经验，在改善临床症状、减少急性发作、改善肺功能方面有一定优势，且具有远期疗效好、不良反应少的特点。因此，充分发挥中西医结合诊治哮喘的独特优势，丰富哮喘的中西医结合治疗手段是目前的首要问题。

一、病因病机

哮喘由于外邪、饮食、情志、劳倦等诱因，引动内伏之宿痰，致痰阻气道，肺气上逆，气道挛急而发病。哮喘可分为急性发作期、慢性持续期和临床缓解期三个疾病阶段，发作期由诱因引发，以致痰阻气道，肺失肃降，风盛挛急而致喘息哮鸣突然发作；慢性持续期则因痰瘀久留，正气受伤，气机不畅而致肺气宣降不得复常，表现为喘息哮鸣轻重间作；缓解期则常表现为肺、脾、肾等脏气虚弱之候。哮喘为本虚标实证。标实为外感之邪或病理产物，风、痰、瘀交结；本虚为脾肺肾虚，以肾虚更为显著。本虚与标实互为因果。若日久不愈，则虚实错杂；若大发作或发作呈持续状态时，易致喘脱危候。

2013 年中华中医药学会内科分会肺系病专业委员会发布的《支气管哮喘中医诊疗专家共识（2012）》、2022 年中国中西医结合学会呼吸病专业委员会发布的《支气管哮喘中西医结合诊疗中国专家共识》、2023 年中华医学会呼吸病学分会哮喘学组发布的《胸闷变异性哮喘诊治中国专家共识》、2024 年中国医药教育协会慢性气道疾病专业委员会中国哮喘联盟发布的《重度哮喘诊断与处理中国专家共识（2024）》及中国中西医结合学会变态反应专业委员会发布的《过敏性鼻炎哮喘综合征中西医结合诊疗专家共识》均采纳此病机观点。

众多学者对支气管哮喘的病因病机进一步进行了探讨研究。有的学者认为导致哮喘的直接病因较为复杂，寒、热、痰、饮、瘀血往往相互纠缠，相兼致病；病位以肺、肾、胃、脾为主；关键病机有表里、内外的失调和虚实差异。有学者认为现代人的饮食偏嗜、生活习惯及气候环境等导致湿热内生，内郁于肺。气机不畅，肺失宣降，肺气出入为艰而致哮病，又因湿热之邪胶着难分，故哮喘多病程长且易反复发作。有学者提出肺气阳虚是哮喘发病的内因，脾阳虚弱是其发展的表现，肾阳亏虚则是后期走向，心阳虚衰是最终结局。还有学者认为哮喘主要病位在肾，"肾阳虚"是哮喘的基本病机，"肾阳虚-痰气交阻"关乎哮喘的发作，"肾阳虚-痰瘀互结"影响着哮喘后期的气道重塑进程，是哮喘缠绵难愈、迁延反复的内在病机。

上述医家学者在前人的基础上，提出了各自的观点。它们是纵横交错的，但概括起来，不外乎在内外因的作用下，脏腑正气不足，水液运化失司，气机运行不畅，聚而成痰，内伏于肺，成为哮病发展过程中一个关键的病理因素。久病必瘀、久病必虚，痰瘀互结、虚实夹杂则为哮喘慢性持续期迁延不愈的根本。

二、证候规范

2013 年中华中医药学会内科分会肺系病专业委员会发布的《支气管哮喘中医诊疗专家共识（2012）》指出哮喘常见证候分 3 期 10 证候，即急性发作期的外寒内饮证、痰浊阻肺证、痰热壅肺证、阳气暴脱证；慢性持续期的阳虚饮伏证、气虚痰阻证、气阴虚痰热证；临床缓解期的肺脾气虚证、肺肾气虚证、脾肾阳虚证。

2016 年中华中医药学会肺系病专业委员会/中国民族医药学会肺病分会发布的《支气管哮喘

中医证候诊断标准（2016版）》，指出哮喘的证候分类有基础证和临床常见证。基础证有10种，即外寒证、痰饮证、痰浊证、痰热证、肺气虚证、脾气虚证、肾气虚证、肺阳虚证、肾阳虚证、血瘀证。基础证可单独呈现，也常以复合形式出现。掌握基础证的表现对常见证候的辨识具有重要意义。临床常见证包括实证类（包括外寒内饮证、痰浊阻肺证、风痰阻肺证、痰热壅肺证）、虚证类（包括肺气虚证、肺脾气虚证、肺肾气虚证、肺肾阳虚证、阳气暴脱证）、兼证类（包括血瘀证）3类10证候。支气管哮喘证候诊断的第二轮专家问卷调查分析结果显示，外寒内饮证、痰浊阻肺证归属"冷哮"；风痰阻肺证归属"风哮"；痰热壅肺证归属"热哮"；肺气虚证、肺脾气虚证、肺肾气虚证、肺肾阳虚证归属"虚哮"；阳气暴脱证归属"喘脱"危证；血瘀证归属"瘀哮"。

2022年中国中西医结合学会呼吸病专业委员会发布的《支气管哮喘中西医结合诊疗中国专家共识》将哮喘分为急性发作期和缓解期两期，其中急性发作期分为冷哮证、热哮证、风哮证、痰哮证、肺实肾虚证和"喘脱"危证，缓解期分为肺脾气虚证、肺肾两虚证。2023年中国中西医结合学会、中华中医药学会、中华医学会发布的《支气管哮喘中西医结合诊疗指南》在此基础上新增气虚寒哮证和气虚血瘀证。

2023年中华医学会呼吸病学分会哮喘学组发布的《胸闷变异性哮喘诊治中国专家共识》总结，胸闷变异性哮喘常见证型包括肝郁气滞证、痰气痹阻证、肺脾气虚证、胸阳不振证等。2024年中国中西医结合学会变态反应专业委员会发布的《过敏性鼻炎哮喘综合征中西医结合诊疗专家共识》提出，过敏性鼻炎哮喘综合征发作期多表现为风痰犯肺、外寒内饮、风痰郁热证型，慢性持续期以上实下虚证（虚哮）为主，缓解期多表现为肺脾气虚证、肺肾阳虚证。此外，临床上还可以见到肺气郁闭证、肝火犯肺证、脾虚湿困证、肾阳衰微证等。2024年中华中医药学会激素依赖性哮喘中医诊疗指南项目组发布的《激素依赖性哮喘中医诊疗指南（2023）》将激素依赖性哮喘分为阴虚火旺、痰热内蕴，阴阳两虚、痰瘀内阻，肾阳亏虚、痰瘀未尽3个证型。

三、治疗方案和技术

哮喘总属邪实正虚之证。发作时以邪实为主，其邪有寒、热、风、痰，当仔细区分其寒热属性及邪气兼夹，注意是否兼有表证。邪实为主亦有正虚表现，慢性持续期则正虚邪实兼有。正虚以气虚为主，邪实则以痰浊为代表，当权衡正邪轻重。而缓解期以正虚为主，其虚在脏腑，应详辨肺、脾、肾之脏腑定位，阴阳之偏虚偏实。若久发正虚，虚实错杂者，当按病程新久及全身症状辨别其主次。以"发时治其标，缓时治其本""发时治肺兼顾肾，平时治肾兼顾肺"为原则，区分寒热虚实，分别论治。然发作时，虽以邪实为主，亦有正虚；缓解期常以正虚为主，但痰饮留伏的病理因素仍然存在。故对哮喘的治疗，又当标本兼顾。尤其是大发作有喘脱倾向时，更应重视回阳救脱，急固其本。若拘泥于"发时治其标"之说，则错失救治良机。平时当重视治本，区别肺、脾、肾的主次，在补益的同时，适当兼顾舒畅气机。

（一）治疗方案

1. 急性发作期

（1）冷哮证：采用射干麻黄汤，亦可选用小青龙汤加减或选用中成药小青龙制剂（小青龙颗粒、小青龙胶囊、小青龙合剂、小青龙口服液）。气虚寒哮证选用平喘益气颗粒。

（2）热哮证：采用麻杏石甘汤加减，亦可使用定喘汤加减。或选用中成药丹龙口服液。

（3）风哮证：采用黄龙舒喘汤（验方）加减。对于以风咳为主的咳嗽变异性哮喘者，可选用苏黄止咳胶囊。

（4）喘脱危证：采用回阳急救汤加减。如喘急面青，烦躁不安，汗出肢冷，舌淡紫，脉细，可静脉滴注参附注射液或灌服大剂量野山参粉。阳虚甚，气息微弱，汗出肢冷，加肉桂、干姜以回阳固脱。气促，发热汗出，口干舌红，脉细数，可静脉滴注参麦注射液，加西洋参、生地黄、玉竹或灌服大剂量西洋参粉等以养阴救脱。

2. 慢性持续期

（1）痰哮证：采用二陈汤合三子养亲汤加减，亦可采用麻杏二三汤（验方）加减。若痰壅喘急，必要时可暂予控涎丹泻肺祛痰。中成药可选用止喘灵口服液。若为痰热壅肺证，可予以丹龙口服液。

（2）虚哮证：采用平喘固本汤（验方）加减。肺实肾虚证者，采用射干麻黄汤或麻杏石甘汤合都气丸或补肾益气方（验方）加减。肾虚挟痰证者可选用中成药喘可治注射液。

3. 临床缓解期

（1）肺脾气虚证：采用玉屏风散或六君子汤加减。或选用中成药玉屏风颗粒、六君子丸。

（2）肺肾两虚证：采用补肺散合金水六君煎加减，亦可采用补肾益气方（验方）或补肾防喘片（验方）加减。或选用中成药金水宝胶囊、百令胶囊。

（二）中医特色技术

中医对哮喘的认识源远流长，形成了独特的理论体系和治疗方法。中医对哮喘的治疗和预防策略注重整体观念和辨证论治，通过综合运用中医特色技术，帮助患者恢复健康。

1. 针灸 治疗哮喘具有明显优势。实证哮喘常用穴位有大椎穴、风门穴、身柱穴、丰隆穴、膻中穴、天突穴、合谷穴、曲池穴、商阳穴、外关穴、鱼际穴等。虚证哮喘常用穴位有肺俞穴、气海穴、膏肓穴、关元穴、三阴交穴、神阙穴、肾俞穴、命门穴、足三里穴等。每次选穴6～8个，或针或灸，每日1次，10日为1个疗程，可休息1周左右再进行下一个疗程治疗。

2. 热敏灸 取肺俞穴和膈俞穴两穴水平线之间的区域或前胸部第1肋间隙、第2肋间隙自内向外至6寸范围内区域的热敏化腧穴。点燃艾条，在距离选定部位皮肤表面3cm左右高度手持调控施行温和灸。当患者感受到艾条发生透热、扩热、传热、局部不（微）热、远部热、表面不（微）热、深部热和非热觉中的一种或一种以上感觉时，即为发生腧穴热敏化现象。该探查穴点为热敏化腧穴。操作者手持艾条，在热敏化现象最为明显的穴位进行悬灸，每隔2min掸灰，并调整艾条与皮肤距离，保持足够热度。每次治疗时间以上述区域腧穴热敏现象消失为度。

3. 穴位贴敷法（三伏贴） 可显著改善哮喘患者的喘息、气急、胸闷或咳嗽等临床症状，改善肺功能，减少哮喘发作次数。临床上治疗哮喘常用的贴敷疗法，主要参考《张氏医通》的白芥子膏，组成为细辛、甘遂各10g，炒白芥子、延胡索各20g。以上药物研细末后用生姜汁调成糊状，然后贴敷在穴位上（双侧肺俞穴、双侧定喘穴、膻中穴、天突穴、双侧中府穴、双侧风门穴）。根据患者的皮肤耐受程度，以皮肤潮红为度，贴2～4h后去药洗净，注意防止皮肤损伤。在农历夏至后三伏天的初、中、末伏的第1日各敷贴1次，亦可三伏天期间每3日敷贴1次，三伏为1个疗程。

4. 穴位埋线法 是对针灸的延伸与改良，其在针灸经络理论指导下，将医用羊肠线埋入相应穴位区域。羊肠线将在此区域进行体内液化、分解和吸收，对定喘、肺俞和膻中等穴位产生轻柔温和而持续的刺激作用，达到疏通气血经络的效果以治疗疾病。研究表明，穴位埋线可减轻哮喘患者气道炎症反应，改善支气管哮喘患者症状。

5. 穴位注射法 是指将某些中西药物联合针刺疗法注入腧穴或特定部位的一种疗法，所以又称水针法，即药物联合针刺疗法。它具有针刺和药物的双重作用，可以起到疏通经络、活血化瘀等不同作用。临床研究证明，穴位注射对支气管哮喘具有良好治疗效果。

6. 按摩推拿法 支气管哮喘在缓解期，可以采用中医的穴位按摩法来辅助治疗，以提高患者的机体抗病能力。通常选用的穴位包括天突穴、膻中穴、大椎穴及双侧肺俞穴等。这几个穴位分别具有补益肺气、宽胸理气及扶正祛邪的作用。经常对这几个穴位进行按摩，可在一定程度上提高人体免疫力，减少支气管哮喘的急性发作。

7. 耳穴压豆法 急性发作期和慢性持续期患者，根据病情需要，可选择下屏尖、肾上腺、气管、皮质下、交感、肺等穴位进行耳穴压豆。将磁珠或王不留行籽固定于相应穴位，每日按4～6次，以有酸胀感为度，每次3～5min，保留3～7日。

8. 冬令膏方 慢性持续期和临床缓解期的患者，可根据体质辨证使用膏方。哮喘发病标在肺，本在肾，虚实夹杂。故临床在扶正补虚的同时，宜兼顾祛邪治病。同时应重视顾护脾胃，不可滋腻太过。选方以二陈汤、七味都气丸、人参养荣汤等为主加减。

四、疗效评价研究

支气管哮喘疗效评价研究涉及复方制剂、中成药、药物外治法和非药物疗法等。其中复方制剂主要涉及单个复方（射干麻黄汤、小青龙汤、定喘汤、金匮肾气丸、益气补肾止喘汤等）和中成药（丹龙口服液、平喘益气颗粒、苏黄止咳胶囊、喘可治注射液、固本咳喘胶囊等）。中医外治法主要涉及穴位敷贴法（黄芩咳喘散三伏贴、温阳化痰贴等）、灸法类（隔姜温和灸、热敏灸等）、针刺法、穴位埋线法、穴位注射法、按摩推拿法、耳穴压豆法等。

（一）复方制剂

1. 射干麻黄汤 依托国家自然科学基金面上项目，采用系统评价与Meta分析方法，纳入14项RCT，共计1230例哮喘患者，对比了射干麻黄汤治疗与单纯西医常规治疗的疗效。结果显示，射干麻黄汤治疗哮喘有较好的疗效，尤其在改善哮喘症状方面，能更有效地提高患者生存质量，并且在一定程度上可以减少激素的使用，降低激素副作用。

2. 小青龙汤 依托国家"十一五"支撑计划项目，开展随机对照临床试验，共纳入40例支气管哮喘急性发作期患者。将受试者随机分为观察组（小青龙汤治疗）和对照组（西医常规治疗），治疗1周。研究结果显示，小青龙汤治疗哮喘急性期的疗效优于西药对照组，尤其在改善哮喘主要症状，如喘息、哮鸣音、胸闷、咳痰方面具有优势，且用药安全。

3. 定喘汤 依托国家自然科学基金课题，采用系统评价与Meta分析方法，纳入27项RCT，共计2497例哮喘患者，对比定喘汤联合西药治疗与单纯西药治疗的疗效。结果显示，定喘汤联合西药在改善哮喘肺通气功能方面与单纯西医对症治疗相比，具有明显优势，且纳入试验的患者均未报告严重不良反应。

4. 金匮肾气丸 依托国家自然科学基金青年科学基金项目，开展随机对照临床试验，共纳入110例支气管哮喘缓解期患者。将受试者分为观察组（金匮肾气丸联合西医治疗）和对照组（单纯西医治疗），治疗3个月。研究结果显示，金匮肾气丸辅助治疗可改善支气管哮喘缓解期成年患者的细胞免疫功能和体液免疫功能，具有积极的临床意义。

5. 益气补肾止喘方 依托国家自然科学基金，开展随机对照临床试验，共纳入124例支气管哮喘患儿，随机分为观察组（益气补肾止喘汤联合常规西医治疗）和对照组（常规西医治疗）。两组患儿完成3个月的治疗后均进行为期半年的随访。研究结果显示，使用益气补肾止喘汤联合常规西医方法对小儿哮喘进行干预，可以提高治疗效果，减少发作次数。

（二）中成药

1. 丹龙口服液　由天津中医药大学第一附属医院呼吸科开展的多中心、平行、随机、对照试验，以全国 8 中心 473 例支气管哮喘急性发作期（热哮证）患者为试验对象。将受试者分为试验组（丹龙口服液联合西医常规治疗）和对照组（咳喘宁口服液联合西医常规治疗），治疗 7 日。研究结果显示，西药联合丹龙口服液治疗轻、中度支气管哮喘急性发作期（热哮证）的哮喘症状疗效及肺功能疗效评价等均优于咳喘宁口服液。

2. 平喘益气颗粒　由浙江大学开展的多中心、随机、双盲、对照试验设计，以全国 5 中心 300 例支气管哮喘急性发作期（气虚寒哮证）患者为试验对象。将受试者分为试验组（平喘益气颗粒组）和对照组（安慰剂组），治疗 7 日。研究结果显示，在治疗轻中度哮喘急性发作期（气虚寒哮证）方面，平喘益气颗粒能够改善气虚寒哮证患者的中医证候和症状，明显改善肺功能，且不良反应发生率低，安全耐受性良好。

3. 苏黄止咳胶囊　依托首都医学科技发展基金项目和国家中医药管理局新药开发专项课题，采用随机、双盲、多中心平行对照临床试验设计方法，以全国 6 中心 265 例咳嗽变异性哮喘患者为试验对象。将受试者分为治疗组（苏黄止咳胶囊治疗）和对照组（止咳宁嗽胶囊治疗），治疗 14 日。研究结果显示，苏黄止咳胶囊治疗咳嗽变异性哮喘的疗效优于止咳宁嗽胶囊，其疗效与降低患者气道高反应性、改善气道的敏感状态有一定的相关性。

4. 喘可治注射液　依托国家中医药管理局标准化项目，采用系统评价与 Meta 分析方法，纳入 10 项 RCT，共计 1045 例哮喘患者，对比喘可治注射液联合西药常规治疗与单用西药治疗的疗效，结果显示，在西药常规治疗基础上加喘可治注射液可改善支气管哮喘急性发作患者的症状、肺功能，减轻炎症反应，且安全性良好。

5. 固本咳喘胶囊　依托国家自然科学基金资助项目，采用随机、对照试验设计方法，共纳入 136 例支气管哮喘患儿，随机分为观察组（口服固本咳喘胶囊联合吸入硫酸特布他林雾化液治疗）和对照组（吸入硫酸特布他林雾化液治疗），治疗 7 日。研究结果显示，固本咳喘胶囊联合硫酸特布他林雾化液治疗支气管哮喘患儿临床效果显著，可有效恢复肺功能，降低炎性反应，且药物使用安全。

（三）中医外治法

1. 穴位敷贴法（三伏贴）　依托"十二五"国家科技支撑计划，开展随机对照临床试验，共纳入 102 例支气管哮喘非急性发作期患者，随机分为观察组（敷贴药物组）和对照组（微剂量药物组）。所有受试者在第一年的三伏期间先接受微剂量药物。第二年观察组给予敷贴药物，对照组给予微剂量药物。从第一年初伏第 1 日开始，每隔 13 周随访一次，每年随访 4 次，连续 3 年，共随访 12 次。结果显示，三伏贴能有效改善支气管哮喘非急性发作期患者哮喘发作次数及严重程度，且安全性良好。同时，三伏贴皮肤刺激强度越强，改善哮喘症状越明显。

（1）黄芩咳喘散三伏贴：依托上海市卫生健康委员会科研课题，开展随机对照临床试验，共纳入 140 例肺脾气虚证哮喘患者，随机分为治疗组（黄芩咳喘散三伏贴方案治疗）和对照组（黄芩咳喘散三伏贴模拟剂方案治疗）。两组患者每周均治疗 3 次，均治疗 2 个月。结果显示，黄芩咳喘散三伏贴治疗肺脾气虚证哮喘患者具有较为明显的临床疗效，对改善患者临床不良症状等具有积极效用，亦可有效减轻患者机体炎症，改善患者肺功能，值得临床推广应用。

（2）温阳化痰贴：依托首都卫生发展基金专项课题，开展随机对照临床试验，共纳入 123 例小儿哮喘缓解期的患儿，随机分为治疗组（温阳化痰贴联合西医常规治疗）和对照组（西医常规治疗）。治疗组于夏季初伏、中伏、闰中伏及末伏，连续两年进行温阳化痰贴穴位敷贴治疗，每伏贴3日。结果显示，利用温阳化痰穴贴治疗小儿哮喘稳定期患儿，可提高患儿机体抵抗力，减少普通感冒次数，降低哮喘急性发病程度，改善肺功能，对哮喘的发生进行控制，值得在临床上推广应用。

2. 灸法

（1）隔姜温和灸：依托河北省中医药管理局中医药类科研计划课题，开展随机对照临床试验，共纳入90例咳嗽变异性哮喘患者，随机分为观察组（隔姜温和灸联合孟鲁司特钠咀嚼片口服治疗）及对照组（孟鲁司特钠咀嚼片口服治疗），治疗6周。结果显示，隔姜温和灸联合孟鲁司特钠治疗咳嗽变异性哮喘，能明显改善患者的咳嗽症状及肺气道功能，提高患者的免疫功能，疗效显著。

（2）热敏灸：依托"十一五"国家科技支撑计划项目，开展随机对照临床试验，共纳入30例哮喘慢性持续期患者，随机分为观察组（采用足太阳膀胱经的肺俞穴和膈俞穴之间施行温和悬灸）和对照组（采用沙美特罗替卡松气雾剂常规治疗），治疗3个月。结果显示，腧穴热敏灸治疗哮喘慢性持续期在改善肺通气功能、临床症状观察评分、临床疗效判定方面均优于西药沙美特罗替卡松气雾剂，值得临床推广。

3. 针刺法 根据文献评价结合专家共识，优化形成了哮喘针刺治疗方案。依托国家重点基础研究发展计划（"973"计划）和国家自然科学基金，采用系统评价与Meta分析方法，纳入7项RCT，共计658例支气管哮喘患者。研究评估了针灸和单纯采用西药常规疗法治疗支气管哮喘的疗效。Meta分析结果显示，针灸治疗支气管哮喘的总有效率优于单纯采用西药常规疗法对照组。结论表明，采用针灸作为主要的治疗手段能明显改善患者肺功能，并在一定程度上减轻患者的症状，提高治疗的总有效率。

4. 穴位埋线法 依托上海市卫生和计划生育委员会科研课题计划，开展随机对照临床试验，共纳入200例支气管哮喘患儿，随机分为观察组（穴位埋线联合西药常规治疗）和对照组（西药常规治疗），治疗3个月。结果显示，观察组喘促、咳嗽、气急、哮鸣积分均低于对照组。这表明穴位埋线联合西药常规治疗儿童慢性持续期支气管哮喘疗效突出，能抑制气道重塑，改善肺功能，减轻炎症反应，提升机体免疫力。

5. 穴位注射法 依托湖南省技术创新引导计划项目，采用系统评价与Meta分析方法，纳入16项RCT，共计1315例支气管哮喘患者。研究评估了穴位注射或联合西药常规治疗和单纯采用西药常规疗法对支气管哮喘的疗效。Meta分析结果显示，在支气管哮喘的护理过程中，加用穴位注射能提高临床疗效，改善患者的肺功能，降低血清IgE、嗜酸性粒细胞比值等，提高患者生存质量。

6. 按摩推拿法 依托湖南省中医药科研计划重点项目，采用系统评价与Meta分析方法，纳入19项RCT，共计1504例支气管哮喘患者。研究评估了推拿或联合西药常规治疗和单纯采用西药常规疗法对支气管哮喘的疗效。Meta分析结果显示，推拿可以显著提高临床有效率，减少患者喘息发作次数，控制哮喘的发作，对儿童哮喘缓解期有确切的临床疗效。同时，推拿的安全性较西药更高。

7. 耳穴压豆法 依托浙江省中医药科技计划项目，开展随机对照临床试验，共纳入72例哮喘缓解期患者，随机分为观察组（耳穴压豆+穴位按摩+布地奈德福莫特罗粉吸入剂）和对照组（穴位按摩+布地奈德福莫特罗粉吸入剂），治疗8周。结果表明，穴位贴敷联合耳穴压豆在哮喘缓解期的治疗效果确切，有助于控制患者哮喘症状，改善患者的肺功能。

五、作用机制研究

中医药治疗支气管哮喘具有显著疗效。其作用机制较为广泛，主要表现为降低炎症反应，降低气道高反应性，改善气道重塑，调节机体免疫功能，调节神经机制，改善机体菌群失调等。

（一）降低炎症反应，降低气道高反应性

气道慢性炎症和气道高反应性是哮喘的基本特征，表现为气道上皮下肥大细胞、嗜酸性粒细胞、巨噬细胞、淋巴细胞及中性粒细胞等炎症细胞的浸润。这些细胞进一步分泌多种炎症因子，如组胺、白三烯、前列腺素、活性神经肽、嗜酸性粒细胞趋化因子、转化生长因子等，构成了一个与炎症细胞相互作用的复杂网络。慢性炎症是导致气道高反应性的重要机制之一。当气道受到变应原或其他刺激后，多种炎症细胞释放炎症介质和细胞因子，引起气道上皮损害、上皮下神经末梢裸露等，从而导致气道高反应性。

研究发现，葫芦素E通过抑制MAPKs和NF-κB信号通路，降低了卵清蛋白（ovalbumin，OVA）诱导哮喘小鼠BALF中相关炎症细胞的数量，以及IL-4、IL-5及IL-13细胞因子水平，减轻了小鼠肺部炎症及肺泡损伤，明显缓解哮喘小鼠肺部炎症反应。姜黄素能有效抑制IL-17A的分泌，提高IL-10水平，并抑制嗜酸性粒细胞的招募和黏液的过量分泌，减弱气道炎症和支气管高反应性。黄芪甲苷既能缓解哮喘小鼠BALF中活跃的白细胞、中性粒细胞、淋巴细胞与嗜酸性粒细胞等炎症细胞水平，又能降低哮喘时增加的IL-4、IL-5、IL-13等Th2细胞相关的致炎因子。进一步的研究表明，黄芪甲苷还能下调p-JAK2/p-STAT6蛋白的表达水平，具有良好的抗炎和抗哮喘的能力。淫羊藿苷通过调控T细胞受体信号通路、FoxO信号通路、Relaxin信号通路和血管内皮生长因子（vascular endothelial growth factor，VEGF）信号通路作用于Akt1、MMP-9、MAPK1、RhoA、MMP-2等靶点，对哮喘所引发的炎症反应、气道高反应性发挥治疗作用。厚朴麻黄汤能够下调COX-2信号通路，从而抑制哮喘小鼠气道炎症。补肾益气方通过调节哮喘患者的神经-免疫-内分泌网络，具体通过改善其下丘脑-垂体-肾上腺轴功能和体内致炎/抑炎平衡调控水平，缓解哮喘。哮喘宁颗粒可能通过调节PI3K/Akt信号通路的失衡，抑制肺组织炎症反应和气道结构重塑，从而发挥抗哮喘的作用。益母草苷能够缓解2型炎性细胞因子及趋化因子分泌，缓解哮喘气道炎症和重塑。芒柄花素能够显著降低哮喘小鼠气道高反应性，改善肺顺应性，抑制炎症细胞浸润和脂质过氧化，发挥抗哮喘效应。加味补肾益气方能够降低哮喘小鼠气道高反应性，改善肺顺应性，抑制炎症细胞浸润，抑制IL-17信号发挥抑制哮喘小鼠炎症反应的作用。

（二）改善气道重塑

若哮喘长期反复发作，则会出现支气管平滑肌肥大/增生、气道上皮细胞黏液化生、上皮下胶原沉积和纤维化、血管增生及基底膜增厚等气道重构表现。气道重塑是哮喘的重要病理特征，也是哮喘迁延难愈的重要环节。气道重塑的发生与持续存在的气道炎症和反复的气道上皮损伤及修复有关。预防和抑制气道重塑是中医药治疗哮喘的有效途径之一。

研究发现，川芎、川贝母、黄芪可抑制肺组织中TGF-β$_1$/Smads通路，从而减轻小鼠气道改变，减少气道壁炎症渗出，改善气道重塑。黄芩苷可降低大鼠肺与气道中p-ERK1蛋白及p-ERK1 mRNA的表达，改善及缓解大鼠气道重塑发生。青蒿琥酯、马鞭草苷通过干预大鼠肺组织β-catenin，调控Wnt/β-catenin通路，抑制哮喘大鼠气道炎症与气道重塑。红景天苷可以抑制NF-κB/TGF-β$_1$通路，降低TGF-β$_1$ mRNA和蛋白、NF-κB p65蛋白表达水平，减轻黏膜下炎症细胞浸润、杯状

细胞化生及平滑肌增生，从而抑制小鼠气道重塑的发生。五虎汤、柴朴汤、屏哮饮、天龙咳喘灵水煎剂均可通过降低大鼠上皮下胶原蛋白及 α-SMA 的表达，减少炎性细胞浸润、上皮细胞脱落、上皮下胶原蛋白沉积及平滑肌增厚等气道重塑的结构改变。健脾补肺化痰方、姜辛夏颗粒、平喘益肺合剂，可抑制胶原的沉积，减少气道壁的结构变化，抑制气道重塑初期纤维化。平喘宁可降低 TGF-$β_1$ 与 Cyclin D1 蛋白表达以减轻病理改变。射干麻黄汤通过下调 HIF-1α 及 VEGF 的表达，抑制哮喘大鼠气道重塑的发生。

（三）免疫调节作用

哮喘病机与免疫失调密不可分。免疫失调主要与 T 淋巴细胞免疫功能失常有关。Th1/Th2 细胞与 Th17/Treg 细胞平衡是维持机体正常免疫的基础。其分泌的免疫因子相互制约、相互影响，形成了机体免疫的动态平衡。

研究发现，黄芪多糖提高了哮喘患者体内 IFN-γ 水平，促进 Th1 细胞分化，降低 Th2 细胞分化，从而调节哮喘发作时的免疫异常。此外，黄芪多糖可正向调节哮喘大鼠体内 Th17/Treg 细胞因子失衡，降低 IL-17、IL-25 细胞因子水平，通过多种途径进行免疫调节。此外，柚皮苷、青藤碱、黄芩苷、罗汉果提取物、姜黄素、川芎嗪、红景天苷等均可以通过调节 Th1/Th2 细胞和（或）Th17/Treg 细胞平衡，来缓解哮喘的气道炎症与调节气道重塑状态。加味小青龙汤可以降低 Th17 细胞中 $CD4^+$、$RORγt^+$ 的比例，升高 Treg 细胞中 $CD4^+$、$FoxP3^+$ 的比例，改善 Treg/Th17 细胞比例失衡，减轻小鼠肺部炎性细胞浸润。宣肺平喘方可下调 Th17 细胞水平，上调 Treg 细胞水平，恢复 Th17/Treg 细胞平衡，使血清中炎症因子 IL-4，TNF-α 的含量降低，抑炎因子 TGF-β 的含量增加，对哮喘小鼠的肺组织黏膜损伤具有一定的保护作用。此外，蝎蜈胶囊联合川芎平喘合剂、射干麻黄重楼汤加减、芍药甘草汤、固本防哮饮治疗哮喘均与调节免疫细胞失衡有关。

（四）神经调节机制

哮喘发作存在神经机制。肾上腺素能神经的 α 受体及胆碱能 M_1、M_3 受体与 SP 功能增强，肾上腺素能神经的 β 受体、胆碱能 M_2 受体、血管活性肠肽（vasoactive intestinal peptide，VIP）功能不足，均能使气道反应性增高，引起气道平滑肌收缩痉挛，导致哮喘。穴位疗法作为以中医理论为指导的外治法之一，可精准作用于气道相关神经，双向调节相关神经分子的释放与表达，从而控制哮喘发作，在缓解患者发作症状的同时，提升其生存质量。

研究发现，在 OVA 致敏的大鼠哮喘模型中，艾灸或者白芥子散贴敷"肺俞穴"，可降低哮喘大鼠气道阻力，提高肺顺应性。其机制可能与调节"肺俞穴"局部皮肤中的 SP、VIP 和降钙素基因相关肽（calcitonin gene-related peptide，CGRP）表达有关。以"冬病夏治"理念为指导的三伏贴治疗（即在双肺俞穴等穴位贴敷具有补肺益气功效的药物），可使患者血浆 IgA、IgG、IFN-γ 水平升高，SP 水平降低，推测穴位疗法通过降低 SP 水平、抑制 IgE 的生成而维持气道环境的长期稳定，进而延长哮喘发作周期，减少哮喘发作。针刺手法（提插、捻转等）、"冬病夏治"穴位敷贴、氨茶碱透皮制剂作用于哮喘小鼠肺俞、膻中穴等穴位的疗法，可有效改善肾上腺皮质功能，通过调节机体神经分子的表达和功能而缓解支气管平滑肌痉挛，恢复黏膜腺体的生理功能，从而有效控制哮喘发作。

（五）调控信号通路

哮喘与信号通路密切相关，哮喘发作期一定伴有信号通路的改变。中医药可以通过调控信号通路达到防治哮喘的目的。中医药治疗哮喘发作期的通路包括 TGF-β/Smads 通路、MAPK 信号通路、信号传导及转录激活蛋白（signal transducer and activator of transcription，STAT）通路、MMP通路、PI3K通路、NF-κB通路、核因子红细胞系2相关因子2/血红素加氧酶1（Nrf2/HO-1）通路等，与气道炎症、气道重塑、气道高反应性发生密切相关。有学者研究证实，阳和平喘颗粒、升陷乌梅汤等可通过调节TGF-β$_1$/Smad通路，改善哮喘气道重塑。羟基红花黄色素A、隐丹参酮、姜黄素、连翘酯苷A等可以通过抑制p38丝裂原活化蛋白激酶（p38 MAPK）/NF-κB通路改善哮喘气道炎症。紫菀酮可抑制氧化应激和NF-κB信号通路有效缓解哮喘症状，减少肺组织细胞凋亡损伤和炎症细胞浸润。当归等可以通过调控JAK1/STAT6信号通路改善气道黏液分泌失调。平喘宁、穿山龙总皂苷等可以抑制PI3K/AKT信号通路，进而治疗哮喘。马鞭草苷、泡桐花总黄酮、姜黄素等可通过激活Wnt/β-catenin信号通路，减缓气道重塑、降低气道炎症。

（六）改善机体菌群失调

基于中医学"肺与大肠相表里"理论，现代医学提出"肺-肠轴"。其以肺肠菌群为基础，通过菌群及其代谢产物的作用，参与黏膜免疫过程。这一机制证明了肺肠在生理及病理上存在相互联系。因此，呼吸道、肠道中菌群的组成及多样性发生改变与哮喘的发病存在相关性。临床研究发现哮喘患者存在肠道菌群失调现象，同时肠道菌群亦可以影响哮喘的发生发展。

研究发现，枸杞多糖可增加有益菌（如放线菌门）在小鼠肠道中的占比，改善哮喘。薏苡仁的抗性淀粉成分能够改善益生菌比例。桃仁中苦杏仁苷的抗炎作用可抑制金黄色葡萄球菌、大肠杆菌的生长。玉屏风散可以恢复抗生素导致的呼吸道菌群失调，抑制铜绿假单胞菌导致的上皮细胞TLR2激活及功能紊乱。异功散可调节哮喘小鼠肠道菌群丰富度，增加拟杆菌门比例，减少厚壁菌门丰富度，缓解哮喘。其机制可能与肠道菌群代谢产物短链脂肪酸的调节作用有关。清肺口服液、芍药甘草汤、葶苈大枣泻肺汤、益气温阳护卫汤等药物亦可通过调节哮喘肠道菌群组分及其相关代谢通路改善哮喘气道炎症。此外，冬病夏治方穴位贴敷、捏脊等外治手法可调控肠道菌群的构成，改善肺部炎症及胶原纤维沉积，进而缓解哮喘。

六、临床指南/共识

近年来，中医在治疗支气管哮喘方面取得了显著的进展，先后发布了多部专家指南和共识，规范了中医诊疗的流程和标准。这些指南的发布显著提升了中医治疗支气管哮喘的临床水平。

（一）《支气管哮喘中医诊疗专家共识（2012）》

2013年中华中医药学会内科分会肺系病专业委员会发布了《支气管哮喘中医诊疗专家共识（2012）》。该共识详细阐明了支气管哮喘的中医诊断要点，明确以"发作时治标，平时治本"的治疗原则，并对各证型提出了具体的治疗方案和方剂。

（二）《支气管哮喘中医证候诊断标准（2016版）》

2016年中华中医药学会肺系病专业委员会/中国民族医药学会肺病分会发布了《支气管哮喘中医证候诊断标准（2016版）》。该标准进一步规范了中医对支气管哮喘的诊断，明确了病证的分期和特征，包括外寒证、痰饮证、痰浊证、痰热证、肺气虚证等10种基础证和10种常见证候。

（三）《中成药治疗成人支气管哮喘临床应用指南（2021年）》

2022年《中成药治疗优势病种临床应用指南》标准化项目组发布了《中成药治疗成人支气管

哮喘临床应用指南（2021年）》。该指南遴选了临床定位准确、疗效确切、具有循证医学证据或高度专家共识意见支持的治疗哮喘的中成药，旨在根据医疗资源和药物的可及性，提高医生的处方质量，降低不合理用药带来的风险，指导医生合理使用中成药治疗哮喘。

（四）《支气管哮喘中西医结合诊疗中国专家共识》

2022年中国中西医结合学会呼吸病专业委员会发布了《支气管哮喘中西医结合诊疗中国专家共识》。该共识从中西医结合角度探讨和研究了哮喘的证候分类、辨证治疗、诊治流程、疗效标准等，对哮喘中西医结合诊疗方面最新形成的主要认识和观点等进行了总结，从而提高我国医务人员的哮喘中西医结合规范化诊治水平，以求规范和推广相对标准化的临床实践。

（五）《支气管哮喘中西医结合诊疗指南》

2023年中国中西医结合学会、中华中医药学会、中华医学会发布了《支气管哮喘中西医结合诊疗指南》。该指南旨在融合中西医优势，突出临床实用性，提高中西医结合治疗支气管哮喘的诊治水平。指南对支气管哮喘证候要素的判定，中西医防治支气管哮喘各个时期（急性发作期、慢性持续期、临床缓解期）、咳嗽变异性哮喘、支气管哮喘合并过敏性鼻炎、支气管哮喘-慢性阻塞性肺疾病重叠综合征治疗的有效性和安全性提出了21条推荐意见，推动了支气管哮喘中西医防治的规范化。

（六）《激素依赖性哮喘中医诊疗指南（2023）》

2024年中华中医药学会激素依赖性哮喘中医诊疗指南项目组发布了《激素依赖性哮喘中医诊疗指南（2023）》。该指南构建了较为统一、规范的激素依赖性哮喘中医证候诊断和治疗方案，提高了激素依赖性哮喘的中医疗效，推动了中医药临床与科研水平提升。

临床指南/专家共识为临床诊疗决策提供参考和指导，是循证医学最高级别的证据。从中西医结合角度探讨和研究支气管哮喘的证候分类、辨证论治、诊治流程、疗效标准，并综合当前最佳研究证据对各证型提出具体详细的治疗方案和方剂，系统地指导临床医生提升临床诊疗水平，对推动中医药和中西医结合治疗支气管哮喘的科学化、规范化和标准化，提高治疗的有效性和安全性，具有重要的指导意义。

第三节　支气管扩张症

支气管扩张症是由各种病因引起的反复发生的化脓性感染，导致中小支气管反复损伤和（或）阻塞，致使支气管壁结构破坏，引起支气管异常和持久性扩张。本病临床表现为慢性咳嗽、大量咳痰和（或）间断咯血、伴或不伴气促和呼吸衰竭等轻重不等的症状。近年来，国际上报道的支气管扩张症发病率和患病率均有所升高。据统计，截至2013年，英国人群的支气管扩张症发病率增长到31.1/10万，西班牙人群2012年支气管扩张症发病率约为48.1/10万，美国成人支气管扩张症患病率约为139/10万。支气管扩张症在亚洲人群中属于常见病，我国目前尚无大规模支气管扩张症流行病学调查数据。2013年发表的一项对我国7省市城区40岁以上居民的电话调查研究结果显示，1.2%（135/10811）的居民曾被诊断为支气管扩张症，且患病率随着年龄增长而升高。本病作为一种高度异质性的慢性气道炎症性疾病，病程长、病变不可逆转。由于反复感染，特别是广泛性支气管扩张症可严重损害患者肺组织和功能，支气管扩张症严重影响患者的劳动能力和生存质量。

本病归属中医学"肺痈""咯血"等范畴，与"咳嗽""痰饮""喘证"等病证有关。

一、病因病机

有学者提出支气管扩张症病机总属本虚标实、虚实夹杂。其虚者主要为气阴两虚，标实者多缘于痰热瘀阻。临床患者常见呼吸不畅，痰浊不易排出，壅阻气道，复感外邪，致疾病反复发作，愈发愈虚。关于虚实两端病机的具体阐释，学者们各有论述。关于本虚，有学者认为是肺、脾、肾三脏气虚所致。肺气虚则卫外不固，易受外邪侵袭，脾气虚则痰湿不化，潴留体内，肾气虚则气之根不固，难以化气行水。而关于标实，有学者认为"热毒血凝"是支气管扩张合并感染的重要"标实"因素，患者多见高热、寒战、咳吐脓痰。除此之外，支气管扩张症不同分期亦存在本虚标实的不同，有学者认为支气管扩张症稳定期本虚总归为气阳虚弱，气阳虚弱的原因在于肺阳不足、宗气亏虚；标实则为痰饮、瘀血阻滞于肺，久则郁而生热，出现火热之证，气虚血瘀无法濡养，出现燥象。2019 年中华中医药学会内科分会、中国民族医药学会肺病分会、中华中医药学会肺系病分会委员会发布的《支气管扩张症中医证候诊断标准（2019 版）》也采用虚实分类的病机观点。

此外，不断有学者对支气管扩张症的病机进行探讨。有学者从脏腑角度认识支气管扩张症的病机，认为本病病位在肺，以肺脾两虚为根本，由外感、内伤等因素诱发。有学者认为人体气血阴阳失调是本病发生的根本，主张临证时应结合各脏腑的特点，辨明气血阴阳，使正气复、邪气去。还有学者从"一气周流"理论认识支气管扩张症，认为气机失衡是支气管扩张症发生的病机，强调中土之气在人体气机中的斡旋作用，以中气带动左路、右路正常敛降的循环轮转。中气阳衰土湿是支气管扩张症发生的根本。脾不升发，胃气不降，影响左路肝气郁滞，右路肺不敛降，致使患者出现咳嗽、咳痰、咯血等表现。同时，有学者从"阴火理论"来认识支气管扩张症，认为脾虚是支气管扩张症反复迁延加重的病因。阴火内伏于肺、火与元气不两立是支气管扩张症的核心病机。脾胃亏虚，内生阴火，入于肺络，耗损肺脏，进一步耗损元气，无力制约阴火，气火失衡，伤其气则肺失宣降，伤其形则肺络扩张，形成支气管扩张症。而痰在支气管扩张症发生发展中亦具有重要作用。肺行水功能失常，脾转输津液失常，聚而为痰，蕴于肺中，致使本病迁延难愈。有学者从"三焦辨证"认识支气管扩张症。三焦为痰、饮、气、火之通道，随着支气管扩张症病情的发展，患者常有上焦痰热、中焦湿热，甚至出现下焦水热互结的现象，导致患者出现咳吐黄绿痰、胃脘胀满、小便灼热等三焦同病的症状。另外，从"邪伏肺络"认识支气管扩张症亦是对支气管扩张症病机认识的发展。肺络纵横交错，伏邪易于藏匿，导致经络功能障碍。水津停滞，聚而生湿凝痰，阻于气络及血络，可诱发支气管扩张症气道重塑。急性期多因外邪触发，引动伏邪，导致痰火气急，邪壅络伤；稳定期则伏邪内潜，久病络损，肺虚络瘀，络息成积。有学者从"三焦失调、伏毒久稽"角度认识铜绿假单胞菌定植支气管扩张症，认为铜绿假单胞菌属于内生伏毒，为三焦失调所致气机失畅、水饮停聚、相火妄行的产物。三焦失衡，体内水液代谢失常，酿生"痰毒""瘀毒"，两者交结，酿生"伏毒"藏于机体，乘虚而入，则使支气管扩张症患者出现咳喘、气短、痰量增多等症状。此外，有学者结合叶天士"卫气营血"理论，认为支气管扩张症的病机进展是由浅入深的动态变化，初期以温邪外袭卫分为主，中期以温邪入里化热伤及阴分为要，终末期以温邪耗伤营阴为主。

咯血是支气管扩张症的并发症及临床急症之一。有学者基于五行学说认识支气管扩张症咯血的病机，认为木火刑金是支气管扩张伴咯血的重要一环，火热灼伤肺络是基本病机。热邪包括实热及虚热，实热蕴含肺热、肝火、肺燥等，虚热包含阴虚。有学者从虚热认识支气管扩张伴咯血，认为其多属于阴虚火旺、肺有燥热，火热迫血妄行而致咯血。另有学者认为支气管扩张伴咯血属于邪入血分阶段，患者怫郁壅滞广泛存在，有形之邪与无形之邪相互交结，肺气郁闭，邪气伏于血分，导致支气管扩张症患者出现咯血。

二、证候规范

2019年中华中医药学会内科分会、中国民族医药学会肺病分会、中华中医药学会肺系病分会委员会发布的《支气管扩张症中医证候诊断标准（2019版）》指出支气管扩张症的常见证型有5种，即实证类2种，虚证类2种，兼证1种。实证类分为痰热壅肺证、痰湿阻肺证，虚证类分为肺气阴两虚证、肺脾气虚证，兼证类为络伤咯血证。支气管扩张症常见证型中各证型可单独存在也常兼见，如痰热壅肺兼肺气阴两虚证、痰湿阻肺兼肺脾气虚证等。急性加重期以实证为主，常兼见虚证；稳定期以虚证为主，常兼见痰热、痰湿。络伤咯血证常兼见痰热壅肺证、肺气阴两虚证、肺脾气虚证。

2022年世界中医药学会联合会呼吸病专业委员会发布的《支气管扩张症中西医结合诊疗专家共识》将支气管扩张症的证型定为8种，即痰热壅肺证、络伤咯血证、痰湿阻肺证、肝火犯肺证、肺脾气虚证、气阴两虚证、肺肾气虚证、阴虚火旺证。

三、治疗方案和技术

支气管扩张症病程缠绵，临床表现复杂多变，病机虚实夹杂，容易反复发作，较难根治。近10年，中医药治疗支气管扩张症的临床研究逐渐增加并不断完善。中医药干预方式多样，涵盖中药汤剂、中成药、针刺、灸法、穴位贴敷、穴位注射等疗法，在缓解临床症状、减少急性发作次数、改善患者肺功能、减轻炎症反应、提高免疫功能等方面都有一定优势，为中医药治疗支气管扩张症的有效性与安全性进一步提供了临床证据。支气管扩张症的中医治疗注重整体观念，强调辨证论治，同时辅以中医特色疗法以增加疗效。在治法方药上，遵循辨病与辨证相结合的原则，但目前尚未形成针对不同表型的中医辨治方案。整体上以中医八纲辨证、气血阴阳辨证、脏腑辨治思维为指导，综合考虑病因、分期、临床表型、临床客观指标（胸部CT、实验室指标等）等不同因素，提出不同证型分类治疗方案。辨证论治贯穿于治疗的始终，目前多集中在分期辨治，从急性加重期和稳定期论治。急性加重期以标实为主，痰、热、瘀交互为标，治宜清热化痰祛瘀，以祛邪为主。稳定期以肺、脾、肾虚为主，正气已亏、邪气仍在，治当扶正祛邪、标本兼治，以补益、整体调节为主。

（一）治疗方案

1. 急性期

（1）痰热壅肺证：治宜清热化痰，采用千金苇茎汤加减，亦可选用清金化痰汤。或选用中成药肺力咳合剂、清咳平喘颗粒。

（2）络伤咳血证：治宜凉血止血，采用咳血方加减。或选用中成药云南白药胶囊、裸花紫珠颗粒。

（3）痰湿阻肺证：治宜燥湿化痰、理气止咳，采用二陈平胃散加减。或选用中成药祛痰止咳颗粒。

（4）肝火犯肺证：治宜清肝宁肺，采用泻白散合黛蛤散加减。

2. 稳定期

（1）肺脾气虚证：治宜健脾益气、化痰止咳，采用六君子汤合三子养亲汤加减。或选用中成药人参健脾丸、玉屏风颗粒。

（2）气阴两虚证：治宜养阴益气、清泻虚热，采用沙参清肺汤加减。或选用中成药润肺膏。

（3）肺肾气虚证：治宜补肺益肾，采用金水六君煎加减。或选用中成药补肺活血胶囊、固本咳喘颗粒。

（4）阴虚火旺证：治宜滋阴降火、润肺化痰，采用百合固金汤加减。或选用中成药百合固金丸。

（二）中医特色疗法

1. 针刺 具有调和气血、扶正祛邪、疏通经络、调和阴阳的作用，可改善患者咳嗽、咳痰等症状。主穴选取风门穴、肺俞穴、厥阴俞穴，或华盖穴、玉堂穴、膻中穴。痰湿犯肺加阴陵泉穴、公孙穴、丰隆穴；痰热壅肺加鱼际穴、合谷穴；脾肾阳虚加肾俞穴、脾俞穴、足三里穴等。支气管扩张伴咯血者可取三阴交穴、孔最穴、肺俞穴、鱼际穴、列缺穴、尺泽穴。每日1次，实证用泻法，虚证用补法。针刺以1寸为准，留针15min左右，均平刺。

2. 穴位贴敷 可经皮肤将药物渗透入人体内而发挥药理作用，是一种将经络腧穴和药物作用相结合的治疗方法。选天突穴和膻中穴，每日贴敷1次。对于支气管扩张伴咯血者，可以大蒜头1个，捣泥，取适量敷于双侧涌泉穴；或选孔最穴和涌泉穴以治肺经急症、血症，引邪热循经下行。视患者年龄及皮肤敏感程度贴2～4h，患者自觉贴敷处有灼热、疼痛、瘙痒等症状，可提前揭除。每日1次，7日为1个疗程。

3. 灸法 具有温经散寒、消散瘀结、引热外行的作用。常选穴肺俞穴、大椎穴、天突穴、定喘穴、膻中穴。艾灸温度不宜过高，以患者自觉所灸处皮肤微热潮红，皮肤不出现烫伤为度。每日1次，每次20min，治疗14日。

4. 穴位注射法 能够调节气血，发挥泻火清肺之功效。常选取孔最穴、肺俞穴，消毒后用5号针头垂直入穴1.5cm，注入维生素C注射液2ml。每日1次，5日后行左右交替单侧注射，剂量同前，10日为1个疗程。

5. 穴位埋线法 能调节脏腑阴阳、温通经络、调和气血、解痉平喘、激发精气。常选取足三里穴、脾俞穴、肾俞穴、肺俞穴、定喘穴或丰隆穴、足三里穴、肾俞穴、脾俞穴、肺俞穴、定喘穴、膻中穴。15日埋线1次，共埋线4次，疗程为2个月。埋线后2～3日操作部位禁止沾水，避免感染。

6. 足浴法 使药物从皮毛腠理入内而发挥药性，防病保健的同时又能起到治疗作用。药物组成包括黄芪30g，白芥子、艾叶、当归各15g，川花椒、甘草、干姜各10g，肉桂5g。每日足浴1次，每次30min为宜，连续治疗30日。

四、疗效评价研究

相较于其他慢性气道炎症性疾病，支气管扩张症的临床研究较少，其评价研究涉及复方制剂、中成药、药物外治法和非药物疗法等。各项研究均显示出中医药治疗支气管扩张症的有效性，但整体研究质量相对偏低，未来需要进一步开展大样本、多中心、随机、双盲高质量研究以提高证据等级。

（一）复方制剂

1. 支气管扩张症稳定期中医药治疗方案 依托国家中医药领军人才支持计划——岐黄学者

与河南省优势特色学科中医学学科建设项目,采用多中心、双盲、安慰剂对照试验设计方法(注册号:NCT03443531),以全国6中心216例支气管扩张症稳定期患者为研究对象,开展中医辨证治疗与安慰剂疗效的对比研究。采用中央随机分配的方法,将受试者随机分为试验组(中药颗粒剂)和对照组(中药颗粒模拟剂),治疗24周,随访24周。研究表明,中医药治疗能减少支气管扩张症急性加重次数,缓解临床症状,提高生存质量,可为支气管扩张症管理提供有效的治疗方案。

2. 支气管扩张症稳定期中医药个体化治疗方案 在国家自然科学基金项目和上海中医药大学高峰学科重点项目的支持下,采用单中心、单个病例,自身进行多次交叉、随机对照、盲法的试验设计方法(NCT03147443),共纳入21例受试者。试验共3轮,每轮有2个观察期(试验期和对照期),每期各4周。试验期服用辨证施治的个体化方,对照期服用安慰剂。结果表明,该方案可以改善支气管扩张症患者的症状和生存质量,减少清热药在治疗过程中带来的副作用。该方案能充分体现中医整体观念和辨证论治思想,且针对中药可能产生的"残留效应"采用了混合效应模型的统计方法,敏感度高于Meta分析,为中医个体化治疗支气管扩张症提供了有力证据。

3. 针对支气管扩张症稳定期合并气道黏液高分泌状态的治疗方案 依托中国中医科学院科技创新工程项目和北京市科学技术委员会首都临床特色应用研究项目,纳入80例支气管扩张症稳定期合并气道黏液高分泌状态的患者,开展随机、对照临床试验。将受试者随机分为观察组(口服清补莙茎颗粒剂)和对照组(口服羧甲司坦口服溶液),疗程12周,随访12个月。研究结果显示,清补莙茎颗粒可显著改善咳嗽、咳痰症状,减少患者病情的反复急性加重,还可以下调血清炎症因子水平,一定程度改善患者肺功能。同时,清补莙茎颗粒可减轻支气管扩张症患者气道黏液高分泌,进而改善患者咳嗽、咳痰症状,可用于治疗合并气道黏液高分泌状态的支气管扩张症。

4. 中西医结合治疗方案 依托河南省特色学科中医学学科建设项目和国家自然科学基金项目,采用系统评价与Meta分析方法,纳入7项RCT,共计474例支气管扩张症患者,对比加味莙茎汤联合西医常规治疗和单纯常规治疗的疗效。研究结果显示,加味莙茎汤联合西医常规治疗可以提高支气管扩张症患者的总有效率,还能够降低NEU%、CRP、WBC,表明加味莙茎汤联合西医常规治疗可降低炎症指标水平,且未见不良反应,安全性较好。虽然纳入的研究部分存在方法学缺陷,质量偏低,可能存在偏倚,但总体结果显示加味莙茎汤治疗支气管扩张症总有效率较为满意,应进一步开展高质量研究,以升级证据等级。

5. 急性加重期中西医结合治疗方案 依托广州科技计划项目与深圳市"三名工程"项目资助课题,开展随机、对照临床试验,纳入支气管扩张症急性加重期患者116例。按照随机数字表法将患者分为观察组和对照组,对照组予以西医抗感染、排痰治疗,观察组在西医治疗基础上予以中药汤剂清热活血方,疗程2周。结果显示,观察组疗效较对照组显著。清热活血方联合西医治疗可有效缓解症状,改善动脉血气指标,调节MMP-9、TIMP-1的平衡。但该研究纳入病例数较少,且仅为单中心临床观察,有待于扩大样本量以进一步观察验证。

(二)中成药

1. 清肺抑火胶囊 在上海市科委产学研课题的支持下,采用前瞻性、多中心、随机对照试验设计方法,以上海市7个中心共190例支气管扩张症急性加重患者为研究对象。采用区组随机分配方法,将受试者随机分为试验组(清肺抑火胶囊联合抗生素及黏痰溶解剂)和对照组(安慰剂联合抗生素及黏痰溶解剂),治疗周期10日,随访10日。结果显示,该治疗方案可显著缩短支气管扩张症急性加重患者的病程,更快改善患者咳嗽、咳痰、呼吸困难的临床症状,可以作为支气管扩张症急性加重患者的有效辅助用药。

2. 痰热清注射液 依托河南省特色学科中医学学科建设项目,采用系统评价与Meta分析方法，纳入 11 项 RCT，共计 825 例支气管扩张症患者，对比了痰热清注射液联合常规治疗和单纯常规治疗的疗效。研究结果显示，痰热清注射液联合常规治疗可以改善肺功能，提高 PaO_2，降低 NEU%、PCT。该治疗方案可以提高临床有效率，且不良反应少，具有较好的安全性。

3. 疏风解毒胶囊 依托惠州市科技计划项目，选取 62 例支气管扩张症合并肺部感染急性发作期的患者，进行随机、对照临床试验。对照组予以常规氧疗、抗感染西医基础治疗，治疗组在对照组基础上加用疏风解毒胶囊（口服用药，4 粒/次，3 次/日），治疗 7~14 日。结果显示，在常规西医治疗基础上加用疏风解毒胶囊能够更显著改善支气管扩张症患者的临床疗效，改善临床症状与体征，降低感染性相关指标，提高患者的生存质量。

（三）药物外治法与非药物疗法

1. 埋线联合健脾祛湿化瘀膏 依托河北省 2020 年度中医药类科研计划课题，采用随机、对照试验设计方法，共纳入 150 例支气管扩张症缓解期患者，随机分为西药组（沙美特罗替卡松配合红霉素片）、联合组（西药组治疗基础上予以健脾祛湿化瘀膏）和观察组（联合组治疗基础上予以穴位埋线）。所取穴位为丰隆穴（双侧）、足三里穴（双侧）、肾俞穴（双侧）、脾俞穴（双侧）、肺俞穴（双侧）、定喘穴（双侧）、膻中穴。结果显示，观察组、联合组治疗有效率明显高于西药组，观察组有效率高于联合组。观察组肺功能、炎症因子均明显优于西药组且观察组改善情况优于联合组。结果表明，联合治疗方案可显著缓解支气管扩张症缓解期患者相关临床症状与体征，有效控制病情进一步加重，改善患者肺功能，调节炎性细胞因子水平，减轻炎症反应程度，安全性良好。

2. 温阳宣通法配合穴位贴敷 依托江西省研究生创新专项，开展随机对照临床试验，共纳入 47 例支气管扩张症稳定期患者，随机分为观察组（温阳宣通法配合穴位贴敷）和对照组（红霉素肠溶片加盐酸氨溴索片）。治疗 4 周后比较发现，两组治疗方案均可降低患者疾病影响评分与圣乔治呼吸问卷总评分，且观察组疗效显著优于对照组。

3. 针刺治疗 依托广西南宁市科学技术局科技计划基金项目，开展随机、对照临床试验，纳入 60 例支气管扩张症痰热壅肺型患者，对照组用头孢哌酮钠舒巴坦钠治疗，治疗组在对照组基础上联合针刺治疗。结果显示，治疗后治疗组总有效率明显高于对照组，治疗组肺功能较对照组明显升高，治疗组各项中医证候评分明显低于对照组。这表明治疗组方案治疗支气管扩张症痰热壅肺型效果显著，能明显改善患者肺通气功能和中医证候，提高患者的生存质量。

4. 穴位自血疗法 依托佛山市医学类科技攻关项目，开展随机、对照临床试验，共纳入 70 例支气管扩张症稳定期患者，治疗组采用穴位自血疗法治疗，对照组采用口服盐酸氨溴索片治疗。结果显示，治疗组治疗后肺功能指标（FEV_1、FEV_1/FVC）和各项免疫指标（IgA、IgG、IgM、C3 补体、C4 补体）显著高于治疗前和对照组。这表明，穴位自血疗法可以调节支气管扩张症稳定期患者的免疫状态，并改善其肺功能。

五、作用机制研究

中医药防治支气管扩张症具有良好的优势和前景。目前，中医药治疗支气管扩张症的作用机制主要表现在抗微生物感染与定植、抑制炎症因子释放、降低气道黏液的高分泌、保护气道基质的完整性及调节免疫功能等。

（一）抗微生物感染与定植

气道内细菌定植与感染是支气管扩张症反复加重的重要环节之一。研究发现，黄芩苷、黄芩素对多种病原微生物（革兰氏阳性菌、革兰氏阴性菌、真菌及螺旋体）均具有抑制作用，且能有效降低铜绿假单胞菌的黏附能力，抑制其生物膜的形成，从而发挥出显著的抗菌效果。新鱼腥草素钠是从鱼腥草中提取出的关键成分，对包括肺炎球菌、金黄色葡萄球菌、流感嗜血杆菌等在内的多种病原体均有抑制作用，具有广泛的抗感染作用。绿原酸是金银花发挥抗菌作用的主要成分，主要通过抑制铜绿假单胞杆菌群体感应系统（quorum sensing，QS），抑制铜绿假单胞杆菌生物膜的形成和成熟，发挥抗铜绿假单胞杆菌的作用。多种具有清热解毒功效的中药，如黄芩、黄连、黄柏、夏枯草、白头翁、丹参、白茅根、败酱草、牡丹皮、瓜蒌、杏仁等均能有效抑制铜绿假单胞菌、肺炎球菌、葡萄球菌、链球菌等多种细菌。黄连解毒汤（黄连、黄芩、黄柏、栀子）可通过抑制铜绿假单胞杆菌生物膜的生长，协同增强阿奇霉素对铜绿假单胞杆菌的抑菌作用。支气管扩张症方（黄芩、桑白皮、杏仁、枳壳、郁金、南沙参、麦冬、薏苡仁、冬瓜子、全瓜蒌、黛蛤散、丹参、白茅根）能降低支气管扩张症模型大鼠气道中铜绿假单胞杆菌的含量，减轻气道炎性程度，从而改善支气管扩张症患者症状。痰热清注射液联合抗菌药物能增强对耐碳青霉烯铜绿假单胞菌的抑菌作用，减少支气管扩张症患者微生物的感染与定植。

（二）抑制炎症因子释放

慢性气道炎症是支气管扩张症的核心特征之一。炎症细胞释放的多种促炎性细胞因子如 IL-4、IL-6、IL-8、TNF-α 等，可导致气道黏膜上皮细胞损伤，引起气道扩张和破坏，导致病情持续进展和恶化。研究发现，黄芩苷可通过抑制 IL-23/IL-27 轴，减少支气管扩张症大鼠炎性细胞聚集，降低炎症反应。黄芩、丹参不仅能抑制巨噬细胞过度激活，同时能抑制 TNF-α 及 IL-6 分泌，从而减轻炎症反应。补中柴前连梅煎（党参、黄芪、炙甘草、乌梅、黄连、黄芩、瓜蒌、鱼腥草、前胡、柴胡、羌活、独活）通过抑制铜绿假单胞菌 QS 系统、减轻支气管模型大鼠细支气管周围炎症浸润，从而改善铜绿假单胞杆菌感染大鼠的下呼吸道炎症。消痈方（党参、黄芪、桔梗、柴胡、薏苡仁、前胡、蛤蚧、鱼腥草、败酱草、川芎、白术、茯苓、香附、陈皮、桂枝、乌梅、枳壳、白芍、甘草）联合西药治疗能降低支气管扩张症患者 TNF-α、IL-6、IL-8 及 CRP 水平，协同抑制炎症反应，改善肺功能。理肺清肠汤（柴胡、苍术、黄芩、姜半夏、栀子、鸡血藤、川芎、大黄、芒硝、甘草）能通过调控 VEGRA/VEGFR2 信号通路，降低支气管扩张症小鼠气道 IL-6、TNF-α 水平及 VEGFA、VEGFR2、p-AKT、PI3K 蛋白表达水平，改善气道炎症及抑制血管重塑。清金苇茎地黄汤（水牛角、冬瓜子、薏苡仁、生地黄、芦根、鱼腥草、败酱草、仙鹤草、黄芩、浙贝母、桔梗、炙甘草）能抑制 NF-κB 信号通路，减轻肺部感染，降低肺组织损伤。清金化痰汤（黄芩、麦冬、浙贝母、瓜蒌、桑白皮、山栀子、知母、茯苓、桔梗、陈皮、甘草）能显著降低支气管扩张症大鼠 IL-8、TNF-α 及 MMP-9 含量，降低气道炎症及气道扩张程度。支扩养阴颗粒（桑白皮、侧柏叶、麦冬、百部、百合、紫菀、白及、羊乳根、小蓟草、半夏、桔梗）联合阿奇霉素能降低支气管扩张症大鼠模型 TNF-α、IL-1β 水平，缓解支气管壁慢性炎性细胞的浸润，减少肺组织中胶原纤维沉积。

（三）改善气道黏液的高分泌

气道黏液高分泌是支气管扩张症的基础病理生理与临床特征之一。一方面，由于气道炎症，分泌过多的黏液蓄积在气道管腔中，阻塞气道，导致气流受阻，肺功能下降。另一方面，炎症反应使气道黏膜纤毛清除功能下降，排痰能力下降，同时其黏液物理性质改变，黏液黏稠度增加，长期蓄积在气道，促进了细菌的定植和繁殖，导致气道反复感染、阻塞和重构，引起恶性循环。研究发现，半夏提取物能显著抑制大鼠气道黏液高分泌状态，紫菀、桔梗、远志等中药可抑制气道上皮细胞黏蛋白5AC（MUC5AC）mRNA 的表达，增强纤毛黏液清除功能，进而减少痰液。清补苇茎汤（芦根、生黄芪、党参、麦冬、炙甘草、生薏苡仁、冬瓜子、桃仁、法半夏、桔梗、紫菀、远志）用于治疗支气管扩张症稳定期伴有气道黏液高分泌的患者，可改善支气管扩张症患者黏液高分泌的状态，同时可下调 CRP、TNF-α、IL-8、IL-10、中性粒细胞弹性蛋白酶（neutrophil elastase，NE）等炎症因子水平，减轻气道壁的增厚，改善气道阻塞情况。《风劳臌膈四大证治》所载清肺化痰汤（黄芩、栀子、桔梗、麦冬、浙贝母、橘红、茯苓、桑白皮、知母、瓜蒌仁、甘草）能显著降低 MUC5AC 和 NE 含量，改善气道黏液高分泌状态及下调血清炎症因子表达。《杂病广要》引《统旨》所载清金化痰汤（黄芩、栀子、桔梗、麦冬、贝母、橘红、茯苓、桑白皮、知母、瓜蒌仁、甘草）可通过抑制 P38MAPK/NF-κB 信号通路，降低大鼠肺组织中 MUC5AC 的表达，抑制气道黏液高分泌。款冬花散（石膏、款冬花、前胡、白术、蜜麻黄、浙贝母、桑白皮、紫菀、旋覆花、甘草）能通过调控 LKB1/AMPK/SIRT1/NF-κB 信号通路，抑制支气管扩张症大鼠炎症反应及改善气道黏液高分泌状态。

（四）保护气道基质的完整性

气道基质损伤是支气管扩张症的病理表现之一。慢性炎症可导致支气管壁的细胞损伤和基质破坏。炎性细胞如中性粒细胞在脱颗粒过程中可产生包括 NE、组织蛋白酶 G、MMP-9 等在内的多种蛋白酶。NE 及组织蛋白酶 G 能损伤上皮细胞及纤毛，溶解气道外基质及基底膜。MMP-9 可裂解细胞外基质，与气道基质的破坏成正相关。TIMP-1 是 MMP-9 的抑制剂，当二者失衡时会使气道基质出现不可逆转的损伤。研究发现，支扩宁合剂（黄芩、桑白皮、全瓜蒌、杏仁、薏苡仁、冬瓜子、枳壳、郁金、丹参、白茅根、黛蛤散、南沙参、麦冬）可显著降低支气管扩张症大鼠模型气道中 NE 的释放，抑制其蛋白分解活性，缓解临床症状。清金苇茎地黄汤（水牛角、冬瓜子、薏苡仁、生地黄、芦根、鱼腥草、败酱草、仙鹤草、黄芩、浙贝母、桔梗、炙甘草）、清金抗扩饮（鲜芦根、薏苡仁、炒黄芩、肺形草、败酱草、鱼腥草、紫草、地肤子、苦参、旱莲草、生甘草）等能促进支气管扩张症大鼠 TIMP-1 的分布与表达，维持 TIMP-1 与基质金属蛋白酶的平衡，减少肺组织重构，缓解支气管扩张的程度。清肺活血方剂（芦根、冬瓜子、薏苡仁、桃仁、金荞麦、黄连、黄芩、桔梗、甘草）治疗支气管扩张症急性加重期，能显著增加 TIMP-1 水平，显著降低 MMP-9 水平，缓解临床症状，改善肺通气功能。

（五）调节免疫功能

免疫功能异常可降低气道的防御能力，增强气道易感性，是支气管扩张症发生、发展的重要条件之一。IgA、IgG 是免疫细胞所产生的免疫球蛋白，可参加免疫应答，提高机体的抵抗力。清金化痰汤能提高 IgA、IgG 水平，增强机体抗感染能力。$CD4^+$、$CD8^+$是反映机体免疫力的指标，在慢性气道炎症中，$CD4^+/CD8^+$比值常下降。千金苇茎汤能提高 $CD4^+/CD8^+$比值，调节支气管扩张症患者免疫功能，改善症状，提高生存质量。Th1/Th2 为免疫调节中代表性指标，研究发现 Th1 向 Th2 偏移或 Th2 亢进，易导致气道慢性炎性疾病。清金化痰汤能通过维持 Th1/Th2 比例平衡，降低 TGF-β、TNF-α 及 hs-CRP 水平，减轻炎症反应，提高临床治疗效果。T 细胞亚群的 Th17 与 Treg 的免疫平衡是机体免疫调节的重要部分之一。新鱼腥草素钠注射液通过降低 Th17 细胞频率，升高 Treg 细胞频率，降低 Th17/Treg 比值，降低炎症因子的表达，促进感染的恢复。联合应用参芪扶正注射液（党参、黄芪）可调控 HMGB1 通路及 Th17/Treg 免疫平衡，降低炎症因子的水平，增强免疫调节功能，提高疗效。此外，基础治疗联合培土生金法可提高支气管扩张症稳定期患者白蛋白、前白蛋白水平，提高免疫功能。

六、临床指南/共识

2019年以前，中医在支气管扩张症的诊断和治疗方面一直缺乏相关的指南和专家共识。近5年中医在支气管扩张症诊治方面取得了显著的进展，先后发布了支气管扩张症中医证候诊断标准及中西医结合诊疗专家共识，规范了中医诊疗的流程和标准，提升了中医治疗支气管扩张症的临床水平。

（一）《支气管扩张症中医证候诊断标准（2019版）》

2019年中华中医药学会内科分会肺系病专业委员会发布了《支气管扩张症中医证候诊断标准（2019版）》。该标准规范了中医对支气管扩张症的诊断，明确了病症的分类和特征。最终确立支气管扩张症常见证型有实证类（痰热壅肺证、痰湿阻肺证）、虚证类（肺气阴两虚证、肺脾气虚证）、兼证类（络伤咯血证）3类5证型。

（二）《支气管扩张症中西医结合诊疗专家共识》

2022年世界中医药学会联合会内科专业委员会发布的《支气管扩张症中西医结合诊疗专家共识》填补了支气管扩张症中医诊疗指南的空缺。该共识规范了西医诊断的流程、中医的辨证分型，以及中西医的多种治疗方法，提出了清肺化痰、凉血止血、健脾益气、补肺益肾等多种治疗策略，以及具体的治疗方案和方剂。

以上标准和共识的发布，标志着中医在治疗支气管扩张症方面的规范化和标准化程度的提高。这些文件的发布和实施，对于推动中西医结合治疗的普及和应用，进一步提升支气管扩张症患者的治疗效果和生存质量，具有重要的指导意义。

参 考 文 献

艾健，齐欢，冯文杰，等，2020. 埋线联合健脾祛湿化瘀膏治疗支气管扩张缓解期的临床研究 [J]. 海南医学院学报，26（16）：1259-1263.

才振国，李竹英，车琳琳，2022. 中医药调节肠道菌群治疗哮喘研究概述 [J]. 山东中医杂志，41（11）：1240-1243.

晁恩祥，孙增涛，刘恩顺，2013. 支气管哮喘中医诊疗专家共识（2012）[J]. 中医杂志，54（7）：627-629.

陈聪，洪静，刘璐，等，2019. 支气管哮喘的中医病因、病位、病机探讨 [J]. 河北中医，41（5）：775-778，800.

陈绘佳，王振伟，张谊，等，2023. 针对"残留效应"混合效应模型的辨证论治方治疗支气管扩张症的单病例随机对照试验 [J]. 中国循证医学杂志，23（5）：504-512.

陈启庭，吴越，蔡俊媛，2020. 清热活血方佐治支气管扩张症急性加重期临床观察 [J]. 世界中医药，15（1）：90-93，98.

陈曦，施京红，吴守振，2023. 黄芪多糖在支气管哮喘中的免疫调节作用和相关机制的研究进展 [J]. 中国医药导报，20（31）：56-59.

陈乙菲，崔萌萌，梁倩倩，等，2023. 黄芪注射液联合常规治疗慢性阻塞性肺疾病稳定期患者的Meta分析与GRADE评价 [J]. 科学技术与工程，23（23）：9834-9842.

陈月球，2020. 疏风解毒胶囊治疗支气管扩张症合并肺部感染急性发作期的疗效观察 [J]. 内蒙古中医药，39（11）：4-5.

丁楚，折哲，石克华，2023. 黄芩咳喘散三伏贴辅助疗法治疗肺脾气虚证哮喘患者的临床疗效及对其免疫功能相关指标的影响［J］. 世界中西医结合杂志，18（10）：2060-2064.

董艳，李静，辛德莉，等，2020. 温阳化痰贴治疗小儿哮喘稳定期的临床研究观察［J］. 中医临床研究，12（4）：88-90.

高艳芳，区燕云，陈妙媛，2017. 五禽戏锻炼对出院过渡期慢性阻塞性肺疾病患者肺功能及运动耐量的影响［J］. 临床与病理杂志，37（5）：975-980.

韩伟红，谢洋，王佳佳，等，2019. 痰热清注射液治疗支气管扩张症临床疗效与安全性的系统评价与Meta分析及GRADE评价［J］. 中国老年学杂志，39（16）：3949-3957.

何颖，李桂元，郑则广，等，2021. 电针对稳定期慢性阻塞性肺疾病患者小气道功能的影响［J］. 中国针灸，41（8）：861-865，875.

贺辉，闫永彬，梁丽娜，2021. 固本咳喘胶囊联合特布他林治疗儿童支气管哮喘的临床研究［J］. 现代药物与临床，36（7）：1401-1405.

黄宝驹，姚青平，朱益敏，2017. 健身气功八段锦辅助治疗慢性阻塞性肺疾病稳定期肺脾两虚型的疗效观察［J］. 湖北中医杂志，39（1）：4-6.

黄帅阳，候丹，黄贵锐，等，2022. 基于网络药理学探讨哮喘宁颗粒治疗支气管哮喘的作用机制及PI3K/Akt信号通路验证［J］. 中国实验方剂学杂志，28（9）：150-157.

简小云，邹鹏，李家春，等，2022. 穴位自血疗法治疗支气管扩张症稳定期的临床研究［J］. 上海针灸杂志，41（9）：857-861.

姜平，张曹庚，李祥斌，等，2023. 穴位埋线联合西药常规治疗儿童慢性持续期支气管哮喘的临床观察［J］. 世界中西医结合杂志，18（9）：1810-1816.

蒋沈华，虞坚尔，武明云，等，2019. 中药调节免疫细胞治疗支气管哮喘机制研究进展［J］. 上海中医药杂志，53（4）：96-100.

李建生，2020. 国际中医临床实践指南 慢性阻塞性肺疾病［J］. 世界中医药，15（7）：1084-1092.

李建生，王至婉，2016. 支气管哮喘中医证候诊断标准（2016版）［J］. 中医杂志，57（22）：1978-1980.

李建生，王至婉，王佳佳，等，2024. 中医药治疗支气管扩张症多中心随机对照研究［J］. 中国中西医结合杂志，44（2）：156-162.

李叶卉，朱文，周贤梅，2021. 血必净注射液对慢性阻塞性肺疾病急性加重期患者炎症指标及免疫功能影响的Meta分析［J］. 中国实验方剂学杂志，27（8）：188-195.

李竹英，陈璐，王丽洁，等，2021. 淫羊藿苷治疗支气管哮喘作用机制的网络药理学研究［J］. 中国中医急症，30（8）：1317-1320，1344.

李竹英，孙丽丽，王婷，等，2021. 中药对哮喘气道重塑相关蛋白作用的实验研究进展［J］. 中国实验方剂学杂志，27（3）：208-213.

林晓红，王明航，杨江，等，2023. 益肺灸治疗慢性阻塞性肺疾病临床疗效的文献评价和Meta分析［J］. 中国老年学杂志，43（12）：2865-2871.

刘迪，牛逸群，彭钰，等，2023. 百令胶囊治疗慢性阻塞性肺疾病稳定期患者临床疗效及安全性的系统评价［J］. 药物评价研究，46（2）：420-429.

刘剑，王玥琦，陈欣，等，2022. 支气管扩张症中西医结合诊疗专家共识［J］. 中医杂志，63（22）：2196-2200.

刘美颖，李琰峰，仇小欢，等，2016. 温阳化痰穴贴联合常规疗法治疗慢性阻塞性肺疾病稳定期110例临床观察［J］. 中医杂志，57（19）：1670-1673.

刘志强，刘良徛，2023. 温阳宣通法配合穴位贴敷治疗支气管扩张症疗效观察［J］. 江西中医药，54（7）：36-39.

马清华，汤伟，王慧娟，等，2024. 推拿治疗儿童哮喘缓解期疗效评价的Meta分析［J］. 湖南中医杂志，

40（5）：133-139.

欧勇，胡卓程，刘敏，2021. 穴位注射治疗支气管哮喘临床疗效与安全性的 Meta 分析 [J]．湖南中医杂志，37（12）：103-108.

钱舒琪，宋信莉，石佳楠，等，2023. 中医外治法治疗支气管哮喘研究进展 [J]．中医学，12（6）：1214-1219.

任宇哲，李竹英，2018. 中医药治疗哮喘的作用机制研究进展 [J]．中医药信息，35（2）：128-130.

世界中医药学会联合会内科专业委员会，2023. 慢性阻塞性肺疾病中西医结合诊疗指南（2022版）[J]．中国循证医学杂志，23（10）：1117-1128.

宋芊，李友林，李丹阳，等，2012. 定喘汤治疗哮喘随机对照试验的系统评价 [J]．中医药学报，40（4）：52-59.

谭小华，韦球，唐咏玫，2024. 针刺结合药物治疗支气管扩张症痰热壅肺型临床观察 [J]．光明中医，39（9）：1764-1767.

汤葳，周俊，高习文，等，2019. 联合清肺抑火胶囊治疗支气管扩张症急性加重的多中心随机对照研究 [J]．中国呼吸与危重监护杂志，18（4）：352-356.

田媛，王至婉，2020. 加味苇茎汤治疗支气管扩张症的有效性及安全性的 Meta 分析 [J]．中医临床研究，12（11）：142-146.

王海琳，李宣霖，刘冉，等，2019. 补肺活血胶囊联合西医常规治疗慢性阻塞性肺病 Meta 分析 [J]．世界中医药，14（11）：2918-2924，2929.

王建新，韩泽璐，尹泽陶，等，2021. 喘可治注射液治疗成人支气管哮喘急性发作有效性和安全性的 Meta 分析 [J]．北京中医药，40（12）：1401-1404.

徐飞，崔文强，董竞成，2015. 射干麻黄汤治疗支气管哮喘随机对照试验系统评价 [J]．辽宁中医药大学学报，17（5）：77-80.

叶东珂，李素云，杨建雅，等，2024. 八段锦对慢性阻塞性肺疾病干预效果的系统评价与 Meta 分析 [J]．世界中西医结合杂志，19（4）：675-685，688.

于身存，边安政，张桂菊，2023. 中医药治疗哮喘发作期实验研究概述 [J]．山东中医药大学学报，47（4）：525-532.

袁沙沙，石霞，王冰，等，2023. 清补苇茎汤治疗稳定期支气管扩张症伴气道黏液高分泌患者的临床疗效 [J]．中国实验方剂学杂志，29（1）：97-104.

张静，陶志国，许保海，2017. 金匮肾气丸辅助治疗对支气管哮喘缓解期患者免疫功能的影响 [J]．世界中医药，12（7）：1569-1572.

张燕萍，苗青，晁燕，等，2008. 苏黄止咳胶囊治疗咳嗽变异性哮喘的随机对照多中心临床研究 [J]．中医杂志，49（6）：504-506.

赵兰凤，马洪举，林国华，等，2019. 腧穴热敏灸治疗哮喘慢性持续期的临床观察 [J]．世界中医药，14（8）：2137-2140.

支气管扩张症专家共识撰写协作组，中华医学会呼吸病学分会感染学组，瞿介明，等，2021. 中国成人支气管扩张症诊断与治疗专家共识 [J]．中华结核和呼吸杂志，44（4）：311-321.

中国中西医结合学会呼吸病专业委员会，2023. 支气管哮喘中西医结合诊疗中国专家共识 [J]．中国中西医结合杂志，43（1）：12-20.

中华医学会呼吸病学分会哮喘学组，2020. 支气管哮喘防治指南（2020年版）[J]．中华结核和呼吸杂志，2020，43（12）：1023-1048.

中华中医药学会内科分会，中华中医药学会肺系病分会，2012. 慢性阻塞性肺疾病中医诊疗指南（2011版）[J]．中医杂志，53（1）：80-84.

中华中医药学会内科分会肺系病专业委员会，2012. 慢性阻塞性肺疾病中医证候诊断标准（2011版）[J]．中医杂志，53（2）：177-178.

周琪，杨勇，张云霞，等，2022. 支气管哮喘慢性持续期中医研究进展［J］. 陕西中医药大学学报，45（3）：124-129.

朱琳，颜延凤，2023. 膏方治疗慢性肺系疾病的研究进展［J］. 临床医学研究与实践，8（4）：187-190.

Choi H，McShane P J，Aliberti S，et al，2024. Bronchiectasis management in adults: state of the art and future directions［J］. European Respiratory Journal，63（6）：2400518.

Global Initiative for Chronic Obstructive Lung Disease（GOLD），2023.Global Strategy for Prevention，Diagnosis and Management of COPD: 2024 Report ［EB/OL］. https: //goldcopd.org/2024-gold-report/.

Kong L W，Zhang H Y，Cao Y X，et al，2017. The anti-inflammatory effects of invigorating kidney and supplementing qi Chinese herbal formulae in asthma patients［J］. Evidence-Based Complementary and Alternative Medicine，2017（1）：3754145.

Ma J F，Zheng J P，Zhong N S，et al，2018. Effects of YuPingFeng granules on acute exacerbations of COPD: a randomized，placebo-controlled study［J］. International Journal of Chronic Obstructive Pulmonary Disease，13：3107-3114.

Polkey M I，Qiu Z H，Zhou L，et al，2018. Tai Chi and pulmonary rehabilitation compared for treatment-naive patients with COPD: a randomized controlled trial［J］. Chest，153（5）：1116-1124.

Polverino E，Goeminne P C，McDonnell M J，et al，2017. European Respiratory Society guidelines for the management of adult bronchiectasis［J］. European Respiratory Journal，50（3）：1700629.

Yi L，Cui J，Wang W Q，et al，2020. Formononetin attenuates airway Inflammation and oxidative stress in murine allergic asthma［J］. Frontiers in Pharmacology，11：533841.

Yi L，Zhou Y L，Song J R，et al，2022. A novel iridoid glycoside leonuride（ajugol）attenuates airway inflammation and remodeling through inhibiting type-2 high cytokine/chemokine activity in OVA-induced asthmatic mice［J］. Phytomedicine，105：154345.

Yu Y，Xiao W，Du L Y，et al，2024. Acupuncture for dyspnea and breathing physiology in chronic respiratory diseases: a systematic review and meta-analysis of randomized controlled trials［J］. Heliyon，10（10）：e31176.

第十章 间质性肺疾病

间质性肺疾病（interstitial lung disease，ILD）是一组以肺间质炎症和纤维化为主要表现的异质性疾病，包括特发性肺纤维化（idiopathic pulmonary fibrosis，IPF）、结缔组织病相关间质性肺病（connective tissue disease associated ILD，CTD-ILD）、嗜酸性粒细胞性肺炎（eosinophilic pneumonia，EP）、过敏性肺炎（hypersensitivity pneumonitis，HP）等。间质性肺疾病的病因复杂，其具体类型超过 200 种。上述疾病都可引起氧气弥散入血的能力降低和肺组织破坏，从而导致咳嗽和呼吸困难。以特发性肺纤维化为例，其发病率、患病率、死亡率逐年升高，其中位生存期为 2~5 年，五年生存率为 20%~40%，影响全球约 300 万人。本病主要累及肺部，亦常造成多系统损害，晚期可出现肺动脉高压和右心室舒张功能不全等并发症。其急性加重和并发症严重影响疾病的进程。随着病情进展，患者肺功能逐渐恶化、运动耐力和生存质量持续下降，最终因呼吸衰竭或合并症而死亡。

本病归属中医学"肺痿"范畴，与"咳嗽""痰饮"等病证有关。

一、病因病机

目前，关于间质性肺疾病的病因病机，指南尚无统一意见。多学者认为间质性肺疾病属中医"肺痿"范畴。"肺痿"一词，由东汉张仲景在《金匮要略·肺痿肺痈咳嗽上气病脉证治》提出："寸口脉数，其人咳，口中反有浊唾涎沫者……为肺痿之病"。张仲景认为"肺痿"因"重亡津液"而得，病机不离"肺燥津伤""肺气虚冷"两纲。现代学者对间质性肺疾病病因病机的认识与张仲景略有不同。

间质性肺疾病的病因主要包括久病损肺、误治津伤、外感六淫、情志失调及药食失宜等，其中久病损肺最为常见。2011 年有学者提出间质性肺疾病的核心病机是"气阴两虚、痰瘀阻络"，病性属虚实夹杂，病位在肺，与肾、脾等脏相关。正虚为本，痰瘀为标，正虚和邪实相互影响，互为因果，形成因虚致实、因实致虚、虚者更虚、实者更实的病理特点。国医大师晁恩祥的"肺肾气阴亏虚、痰瘀阻肺"理论、武维屏教授的"气阴虚损、痰瘀阻络"理论、李建生教授的"肺肾虚损、肺络瘀阻、痰瘀互结"理论、张伟教授的"肺气阴虚，痰瘀伏络"理论与此观点相似。

其他学者对本病病因病机也有不同看法。有学者认为间质性肺疾病可分为早期"肺痹"阶段和中晚期"肺痿"阶段。"肺痹"阶段的主要病机为肺气痹阻不通。邪气内含是其关键病因。外感风寒湿之邪，侵袭于皮肤肌肉经络，填塞肺窍，痹阻于内，肺失宣降清肃，发为"肺痹"。随着疾病进展，各种原因交织，肺叶痿弱失用，则发为"肺痿"。其中，久病劳伤为肺痿主要病因，以致津亡气竭，肺脏失荣，肺失其用。有学者从"久病入络"的角度解释本病。正虚为本，痰湿内停，瘀血阻滞，日久化热，毒盛正衰，可将其总结为"虚""痰""瘀""热""毒"。其中急性期以"肺热络瘀"为基本病机；缓解期以"肺虚络瘀"为基本病机。有学者认为阳虚寒凝、痰瘀阻络为本病的核心病机，阳气虚弱是该疾病发生及病情进展的重要病机。亦有专家认为肺肾亏虚为发病之本；痰浊、瘀血既是病理产物，又是病情加重因素；外邪侵袭是疾病恶化的原因。还有学者提出间质性肺疾病的初中期当属"肺痹"为主，肺络痹阻、气阴两虚是病机关键；在疾病的中晚期以"肺痿"为主，痰瘀阻滞、络虚不荣是病机关键；在疾病的慢性迁延期，"肺痹"与"肺痿"可相互转化。

二、证候规范

2012 年中华中医药学会肺系病专业委员会发布了《弥漫性间质性肺疾病的中医证候诊断标准（2012 版）》。该标准指出弥漫性间质性肺疾病的证候分类有基础证和临床常见证。常见的基础证 8 种，即痰热证、痰浊证、血瘀证、肺气虚证、肺阴虚证、肾气虚证、肾阴虚证、肾阳虚证，以上证候可单独出现，但常以复合形式出现。常见证包括虚证类（包括肺气虚证、阴虚内热证、肺肾气虚证、肺肾气阴两虚证）、实证类（包括痰热壅肺证、痰浊阻肺证）、兼证类（包括血瘀证）3 类 7 证候。

2020 年中华中医药学会联合中国民族医药学会发布了《特发性肺纤维化中医证候诊断标准（2019 版）》。该标准明确特发性肺纤维化的常见证型包括主证类（包括阴虚肺燥证、肺气虚证、肺肾气虚证）、兼证类（包括痰湿证、血瘀证）2 类 5 证候。证候分类以虚证为主，常兼实证。虚证表现为肺气虚证、肺肾气虚证、阴虚（肺燥）证；实证表现为痰湿证、血瘀证。痰湿证、血瘀证常兼见虚证之中，表现为虚实兼杂。如兼于肺肾气虚证则为肺肾气虚痰湿证、肺肾气虚血瘀证，临床诊断时应予以注意。IPF 急性加重常以阴虚肺燥证、肺气虚证兼痰湿证、血瘀证形式出现。

三、治疗方案和技术

间质性肺疾病病因多样，病机复杂。以临床中最常见的特发性肺纤维化为例，其病在肺，渐及脾、肾等脏腑。以虚为本，亦有本虚标实。临床治疗首先应分清标本虚实。特发性肺纤维化慢性病程持续进展，可因感染等因素而急性加重。急性加重期以"急则治其标"为原则，治法包括宣肺祛邪、清热化痰、活血化瘀等；非急性加重期以"缓则治其本"为原则，治法包括补肺益肾、健脾化痰、活血化瘀等。由于气血闭阻停滞贯穿于疾病全程，故无论疾病任何阶段，均应佐以活血化瘀通络之法。

（一）治疗方案

1. 阴虚肺燥证 治法：养阴清肺、化痰止咳。方药：麦门冬汤合清燥救肺汤加减、人参清肺汤合炙甘草汤加减、天冬丸合紫菀汤加减等。热毒者，可加黄芩、连翘、栀子；手足心热者，可加知母、黄柏、生地黄；盗汗明显者，可加煅牡蛎、浮小麦。还可选用中成药养阴清肺丸、百合固金丸（偏肺肾阴虚者）、蛤蚧定喘丸（偏肺肾阴虚而内热咳喘者）。

2. 肺气虚证 治法：补益肺气、化痰止咳。方药：人参胡桃汤合人参养肺丸、黄芪劫劳散合人参补肺汤加减等。气阴两虚者，可加阿胶、五味子、白芍、地骨皮；痰多、舌苔白腻者，可加法半夏、茯苓、泽泻；自汗甚者，可加浮小麦、煅牡蛎；有瘀血者，可加川芎、郁金。还可选用中成药玉屏风颗粒。

3. 肺肾气虚证 治法：补益肺肾、止咳平喘。方药：人参胡桃汤合七味都气丸加减、黄芪汤加减。肺肾阳虚者，可加淫羊藿、鹿角胶、干姜；肺肾气阴两虚者，可加白芍、女贞子、阿胶；气短、喘息甚者，可加蛤蚧、沉香；面目浮肿者，可加茯苓、车前子；小便频数、夜尿增多者，可加山萸肉、乌梅、益智仁；瘀血明显者，可加赤芍、莪术、三七。还可选用中成药金匮肾气丸、百令胶囊。血瘀明显者，可选用补肺活血胶囊。

4. 痰湿证 治法：燥湿化痰、宣降止咳。方药：半夏厚朴汤合三子养亲汤加减、薏苡仁散加减、二陈汤加减。背冷、痰白稀者，可加干姜、细辛、补骨脂；痰多、胸闷不得卧者，可加炙麻黄、薤白、葶苈子；脘腹胀闷者，可加木香、枳壳、槟榔；纳差食少者，可加白豆蔻仁、鸡内金；兼血瘀者，可加川芎、赤芍；兼气虚者，可加人参、白术；外感风寒者，可加荆芥、防风。还可选用中成药苏子降气丸、苓桂咳喘宁胶囊。

5. 血瘀证 治法：活血化瘀。方药：血府逐瘀汤加减。可根据所兼虚实证候的不同，增减临床用药。还可选用中成药血府逐瘀丸、补肺活血胶囊（兼见气虚者）。

在间质性肺疾病中后期，痰瘀互结成积者，应在补益正气，佐以化痰活血的基础上，适当选用消积散结药物。如活血通络类的穿山甲、莪术、全蝎、蜈蚣、牡丹皮等；化痰类的白芥子、浙贝母、浮海石、海蛤壳、瓦楞子等；解毒类的夏枯草、僵蚕、玄参、连翘、土茯苓等。

（二）中医特色技术

中医根据整体观念和辨证论治的核心理论，结合现代康复技术理念，采取多种中医特色康复技术治疗间质性肺疾病，以促进患者肺功能恢复。

1. 六字诀 是以呼吸吐纳为主，同时配合"嘘"字诀、"呵"字诀、"呼"字诀、"呬"字诀、"吹"字诀、"嘻"字诀6种独特的吐音方法，并辅以相应简单的肢体动作和意念，来调整肝、心、脾、肺、肾、三焦乃至全身的气机运行，达到调节心理、强壮脏腑、柔筋健骨等强身健体、养生康复目的的功法，是一套简单易学、功效显著、风格独特的健身气功功法。应用方法："嘘"字诀、"呵"字诀等6式，每式中每字锻炼6遍，每次锻炼30min，每日1次，每周锻炼4日以上，3个月为1个疗程。

2. 八段锦 是我国流传最广泛的中国传统气功功法之一。除去预备势和收势，八段锦由"两手托天理三焦、左右开弓似射雕、调理脾胃须单举、五劳七伤往后瞧、摇头摆尾去心火、两手攀足固肾腰、攒拳怒目增气力、背后七颠百病消"八个动作组成。在练习过程中，要求动作柔和缓慢、圆活连贯、松紧结合、动静相兼、神与形合、气寓其中。应用方法：每次锻炼30min，每日1次，每周锻炼4日以上，3个月为1个疗程。

3. 二十四式简化太极拳 是国家体育总局根据杨氏太极拳改编而来的功法。相比传统太极拳，其内容更精练、动作更规范，并且充分体现了太极拳的运动特点。其动作包括起势、左右野马分鬃、白鹤亮翅、左右搂膝拗步、手挥琵琶、左右倒卷肱、左揽雀尾、右揽雀尾、单鞭、云手、单鞭、高探马、右蹬脚、双峰贯耳、转身左蹬脚、左下势独立、右下势独立、左右穿梭、海底针、闪通臂、转身搬拦捶、如封似闭、十字手、收势。应用方法：每次锻炼30min，每日1~2次，每周锻炼5日以上，3个月为1个疗程。

4. 易筋经 是我国古代流传下来的健身养生方法，在我国传统功法和民族体育发展中有着较大的影响。其动作要领包含预备势、韦陀献杵第一势、韦陀献杵第二势、韦陀献杵第三势、摘星换斗势、倒拽九牛尾势、出爪亮翅势、九鬼拔马刀势、三盘落地势、青龙探爪势、卧虎扑食势、打躬势、掉尾势、收势。易筋经通过合理的动作配以相应的呼吸吐纳方法，可起到强形健体、平衡阴阳、行气活血等作用。练习易筋经还可以帮助调节心理状态，缓解压力，改善睡眠质量，提高生存质量。应用方法：每次锻炼30min，每日1次，每周锻炼5日以上，6个月为1个疗程。

5. 五禽戏 是通过模仿虎、鹿、熊、猿、鸟五种动物的形态、姿势、动作，结合中医、气功、养生等理论而创编的一套健身功法。整套功法共12个动作，分别为预备势（起势调息）、虎戏（虎举、虎扑）、鹿戏（鹿抵、鹿奔）、熊戏（熊运、熊晃）、猿戏（猿提、猿摘）、鸟戏（鸟伸、鸟飞）、收势（引气归元）。五禽戏不仅仿效"虎之威猛、鹿之安舒、熊之沉稳、猿之灵巧、鸟之轻捷"

的动作特点，还蕴含"五禽"的神韵，意气相随，内外合一，从而起到舒展肢体、活络筋骨、调息养神的作用。应用方法：每次锻炼30min，每日2次，每周锻炼5日以上，6个月为1个疗程。

6. 呼吸导引 是在中医"形神合一""天人合一"的整体观念指导下，以阴阳、五行、脏腑、经络、精气神等学说为基础，结合八段锦、太极拳等传统导引功法特点创编出的一项新的肺康复技术。其动作包括松静站立、两田呼吸、调理肺肾、转身侧指、摩运肾堂、养气收功。呼吸导引术通过将运动、呼吸吐纳、精神意念三者紧密结合，从而培补肺肾、调理气机。应用方法：每次锻炼30min，每日1～2次，每周锻炼5日以上，3个月为1个疗程。

7. 针刺 是中医重要的外治方法之一，通过刺激相应经络腧穴起到行气活血、化瘀通络的作用，从而达到治疗间质性肺疾病的目的。针刺取穴：主穴取肺俞穴、大椎穴、膏肓穴、肾俞穴、足三里穴。证候配穴：肺气虚，取太渊穴；阴虚内热，取鱼际穴、太溪穴；肺肾气虚，取关元穴、太溪穴；肺肾气阴两虚，取关元穴、太溪穴、三阴交穴。随症配穴：胸闷，取膻中穴；喘甚，取关元穴、太溪穴；咳甚，取尺泽穴、太渊穴；痰多，取中脘穴；汗多，取合谷穴、复溜穴；咽干，取鱼际穴；血瘀，取膈俞穴、三阴交穴。应用方法：每次留针30min，每10min行针1次，每周针刺3日，1个月为1个疗程。参考国家标准针灸技术操作规范进行操作。

8. 灸法 是通过点燃艾绒或艾炷对特定腧穴或病变部位进行熏熨和烧灼，通过药物的作用和温热刺激，进而达到温经通络、调气活血、防治疾病的一种外治方法。灸法可以通过补虚、活血化瘀通络等治法，治疗以"虚""瘀"为病理特点的间质性肺疾病。

（1）传统艾灸：主穴常选取肺俞穴、大椎穴、膏肓穴、肾俞穴、足三里穴，配穴常随症而取。应用方法：每次每处施灸10～15min，一般灸至患者局部皮肤有温热感而无灼痛、出现红晕为度。每周1次，2次艾灸间隔时间为1周，3个月为1个疗程。参照国家标准针灸技术操作规范进行操作。

（2）益肺灸：源于中医的"督灸"治疗技术，是指于督脉的脊柱段施以"隔药灸"并使之发泡的一种特殊的艾灸法，是在传统督灸基础上创立的新技术，具有温通经络、温宣肺络等功效。操作流程包括选择体位、取穴、消毒、涂抹姜汁、撒灸粉、敷盖桑皮纸、铺姜泥、点燃艾炷、换艾炷、移去姜泥、轻擦灸处及放泡等13个步骤。应用方法：每次2h，每月2次，2次间隔时间为14日，3个月为1个疗程。

（3）热敏灸：是选择热敏腧穴悬灸，激发透热、扩热、传热等经气传导，从而达到气至病所，显著提高疗效的一种新灸法。腧穴选择不拘泥于传统腧穴的标准位置，而是以灸感定位法、辨敏施灸为原则，选择施灸部位。应用方法：每穴每次施灸时间以热敏灸感消失为度，热敏灸感消失时间具有个体差异，平均每次施灸时间为40min。所有与该病症相关的热敏腧穴均需通过足够的灸量进行艾灸，直至消敏，才算达到足疗程。

9. 中药离子导入 是利用直流电电场（或低频脉冲电场）的作用将中药导入患者穴位的新型技术。它能增强带电离子性药物成分进入皮肤或黏膜内部，同时也能暂时性提高皮肤和黏膜的通透性，改善局部血流灌注环境，从而显著提高中药的吸收率和疗效。离子导入药物常以活血化瘀、芳香走窜、软坚散结类药物（可选用当归、桃仁、红花、川芎、皂角刺、蜂房等）为基础方加减，也可根据治疗目的或辨证采取自拟方药进行离子导入治疗。应用方法：根据患者的耐受程度选择输出频率，刺激强度以患者略有刺麻感能耐受为宜。每次20min，每日2次，14日为1个疗程。

10. 穴位贴敷 是以中医经络学说为理论依据，将中草药制剂直接贴敷于穴位、病变局部的中医独特的外治方法。

（1）传统穴位贴敷：主穴常选用肺俞穴、膻中穴、天突穴、大椎穴、膏肓穴、肾俞穴等，配穴常随症而取。药物选择：常选用细辛、白芥子、延胡索、甘遂等辛散走窜、温通经络的药物。临床也可根据证候及治疗目的辨证组方而制成相关贴敷药物。研究显示，使用穴位贴敷治疗，能够提高间质性肺疾病患者运动耐力，提高生存质量，改善肺功能。应用方法：一般多贴敷4~6h后取下，1个月为1个疗程。刺激性小的药物，可隔日换药1次；不需溶剂调和的药物，还可适当延长至每日换药1次。刺激性大的药物，应视患者的反应和发泡程度确定贴敷时间，数分钟至数小时不等。如需再贴敷，应待局部皮肤愈后再贴敷，或改用其他有效穴位交替贴敷。具体操作及注意事项参考《针灸技术操作规范 第9部分：穴位贴敷》。

（2）三伏贴：即基于中医学"冬病夏治"思想，在三伏天以艾灸或穴位贴敷治疗疾病的一种治疗手段。腧穴选择：主穴多选取肺俞穴、膻中穴、天突穴、定喘穴、大椎穴、膏肓穴、肾俞穴等，配穴常随证而取。药物选择：白芥子、延胡索、甘遂、细辛、肉桂等辛散温通、通经活络的药物。应用方法：每年三伏天贴敷3次（初伏第1日、中伏第1日、末伏第1日），7~10日贴1次，每次贴3~6h。若中伏为20日，间隔10日可加贴1次，连续贴敷3年为1个疗程。

（3）三九贴：是传统中医药外治疗法"伏九贴敷"中的一种，即在农历三九时期，通过中药穴位贴敷起到益气温阳、散寒通络的作用，与"三伏贴"配合达到"夏养三伏、冬补三九"目的的治疗方法。三九贴贴敷穴位、药物选择同三伏贴。三伏贴和三九贴也可联合贴敷。应用方法：三九贴于每冬一九、二九、三九的第1日各贴敷1次。

11. 穴位注射 是将小剂量中西药物注入穴内以治疗疾病的一种操作技术，通过药物在穴位的吸收过程中对穴位产生的刺激，利用药物与腧穴的双重作用来达到治疗疾病的目的。腧穴选择：主穴为肺俞、足三里、定喘、肾俞、天突等。药物选择：常用药物有黄芪注射液、当归注射液、参附注射液、喘可治注射液等。研究显示，使用中成药穴位注射，能够提高间质性肺疾病患者生存质量，提高运动耐力。应用方法：每穴注射1~2ml，同一组穴位2次注射间隔1~3日，3个月为1个疗程，2个疗程间宜间隔5~7日。治疗频次及疗程可根据患者体质、疾病情况和个体差异相应调整。具体操作及注意事项参考《针灸技术操作规范 第6部分：穴位注射》。

12. 药膳食疗 结合中医辨证进行饮食护理，可改善患者营养状态，增强机体抵抗力。每餐进食宜少不宜多，质软易消化。应选择高蛋白食物和蔬菜水果，配合如百合炖雪梨、天花粉粥等药膳。根据患者的证型选择适合的药膳。

四、疗效评价研究

间质性肺疾病疗效评价研究涉及药物疗法（复方制剂、中成药、药物外治法等）和非药物疗法。其中复方制剂涉及多种单个复方，药物外治法主要涉及中药离子导入（穴位贴敷等）、灸法类（脐灸等），非药物疗法涉及传统功法类（呼吸导引术等）、针刺类（穴位埋线等）。

（一）复方制剂

1. 抗纤缓急方 依托河南省中医药科学研究专项课题及河南省特色学科中医学学科建设项目，采用多中心、双盲、平行、随机对照试验设计方法（注册号：ChiCTR1900026289），共纳入80例特发性肺纤维化急性加重期患者。对照组给予健康教育+西医常规治疗+抗纤缓急方安慰剂，试验组给予健康教育+西医常规治疗+抗纤缓急方。试验结果显示，试验组CRP及MCP-1水平显著低于对照组。此外，抗纤缓急方可缩短特发性肺纤维化急性加重期患者住院时间并降低治疗失败率，其机制可能与降低CRP、MCP-1水平从而减轻炎症反应有关。

2. 清肺化瘀方 依托上海市科委科研计划项目，采用平行、随机、对照试验方法（注册号：ChiCTR2000037697），共纳入73例类风湿关节炎合并间质性肺病患者。对照组给予常规西药加吡非尼酮，中药组在对照组基础上加用清肺化瘀方。试验结果显示，中药组的总体疗效及中医证候有效率显著优于对照组。与对照组相比，中药组在改善中医证候评分、28个关节疾病活动度评分（基于红细胞沉降率）及降低红细胞沉降率（erythrocyte sedimentation rate，ESR）和血清中涎液化糖链抗原（Krebs Von den Lungen-6，KL-6）、TGF-β_1水平等方面具有显著优势。

3. 络通纤溶饮 依托河北省自然科学基金及河北省高等学校科学技术研究等项目，开展多中心、平行、随机、对照试验，共纳入110例特发性肺纤维化患者。对照组给予内科常规治疗护理+安慰剂，观察组给予内科常规治疗护理+络通纤溶饮煎液。试验结果显示，与对照组相比，观察组在降低中医证候积分、呼吸困难积分及生存质量评分等方面具有显著优势，表明络通纤溶饮可以改善患者咳嗽、喘息症状，调节患者气虚（气短、乏力）、阴虚（潮热盗汗、口干咽燥）、痰浊（咳痰）和血瘀（唇甲紫黯、皮下瘀血）状态，提高患者生存质量。

4. 祛痹化纤方 依托国家自然科学基金项目及国家卫生健康委员会全国重点专科资助项目，开展平行、随机、对照试验，共纳入80例特发性肺纤维化患者，其中对照组给予西医基础治疗，试验组在对照组基础上给予祛痹化纤方治疗。试验结果显示，祛痹化纤方能够改善特发性肺纤维化患者的低氧血症（PaO_2），延缓肺功能恶化[肺总量（total lung capacity，TLC）、一氧化碳弥散量（diffusing capacity of the lung for carbon monoxide，DLCO）]，提高活动耐力（6min步行试验距离），提高生存质量评分（SGRQ评分），改善中医临床症状，降低胸部CT评分。

5. 益气养阴通痹方 依托国家自然科学基金项目，开展平行、随机、对照试验，共纳入120例类风湿关节炎合并肺间质病变患者，随机分成对照组（塞来昔布胶囊+环磷酰胺片+泼尼松龙片）和试验组（益气养阴通痹方）。试验结果显示，治疗后观察组HRCT评分和症状、体征评分均低于对照组。此外，相比对照组，观察组能够显著改善患者的肺功能[TLC、FVC、FEV_1%、最大通气量（maximal voluntary ventilation，MVV）、DLCO等]。试验显示，益气养阴通痹方可通过降低纤维化调节因子（MMP-9、TGF-β_1、KL-6、MMP-1等）水平，达到改善症状、提高肺功能的作用。

6. 肺纤通络方 依托上海市科学技术委员会科研计划项目，开展平行、随机、对照试验，共纳入140例特发性肺纤维化急性加重期患者。对照组给予口服泼尼松片治疗，治疗组在对照组的基础上给予肺纤通络方治疗。试验结果显示，与对照组相比，试验组在降低中医证候评分、提高总体疗效、改善肺功能（FVC、DLCO）等方面具有显著优势，且肺纤通络方可以减少糖皮质激素用量。

（二）中成药

1. 桑珠滋阴口服液 依托国家自然科学基金青年项目及上海市科委中医引导类项目，开展平行、随机、对照试验，共纳入109例干燥综合征相关间质性肺炎患者。对照组给予甲泼尼龙片+人免疫球蛋白+环磷酰胺片治疗，观察组在对照组基础上给予桑珠滋阴口服液治疗。试验结果显示，观察组疗效显著优于对照组。此外，相比对照组，观察组在改善患者肺功能[肺活量（vital capacity，VC）、FVC、FEV_1%、PEF、MVV等]及增加淋巴细胞亚群方面具有显著优势。

2. 川芎嗪注射液 依托国家自然科学基金项目，采用系统评价与Meta分析方法，共纳入7项RCT，共计388例特发性肺纤维化患者。研究评估了川芎嗪注射液与泼尼松片的疗效。Meta分析结果显示，相比于单纯使用泼尼松片治疗特发性肺纤维化患者，川芎嗪注射液能够有效地提高患者动脉PaO_2，总体疗效优于泼尼松片。不过，研究所纳入的大部分RCT未对川芎嗪的不良反应进行研究，所以川芎嗪治疗特发性肺纤维化的安全性尚不明确。

3. 肺痿冲剂 依托国家中医药管理局中医药行业科研专项，开展平行、随机、对照试验，将120例特发性肺纤维化患者，随机分为对照组（泼尼松片）和观察组（泼尼松片+肺痿冲剂）。试验结果显示，与对照组相比，观察组在降低中医证候积分、改善生存质量评分、提高6min步行试验距离、改善肺功能（FVC）等方面具有显著优势。观察组总体疗效显著优于对照组，且肿瘤标志物糖类抗原 19-9（carbohydrate antigen 19-9，CA19-9）水平显著降低。

4. 抗肺纤胶囊　依托国家中医药管理局中医药科学技术研究专项，开展多中心、平行、随机、对照试验，共纳入 117 例特发性肺纤维化患者。对照组给予泼尼松片治疗，试验组给予抗肺纤胶囊治疗。试验结果显示，试验组的总体疗效显著优于对照组，并且试验组在改善呼吸困难评分、肺功能（DLCO）及 PaO_2 方面具有显著优势。

5. 双龙抗纤胶囊　依托河北省中医药管理局 2019 年度中医药类科研计划课题，开展平行、随机、对照试验，共纳入 76 例结缔组织病相关间质性肺疾病患者，随机分成对照组（基础治疗+安慰剂）和试验组（基础治疗+双龙抗纤胶囊）。试验结果显示，试验组疗效显著优于对照组，在改善患者肺功能（TLC、VC、DLCO）、血气分析指标（PaO_2、$PaCO_2$、SaO_2）等方面具有显著优势，并且安全性较好。

（三）药物外治法与非药物疗法

1. 穴位贴敷　依托吉林省卫生厅课题，开展平行、随机、对照试验，将 120 例间质性肺疾病患者随机分组。对照组给予口服泼尼松片治疗，试验组给予肺俞穴外敷温肺化纤方治疗。试验结果显示，试验组总体疗效显著优于对照组，并且试验组在改善患者生存质量方面同样优于对照组。

2. 脐灸　依托国家中医药管理局国家中医临床研究基地业务建设科研专项课题，开展平行、随机、对照试验，共纳入 116 例特发性肺纤维化合并胃食管反流患者。对照组采用常规治疗，试验组在对照组的基础上给予脐灸治疗。试验结果显示，脐灸能够提高患者肺的通气及弥散功能（CPI 评分），改善临床症状（中医证候评分），提高患者的生存质量（SGRQ 评分）及运动耐力（6min 步行试验距离），具有一定的长期疗效。

3. 穴位埋线　依托山西省科技攻关项目，开展平行、随机、对照试验，将 80 例特发性肺纤维化患者随机分成对照组（西医常规治疗）和试验组（西医常规治疗+埋线疗法）。试验结果显示，埋线治疗可以提高早中期特发性肺纤维化患者的肺功能，并且相比于对照组，埋线在降低胸部 CT 评分、提高生存质量等方面具有显著优势，且安全、方便，无不良反应。

4. 中药离子导入　依托国家自然科学基金及河南省中医药科学研究专项，采用系统评价及 Meta 分析方法，纳入 7 项 RCT，共 390 例特发性肺纤维化患者。Meta 分析结果显示，与单用西医常规治疗比较，中药离子导入联合西医常规治疗特发性肺纤维化患者在提高临床疗效和改善肺功能（FEV1、DLCO、PEF）方面具有显著优势。

5. 呼吸导引　依托国家中医药管理局国家中医临床研究基地业务建设科研专项，开展平行、随机、对照试验（注册号：ChiCTR-IOR-17011187），共纳入 96 例特发性肺纤维化患者，随机分成呼吸导引组（呼吸导引术锻炼）、运动组（测力计锻炼）及对照组（保持日常活动）。试验结果显示，呼吸导引组在改善患者活动耐力（6min 步行试验距离）方面显著优于运动组和对照组，但在改善生存质量、缓解症状等方面与运动组和对照组无显著差异。目前，其他传统功法在间质性肺疾病患者中开展应用的研究较少，缺乏相应的疗效证据。

五、作用机制研究

中医药治疗间质性肺疾病疗效显著，作用机制较为广泛，主要表现在改善氧化应激、降低炎症反应、促进自噬、调节机体免疫和抑制肺泡上皮-间质转化等方面。

（一）降低炎症反应

肺上皮细胞反复受损引起多种炎症介质及炎症细胞介导的慢性炎症是间质性肺疾病的主要发病机制之一。研究显示，淫羊藿苷能改善肺纤维化大鼠肺部组织结构完整性，抑制碱性成纤维细胞生长因子（basic fibroblast growth factor，bFGF）、VEGF 和 VEGFR 信号通路的激活，降低 IL-6 和 TNF-α 水平，从而减轻肺部炎症反应。黄芩苷可以抑制 NF-κB 信号通路而下调 NLRP3、IL-1β、IL-18、MMP-2 和 ASC 等蛋白的表达而改善炎症。丹参酮ⅡA 能减少肺纤维化大鼠组织中性粒细胞、巨噬细胞等炎症细胞的数量并降低 TNF-α、IL-1β 和 IL-6 等促炎因子水平从而减轻炎症反应。大黄素、虎杖苷、胡桃宁通过抑制不同的信号通路，降低促炎因子 TNF-α 和 IL-6 水平，减少炎症反应和 ECM 沉积。宣肺败毒汤能够抑制 IL-6/STAT3 信号通路，下调肺纤维化小鼠肺组织 α-SMA、IL-6、iNOS 水平，抑制细胞外基质（extracellular matrix，ECM）沉积、巨噬细胞极化和炎症作用而改善肺纤维化。清金益肺汤能够降低痰热蕴肺型特发性肺纤维化大鼠肺组织 IL-8、TNF-α、TGF-β$_1$ 的表达水平，减少炎症反应及成纤维细胞的形成，调节免疫应答，改善气道功能，与激素合用可增强抗纤维化作用。麻杏藿翘汤可以下调肺纤维化小鼠肺组织 ZBP1 和 ISG15，并通过调控先天免疫抑制巨噬细胞释放炎症因子而治疗肺纤维化。化纤方能够抑制肺纤维化大鼠血清中 MCP-1 和 IL-1β 的过度表达，减少其血清含量而抑制肺纤维化。

（二）改善氧化应激

长期接触烟草烟雾、病原体和空气中的异物，容易引发外源性氧化应激。这种外源性氧化应激会刺激肺上皮细胞发生炎症和缺氧反应，从而导致内源性氧化应激，同时也会损害线粒体功能。当肺部受损时，来自线粒体的 ROS 和 NOX 增加，同时抗氧化剂被消耗。这些变化通过氧化还原激活 NF-κB 信号通路，促进炎症因子（TNF-α、IL-1、IL-6 和 IL-8 等）释放，增加炎症反应。此外，氧化应激还可导致 M2 型巨噬细胞极化、肺泡上皮-间质转化（epithelial-mesenchymal transition，EMT）和成纤维细胞-肌成纤维细胞转化（fibroblast to myofibroblast transition，FMT），加剧肺纤维化。同时，肺组织 ECM 沉积与氧化还原过程密切相关。

中药复方治疗间质性肺疾病具有多通路、多靶点的优势，临床中体现出较好的疗效和安全性。金水缓纤组分方Ⅱ能显著激活 Nrf2 信号通路，上调 HO-1 表达抑制氧化应激，降低 Col-Ⅰ、Col-Ⅲ、α-SMA 等纤维化蛋白表达，减轻大鼠肺纤维化。温肺化纤汤可通过启动 AMPK、SIRT1 调节因子，激活 PGC-1α 细胞代谢和抗氧化调节系统，提高线粒体 MMP，恢复线粒体代谢功能，增强 OXPHOS 代谢水平。此外，温肺化纤汤中、高剂量组可改善氧化应激状态下的有氧酵解，促进小鼠肺间充质干细胞 HK2、PKM2 相关蛋白酶表达以发挥抗氧化的作用。补阳还五汤可启动 Keap1/Nrf2/HO-1 介导的抗氧化效应，增强机体抗氧化能力，延缓肺纤维化大鼠病理进程。保元胶囊可以降低 IPF 患者脂质过氧化物（lipid peroxide，LPO）的含量、升高患者 CAT 及谷胱甘肽过氧化物酶（glutathione peroxidase，GSH-Px）的水平，通过调整氧化/抗氧化的失衡，增强机体的抗氧化能力，从而延缓肺纤维化的进展。

（三）抑制肺泡上皮-间质转化

EMT 是间质性肺疾病的关键环节之一。炎症阶段，巨噬细胞产生的 NF-κB、TGF-β$_1$ 和 Slug 等因子会促进 EMT 进程。TGF-β$_1$ 是 EMT 的核心调节因子，它可以通过激活 Smads 和非 Smads 信号通路来推动 EMT 和 FMT 的发生。EMT 的发生可以促进肺上皮细胞转化为成纤维细胞，并且能直接调控 E-cadherin、N-cadherin、Vimentin 等间质标志物的表达，进而加快肺纤维化进程。

研究显示，黄芪甲苷可以抑制 TGF-β₁ 诱导的 EMT。这与黄芪甲苷下调 PI3K/Akt 信号通路过表达而逆转 FOXO3a 蛋白的抑制有关。清热活血方可以减少肺纤维化小鼠肺部炎症因子水平、逆转 p53 和 IGFBP-3 的表达下调，从而改善肺纤维化。甘草干姜煎剂通过下调肺组织及外周血 CD4⁺T 细胞中 PD-1 的表达而降低 TGF-β₁、IL-17A 和 p-STAT3 水平，从而改善炎症反应及 EMT。清痹达金方通过抑制关节炎-肺纤维化大鼠 TGF-β₁ 信号通路并调控其下游信号分子 E-cadherin、α-SMA 的表达，从而抑制 EMT 过程。

（四）抑制巨噬细胞极化

巨噬细胞极化是间质性肺疾病肺纤维化的关键阶段，其中肺巨噬细胞向 M1 及其亚型极化后，可在 IFN-γ、TNF 等细胞因子的诱导下产生 IL-1β、IL-17 等促炎因子，从而加速炎症反应。而在炎症后巨噬细胞大量向 M2 及其亚型极化，可在 IL-4、IL-10 和糖皮质激素的诱导下分泌 TGF-β₁、PDGF 和 MMPs 等促肺纤维化因子，从而加速肺纤维化。研究显示，五味子可下调 Smad3、Smad4，上调 Smad7 的表达而抑制肺泡 M2 型巨噬细胞的极化，从而保护肺组织。去氢木香内酯可以通过下调 JNK/p38 MAPK 介导的 NF-κB 信号通路抑制巨噬细胞极化，从而抑制早期炎症反应，继而发挥其抗纤维化作用。祖卡木颗粒可抑制巨噬细胞增殖，显著降低巨噬细胞凋亡率，抑制 Bcl-2 复合物的形成，抑制 TLR4/MyD88/NF-κB 信号通路的表达，从而延缓肺纤维化进程。养肺活血方含药血清能够抑制 M1 型巨噬细胞标志物 iNOS、CD16/32 及 M2 型巨噬细胞标志物 CD206、ARG1 的表达，还可降低 M1 型巨噬细胞模型培养液中 IL-1β、TNF-α 浓度，其机制可能与调控 TGF-β/Smad 和 Notch 信号通路有关。

（五）促进自噬

自噬可分解细胞质中衰老的细胞器、病原体与集聚的蛋白质，对蛋白质质量控制、细胞凋亡和组织修复起到关键的作用。自噬功能失调可促进肺纤维化。在特发性肺纤维化患者中会出现自噬体与溶酶体无法正常融合、p62 表达升高，ATG、LC3、Beclin-1 等蛋白表达降低和自噬小体减少等现象。研究显示，异甘草素能够通过抑制 PI3K/AKT/mTOR 信号通路激活自噬，继而抑制 TGF-β₁ 诱导 MRC-5 细胞分化及 ECM 沉积，从而改善肺纤维化。鞣花酸能够上调肺成纤维细胞中 p62 的表达，并且通过抑制 Wnt-mTOR 信号通路激活自噬而抑制肌成纤维细胞活化。金水缓纤方有效化合物能够抑制 mTOR 信号通路促进自噬，降低自噬关键调节因子（p-p70S6K/p-4EBP 和 p-AKT473/p-GSK3β）的水平。扶正通络方可增加肺纤维化大鼠肺组织中自噬小体与 Beclin-1 的数量，下调 p62 的表达，继而延缓肺纤维化进程。益肺散结方能够通过增强肺纤维化大鼠肺组织中自噬相关基因 Beclin-1 和 LC3B 的表达而改善肺纤维化。

（六）调节机体免疫

间质性肺疾病患者常伴有肺部免疫系统功能的异常。其中，Th 细胞亚群分泌的细胞因子及 Th1/Th2 的失衡可能是导致间质性肺疾病发病的关键因素。Th1 细胞分泌的 TGF-β、IFN-γ 等细胞因子可促进细胞免疫应答，从而导致肺部炎症产生甚至肺纤维化发生。Th2 细胞分泌的 IL-4 可调节肌成纤维细胞表达 α-SMA。桂附地黄丸、益气化瘀通络方、屏风生脉散等中成药通过提高 CD4⁺、降低 CD8⁺ 的数量及提高 CD4/CD8 比值，有效调节免疫功能，延缓肺纤维化进程。肺纤通能够通过上调 IFN-γ 表达、下调 IL-4 表达以调节 Th1/Th2 比例失衡，抑制 ECM 沉积，延缓肺纤维化的进程。参龙煎剂可能通过协调 Th1/Th2 细胞因子平衡和调控 TGF-β₁/Smads 信号通路，从而改善肺纤维化。养阴清热化瘀方可通过调控放射性肺损伤大鼠血清中 TNF-α、IL-1α、IL-4、IL-6、IL-10、

TGF-β 水平，平衡 Th1/Th2 细胞，延缓肺纤维化进程。养阴清肺方可明显下调放射性肺炎大鼠血清中的 Treg 比例，调节 Th17/Treg 细胞平衡，抑制炎症因子的表达，调节免疫功能。

六、临床指南/共识

近年来，随着临床实践的积累和理论研究的不断深入，中医对间质性肺疾病的认识越来越深刻，不同学者及名老中医先后发布了各自的临床认识及体会。然而，目前有关间质性肺疾病的中医指南屈指可数，缺乏更为全面的指南和标准，相关协会和专家委员会应该加强对间质性肺疾病的指南制定。

（一）《弥漫性间质性肺疾病的中医证候诊断标准（2012 版）》

2012 年中华中医药学会肺系病专业委员会发布了《弥漫性间质性肺疾病的中医证候诊断标准（2012 版）》。该标准首次提出了弥漫性间质性肺疾病的中医诊断标准，明确了病症的分类和特征，包括虚证类（包括肺气虚证、阴虚内热证、肺肾气虚证、肺肾气阴两虚证）、实证类（包括痰热壅肺证、痰浊阻肺证）、兼证类（包括血瘀证）等 3 类 7 证候。

（二）《特发性肺纤维化中医证候诊断标准（2019 版）》

为了明确特发性肺纤维化的中医诊断标准，2020 年中华中医药学会内科分会、中国民族医药学会联合中华中医药学会肺系病分会发布了《特发性肺纤维化中医证候诊断标准（2019 版）》。该标准旨在明确特发性肺纤维化的中医证型及特征，包括主证类（包括阴虚肺燥证、肺气虚证、肺肾气虚证）、兼证类（包括痰湿证、血瘀证）2 类 5 证候。

（三）《特发性肺纤维化中医康复指南》

2023 年世界中医药学会联合会发布了《特发性肺纤维化中医康复指南》。该指南是在系统检索和评价证据基础上，结合专家临床实践经验而制定的，明确了中医康复的定义及内容，包括六字诀、八段锦、简化太极拳、易筋经、五禽戏、呼吸导引术、针刺、灸法、中药离子导入、穴位贴敷、穴位注射。该指南为特发性肺纤维化中医康复的应用提供了参考依据。

从以上指南的发布内容来看，中医在治疗间质性肺疾病方面的规范化和标准化程度逐渐提高。这些指南和标准不仅规范了诊断标准，还提供了详细的治疗方案和方剂，并且提出了中医康复的特色肺康复治疗方案，有效推动了中医治疗间质性肺疾病临床水平的提升。同时，这些指南和标准的发布与实施，推动了中医治疗，特别是中医康复的普及和应用，进一步提升了间质性肺疾病患者的治疗效果和生存质量，具有重要的临床指导意义。

参 考 文 献

李彬，张一，杨秦梅，2019. 脐灸治疗肺脾气虚型特发性肺间质纤维化合并胃食管反流疗效观察［J］. 中国针灸，39（3）：241-245.

李建生，2017. 特发性肺纤维化中医辨证治疗概要［J］. 中医学报，32（6）：929-931.

李建生，王至婉，春柳，等，2020. 特发性肺纤维化中医证候诊断标准（2019 版）［J］. 中医杂志，61（18）：1653-1656.

李颖，张纾难，2014. 肺痿冲剂治疗肺间质纤维化疗效观察及对肿瘤标记物 CA19-9 的影响［J］. 世界中医药, 9（8）: 990-993.

屈毓敏, 王辛秋, 王雪京, 等, 2014. 晁恩祥教授辨治特发性肺间质纤维化经验探析[J]. 天津中医药, 31（9）: 515-517.

世界中医药学会联合会肺康复专业委员会, 2023. 特发性肺纤维化中医康复指南[J]. 世界中医药, 18（2）: 155-162.

肖琼华, 吴琼, 于小林, 等, 2024. 祛痹化纤方治疗特发性肺间质纤维化临床疗效观察[J]. 辽宁中医杂志, 51（4）: 107-110.

姚小芹, 冯淬灵, 武维屏, 2016. 武维屏从病、证、症辨治间质性肺疾病经验[J]. 中医杂志, 57（2）: 104-107.

殷晓红, 白云苹, 邵栋, 等, 2023. 金水缓纤组分方Ⅱ通过抑制氧化应激改善大鼠肺纤维化[J]. 中华中医药杂志, 38（3）: 1213-1217.

张海龙, 王露, 郭雯, 等, 2024. 抗纤缓急方治疗特发性肺纤维化急性加重患者多中心随机对照研究[J]. 中国中西医结合杂志, 44（2）: 163-168.

张伟, 张雪玲, 朱雪, 等, 2014. 清金益肺汤对痰热蕴肺型特发性肺纤维化大鼠病理及免疫功能的影响[J]. 江苏中医药, 46（7）: 74-76.

赵浩, 王丹, 薛鸾, 等, 2018. 桑珠滋阴口服液治疗干燥综合征合并间质性肺炎的疗效及机制研究[J]. 世界临床药物, 39（4）: 253-258.

中国医师协会风湿免疫科医师分会风湿病相关肺血管/间质病学组, 国家风湿病数据中心, 2018. 2018中国结缔组织病相关间质性肺病诊断和治疗专家共识[J]. 中华内科杂志, 57（8）: 558-565.

中华医学会呼吸病学分会, 中国医师协会呼吸医师分会, 代华平, 等, 2023. 间质性肺疾病多学科讨论规范中国专家共识[J]. 中华结核和呼吸杂志, 46（12）: 1176-1188.

中华中医药学会肺系病专业委员会, 2012. 弥漫性间质性肺疾病的中医证候诊断标准（2012版）[J]. 中医杂志, 53（13）: 1163-1165.

邹庆华, 路跃武, 周京国, 等, 2022. 结缔组织病相关间质性肺疾病诊疗规范[J]. 中华内科杂志, 61（11）: 1217-1223.

Raghu G, Remy-Jardin M, Richeldi L, et al, 2022. Idiopathic pulmonary fibrosis (an update) and progressive pulmonary fibrosis in adults: an official ATS/ERS/JRS/ALAT clinical practice guideline [J]. American Journal of Respiratory and Critical Care Medicine, 205（9）: e18-e47.

Zhou M, Zhang H L, Li F L, et al, 2021. Pulmonary Daoyin as a traditional Chinese medicine rehabilitation programme for patients with IPF: a randomized controlled trial [J]. Respirology, 26（4）: 360-369.

第十一章 肺血管疾病

肺血管病是肺动脉、肺静脉及肺毛细血管结构和（或）功能异常的肺循环疾病总称，是临床常见的一类疾病，主要包括肺动脉高压、肺血栓栓塞症、肺源性心脏病等，严重者可发展为肺动脉高压、右心衰竭，甚至死亡。

第一节 肺动脉高压

肺动脉高压（pulmonary hypertension，PH）是一种严重的循环系统疾病，其定义是由多种异源性疾病和不同的发病机制引起的肺血管结构和（或）功能的改变。这些改变导致肺血管阻力增加和肺动脉压升高，形成了一种复杂的临床和病理生理综合征。PH 的病因极为复杂，可以是原发性的，也可以是继发性的。原发性肺动脉高压的病因目前尚不明确，可能与遗传因素、药物或毒素暴露及某些炎症性疾病有关。而继发性肺动脉高压则可能与多种基础疾病相关，如左心疾病、代谢性疾病等。不同的病因和发病机制导致肺血管的结构和功能出现异常，如肺小动脉的痉挛、重构等，这些改变使肺血管的顺应性降低，血流阻力增加，最终导致肺动脉压升高。临床上将 PH 分为 5 大类，包括动脉性 PH（pulmonary arterial hypertension，PAH）、左心疾病所致 PH、肺部疾病和（或）低氧所致 PH、慢性血栓栓塞性 PH（chronic thromboembolic pulmonary hypertension，CTEPH）和（或）其他肺动脉阻塞性病变所致 PH、未明和（或）多因素所致 PH。PH 的常见症状表现为胸闷、气喘、乏力、胸部疼痛等。有数据表明，全球约 1%的成年人有罹患肺动脉高压的风险，65 岁以上人群患病风险为 10%。目前，80%的肺动脉高压患者分布在发展中国家。随着社会老龄化问题的凸显，肺动脉高压给医疗系统带来的负担愈发沉重。PH 复杂的发病机制及有效治疗手段的缺乏，极大增加了 PH 的发病率和死亡率。

在传统中医中，并未有"肺动脉高压"一类说法，后世医家常根据其临床症状将其归属中医学"喘证""肺胀""咳嗽""胸痹""痰饮"等范畴。

一、病因病机

肺动脉高压的病因包括外感六淫、内伤七情、饮食不节、劳逸失度等。该病病机较为复杂，可有多种表现，如气虚、气滞、痰结、血瘀、阴虚、阳虚、水饮等。目前对于其病因病机认识较为一致的是"久病必瘀""久病必气虚"的理论，以宗气亏虚为本，痰浊、水饮、气滞、血瘀为主要病理产物，共同导致脉络逐渐狭窄、肺动脉压升高。其在发病及演变过程中，诸因并存，"虚""痰""瘀"贯彻始终。病机多属虚实夹杂。临床上最常见的治疗原则为补气活血化瘀、宣肺化痰利水，治疗时当根据疾病所处的不同阶段，灵活辨证论治。

二、证候规范

中华中医药学会参照《中医内科病证诊断疗效标准》（ZY/T 001.1—1994）、《中医临床诊疗术语证候部分》、《中医内科常见病诊疗指南·中医病证部分》，结合专家调查问卷结果制定了《中医内科临床诊疗指南·肺动脉高压》（T-CACM 1170—2019），将肺动脉高压的中医证候分为气虚血瘀痰阻证、瘀阻肺络证、肺肾气虚证、阳虚水泛证4个证候。

1. 气虚血瘀痰阻证 喘气短息，动则尤甚。气短持续，胸闷痛，或痛处不移动。咳嗽无力，咯吐痰液或痰中夹血。倦怠乏力，少气懒言，纳呆便溏，面淡而晦暗，舌体胖大或有齿痕。舌质淡紫，或有紫斑。或舌苔白腻，脉沉涩。

2. 瘀阻肺络证 喘息，胸部刺痛，疼痛不移，疼痛拒按，咳嗽，或咯血色暗红或成块。颜面、口唇、爪甲发绀。舌紫暗或有斑点、瘀斑，脉弦涩。

3. 肺肾气虚证 喘促气短，动则尤甚。呼多吸少，咳嗽无力。痰白如沫，咯吐无力。声低自汗，胸闷心慌，腰膝酸软。舌质淡，舌苔白。脉沉细或细弱，或有结代。

4. 阳虚水泛证 喘息气促，胸满短气，动则喘息更甚，心悸，面浮肢肿，不能平卧，形寒肢冷。腹胀，纳差，尿少。面唇青紫，舌胖质黯，苔白滑。脉沉细。

三、治疗方案和技术

本病多由久病迁延，损伤正气，脏气虚损，或痰凝血瘀，闭阻肺络所致。主要病位责之肺、心、肾，涉及脾、肝。病机总属本虚标实，虚实夹杂。实则为痰浊瘀血、水饮，虚则以气虚、阳虚为主。辨证须辨别虚、实，寒、热，气、血的不同。

（一）治疗方案

1. 气虚血瘀痰阻证

病机：气虚血瘀，痰浊内停，痰瘀互结，阻滞肺络。

治法：益气活血，化痰祛瘀。

推荐方药：补阳还五汤（《医林改错》）加减。常用药：黄芪、赤芍、川芎、桃仁、红花、当归、地龙等。气虚甚者加人参或党参、白术以健脾益气；血瘀甚者加丹参以活血祛瘀；痰浊甚者加白芥子、紫苏子、前胡、半夏以温肺化痰；肺热痰黄者加黄芩、浙贝母清热化痰；水肿者加茯苓、泽泻等以淡渗利湿。

2. 瘀阻肺络证

病机：瘀血内停，肺络瘀阻。

治法：活血祛瘀通络。

推荐方药：血府逐瘀汤（《医林改错》）加减。常用药：桃仁、红花、当归、生地黄、川芎、赤芍、牛膝、桔梗、柴胡、枳壳、甘草等。或桃红四物汤加减。常用药：桃仁、红花、白芍、当归、熟地黄、川芎等。

3. 肺肾气虚证

病机：肺肾俱虚，气失摄纳。

治法：补肾益肺，纳气平喘。

推荐方药：金匮肾气丸（《金匮要略》）合补肺汤（《永类钤方》）加减。常用药：熟地黄、山茱萸、山药、茯苓、牡丹皮、泽泻、桂枝、附子、人参、黄芪、五味子、紫菀、桑白皮等。动则喘甚者加蛤蚧、补骨脂、胡桃肉等补肾纳气；偏阳虚加肉桂、干姜、细辛等温肺散寒；偏阴虚加麦冬、北沙参、生地黄等养阴清热；兼痰热证去附子、桂枝，加黄芩、瓜蒌、浙贝母等以清热化痰；兼痰浊证加紫苏子、白前、陈皮等以化痰平喘；兼血瘀证加丹参、当归、桃仁、红花等以活血通络。

4. 阳虚水泛证

病机：心脾肾阳虚，水饮内停。

治法：温阳利水，化饮平喘。

推荐方药：真武汤（《伤寒论》）加减。常用药：炮附子、茯苓、白术、芍药、生姜等。或苓桂术甘汤（《伤寒论》）加减。常用药：茯苓、白术、桂枝、甘草等。痰黄脓量多不易咳者加黄芩、鱼腥草、桑白皮清热化痰；肿甚而喘可加麻黄、葶苈子、泽泻等利水消肿；血瘀甚，发绀明显者加桃仁、赤芍等活血通络。

（二）中医特色技术

1. 中医运动康复 主要包括太极拳、八段锦和六字诀。其主要通过运动、牵引或其他运动，结合呼吸、放松肌肉，达到身心合一的目的。既往研究表明，常习中医运动功法可改善血管顺应性、心搏指数及降低心脏耗氧量，进而明显改善患者心肺功能。

2. 选穴治疗 穴位针刺、艾灸、电针、穴位贴敷、穴位埋线或是穴位注射等方法可对肺动脉高压起到较好的治疗作用，穴位之间的配伍治疗能产生协同作用。气虚证常用穴：肺俞穴、肾俞穴、膏肓穴、定喘穴、足三里穴、太溪穴、太渊穴等；阳虚水泛证常用穴：步廊穴、神封穴、神藏穴、俞府穴、巨阙穴、膻中穴、足三里穴、关元穴、命门穴等。

3. 熨法 适用于阳虚水泛证。可用花椒、吴茱萸、桂枝各1份，食盐2份，混合炒热，布包分熨神阙穴、肾俞穴、命门穴。

4. 膏方 适用于治疗慢性肺源性心脏病病情日久缠绵，不仅痰瘀留阻，且耗伤正气的患者。主要从补益气血阴阳入手，增强机体免疫力。

5. 药膳食疗 发挥辨证施食作用能有效改善PH患者营养状态。如肺肾两虚痰瘀阻络型患者食用党参薏苡仁排骨汤；心肺肾虚气逆不纳型患者食用莲子百合瘦肉汤；阴虚燥热气逆不降型患者食用百合瘦肉汤及银耳杏仁汤。

四、中医中药疗效评价

目前，中医治疗肺动脉高压在临床上应用广泛，涉及中药注射剂、复方制剂、雾化吸入和外治法联合治疗等。

（一）中药注射剂

1. 红景天苷注射液 依托廊坊市科技支撑计划项目（20140l3061），开展随机、对照临床试验，纳入确诊为COPD且合并肺动脉高压患者120例，随机分为试验和对照组各60例。试验组（川芎嗪注射液联合红景天注射液）和对照组（口服阿托伐他汀钙片），均治疗2周。结果显示观察组症状积分、肺功能、肺动脉压、6min步行试验距离均优于对照组。

2. 丹参注射液 上海交通大学医学院附属同仁医院的一项研究，纳入了特发性肺动脉高压（idiopathic pulmonary arterial hypertension，IPAH）患者144例。将所有患者随机分为对照组（常规治疗+波生坦片）和试验组（常规治疗+波生坦片+丹参注射液），每组72例，连续治疗4周。

结论为试验组治疗 IPAH 的临床疗效确切，有效降低了 IPAH 肺动脉舒张压（pulmonary artery diastolic pressure，PADP）、肺动脉收缩压（pulmonary artery systolic pressure，PASP）、平均肺动脉压（mean pulmonary artery pressure，MPAP）及肺血管阻力（pulmonary vascular resistance，PVR）。

3. 心脉隆注射液 是一种从蜚蠊中提取的多组分中药制剂，具有通阳利水、益气活血之功，已被《慢性心力衰竭中西医结合诊疗专家共识》、《急性心肌梗死中西医结合诊疗指南》等多个专家共识及指南推荐。邯郸市第一医院 1 项研究纳入了 200 例慢性心力衰竭合并 PH 患者，采用完全随机数字表法将缺血性心肌病患者和肺源性心脏病患者分为常规治疗组和心脉隆治疗组，共 4 组。研究结果显示，在西医常规治疗的基础上加用心脉隆注射液治疗能够明显改善患者的临床症状、心功能分级及降低肺动脉压，且不增加不良反应发生情况。

4. 川芎嗪注射液 有研究纳入 252 例尘肺病合并 PAH 患者，采用随机数字表法，将其分为对照组（126 例，汉防己甲素）和研究组（126 例，汉防己甲素+川芎嗪注射液）。研究结论为汉防己甲素联合川芎嗪注射液治疗尘肺病合并 PAH 的临床效果显著，可有效促进内皮功能恢复，改善机体缺氧状态。

5. 丹红注射液 依托河南省医学科技攻关计划项目（LHGJ20191299），纳入慢性肺源性心脏病合并 PH 患者 105 例，采用随机数字法将其分为对照组（52 例，丹红注射液）和观察组（53 例，前列地尔+丹红注射液），疗程 2 周。研究结果表示，丹红注射液联合前列地尔治疗可有效改善慢性肺源性心脏病合并 PH 患者的临床疗效及血管顺应性，明显降低患者的肺动脉压，显著提高患者的心功能。

（二）复方制剂

1. 补肺活血胶囊 依托山西省中医药研究院院级课题创新骨干人才专项（2021CXGG-01），纳入 COPD 合并 PH 患者 82 例，随机分为试验组（常规治疗+补肺活血胶囊）和对照组（常规治疗+安慰剂），用药 12 周。研究结果显示，补肺活血胶囊治疗 COPD 合并 PH 患者，可有效改善患者肺功能，降低肺动脉压，并可提高患者免疫功能，改善患者生存质量和中医证候表现。

2. 芪苈强心胶囊 江苏省泰州市中医院一项临床研究纳入 90 例老年肺心病合并心力衰竭患者，随机分为低分子肝素钠治疗组和低分子肝素钠联合芪苈强心胶囊治疗组，各 45 例。研究结果显示，中西医联合治疗有效降低了患者肺动脉压，能有效提高患者心肺功能，疗效显著高于单一西医治疗组。

3. 芪白平肺胶囊 依托国家重点基础研究发展计划 973 计划项目（2008CB517404），纳入 COPD 致 PH 患者 200 例，随机分为对照组（硝苯地平）和治疗组（芪白平肺胶囊）各 100 例，治疗 14 日。研究结果显示，芪白平肺胶囊能降低 COPD 致 PH 患者的全血黏度和还原黏度，改善血液流变学。

4. 血府逐瘀口服液 一项关于血府逐瘀汤联合西药治疗 COPD 的 Meta 分析，纳入 320 例患者。结果显示，血府逐瘀汤联合西医常规治疗较单用西医常规治疗对 PH 改善情况更优。也有研究发现，血府逐瘀口服液可有效提高 COPD 急性加重期合并 PAH 患者的肺功能，改善动脉血气、降低肺动脉压，同时改善患者机体高凝状态，减轻机体炎症反应，疗效确切，安全可靠。

（三）雾化吸入

河北省唐山市第八医院的 1 项研究发现，痰热清注射液联合硝酸甘油雾化吸入治疗慢性肺源性心脏病疗效显著，能够有效降低患者肺动脉压，并改善细胞免疫功能。广东省中西医结合医院一项研究发现雾化吸入川芎嗪能明显抑制 COPD 急性加重期伴 PH 患者血小板的活化，改善肺循环，降低肺动脉压。

（四）外治法联合治疗

华北理工大学附属医院一项研究发现将铺灸疗法联合陈夏六君子汤，能够更显著改善COPD合并PH患者的临床症状及通气功能，降低患者肺动脉压并抑制肺血管重塑，提高患者运动耐量。依托广东省中医药局科研项目（20201395）的研究显示，薄氏腹针能改善慢性肺源性心脏病合并Ⅱ型呼吸衰竭患者的血气分析指标、右心功能、呼吸道症状及降低肺动脉压，提高患者呼吸活动耐量。依托河南省重点科技攻关项目（082102310080）的一项研究显示，西医常规治疗+针刺（肺俞穴、天突穴、尺泽穴、膻中穴、丰隆穴、合谷穴），对于治疗肺心病急性加重期痰热壅肺证疗效显著，并可显著改善患者临床症状，降低患者肺动脉压，提高患者心输出量，抑制患者IL-8和TNF-α表达水平。

五、作用机制研究

PH的病理生理学机制存在很大争议，主要涉及肺血管持续收缩、肺血管平滑肌增生、炎症反应与免疫反应、原位血栓形成等相关因素。因此，中医主要从调节免疫与炎症反应、抑制血管平滑肌增殖与重塑、改善肺血管收缩、改善血液流变性及其高黏滞状态等机制来治疗PH。

（一）调节免疫与炎症反应

有研究发现，黄芪甲苷可以改善肺动脉内皮细胞（pulmonary arterial endothelial cell，PAEC）的增殖情况，下调PH大鼠血清、肺组织和PAEC中IL-6、TNF-α水平和NF-κB表达，减轻野百合碱诱导的PH大鼠或PAEC的炎症反应。红景天苷可降低低氧性PH大鼠肺动脉压及颈动脉压，抑制心室重构，改善肺组织病理损伤，并可下调肺组织炎性因子IL-6、TNF-α蛋白表达。红景天苷预处理可上调大鼠心脏组织中人磷酸化磷脂肌醇3激酶（phosphatidylinositol 3-kinase，p-PI3K）、磷酸化AKT蛋白（phosphorylated AKT protein，p-Akt）及氧诱导因子-1（hypoxia inducible factor-1，HIF-1α）蛋白的表达，减轻炎症反应。苓桂术甘汤可以调控TNF-α/NF-κB炎症通路，改善野百合碱致PH合并右心衰竭大鼠心功能及心脏病理。

（二）抑制血管平滑肌增殖与重塑

肺血管的不可逆重塑是PH患者平均肺动脉压升高的原因，主要表现为内膜增生、中膜肥厚、外膜增厚。虎杖苷可调节YAP1/TAZ信号通路，抑制缺氧性PH新生大鼠肺动脉平滑肌细胞（pulmonary arterial smooth muscle cell，PASMC）增殖促进凋亡，改善肺动脉血管重构。此外，芪白平肺胶囊可以下调Ca^{2+}/calcineurin/NFATc 3途径的关键分子表达，有效抑制缺氧诱导时PASMC增殖导致的PH肺血管重构。川芎平喘合剂可以通过Rho激酶/PASMC通路，明显抑制COPD相关PH大鼠PASMC增殖，这与降低Rho（D）免疫球蛋白相关蛋白表达有关。芪白平肺胶囊通过抑制JAK1/STAT3信号通路传导，降低下游炎症因子的表达，从而抑制肺血管相关性结缔组织生长因子（connective tissue growth factor，CTGF）、VEGF表达，改善炎症及肺血管重构，延缓COPD合并PH的形成与发展。

（三）改善肺血管收缩

血管收缩会增加肺血管阻力，并导致PH。丹参酮ⅡA磺酸钠可提高慢性低氧诱导的PH大鼠模型PASMC中蛋白激酶G（protein kinase G，PKG）和过氧化物酶体增殖物激活受体γ（peroxisome proliferators-activated receptor γ，PPARγ）的表达水平，通过PKG-PPARγ通路抑制缺氧状态下钙池操纵性钙内流（store-operatedcalcium entry，SOCE）的增强，减轻细胞内钙离子增加，改善肺血管收缩。三七可作为钙离子拮抗剂，发挥扩血管作用，降低肺动脉压，从而治疗PH。有研究发现血府逐瘀汤可以诱导PH模型大鼠血浆NO水平升高，内皮素-1（endothelin-1，ET-1）水平降低，进而改善血管内皮功能，舒张血管，以降低肺动脉压。芪白平肺胶囊可能通过介导NO相关途径上调KATP通道蛋白表达，参与肺血管舒张作用，缓解COPD的发生发展。

（四）改善血液流变性及其高黏滞状态

血栓是由血管细胞异常生长引起的闭塞性改变。肺血管微血管原位血栓形成，导致肺血管阻力增加，从而引起PH。灯盏花中提取的黄酮类化合物灯盏花素，能通过改善红细胞变形能力和白细胞活化来减轻血清的高凝状态，从而调节肺的微循环。严氏温阳化瘀利水方可以通过抑制RhoA/ROCK信号通路，改善慢性肺源性心脏病患者的凝血酶原时间、活化部分凝血活酶时间、凝血酶时间、纤维蛋白原和D-二聚体指标，从而有效调节凝血功能，降低肺动脉压。补阳还五汤能够通过降低患者血液黏稠度、预防原位血栓形成，来改善气虚血瘀型COPD合并PH患者的临床症状、低氧状态、心肺功能，增加患者运动耐力，同时改善患者生存质量。复方薤白胶囊能改善机体的缺氧状态、抑制大鼠血浆血栓素（thromboxane，TXA2）和提高前列环素PGI2分泌，来降低大鼠低氧模型的肺动脉压。

六、临床指南/共识

（一）《中医内科临床诊疗指南·肺动脉高压》

2019年中华中医药学会发布的《中医内科临床诊疗指南·肺动脉高压》指出本病由久病迁延，损伤正气，脏气虚损，或痰凝血瘀，阻滞血脉，闭阻经络所致。主要病位责之肺、心、肾，涉及脾、肝。本病属本虚标实，虚实夹杂之证。实则为痰浊、瘀血、水饮，虚则气虚、阳虚为主。该指南还指出肺动脉高压可分为4个证型，分别是气虚血瘀痰阻证、瘀阻肺络证、肺肾气虚证、阳虚水泛证，并对其治疗给出了推荐。

（二）《中国肺动脉高压诊断与治疗指南（2021版）》

该指南明确了PH的血流动力学诊断标准为海平面、静息状态下、右心导管测量肺动脉平均压（mean pulmonary artery pressure，mPAP）≥25mmHg。该指南将PH分为5大类，包括动脉性PH、左心疾病所致PH、肺部疾病和（或）低氧所致PH、慢性血栓栓塞性PH和（或）其他肺动脉阻塞性病变所致PH、未明和（或）多因素所致PH。该指南详细介绍了各类PH的流行病学。如左心疾病是最常见原因，先天性心脏病相关PAH是我国PAH最常见原因等。该指南阐述了PAH的病理表现和遗传学等内容，指出其发病机制复杂，是多因素共同作用的结果，且基因突变与部分患者发病相关。同时，该指南介绍了多种诊断性检查方法，如心电图、胸部X线、肺功能等，新增了基因检测内容，强调其对PAH家系成员的意义。指南指出，诊断应从疑诊、确诊、求因及功能评价四个方面展开，并给出了相应推荐意见。在治疗上，该指南根据PH的临床分类分别介绍了治疗方法且对各项治疗给出了具体推荐意见。如PAH的一般治疗措施包括体力活动指导、避孕等；基础治疗有抗凝、利尿等；特异性治疗包括多种靶向药物。

(三)《2022 年 ESC/ERS 指南：肺动脉高压的诊断和管理》

该指南将 PH 的血流动力学诊断标准修改为 mPAP＞20mmHg，肺血管阻力（pulmonary vascular resistance，PVR）＞2Wood 单位。指南重新提出了运动性 PH 的定义，即静息和运动之间 mPAP/心排血量（cardiac output，CO）变化斜率＞3mmHg/（L·min），有助于早期识别患者。同时，该指南更新了 PH 的分类，如将肺血管舒张试验阳性的特发性 PH 患者重新定位，将第 5 类中淋巴管平滑肌瘤病所致 PH 重新定位至第 3 类等。该指南开发了新的诊断算法以更早检测出社区中的患者，建议高危或复杂患者加急转诊，并提出筛查策略。在风险评估上，该指南将风险分层表扩展，纳入了额外的超声心动图和心脏磁共振成像预后指标，简化了初始药物治疗建议，以取代功能分类。在治疗上，该指南更加强调了心肺合并症、诊断和随访时的风险评估及联合治疗的重要性，随访期间的治疗算法以四层模型为基础，促进更精细的决策。

(四)《慢性血栓栓塞性肺动脉高压诊断与治疗指南（2024 版）》

该指南明确 CTEPH 的血流动力学诊断标准为满足 mPAP＞20mmHg，肺动脉楔压（pulmonary artery wedge pressure，PAWP）≤15mmHg 和 PVR＞2Wood 单位，有助于早期管理。该指南介绍了 CTEPH 的患病率、发病年龄、性别差异等流行病学信息，以及相关危险因素，阐述了从急性肺血栓栓塞症到慢性血栓栓塞性肺疾病的发展过程，慢性血栓栓塞与肺血管重塑的关系，右心功能和呼吸功能的改变机制。在诊断上，该指南提出诊断包括疑诊、确诊、求因及病情评估四个方面，需综合危险因素、临床表现、实验室检查、影像特征及血流动力学参数等判断，给出了具体的推荐意见。如推荐对所有 PH 患者进行 CTEPH 筛查，将肺通气灌注显像作为首选筛查方法等。在治疗与管理上，该指南提出了多学科团队共同评估制订治疗方案、终生抗凝治疗、康复评估与锻炼指导、肺动脉血栓内膜剥脱术评估及治疗、肺动脉球囊成形术治疗、靶向药物治疗、多模式治疗及建立多学科诊治团队和诊治中心等内容，为临床治疗提供了全面指导。

近年来，肺动脉高压的诊治取得了一定进展，多个专家指南和治疗 COPD 的共识发布，其中有 1 篇为中医指南。以上指南的发布显著提升了治疗肺动脉高压的临床水平。

第二节 肺血栓栓塞症

肺栓塞（pulmonary embolism，PE）是以各种栓子阻塞肺动脉或其分支为发病原因的一组疾病或临床综合征的总称，包括肺血栓栓塞症（pulmonary thromboembolism，PTE）、脂肪栓塞综合征、羊水栓塞、空气栓塞、肿瘤栓塞等。其中肺血栓栓塞症最常见，占 PE 总数的 90% 以上。

肺血栓栓塞症（pulmonary thromboembolism，PTE）是来自静脉系统或右心的血栓阻塞肺动脉或其分支所致的疾病，以肺循环和呼吸功能障碍为主要临床和病理生理特征。PTE 为 PE 的最常见类型，通常所称的 PE 即指 PTE。引起 PTE 的血栓主要来自深静脉血栓（deep vein thrombosis，DVT）。PTE 常为 DVT 的并发症。PTE 与 DVT 共属于静脉血栓栓塞症（venous thromboembolism，VTE），为 VTE 的两种类别。血栓栓塞肺动脉后，血栓不溶、机化、肺血管重构致血管狭窄或闭塞，导致 PVR 增加，肺动脉压进行性升高，最终可引起右心室肥厚和右心衰竭，称为慢性血栓栓塞性肺动脉高压（chronic thromboembolic pulmonary hypertension，CTEPH）。近年来，在心血管疾病里，PTE 发病率逐年升高，致残率、死亡率亦逐年升高，发病率仅次于冠心病及高血压。在我国，PE发病率呈逐年上升的趋势，我国人群中PE年发生率已由1997年的0.03%增长为2016年的0.71%，死亡率亦随之升高。研究表明，随着年龄增加，老年人心肺储备功能逐渐降低，PE发生风险也逐渐增加。年龄高于40岁的患者较40岁以下的患者风险升高，其风险约每10年增加1倍，特别是75岁以后发病率达到高峰。

中医古籍文献对PTE病名并无记载，现代医家依据临床症状，将其归属中医学"胸痹""喘证""厥证""血证""痰饮"等范畴，也有学者认为应将其归属中医学"肺衰"范畴。《金匮要略·肺痿肺痈咳嗽上气病脉症治》中所言的"上气"，是指气喘、肩息、不能平卧的症候，亦包括"咳嗽上气"的肺胀，提示喘证的基本症状与PTE中呼吸困难及气促等症状相似。以晕厥为主要症状者可归属中医学"厥证"范畴。《灵枢·五邪》有："邪在心，则病心痛。"以胸痛、心悸等为主要症状者，可归属中医学"胸痹""胸痛"。以咯血为主要症状者可归属中医学"血证"范畴。以咳痰为主要症状者，可归属中医学"痰饮""支饮"范畴。

一、病因病机

PTE主要病位在于心、肺，常因气虚血瘀、气滞痰瘀互阻、气闭阳脱而发病。心主血脉，肺主治节，心肺协同而调节运行气血、津液循环于全身。心血受阻，肺主治节失调，营血运行不畅，气机受阻，则气血阻滞于脉络，日久则化为瘀血、痰浊而互结于心肺。年老体弱、大病久病失于调理致使气虚，或久卧伤气，气虚则推动无力，运行不畅则阻滞经络，化为血瘀、痰瘀、瘀毒；或风寒湿外邪侵入肌肤，流注经络，遏制阳气，使血行瘀滞；或手术、外伤骨折损伤脉络，气机阻遏，气滞则血瘀阻于脉络、脉络不通、气机不畅，瘀血、痰浊、瘀毒停聚于下肢则见下肢肿痛，阻滞心脉则见胸痛，痰结于肺则见咳喘，甚则咯血。因此，本病有虚实之分，实为气滞、血瘀、痰浊，虚为气虚、阳虚。郭维琴、陈英等的研究同样表明，PTE病机多为虚实夹杂，痰瘀、血瘀有形之邪为实，心肺气虚为本虚。急性PTE以瘀、毒、痰互阻为主要病机；慢性PTE则因气血瘀滞，阳气亏虚，久病入络，而病情缠绵难愈。

二、证候规范

目前，因PTE发病隐匿，临床表现无特异性，系统性证型研究较少，故缺乏统一的证型分型标准。查阅文献，近年来涉及肺栓塞中医辨证分型的文献主要有：宋超等对80例肺栓塞辨证后发现，证型分布主要为痰浊阻肺、阳气暴脱、气虚水停、气虚血瘀。杨惠琴等对130例肺栓塞患者根据其四诊特点，总结出中医证型主要有痰浊内阻、心血瘀阻、气滞心胸、气阴两虚、寒凝心脉5类证型。汤翠英对78例PE患者进行回顾性分析，临床辨证后分为痰瘀互结、痰浊阻肺、气虚血瘀、气虚水停、阳气暴脱5类证型。王晋军等将肺栓塞分为气滞血瘀、阳气欲脱、虚热内炽、脾虚痰阻4类证型。李雪莲据中医证候特点将肺栓塞分为痰瘀阻肺、气滞血瘀、气虚血瘀3类证型。肖云艳认为肺栓塞病性属于本虚标实，将肺栓塞辨证为肺气郁结、痰凝瘀血、痹阻脉络3类证型。韩文忠对PTE证型做了相关研究，发现临床上急性PTE的主要证型为气虚血瘀、气虚水停、痰浊阻肺、阳气暴脱4类证型；慢性PTE多为气虚血瘀型。中医证型间接反映了PTE病情的严重程度及病程的急慢程度。余锋用回顾性研究的方法将急性PTE分为痰浊证、血瘀证和阳脱证3种证型。目前，各文献之间的PTE中医证型存在一定差异。综合以上研究结果，PTE中医证型以痰瘀阻肺、心血瘀阻、气虚血瘀、阳气暴脱为主，急性期多以痰瘀互阻为主，慢性期以气虚血瘀为主。

三、治疗方案和技术

在临床工作中，应根据急性 PTE（高危 PTE、中危 PTE、低危 PTE）、慢性 PTE 的临床分型，结合病机及证候，选择合适的治疗方案和治疗疗程。治疗原则为"急则治其标，缓则治其本"，先从祛邪入手，后予以扶正治疗，必要时可以根据标本虚实的主次，兼顾同治。早期诊断、早期干预是处理急性中危及低危 PTE 的关键。急性中危及低危 PTE 以积极治疗、降低死亡风险、提高早期生存率为目标，以"急则治其标"为原则，治法以活血化瘀、补气化痰为主；高危 PTE 治疗则以维持及监测生命体征，改善呼吸循环，提高生存率为目标，采用中西医结合治疗方案；慢性期则以改善临床症状，减缓及预防疾病进展为目标，以"标本同治"为原则，治法以补气活血、化痰祛瘀为主，兼以补肺健脾。中医治疗需要个体化，即根据每个患者的病情、体质和症状制定不同的治疗方案，同时与西医治疗相结合。慢性期、急性期中低危患者可予抗凝治疗，急性期高危期通过评估溶栓治疗禁忌证，适当给予溶栓治疗或介入、血栓清除治疗，从而改善患者症状，达到更好的疗效。

（一）治疗方案

1. 慢性期　气虚血瘀：采用益气活血散瘀方，亦可选用益气通络方合黄芪桂枝五物汤加减。

2. 急性期中低危期

（1）中医治疗

1）痰瘀阻肺：采用益气化痰活血方，亦可选用肺痹汤联合千金苇茎汤加减。

2）心血瘀阻：采用活血化瘀方，亦可选用血府逐瘀汤加减。

3）阳气暴脱：采用四逆加人参汤加减，亦可选用参附汤加减。

（2）西医治疗：临床疑诊 PTE 时，如无禁忌证，应立即开始抗凝治疗。急性期中危患者抗凝治疗时应实时监测，必要时予以补救性溶栓治疗。常用药物有低分子量肝素、磺达肝癸钠、低剂量普通肝素、华法林、直接口服抗凝药物等。

1）普通肝素使用期间，应注意监测血小板，以防出现肝素诱导的血小板减少症（heparin-thrombocytopenia，HIT）。若出现血小板迅速或持续降低达 50% 以上，和（或）出现动、静脉血栓的征象，应停用。

2）低分子量肝素必须根据体重皮下给药，不需监测活化部分凝血活酶时间（activated partial thromboplastin time，APTT）和调整剂量。磺达肝癸钠无 HIT 作用，可用于 VTE 的初始治疗，依据体重不同（＜50kg、50～100kg、＞100kg）皮下给药。

3）华法林作为维生素 K 拮抗剂，需要数日才能发挥其全部作用，应与肝素类药物至少重叠应用 5 日。国际标准化比值（international normalized ratio，INR）达到 2.5，持续 24h，方可停用肝素，单用华法林抗凝治疗。

4）直接口服抗凝药物，如利伐沙班、阿哌沙班、达比加群酯等，与食物、药物之间相互作用少，不需要常规检测凝血指标，应用更为方便。

3. 急性期高危期　治疗推荐采用中西医结合治疗的治疗方案，有利于提高疗效，降低病情加重的风险，提高生存率。确诊 PTE、有明确溶栓指征的患者应尽早开始溶栓。常用药物有尿激酶（urokinase，UK）、链激酶（streptokinase，SK）和重组组织型纤溶酶原激活剂（recombinant tissue-type plasminogen activator，rt-PA）。

（1）尿激酶

1）负荷量 4400U/kg，静脉注射 10min，继以 2200U/（kg·h）持续静脉滴注 12h。

2）快速给药：2万 U/kg 持续静脉滴注 2h。

（2）链激酶

1）负荷量 25万 U，静脉注射 30min，继以 10万 U/h 持续静脉滴注 12～24h。

2）快速给药：150万 U 持续静脉滴注 2h。

（3）rt-PA：50mg 持续静脉滴注 2h。

溶栓治疗后，每 2～4h 测定一次 APTT。当其水平降至正常值 2 倍时，应启动规范的肝素治疗。对于存在溶栓治疗禁忌证、经溶栓或积极内科治疗无效或在溶栓起效前（数小时内）很可能会发生致死性休克的患者，可给予经皮导管介入治疗或外科血栓清除术。

（二）中医特色技术

中医治疗 PTE 注重整体观念和辨证论治，结合现代康复技术理念，采取多种中医特色康复技术，以促进患者症状改善及功能恢复。

1. 中药内服 根据患者体质及病情配置个体化方剂，每日分次服用。中药可调和脏腑，促进气血阴阳平衡，从而对 PTE 起到辅助治疗效果。常用药物有川芎、丹参、桃仁、黄芪、三七等活血化瘀补气类药物。这类中药联合西药溶栓抗凝治疗，有利于加速患者体内肺部毛细血管组织中的血栓溶解的速度，同时能够改善患者出现的胸部疼痛、下肢疼痛等临床症状，有利于提高患者的生存质量。

在用药时需注意使用引经药物，以帮助活血药物进入到肺经，如桔梗、紫苏梗等。桑白皮有清肺的作用，也可以帮助引经入肺。中药汤剂需要长时间服用，需注意保护脾胃。对于脾胃虚弱者，可将中药制成丸剂、膏剂，以减少对脾胃的刺激。

2. 穴位针灸 通过刺激特定穴位，调理气血流通，改善血液循环，提高生存质量，改善肺栓塞引起的胸闷、呼吸困难等症状，适用于 PTE 慢性期患者。选取尺泽穴、太渊穴、肺俞穴、肾俞穴、关元穴、定喘穴等穴位，每次留针 15～30min，每 2～3 日 1 次，2 个月为 1 个疗程。参考国家标准针灸技术操作规范进行操作，防止气胸发生。

3. 拔罐疗法 是由玻璃罐在背部及腹部腧穴处吸附并留置一定时间，以促进局部血液循环，祛除体内痰浊及瘀血，适用于痰瘀互结证的疗法。选取背部肺经、任脉穴位及背俞穴等穴位，每次留罐 10～15min，每 2～3 日 1 次，2 周为 1 个疗程。

4. 艾灸疗法 有温经散寒、活血通络的作用，适用于气虚血瘀证的 PTE 患者，可提高其免疫力及生存质量。将艾条悬置于选定腧穴上方 3cm 左右施灸，每穴灸 5～10min，每日 1 次，30 日为 1 个疗程。普通艾灸烟雾对气道刺激大，建议使用无烟灸。

5. 药膳食疗 结合中医辨证施食，可改善患者营养状态，适用于 PTE 慢性期患者。应选择清淡易消化且富含营养的食物和蔬菜水果，配以如西洋参三七茶等药膳。应根据患者不同证型选择适宜药膳，补充身体所需营养元素的同时不增加胃肠道负担。

6. 穴位推拿按摩 可以刺激经络，促进气血流通，对肺栓塞的康复有积极作用。适用于慢性期患者改善循环及预防新血栓形成。患有下肢静脉血栓且处于急性期者不宜按摩，因按摩易导致血栓破裂脱落，增加肺栓塞的风险。

7. 中药外敷及熏洗 冰硝散（芒硝 2000g，大黄 200g，冰片 20g）外敷局部配合常规治疗合并 DVT 的 PTE 患者可明显改善患肢肿胀疼痛。中药熏洗配合常规治疗 DVT 患者可减缓 PTE 的发生率。

8. 功法保健治疗 可以通过练习特定的呼吸方法和动作，调节人体的气血、阴阳，增强身体的免疫力，改善肺部循环，提高生存质量。常用的气功有五禽戏、八段锦等，适用于慢性 PTE 患者。应根据患者年龄、病情设计合理的康复方案。针对下肢无力、呼吸功能不佳的患者，可采取坐式八段锦联合踝泵运动。

9. 康复运动 慢性期患者定期进行适度的运动，有助于改善血液循环，减少血栓形成的风险。同时，患者应保持正常体重，避免肥胖，降低患肺栓塞的风险。患有其他疾病或其他疾病术后，要避免长时间卧床。吸烟会损害血管内皮，戒烟可降低血栓形成的风险。针对高危人群，如术后患者或有静脉血栓病史的患者，对症使用抗凝药物预防。

在急性期 PTE 治疗及恢复的过程中，患者应绝对卧床休息 1～2 周，保持排便通畅。如果患者有下肢 DVT，应抬高患肢超过心脏水平，以利血液回流。热敷有助于血液循环，忌按摩及移动下肢。注意观察患者下肢有无水肿及疼痛、压痛。若有水肿及压痛，待症状缓解后可嘱患者逐步下床活动，但要避免剧烈运动，以免加重心脏负担。指导患者腹式呼吸及呼吸运动锻炼，改善肺部功能。

（三）中医药预防

中医中药在预防 PTE 方面，主要注重活血化瘀、调整气血运行和增强体质来辅助治疗。应根据患者个体差异和整体状况定制预防方案，以促进肺部功能的恢复。

1. 中药调理 根据患者的具体症状和体质，选择中药汤剂口服治疗，改善患者的肺部症状及整体健康状况。

2. 穴位贴敷 可选择特定穴位进行药物贴敷，如三伏贴，以达到温经通络、改善血液循环及亚健康状态的目的，进而预防肺部疾患，降低 PTE 发生的风险。

3. 针灸推拿 通过针刺、推拿、艾灸、拔罐等方式，刺激肺经和背俞穴的穴位，如肺俞穴、厥阴俞穴、膻中穴等，以调节肺部的功能和气血运行。

4. 药膳食疗 嘱患者合理搭配饮食，选择适宜的药膳，补充身体所需及营养状态。此外，患者在日常生活中应避免进食油腻、辛辣等刺激性食物，以免损伤血管壁，导致血栓形成。

5. 运动保健 嘱患者保持适当的运动、练习中医功法，如太极、五禽戏、八段锦等，增加血液循环，降低 PTE 的发生。

6. 控制慢性病 患有慢性疾病，如高血压、糖尿病等的患者，更容易发生 PTE。应遵医嘱用药，戒烟限酒，控制慢性疾病的发展，降低 PTE 的风险。

四、疗效评价研究

PTE 疗效评价研究主要涉及中药组方、中成药、药物外治法。其中药物外治法主要涉及敷贴疗法。

（一）中药组方

1. 芪箭消栓通 依托河北省中医药管理局科研计划项目（2021345），采用随机、对照试验设计方法，选取在沧州中西医结合医院接受急性肺栓塞治疗的 80 例患者开展临床试验。将受试者分为对照组（常规治疗基础上给予利伐沙班治疗）和联合组（在对照组治疗基础上加用芪箭消栓通组方治疗），持续治疗 2 周，治疗 14 日后进行评估。研究结果显示，与单用利伐沙班相比，芪箭消栓通组方联合利伐沙班能有效提高急性肺栓塞临床疗效，改善患者临床症状、凝血功能及血管内皮功能，安全性较高。

2. 祛痰救肺汤 依托河北省科技计划项目，采用随机、对照试验设计方法，选取衡水市人民医院收治的急性肺栓塞患者 97 例。将受试者分为对照组（进行氧气吸入，镇痛，检测心率、血压等常规治疗，并采用 rt-PA 溶栓治疗）和研究组（在对照组治疗的基础上，口服祛痰救肺汤治疗），持续治疗 2 周。研究结果显示，祛痰救肺汤结合 rt-PA 溶栓治疗急性肺栓塞疗效显著，可有效地改善患者临床症状，纠正低氧血症和改善血气功能，改善急性肺栓塞患者凝血-纤溶系统，减轻炎症损伤，提高疗效。

3. 肺痹汤与千金苇茎汤　依托全国名老中医药专家传承工作室建设项目（国中医药办规财发 [2012] 27 号），采用随机、对照试验设计方法，选取河南省中医院 114 例重症 PTE 患者。将受试者分为西药组（实施常规治疗）和序贯组（在西药组的基础上另给予肺痹汤与千金苇茎汤序贯治疗），治疗 4 周后进行疗效评价。研究结果显示，在常规西药治疗的基础上给予胸痹汤以开泻宣痹，配合千金苇茎汤以化痰利水，不仅有助于增强对临床症状的控制作用，还可提高临床疗效，减缓患者呼吸频率，改善肺功能和血管内皮功能，促进机体凝血-纤溶系统恢复平衡。此外，该用药方案基本安全，还可有效缩短住院时间。

（二）中成药

采用随机、对照试验设计方法，选取广州市中医医院 ICU 就诊的肺栓塞合并心力衰竭患者 64 例，采用密封信封法将其随机分为对照组（采用解痉平喘、抗感染、抗凝、抗心力衰竭、吸氧等常规治疗）与治疗组（在对照组基础上予以大株红景天注射液治疗）。2 组均治疗 10 日后评估疗效。研究结果显示，肺栓塞合并心力衰竭西医常规治疗过程中辅助应用大株红景天注射液可进一步提高疗效，改善患者心功能，安全有效。

（三）药物外治法

李文采用 Meta 分析方法，合计纳入 13 篇中文文献，共 1206 例研究对象，探讨穴位贴敷对血栓疾病的治疗效果。Meta 分析结果显示，穴位贴敷能有效降低 DVT 发生率，延长 PT 和 APTT，降低 D-二聚体。穴位贴敷能够对患者的穴位进行刺激，从而帮助机体气血的运行，疗效较为显著。

五、作用机制研究

历代医者对 PTE 病因病机的认识有所差异，但是血瘀气滞、痰瘀互阻被多数学者接受，故中医药治疗 PTE 的作用机制主要体现在抑制血小板的活化、黏附与聚集，抑制炎症反应，降低血浆黏度及改善微循环，改善纤溶系统功能，降低血管内皮细胞的损伤，改善凝血功能。

（一）抑制血小板的活化、黏附与聚集

血管壁破裂使得血小板膜糖蛋白黏附作用增强，形态发生变化，血栓素 A2、凝血酶等作用使血小板进一步活化，随后分泌颗粒导致 5-羟色胺（5-hydroxytryptamine，5-HT）、黏附蛋白等释放，引发血栓。另通过纤维蛋白原（fibrinogen，FIB）与血管性血友病因子（von Willebrand factor，vWF）连接，可在血管破损部位使血小板聚集，进一步引发血栓。研究发现，低剂量血栓通可增加电通道组分 1（Piezo1）蛋白表达，高剂量血栓通可明显抑制血小板聚集，发挥抗血栓作用。动物实验证明川芎嗪可降低血小板 CD62p、PAC-1 受体表达水平，抑制 P2Y12 受体介导的血小板聚集、黏附等功能，从而发挥抗血小板活化的作用。其机制可能与上调腺苷酸环化酶（adenylate cyclase，AC）/环磷酸腺苷（cyclic adenosine monophosphate，cAMP）信号通路、抑制磷酸化蛋白激酶 A（protein kinase A，PKA）蛋白表达有关。现代药理学研究发现川芎嗪可抑制 ADP 等介导的血小板聚集，抑制因缺氧而导致的血小板黏附，使其活化程度降低，通路蛋白表达减少，从而

发挥抗血栓的作用。丹参素可在不引起出血的前提下抑制血栓形成，原因在于其可增加 SIRT1、DC-SIGN 蛋白的表达，减少血小板线粒体 DNA 的释放而抑制其活化。现代药理学研究表明，丹参具有扩张血管、抑制血栓素形成、避免血小板黏附和聚集等保护心血管的作用。丹参中的酚酸类成分如丹酚酸 A、丹酚酸 B、丹参素等可以调节动脉粥样硬化伴随的血管内皮细胞功能紊乱，保护血管内皮细胞氧化损伤。体内外研究表明，三七中的三醇皂苷、三七皂苷 Rg1、三七皂苷 FC 等成分可以通过减少血小板与血管内皮细胞之间的黏附，抑制血小板酶活性，抑制血栓素 A_2 的生成，从而产生抗血栓的治疗效果。川芎可以化瘀行气，被称为"血中之气药"，是治疗气滞血瘀的常用药。研究发现川芎中的川芎嗪成分可以通过降低 D-二聚体和 IL-6 的水平，升高 IL-10 的水平，降低血小板的活性来治疗血栓性疾病。

（二）抑制炎症反应

血栓是指由于血管壁损伤或炎症反应激活纤维蛋白、组织因子及凝血酶等，进而激活局部血小板及纤维蛋白酶，并形成斑块的病理过程。研究表明，炎症是血栓的发病机制之一。机体主要通过抗凝血酶、蛋白 C 系统和组织因子途径抑制物等因素产生抗凝作用，以维持健康状态。当机体处于炎性病理状态时，体内凝血酶不断增加，同时抗凝血酶相应地减少。炎性因子通过阻碍内皮细胞血栓调节蛋白和细胞蛋白 C 受体的表达，进而激活体内的凝血因子。

活血化瘀类中药及复方在血栓防治中应用尤为广泛，代表药对有当归-川芎。当归-川芎（DC）是一滋补活血药对。网络药理学发现 DC 发挥心血管活性的主要靶点可能是与炎症、血管生成、免疫、激素等有关的基因 TNF、CXCR4、IL2、ESR1、FGF2、HIF1A、CXCL8、AR、FOS、MMP2、MMP9、STAT3 和 RHOA 等。随后的斑马鱼实验结果表明，DC 具有抗血栓、抗炎、抗氧化和血管生成活性。临床研究将手术后急性心肌梗死患者分为对照组及试验组，试验组在对照组的基础上接受主要成分为三七总皂苷的血栓通注射液治疗，治疗后检测炎症标志物 IL-6、hs-CRP 水平。结果表明，两组治疗后 hs-CRP、IL-6 水平均明显降低，且试验组治疗效果更优。这表明三七总皂苷可降低血清 hs-CRP 及 IL-6 水平，发挥抗炎、抗血栓作用。

（三）降低血浆黏度及改善微循环

血液黏度增加会导致血液流速下降，进而会促进血栓的形成。药效学研究表明，红花中的红花黄色素 A 具有防止血小板聚集、避免血栓形成、改善动脉粥样硬化等功能，并能够增加冠状动脉血流量，改善微循环和血液流变学。其潜在机制可能通过调控 NO、血栓素 B_2 和血管紧张素 II，改善心肌细胞的供血和供氧，从而减少心肌细胞损伤并抑制凋亡。药用大黄能提高血浆渗透压，促使细胞外液向血管内转移，降低血液黏度，进而促进血液流动，达到活血的治疗效果。

（四）改善纤溶系统功能

人体纤溶系统的稳态主要是依靠组织型纤溶酶原活化剂（tissue-type plasminogen activator，t-PA）和 t-PA 的快速抑制剂（plasminogen activator inhibitor，PAI）的动态平衡来维持的。t-PA 激活纤溶酶原（plasminogen，PLG）使其转化为纤溶酶，进而增加具有溶解血栓作用的纤溶酶数量。如果该动态平衡被破坏，t-PA/PAI 比值下降，则纤溶活性降低，纤维蛋白沉积，促使血栓形成。研究发现，血府逐瘀汤能提高 t-PA 含量，降低 PAI-1 含量，从而促进血栓溶解，并且中剂量的血府逐瘀汤促进血栓质量降低的作用最显著。

（五）降低血管内皮细胞的损伤

血管内皮细胞（vascular endothelial cell，VEC）是重要的内分泌器官，一旦受损就会使各种调控机体凝血-纤溶及血管舒缩功能的活性物质的水平发生变化，进而导致机体易于出血或形成血栓。ET 和 NO 分别是内皮依赖性收缩血管和扩张血管的生物活性因子。正常情况下两者处于动态平衡状态。平衡被破坏则可使血管内皮细胞功能紊乱、内皮脱落坏死，最终导致血栓形成。Xie 等发现赤芍提取物可通过下调 ET 和上调内皮型一氧化氮合酶（endothelial nitric oxide synthase，eNOS），进而保护 VEC，具有抑制血栓形成的作用。研究表明，丹红注射液可降低血清 ET-1、vWF 和同型半胱氨酸（homocysteine，Hcy）水平，升高 NO 水平和股动脉介导内皮依赖性舒张功能，从而改善血管内皮功能。赤芍、白芍可升高急性血瘀证大鼠血清中 NO 含量，降低 ET-1 水平。其作用机制可能与调节 ET-1、NO 的释放，保护血管内皮功能有关。

（六）改善凝血系统功能

正常情况下，凝血系统和抗凝血系统处于动态平衡中。当凝血系统处于优势时，则出现血栓性疾病，故抗凝系统对防止血栓形成起重要作用。抗凝血酶Ⅲ（AT-Ⅲ）是体内主要的抗凝物质，能够灭活极大部分的凝血酶，可反映机体抗凝系统功能。活血化瘀类药物可以通过抑制凝血因子活性，使反映人体凝血系统活性的凝血酶时间（thrombin time，TT）、凝血酶原时间（prothrombin time，PT）及活化部分凝血活酶时间（APTT）延长，具有显著抗凝血作用。实验表明，复方血栓通胶囊可以使低、中剂量大鼠血浆中 TT 延长；中剂量大鼠血浆中 APTT 延长，证明复方血栓通胶囊抗血栓机制可能与改善凝血系统功能有关。有临床研究以补气化痰活血方治疗进展性缺血性脑卒中（progressive ischemic stroke，PIS）患者。结果显示，治疗组患者的 AT-Ⅲ 活性增加，PT 和 APTT 延长，机体抗凝功能加强，血栓不易形成。现代药理学研究发现，从丹参和川芎中提取的两种代表性化合物隐丹参酮和仙桃内酯 I 具有协同抗血栓作用，可能通过氧化应激、血小板活化和凝血级联等多种信号途径在不同水平调节血栓形成。

六、指南与共识

（一）《肺血栓栓塞症诊治与预防指南》

2018 年中华医学会呼吸病学分会肺栓塞与肺血管病学组、中国医师协会呼吸医师分会肺栓塞与肺血管病工作委员会基于当前的循证医学证据，在 2001 年《肺血栓栓塞症的诊断与治疗指南（草案）》的基础上，制订了《肺血栓栓塞症诊治与预防指南》。该指南结合近 5 年发表的系列指南，系统评价了国内外近年来发表的 PTE 相关循证医学研究资料，增加了基于我国人群循证医学研究的数据，有助于进一步规范我国 PTE 的诊断、治疗与预防。该指南首次将欧美指南的格式和表述方法与我国人群临床实际结合起来，详细阐述了肺栓塞的流行病学、发病机制、药物使用方法等内容。

1. 诊断策略 强调了 D-二聚体在 PTE 诊断中的重要性，并根据 PTE 是否合并低血压或休克选择不同的诊断策略。

2. DVT 的价值 强调了 DVT 在急性 PTE 诊断和处理中的价值。

3. 求因 重视 PTE 病因的探寻，包括对特定人群易栓症的筛查和 VTE 危险因素的探寻。

4. 直接口服抗凝药物 增加了口服抗凝药物（direct oral anticoagulants，DOACs）在 PTE 治疗和预防中的循证医学证据和相关推荐意见。

5. 半量溶栓方案　推荐低剂量溶栓（50mg rt-PA）。低剂量溶栓与美国食品药品监督管理局推荐剂量（100mg rt-PA）相比，疗效相似，但安全性更好。

6. 特殊情况处理　对妊娠合并肺栓塞、恶性肿瘤合并PTE、PTE合并活动性出血等复杂情况提出了指导性建议。

7. 预防的重要性　强调了VTE风险评估和出血风险评估，提出了预防措施。

（二）《2019年ESC/ERS急性肺栓塞诊断和管理指南》

《2019年ESC/ERS急性肺栓塞诊断和管理指南》由欧洲心脏学会（European Society of Cardiology，ESC）和欧洲呼吸学会（European Respiratory Society，ERS）联合发布，主要更新了诊断、风险评估、急性期治疗、慢性期治疗、特殊人群管理和随访等方面的内容。

1. 诊断推荐　包括血流动力学不稳定和稳定的疑似肺栓塞患者的诊断流程图。

2. 风险评估　对肺栓塞的严重程度及早期死亡风险进行分层。

3. 急性期治疗　高危肺栓塞患者和中危或低危肺栓塞患者的不同治疗策略。

4. 慢性期治疗与预防复发　包括没有癌症和合并活动性癌症的肺栓塞患者的抗凝方案和持续时间。

5. 特殊人群管理　如肺栓塞合并妊娠、孕期和产后6周疑似肺栓塞的诊断性检查和管理流程图。

6. 长期后遗症管理　肺栓塞长期后遗症的随访策略和诊断性检查流程图。

（三）《急性肺栓塞多学科团队救治中国专家共识（2022）》

该共识旨在推广团队救治理念、规范肺栓塞救治团队中心建设，提高我国肺栓塞的救治水平。

1. 救治现状　共识指出我国急性肺栓塞的早期救治存在临床重视程度不够、多学科参与度不高、重症患者救治手段单一等问题。

2. 团队救治模式　共识强调了多学科团队协同救治的重要性，提出了肺栓塞救治团队中心建设、运行与质量提升的专家建议。

在肺栓塞急性发作期，上述指南和共识为临床医生提供了详细的诊断和治疗建议，有助于提高PTE的诊断和治疗水平，降低患者的病死率和复发率。若症状稳定后，可行中医辨证施治，使用中药调理辅助改善患者体质。康复期，中医的食疗和生活方式可帮助患者恢复和预防复发。通过中西医结合的治疗方法，可以更全面地应对肺栓塞，提高治疗效果，减少并发症，改善患者的生存质量。

第三节　慢性肺源性肺心病

慢性肺源性心脏病（简称慢性肺心病）是指由肺组织、肺血管或胸廓的慢性疾病，引发肺组织结构和（或）功能异常，致使肺血管阻力增加，肺动脉压升高，进而引起右心扩张、肥厚等病变，伴或不伴右心衰竭，需排除先天性心脏病及由左心病变导致的情况。慢性肺心病的主要病理变化为肺动脉高压（肺血管的器质性和功能性改变）和心功能改变（右心功能和左心功能的改变）。慢性肺心病为常见病，在各种失代偿性心力衰竭中占10%～30%。其主要原因为COPD，其发病率随年龄增长而升高。从肺部基础疾病发展为慢性肺心病一般需10～20年。本病急性发作以冬、春季多见。急性呼吸道感染为心肺衰竭的主要诱因。本病发展缓慢，除原有肺、胸疾病的临床症状和体征外，主要表现为进行性加重的心、肺功能不全及其他器官受累症状，常表现急性加重和缓解期交替出现。慢性肺心病归属中医学"肺胀""喘病""水肿"等范畴。

一、病因病机

病因病机上，历代医家认识到肺胀病虚实夹杂，内外合邪而为病。其内在因素在于肺气、肺阴本虚，肺气郁结不畅；外在因素多考虑感受风寒、风热，嗜食冷饮或饮食多辛，或情志受扰、劳逸失度。肺气亏虚，复感外邪，全身之气迫聚于肺而使气随之上壅、肺部胀满，这就是《圣济总录·肺胀》中所说的"肺胀叶举"。

现代诸多医家在古代医家的基础上，又增加了自己的见解，认为本病间或有风温郁热，风遏水停，肾病水气上扰，肺风肾水相合，饮热互结，痰饮留滞，痰瘀阻滞，阳明胃气太过等病理过程出现。陈春辉认为久病肺虚，复感外邪，气道阻滞，肺气郁闭，痰浊、水饮、瘀血互结，气郁、气逆是肺心病的重要病机。李戈媛、吴虎强等从肝、脾出发，认为肝气不畅，脾失运化，气、血、津液不足以正常输布排泄，导致水饮、痰浊、瘀血停聚，痰浊上干，引起心、肺等一系列错综复杂的症候。杨家合重视气血津液，心主血，肺主气，认为气顺则一身津液亦随气顺，取百家理论自成"痰瘀同治"论，重视气、血、津液、痰瘀同治。王福琴等认为肺心病患者平素常肺脾两虚，久病及肾，导致肺、脾、肾三脏亏虚，水饮内停，酿生成痰，气虚血行不利，瘀血停聚，痰瘀互结导致肺心病迁延难愈。肺虚则卫外不固，易受风寒、风热之邪外侵，导致肺心病反复急性加重。

总结发现，肺心病多由肺系疾病迁延不愈而成，痰瘀久留，卫外不固，外邪反复侵袭诱使疾病发作。病机多为虚实夹杂、本虚标实，主要为肺、心、肾三脏功能失调。本病以痰、热、水饮、瘀血、阳虚、气虚为证候要素。实证具体表现为痰热、痰浊蕴肺或痰浊蒙窍；气虚证多是心肺、肺肾气虚；阳虚证以心肾阳虚常见。上述情况多兼而瘀血。该病急性发作期以痰阻或痰瘀互阻，壅阻肺系为主要特点，时有蒙扰心脑而致窍闭风动，甚至发生危急证。缓解期多见三脏虚损表现，如心肺气虚、肺肾气虚、心肾阳虚，痰瘀常兼而有之。

2014年中华中医药学会内科分会肺系病专业委员会发布了《慢性肺源性心脏病中医诊疗指南（2014版）》。该指南提出慢性肺心病多由肺系疾病迁延失治，痰瘀稽留，正虚卫外不固所致。外邪易反复侵袭，诱使本病反复发作。本病的证候要素以痰、火（热）、水饮、瘀血、阳虚、气虚为主，病位以肺、肾、心为主。痰、火（热）多表现于心、脑、肺而成痰浊蒙窍、痰浊蕴肺、痰热蕴肺；气虚多表现于肺、心、肾而成心肺气虚、肺肾气虚；阳虚、水饮多表现于心、肾而成心肾阳虚或伴水泛等；瘀血多兼痰、阳虚、气虚、火（热）。本病的病机为本虚标实、虚实间杂。本虚多为肺、心、肾的阳气虚损；邪实多为痰、饮、火（热）、瘀血。病情发作时的病机以痰（痰热、痰浊）阻或痰瘀互阻为关键，痰邪壅阻肺系，时或蒙扰心脑而致窍闭风动；邪盛正衰，可发生脱证之危候。病情缓解时，痰、瘀、水饮减轻，但痰、瘀稽留，正虚显露而多表现为肺、心、肾虚损，见于心肺气虚、肺肾气虚、心肾阳虚，多兼有痰、瘀。

二、证候规范

2011年中华中医药学会发布了《肺胀诊疗指南》，指出本病主要为本虚标实证，主要证型有外寒内饮证、痰浊阻肺证、痰热郁肺证、肺肾气虚证、阳虚水泛证5种。2012年中华中医药学会肺系病专业委员会发布了《慢性肺原性心脏病中医证候诊断标准（2012版）》，指出慢性肺心病常见证候包括虚证类（包括心肺气虚证、肺肾气虚证、肺肾气阴两虚证）、实证类（包括寒饮停肺证、痰热壅肺证、痰浊阻肺证、阳虚水泛证、痰蒙神窍证）、兼证类（包括血瘀证）3类9证候，虽然有虚实之别，但常相兼杂。2014年中华中医药学会肺系病专业委员会发布了《慢性肺原性心脏病中医诊疗指南（2014版）》，指出本病的证候大致为实证类（包括寒饮停肺证、痰热壅肺证、痰湿阻肺证、阳虚水泛证、痰蒙神窍证）、虚证类（包括心肺气虚证、肺肾气虚证、肺肾气阴两虚证）、兼证类（包括血瘀证）3类9证候。临床常见证候中各证候可单独存在也常兼见，如心肺气虚兼痰湿阻肺证、肺肾气阴两虚兼痰热壅肺证等。血瘀既是慢性肺心病的主要病机环节，也是常见兼证，常兼于其他证候中。如兼于痰湿阻肺证则为痰湿瘀肺证，兼于痰热壅肺证则为痰热瘀肺证，兼于肺肾气虚证则为肺肾气虚瘀证。本病急性加重期以实证为主，常兼见虚证；缓解期以虚证为主，常多兼见血瘀、痰湿。

三、治疗方案和技术

遵"急则治其标，缓则治其本"原则，本病急则以清热、涤痰、活血、化饮利水、宣肺降气、开窍为主而兼固正气；缓则以补肺、养心、益肾为主，并根据气虚、阳虚之偏而分别益气、温阳，兼祛痰活血。

（一）治疗方案

1. 实证类

（1）寒饮停肺证：可选用小青龙汤加减。或选用中成药小青龙颗粒。

（2）痰热壅肺证：可选用清气化痰丸加减。或选用中成药丹葶肺心颗粒。中成药：症状较轻者，可选肺力咳胶囊、痰热清注射液；病情较重，兼有瘀毒互结者，可选血必净注射液。

（3）痰湿阻肺证：可选用半夏厚朴汤和三子养亲汤加减。或选用中成药祛痰止咳胶囊。

（4）阳虚水泛证：可选用真武汤和五苓散加减。或选用中成药济生金匮肾气丸。中成药：正气欲脱者，可选参附注射液。

（5）痰蒙神窍证：可选用涤痰汤加减。或选用中成药苏合香丸、安宫牛黄丸或至宝丹、清开灵注射液或醒脑静注射液。

2. 虚证类

（1）心肺气虚证：可选用养心汤加减。或选用中成药补心气口服液。兼有血瘀者，可选补肺活血胶囊。

（2）肺肾气虚证：可选人参补肺饮加减。中成药：兼有脾虚者，可选固本咳喘胶囊；气虚甚而肾阳虚者，可选右归丸；偏肺肾阴虚而内热咳喘者，可选蛤蚧定喘胶囊；正气欲脱者，可选参附注射液。亦可选用百令胶囊。

（3）肺肾气阴两虚证：可选用人参补肺汤合生脉散加减。或选用中成药生脉饮口服液、百令胶囊、参麦注射液。中成药：偏肺阴虚而有燥热者，可选养阴清肺丸；偏肾阴虚者，可选左归丸；偏肺肾阴虚者，可选百合固金丸、麦味地黄丸；偏肺肾阴虚而内热咳喘者，可选蛤蚧定喘胶囊。

3. 兼证类 血瘀证采用活血化瘀方。或选用中成药血府逐瘀口服液、复方丹参注射液、丹红注射液、苦碟子注射液、川芎嗪注射液。

（二）中医特色技术

中医治疗慢性肺心病注重整体观念和辨证论治，结合现代康复技术理念，采取多种中医特色康复技术，以促进患者功能恢复。

1. 太极拳 对慢性肺心病缓解期患者有显著效果，能提高其运动耐力，减少住院次数，改善心肺功能和生存质量。常用24式简化太极拳，每周练习3～5次，每次锻炼前进行5min的放松运动。太极拳动作柔和，强调意识引导呼吸，全程动作和呼吸均匀而缓慢。本功法不适合年龄偏大、心肺功能较差、运动耐力低下或有严重下肢关节疾病的患者。

2. 八段锦 能改善心肺功能，提高运动耐力和生存质量，适用于慢性肺心病缓解期患者。八段锦由八个独立但相互联系的动作组成，每周锻炼3~5次，运动前进行5min的放松运动，动作与呼吸配合均匀。应根据患者的年龄、病情和基础病设计合理的康复方案。肺功能较差或肢体活动受限者可尝试坐位八段锦。

3. 六字诀 通过特定发音呼吸法调理脏腑经络气血，适用于慢性肺心病缓解期患者，有助于提高运动耐力和改善心肺功能。六字诀包括"嘘"(xū)、"呵"(hē)、"呼"(hū)、"呬"(sī)、"吹"(chuī)、"嘻"(xī)6个字的发音，每周练习3~5次，运动前进行5min的放松运动，尽量进行深呼气与深吸气。肺功能较差或合并肺大疱者慎用。

4. 五禽戏 模仿动物动作，可增强四肢力量和关节灵活性，适用于慢性肺心病缓解期患者，改善运动耐力和生存质量。每周锻炼3~5次，长期坚持。肺功能较差、年龄偏大、有严重下肢关节疾病者需谨慎，应设计合理的康复方案。

5. 易筋经 是一种传统健身方法，可提升肺功能、运动耐力和生存质量，适用于慢性肺心病缓解期患者。易筋经包括十二式，每周锻炼3~5次，运动前进行5min的放松运动，结束后进行至少5min的收功整理。肺功能较差、年龄偏大、运动耐力低下或有严重下肢关节疾病者慎用。

6. 呼吸导引 结合肢体运动和呼吸吐纳，提高运动耐力和生存质量，适用于慢性肺心病缓解期患者。呼吸导引包括松静站立、两田呼吸等六节，每周锻炼3~5次，运动前进行5min的放松运动，配合呼吸和意识活动。肺功能较差、年龄偏大、有严重下肢关节疾病者需慎用。

7. 穴位贴敷 以舒肺贴为例，其由白芥子、芫花、延胡索、干姜、细辛、椒目、肉桂等组成。第1组穴为大椎穴、肺俞穴、定喘穴、脾俞穴、肾俞穴；第2组穴为天突穴、膻中穴、肾俞穴、膏肓俞穴、中府穴。把舒肺贴药物软膏放入无纺布胶布中间的材料圈内，灌满材料圈，使软膏表面与材料圈相平，然后让药物对准患者穴位，固定好无纺布胶布，一般6~12h后取下。如有烧灼感可提前取下，无烧灼感可延迟12h。在贴药的局部可出现不同程度的红肿、水疱、麻痒现象，两组穴位交换贴敷。常用于缓解期患者。

8. 膏方 适用于心肺气虚、肺肾气虚、肺肾气阴两虚型慢性肺心病患者，可增强体质，减少疾病急性加重频次。用党参、黄芪、五味子等制成膏方，每次取15~25ml，每日2次，早晚餐前温开水冲服，冬春季节服用，2个月为1个疗程。糖尿病患者应改用木糖醇调味。

9. 药膳食疗 结合中医辨证施食，改善营养状态，缓解呼吸肌疲劳，适用于慢性肺心病缓解期患者。应选择高蛋白食物和蔬菜水果，配合如黄芪淮山瘦肉汤等药膳。根据患者的证型选择适合的药膳。

10. 艾灸 其中最具疗效的为天灸，主穴选取肺俞穴、大椎穴、风门穴、天突穴、膻中穴等穴。药物组成：白芥子30g，生甘遂15g，细辛15g，延胡索10g，干姜10g，丁香10g。将上述药物共研细末，装瓶备用。操作方法：患者取坐位，穴位局部常规消毒后，取药粉2g，用鲜姜汁调和，做成直径约为1.5cm，厚约0.5cm的圆饼贴于上述穴位上。用4cm×4cm大小胶布固定，成人贴4~6h后取下即可，儿童贴2~3h后取下。治疗时间为三伏天，常用于缓解期。

11. 针刺 通过刺激穴位，调理脏腑，提高生存质量，改善肺功能，适用于慢性肺心病缓解期患者。选取大椎穴、风门穴等穴位，每次留针15~30min，每2~3日1次，2个月为1个疗程。参考国家标准针灸技术操作规范进行操作。

12. 穴位注射 通过在穴位内注入药物，结合中西医理论，以防治慢性肺心病，可改善患者运动耐力和生存质量。选用如喘可治注射液等药物，每次选1~2对穴位，每穴注射1~2ml，每周2次。

四、疗效评价研究

慢性肺源性心脏病疗效评价涉及中成药、药物外治法和非药物疗法等。药物外治法主要涉及穴位贴敷疗法（如消喘膏穴贴）、穴位注射，非药物疗法涉及传统功法类（如云手太极操、八段锦、六字诀等）、针刺类（如普通针刺、电针、穴位注射）。

（一）中成药

1. 参麦注射液　依托河南省创新型科技团队项目和国家重点研发计划项目，采用系统评价和 Meta 分析方法，纳入 19 项 RCT，共计 1469 例肺源性心脏病患者，评价参麦注射液联合西药治疗肺源性心脏病的临床疗效与安全性。Meta 分析结果显示，参麦注射液联合西药治疗能够提高患者心功能、心输出量、PaO_2、降低 $PaCO_2$、红细胞压积等。其各项结局指标均优于单用西药治疗。因此，参麦注射液联合西药能提高肺源性心脏病的临床疗效，但仍需进一步的规范的多中心、大样本的研究支持。

2. 黄芪注射液　依托国家自然科学基金项目，采用系统评价和 Meta 分析方法，纳入 35 篇 RCT，共计 3349 例肺源性心脏病患者，评价黄芪注射液治疗肺源性心脏病的临床疗效及安全性。Meta 分析结果显示，观察组患者（常规治疗联合静脉注射黄芪注射液）的临床治疗在总有效率、动脉血氧分压改善程度、动脉血氧饱和度改善程度、全血黏度改善程度、全血高切黏度改善程度、全血低切黏度改善程度、红细胞聚集指数降低程度、右心室内径降低程度方面均明显优于对照组（仅接受常规治疗），差异均有统计学意义。因此，在临床治疗肺源性心脏病的过程中，在西医常规治疗的基础上加用黄芪注射液可以提高疗效，但其安全性仍需进一步探讨。

3. 丹红注射液　采用系统评价和 Meta 分析，纳入 21 篇 RCT，累计 2151 例患者，评价丹红注射液改善肺心病患者心肺功能和血液流变学的临床疗效。Meta 分析结果显示，丹红注射液+常规治疗组和常规治疗组相比，可显著提高治疗总有效率、患者心脏射血分数（ejection fraction，EF）、提高患者 FEV_1 及 PaO_2、降低肺动脉压（pulmonary artery pressure，PAP）、全血高切黏度、全血低切黏度及 $PaCO_2$。两组各项指标差异均有统计学意义（P 均<0.001）。和常规治疗相比，丹红注射液的不良反应发生率未见明显升高。因此，和常规治疗相比，丹红注射液+常规治疗可显著提高肺心病的临床疗效，且可明显增强患者的心肺功能，降低 PAP，改善血液流变学，且安全性良好。

4. 丹葶肺心颗粒　中国中医研究院西苑医院、长春中医学院附属医院、吉林省人民医院、白求恩医科大学第四临床医院、长春市中医院共同采用随机双盲、阳性药平行对照方法，纳入 333 例患者，对丹葶肺心颗粒治疗慢性肺源性心脏病进行临床研究。结果表明，丹葶肺心颗粒能明显改善患者咳嗽、喘促、胸闷、发热、心悸、粪便干结、口唇发绀等症状，以及舌象、脉象。同时，与对照组相比，使用丹葶肺心颗粒治疗的患者的血气分析、白细胞计数、肺功能等在治疗前后有显著性差异，且症状积分、肺功能测定一秒率更优。

5. 参附注射液　依托国家自然科学基金项目、河南中医药大学第一附属医院国家中医药传承创新专项和河南省卫生健康委员会国家中医临床研究基地科研专项，采用系统评价和 Meta 分析，共纳入 34 项 RCT，共计 2521 例患者，评价参附注射液治疗肺源性心脏病的有效性与安全性。Meta 分析结果显示，与西医常规治疗比较，在西医常规治疗基础上加用参附注射液可提高治疗总有效率，提高患者左室射血分数、6min 步行试验距离、PaO_2，降低 N 末端脑钠肽前体、右心室内径、$PaCO_2$。两组不良反应发生率比较差异无统计学意义。这说明，在西医常规治疗基础上加用参附注射液，可进一步提高肺源性心脏病的临床疗效，且无严重不良反应的发生。

6. 补肺活血胶囊 依托河南省医学科学研究所项目，采用平行对照试验方法，纳入共160例肺心病患者。试验组口服补肺活血胶囊，对照组口服金咳息胶囊。治疗后，试验组症状体征总积分、肺功能指标、血液流变学指标、动脉血气分析、免疫学指标均显著优于对照组。这表明补肺活血胶囊对肺心病的疗效优于金咳息胶囊，且未发现明显不良反应。

（二）药物外治法与非药物疗法

1. 敷贴疗法 依托无锡市卫生局重大科研项目，开展随机、对照临床试验，共纳入108例老年肺心病急性加重期患者，随机分为联合组（常规治疗+中医消喘膏穴位敷贴）和西药组（常规治疗），每周3次，每次2~6h，疗程2年。结果显示，治疗后西药组患者的FEV_1/FVC、FEV_1、心输出量、心脏指数明显低于联合组。

2. 穴位注射类 纳入64例慢性阻塞性肺病合并肺源性心脏病患者开展随机对照临床试验。对照组给予常规对症支持治疗，治疗组在对照组基础上采用足三里注射参脉注射液治疗。每日1次，双侧穴位交替操作，共治疗3周。研究结果显示，穴位注射可增强患者足阳明胃经的功能，使得机体正气充盈、身体强健。

3. 传统功法类

（1）八段锦：开展随机对照试验，纳入60例肺心病患者，探讨长期氧疗联合呼吸八段锦对肺心病患者气道阻力及运动耐力的影响。将患者分为对照组（长期氧疗干预）和联合组（增加呼吸八段锦干预）。结果显示，与对照组相比，联合组患者气道各方向阻力均减小，运动耐力指标更加优化。因此，采用长期氧疗联合呼吸八段锦对肺心病患者进行干预可以降低气道阻力，提升运动耐力，干预效果较好。

（2）六字诀：开展随机对照试验，纳入92例肺心病急性加重期患者，探讨六字诀呼吸法联合耳穴压豆在肺源性心脏病急性加重期康复护理中的应用效果。对照组接受六字诀呼吸法干预，观察组在对照组基础上接受耳穴压豆干预，两组均连续干预2周。结果显示，观察组呼吸困难、咳嗽咳痰及胸闷缓解时间均短于对照组。因此，六字诀呼吸法联合耳穴压豆可缩短肺心病急性加重期患者症状及体征缓解时间，促进患者心功能及肺功能的改善。

（3）云手太极操：开展随机对照试验，纳入86例肺心病患者，探讨"云手太极操"对肺源性心脏病患者康复效果的影响。2组患者均进行康复训练3个月。对照组患者出院后给予步行锻炼的常规运动训练，研究组患者出院后给予"云手太极操"为核心的运动康复方案康复训练。结果显示，"云手太极操"的运动康复方案能明显改善肺源性心脏病患者的心功能及肺功能，提高患者康复治疗的效果及生存质量。

4. 针刺类

（1）普通针刺：纳入80例慢性阻塞性肺病合并肺源性心脏病患者开展随机对照临床试验。对照组给予西医疗法，试验组采用西医规范治疗联合针刺方案，疗程24日。结果表明，针刺的治疗方案能够提高患者运动耐力，改善肺通气功能，减少病情急性加重。

（2）电针：纳入129例慢性阻塞性肺病合并肺源性心脏病患者开展随机对照临床试验。西药组给予西医常规治疗，针药组在西药组基础上加用丹红注射液加电针疗法。每次选择同一侧穴位，两侧穴位交替使用，每日1次，均连用14日。结果显示，丹红注射液联合电针治疗慢性肺源性心脏病急性加重期患者，能够有效降低患者的肺动脉高压，改善心功能及血液循环，缓解患者临床症状。

五、作用机制研究

中医药治疗慢性肺心病效果明显，作用机制广泛，表现为改善氧化应激、下调炎症因子表达、调节血管舒张功能、保护肺血管内皮功能、抑制增殖、调节免疫等机制。通过以上机制，中医药治疗可改善患者心肺功能及血流动力学指标，进而延缓右心衰竭的进展，在防治肺动脉高压中发挥重要作用。

（一）改善氧化应激

氧化应激是 COPD 合并肺心病发病机制的关键环节。槲皮素是一种在自由基清除方面具有很强功效的活性成分，通过下调维持细胞氧化还原酶、提高外周血总抗氧化能力（T-AOC）及升高 NO 水平，从而发挥体内外抗氧化作用。白藜芦醇是芪类化合物，在中药虎杖中含量较高，具有抗氧化、抗炎的重要作用，可通过下调肺栓塞后肺动脉高压大鼠肺组织中 MCP-1 表达，从而降低肺动脉压。另有研究报道，木犀草素可以通过非竞争性的方式抑制过氧化物酶活性，从而发挥抗氧化作用。柚皮素通过芳香环中的三羟基结构缓解小分子淀粉样 P 蛋白诱导的氧化应激、下调炎症介导的 NO 的过量产生，从而发挥抗氧化作用。桑参饮通过调控腺苷酸活化蛋白激酶信号通路，改善能量代谢，减轻氧化应激，改善心肺功能。

（二）抑制炎症反应

李白雪等人发现苓桂术甘汤可改善野百合碱诱导的肺动脉高压右心衰竭大鼠的心功能和组织病理学改变，延缓疾病进展，其机制可能与抑制炎症 NF-κB 信号通路相关。苦参碱是一种喹喔啉生物碱，可通过降低肺组织炎症因子的表达、抑制氧化应激及调节肺动脉内皮功能等作用从而减轻肺血管平滑肌的增生，进而改善肺动脉高压。苦豆碱是中药苦豆子的主要活性成分，具有抗炎作用。研究表明，其可通过调节 SuHx 诱导的肺动脉高压大鼠 NOX4/VPO1 信号通路，改善右心重构和肺组织炎症反应。在血管炎症方面，槲皮素可降低 IL-1R、CCL8、IKK 和 STAT3 等相关特定炎症因子的基因表达。有研究表明，木犀草素能够在体内通过上调信号传导、转录激活因子 6（p-STAT6）和抑制转录激活因子 3（p-STAT3）从而改变巨噬细胞极化，使促炎向抗炎转变而抑制炎症。柚皮素具有多重生物活性，如抗炎、抗氧化、抗肿瘤等多种药理作用。其可通过抑制环氧化酶 2（COX-2）的表达，减少前列腺素合成，还可减少炎症因子 TNF-α、IL-6、NF-κB 的表达，抑制免疫应答，从而发挥抗炎作用。

（三）调节血管舒张

参芎葡萄糖注射液具有扩张血管、活血化瘀、降低血黏度的作用，可改善野百合碱诱导的肺动脉高压大鼠的右心肥厚及平均肺动脉压。其作用机制可能与下调肺组织的 APN 蛋白表达有关。大株红景天注射液具有扩血管、抗缺氧等作用，临床联合辛伐他汀治疗 COPD 合并肺动脉高压，可改善患者的临床症状、肺功能和血清炎症反应，疗效显著。赵玉娟等运用灯盏花素注射液可改善肺动脉高压合并右心功能不全患者的右心功能，并可改善临床症状和活动耐力，改善预后。其机制可能与其扩张血管、减轻血管阻力、调节血管内皮功能、改善微循环等作用有关。参麦注射液为人参和麦冬制成的中药注射液制剂，具有增强心肌收缩力、扩张血管和改善心功能的作用，可改善 COPD 合并肺动脉高压患者的肺功能，同时具有免疫调节作用，且无不良反应。

（四）改善血管重构

当肺组织内皮细胞功能失调时，可导致血管舒缩物质失衡，内皮细胞增生，细胞外基质合成分泌增加，管壁炎性因子细胞浸润，血管壁代偿性增厚硬化，加重右心负荷，恶性循环形成慢性肺源性心脏病。李敏静等人发现血府逐瘀汤可通过抑制 PI3K/AKT/mTOR 信号通路激活，有效减轻肺动脉高压大鼠右心室及肺动脉阻力，降低右心肥厚指数，减少血管壁胶原纤维沉积。孙晓萍等发现芪白平肺颗粒可有效降低肺动脉高压大鼠的肺动脉压，减轻右心室肥厚和心肺组织病理变化，平衡内皮细胞功能，减轻炎症损伤，改善肺血管重构，具有延缓甚至阻断肺动脉高压病程的作用趋势。益气、活血、化瘀中药肺心舒用于治疗肺动脉高压右心衰竭大鼠，可通过减少细胞外基质生成，保护血管重构，改善肺血管阻力，从而改善右心功能。益气温阳活血化痰方具有益气温肺、活血化瘀和开胸通达的临床疗效，可改善低氧诱导的肺动脉高压大鼠的肺平均动脉压和右心室肥大指数，可通过抑制 TGF-β/p-Smads 信号通路的过度活化逆转肺血管重构。槲皮素也对心血管起到了一定保护作用。曾瑜等研究发现，其发挥抗动脉粥样硬化作用的主要途径是通过下调 HMGB1、TLR4 的蛋白和基因表达量，减少脂质及复合糖类的积聚，阻止纤维增生及钙化沉着等，以避免血管进一步硬化的情况发生。

六、临床指南/共识

近年来，中医在慢性肺心病方面取得了显著成绩，先后发表了临床指南和共识，规范了中医诊疗的流程和标准。

（一）《慢性肺原性心脏病中医证候诊断标准（2012 版）》

2012 年中华中医药学会内科分会肺系病专业委员会发布了《慢性肺源性心脏病中医证候诊断标准》。该标准制定了慢性肺心病的中医证候诊断标准，对所制定的诊断标准进行了验证并在临床试用以进一步完善。同时，根据有关标准对其中的中医术语进行了规范。

（二）《慢性肺原性心脏病中医诊疗指南（2014 版）》

2014 年中华中医药学会内科分会肺系病专业委员会成立了由从事慢性肺心病防治的临床和基础研究、临床流行病学、循证医学、统计学、卫生经济学等多领域人员组成的课题组，制定并发布了《慢性肺原性心脏病中医诊疗指南（2014 版）》，进一步完善了慢性肺心病的诊疗规范，促进了中医诊治水平的提高。

以上指南和标准不仅规范了诊断和治疗的流程，还提供了详细的治疗方案，提升了中医治疗肺心病的临床水平。同时，这些指南和标准的发布与实施，推动了中西医结合治疗的发展，进一步提升了患者的治疗效果和生存质量，具有重要的指导意义。

参 考 文 献

陈东海，马玉莹，徐泽林，等，2022. 肺血栓栓塞症"瘀阻痰结"的中医病机及治疗［J］. 中医药导报，28（9）：93-96.

格根图雅，徐磊，2020. 中药单体苦参碱（Aloperine）对肺动脉高压疾病的治疗机制［J］. 中西医结合心血管病电子杂志，8（36）：35，45.

郭晓燕，徐向前，钱家骅，等，2017. 川芎平喘合剂对慢性阻塞性肺疾病肺动脉高压大鼠肺动脉平滑肌细胞增殖及对 Rho 激酶的影响［J］. 辽宁中医杂志，44（12）：2662-2664.

国家心血管病中心肺动脉高压专科联盟，国家心血管病专家委员会右心与肺血管病专业委员会，柳志红，等，2022. 肺血管病右心导管术操作指南［J］. 中国循环杂志，37（12）：1186-1194.

侯顺欣，姜海明，2023. 肺栓塞的诊断与治疗研究进展［J］. 中国医药指南，21（1）：62-65.

姜静，尚宁，奚肇庆，等，2005. 复方薤白胶囊对野百合碱诱导肺动脉高压大鼠血浆中花生四烯酸代谢产物的影响［J］. 中华结核和呼吸杂志，28（8）：534-536.

雷晓兰，陈俊良，赵鸿，2019. 大株红景天注射液辅助治疗肺栓塞合并心力衰竭 32 例临床观察［J］. 湖南中医杂志，35（11）：44-45，54.

李白雪，黎桂玉，彭杨芷，等，2021. 苓桂术甘汤对肺动脉高压致右心衰大鼠心功能、神经内分泌因子水平及心脏组织 NF-κB 蛋白表达的影响［J］. 成都中医药大学学报，44（2）：31-36.

李风峰，康金旺，吕建东，等，2019. 红景天苷对低氧性肺动脉高压大鼠肺组织炎性因子表达的影响［J］. 中国临床药理学杂志，35（10）：996-999.

凌志华，梁统婵，钟凤梅，2024. 坐式八段锦联合踝泵运动对肺栓塞患者血栓相关指标与心肺功能指标的影响［J］. 中外医学研究，22（13）：153-156.

刘洪贵，王峰，马静，2025. 芪箭消栓通组方联合利伐沙班治疗急性肺栓塞疗效观察［J］. 辽宁中医杂志，52（3）：124-127.

刘文光，刘思佟，张薇薇，等，2024. 虎杖苷调节 YAP1/TAZ 信号通路对缺氧性肺动脉高压新生大鼠肺动脉平滑肌细胞增殖与凋亡的影响［J］. 华中科技大学学报（医学版），53（1）：68-74.

刘艳洁，刘雪莲，白洁，等，2020. 祛痰救肺汤辅助 rt-PA 溶栓对急性肺栓塞的治疗效果及对凝血指标、TNF-α 及 D-D 水平的影响［J］. 中华中医药学刊，38（12）：171-174.

陆南山，邓柏杨，周涛，2018. 中药熏洗辅助治疗下肢深静脉血栓的疗效及对血液流变学和血流动力学的影响［J］. 现代中西医结合杂志，27（22）：2431-2435.

乔亮，俞瑞群，叶悦，等，2023. 严氏温阳化瘀利水方通过 RhoA/ROCK 信号通路改善慢性肺心病临床症状的研究［J］. 中医药学报，51（6）：59-64.

秦一冰，2021. 补阳还五汤治疗慢阻肺合并肺动脉高压临床及机制研究［D］. 沈阳：辽宁中医药大学.

石孟瑶，朱洁，方莉，等，2022. 芪白平肺胶囊对 COPD 痰瘀阻肺证大鼠血管 Bax、Bcl-2 表达的影响［J］. 中医药学报，50（4）：23-27.

史爱武，顾宁，2011. 中药补益膏方对慢性肺原性心脏病的康复治疗体会［J］. 河南中医，31（5）：497-498.

苏珊，张红鸽，边映维，等，2018. 冰硝散外敷对下肢深静脉血栓致水肿的疗效观察［J］. 现代中医药，38（6）：71-72.

孙晓萍，常秀娟，周军，等，2016. 芪白平肺颗粒对肺动脉高压大鼠的影响及机制研究［J］. 中药药理与临床，32（2）：189-192.

孙洋，王洪新，2023. 黄芪甲苷通过 NF-κB/NLRP3 信号通路减轻肺动脉高压大鼠的炎症反应［J］. 中成药，45（2）：578-582.

王锐，王明月，王向涛，等，2020. 柚皮素纳米制剂的药理作用研究进展［J］. 现代药物与临床，35（9）：1923-1929.

夏倩，刘志云，张念，等，2014. 参麦注射液对慢性阻塞性肺疾病合并肺动脉高压的疗效观察［J］. 内蒙古中医药，33（20）：10-11.

叶文倩，李权，孙涛，等，2024. 益气化瘀活血方治疗中低危肺血栓栓塞症 20 例［J］. 浙江中医杂志，59（1）：44-45.

于彦，郭维琴，2021. 郭维琴教授中医药治疗肺栓塞的经验总结［J］. 世界中西医结合杂志，16（6）：1017-1020，

1025.

翟振国，王辰，2002. 肺血栓栓塞症及其相关名词与定义［J］. 中华医学杂志，82（22）：1574-1576.

张聪聪，张晶晶，武垣伶，等，2018. TGF-β/Smads 通路参与 EndoMT 在 HHPH 中的作用及益气温阳活血化痰方的干预效应［J］. 中国病理生理杂志，34（3）：507-514.

张宁，2018. 丹参素对低氧性肺动脉高压的防治作用及其机制研究［D］. 石家庄：河北医科大学.

张赛，田云娜，宋正阳，等，2023. 三七总皂苷通过抑制 ADAM10/Notch3 信号通路改善野百合碱诱导的大鼠肺动脉高压［J］. 生理学报，75（4）：503-511.

赵润杨，张德生，孟泳，等，2018. 肺痹汤与千金苇茎汤序贯使用辅助治疗重症肺血栓栓塞 51 例临床观察［J］. 中医杂志，59（15）：1305-1309.

中华医学会呼吸病学分会肺栓塞与肺血管学组，中国医师协会呼吸医师分会肺栓塞与肺血管病工作委员会，全国肺栓塞与肺血管病防治协作组，2018. 肺血栓栓塞症诊治与预防指南［J］. 中华医学杂志，98（14）：1060-1087.

中华医学会呼吸病学分会，2001. 肺血栓栓塞症的诊断与治疗指南（草案）［J］. 中华结核和呼吸杂志，24（5）：259-264.

中华医学会呼吸病学分会肺栓塞与肺血管学组，中国医师协会呼吸医师分会肺栓塞与肺血管病工作委员会，全国肺栓塞与肺血管病防治协作组，等，2021. 中国肺动脉高压诊断与治疗指南（2021 版）［J］. 中华医学杂志，101（1）：11-51.

中华医学会呼吸病学分会肺栓塞与肺血管学组，中国医师协会呼吸医师分会肺栓塞与肺血管病工作委员会，全国肺栓塞与肺血管病防治协作组，等，2024. 慢性血栓栓塞性肺动脉高压诊断与治疗指南（2024版）［J］. 中华医学杂志，104（24）：2200-2221.

中华医学会心血管病学分会，中国医师协会心血管内科医师分会肺血管疾病学组，中国肺栓塞救治团队 PERT 联盟，等，2022. 急性肺栓塞多学科团队救治中国专家共识［J］. 中华心血管病杂志，50（1）：25-35.

中华中医药学会，2020. 中医内科临床诊疗指南［M］. 北京：中国中医药出版社有限公司.

中医内科临床诊疗指南·肺动脉高压：T/CACM 1170—2019［S］.

朱星宇，贾媛媛，2017. 血府逐瘀汤治疗肺血栓栓塞症临床疗效观察［J］. 现代中医药，37（6）：94-95.

朱张求，2022. 慢阻肺合并肺动脉高压中医证型及芪白平肺胶囊对其炎症干预研究［D］. 合肥：安徽中医药大学.

Humbert M, Kovacs G, Hoeper M, et al, 2022. ESC/ERS Scientific Document Group（2022）. ESC/ERS Guidelines for the diagnosis and treatment of pulmonary hypertension［J］. European Heart Journal，43（38），3618-3731.

Konstantinides S V, Meyer G, Becattini C, et al, 2020. 2019 ESC Guidelines for the diagnosis and management of acute pulmonary embolism developed in collaboration with the European Respiratory Society（ERS）［J］. European Heart Journal，41（4）：543-603.

Xu D Q, Li Y, Zhang B, et al, 2016. Resveratrol alleviate hypoxic pulmonary hypertension via anti-inflammation and anti-oxidant pathways in rats［J］. International Journal of Medical Sciences，13（12）：942-954.

第十二章 肺癌与肺结节

肺癌，即原发性支气管肺癌，为起源于支气管黏膜、腺体、肺泡上皮的恶性肿瘤。按照病理类型，可分类为小细胞肺癌（small cell lung carcinoma，SCLC）和非小细胞肺癌（non-small cell lung carcinoma，NSCLC）。SCLC 占肺癌总数的 10%～15%，是一种具有侵袭性的神经内分泌性肿瘤。NSCLC 占肺癌总数的 80%～85%，包括腺癌、鳞状细胞癌、大细胞癌和其他罕见亚型等。肺癌以咳嗽、咯血、胸痛、发热、气急为主要临床表现，是居全球发病率、致死率首位的恶性肿瘤。

肺结节是目前临床较为常见的胸部影像学表现，相关指南将其定义为直径≤3cm 的胸部影像学阴影。依据密度，可以分为实性结节和包括纯磨玻璃密度结节、混合实性结节在内的亚实性结节。依据数量，可以分为孤立性肺结节和多发性肺结节。还可以依据良恶性分为良性结节与恶性结节。部分患者以咳嗽、咳痰、胸闷、胸痛等为主诉就诊，但大部分患者无任何症状，因体检行胸部 CT 时被发现。目前，关于肺结节的相关流行病学调查结果多样，有学者认为 40 岁以下检出率不足 3%，但 60 岁以上可高达 50% 以上。肺结节存在一定的癌变风险，直径<1cm 的肺结节中有 6%～28% 属于恶性病变。2018 年公布的数据显示，我国 2012～2015 年肺癌患者 5 年生存率为 19.7%，与《健康中国行动—癌症防治行动实施方案（2023—2030 年）》中提出的至 2030 年总体癌症 5 年生存率达到 46.6% 还存在较大差距。提高肺癌生存率的唯一途径是端口前移，早发现，早诊断，早治疗。肺结节作为支气管肺癌的可能早期表现，引起了学者越来越多的关注。中医治疗在防止癌变、治疗肺癌及肿瘤康复全程中均有较好疗效。

本病归属中医学"肺积""息贲""癌病"等范畴。对于存在临床症状的疾病类型，可属中医学"咳嗽""喘病"等范畴。

一、病因病机

中医根据症状将肺癌归属中医学"肺积""息贲""癌病"等范畴，认为其病位在肺，与脾肾密切相关。正气内虚，感受外邪或情志、饮食、邪毒等作用于机体，导致肺脏功能阴阳失调、气血不畅、痰湿瘀血内结，日久酿成肿瘤。本病以全身表现为正气虚弱、脏腑功能失调，局部为气滞血瘀、痰凝湿浊等邪实之症为主要特点。此后，现代医家认为癌毒理论是贯穿肺癌辨证论治全过程的核心。毒、痰、瘀、火（热）、虚是肺癌的五大病理因素。癌毒诱生痰浊、瘀血、郁热，且与之相互胶结，形成癌肿。有学者以"扶正固本"为基本理念，进一步形成了"固本清源"的学术思想。治疗过程中不仅要固护机体"正气"，提高患者的防病抗病能力；还要祛除肿瘤发生、发展的致病因素，从源头上控制形成肿瘤的"邪毒"。还有学者重视脏腑之间的关系和升降出入之道，提出本病病因为早期脏腑阴阳气机不相顺接，阳气亢逆，贼风伏肺；或者癌毒久踞，劫夺机体气血津液以自养。诸虚以生，引动内风，数邪相合，流窜全身。

传统中医学中并没有"结节病"的病名。在传统中医学理论的基础上，现代医家根据肺结节患者的临床表现将其辨病为"咳嗽""喘证""虚劳""哮喘病"等；结合现代影像学检查结果将其辨病为"积证""积聚""肺积""痰瘀窠囊"等。肺结节的病因病机总责于素体先天不足或后天正虚（气虚、阳虚），外邪侵袭。或因肝气不舒，气滞不行，气、湿、痰、瘀等病理因素交结缠绵，肺肝脾肾功能失常，致有形之邪不能清除，留滞肺中，形成结节。近年来，有学者提出浊毒理论，认为痰、瘀等病理产物都属于浊毒致病后的病理产物。病理产物久居体内，相互胶结，而成有形之物，发为肺结节。还有学者认为三焦阳化气不足导致气化失司，阴成形太过而致痰湿内生，并经三焦水道停留于肺络逐渐内生结节。还有学者以《黄帝内经》中"开阖枢"理论体系为根据，认为人体"开阖枢"失常，导致肺部产生结节的病理变化。肺结节是肺系疑难疾病，因气滞、湿滞、痰瘀内阻，肺气亏虚，气滞瘀痰胶结日益加重化毒形成肺癌。因此，明确肺结节的病因病机对提前预防癌变有着重要的意义。

总之，正气虚损，邪毒痰瘀搏结是肺癌的基本中医病机。毒、痰、瘀、火（热）、虚贯穿疾病始终，肺癌在正虚的基础上邪毒痰瘀搏结日久生成。

二、证候规范

中医认为，肺癌是机体受邪毒侵袭，热毒内蕴，正虚邪实，痰湿内聚，气滞血瘀，积于内而成，属于"肺积""息贲""癌病"等范畴。现中医病名统称为"肺癌"。

（一）肺癌

肺癌的中医证型尚无统一分型标准，各医家学者主要结合自身临床经验辨证施治。本病多参照《中医证候规范》《中医临床诊疗术语证候部分》《肿瘤治验集要》《中医证候诊断治疗学》等，根据中医证候要素，将肺癌分为气虚证、阴虚证、阳虚证、热毒证、痰湿证、血瘀证。2002年发布的《中药新药临床研究指导原则（试行）》主要将肺癌分为气虚痰湿证、阴虚毒热证、气阴两虚证、气血瘀滞证。

林洪生主编的《恶性肿瘤中医诊疗指南》将支气管肺癌分为气虚证、阴虚证、痰湿证、血瘀证、热毒证。对于接受手术、放疗、化疗、分子靶向治疗且具备治疗条件的肺癌患者，应采用中西医结合的治疗方式。在恶性肿瘤围手术期阶段，辨证为气血亏虚、脾胃虚弱；在放射结合中医治疗阶段分为热毒瘀结、气阴亏虚；在化疗结合中医治疗阶段分为脾胃不和、气血亏虚、肝肾亏虚；生物靶向治疗结合中医治疗阶段分为血热毒盛、脾虚湿盛。

《国家中医药管理局"十一五"重点专科协作组肺癌诊疗方案》将肺癌分为肺脾气虚证、肺阴虚证、气滞血瘀证、痰热阻肺证、气阴两虚证。《现代中医肿瘤学》将肺癌分为脾虚痰湿证、气滞血瘀证、阴虚痰热证和气阴两虚证。

《肺癌中西医结合诊疗专家共识》指出肺癌病位在肺，与肺、脾、肾三脏功能失调密切相关。该共识将肺癌分为肺郁痰瘀证、脾虚痰湿证、阴虚痰热证、气阴两虚证、肾阳亏虚证。在发病早期，多为肺郁痰瘀。至疾病中期，脾气受损，运化失常，痰湿内蕴，辨证以肺脾气虚或脾虚痰湿为主，治疗以益气健脾、培土生金为要。随着疾病的发展，气阴耗伤，虚损及肾，以致气阴两虚、肾阳不足。

当代医家根据多年临床经验，对肺癌的中医辨证有独特见解。肺癌因毒邪蕴肺致肺气机失常，血行瘀滞，瘀毒气血胶结形成。有学者将本病分为痰阻肺络证、痰湿蕴肺证、阴虚毒热证、气阴两虚证4种。也有学者提出本病肺气不足、心神失控、肝火失司，导致原本正常的肺脏出现生长失控的新生物，分为肝阴不足证、寒饮伏肺证、肺肾阴虚证、脏腑虚冷证、胆腑郁热证、阳虚湿郁证6种。肺癌是全身性疾病，主要病位在肺，但与脾肾密切相关。肺主通调水道，为水之上源；脾主运化水湿，五行中脾土为肺金之母。因此，两脏常相互影响。若脾失运化，聚湿生痰成饮，常影响肺之宣发与肃降。故有学者将肺癌分为热毒炽盛、气滞血瘀、气阴两虚、脾虚痰湿和阳虚水泛五种证型。

（二）肺结节

肺部多发磨玻璃结节（ground-glass nodule，GGN）是早期肺癌的主要影像学表现。《肺部多发磨玻璃结节中西医结合创新诊疗规范专家共识（2023版）》将其分为气郁伤肺证、寒痰阻肺证、痰热蕴（壅）肺证、痰瘀毒结证、肺阴虚证、肺脾气虚证。编者认为，从中医角度看，两者为同一疾病的不同阶段，病因病机内核及发生发展具有共性。癌为各种因素，如毒、痰、瘀、火（热）、虚等在失控情况下变异毒化而致。

三、治疗方案和技术

根据肺结节和肺癌的形成及演变规律，治疗原则为扶正祛邪，攻补兼施，治疗目标为截断病势，改善生存质量，延长生存期。参考肺癌《中西医诊疗专家共识》推荐，应根据患者身体状态、临床分期、治疗方式和预后指标，结合病机与证候规律，采取中医防治策略。临床治疗应做到"治实当顾虚，补虚勿忘实"，根据患者本虚标实的轻重缓急随症变法。初期邪盛而正虚不显，首当攻之；中期宜攻补兼施，或先攻后补，或先补后攻，不可一味猛攻，以免损伤元气；《素问·六元正纪大论》有："大积大聚，其可犯也，衰其大半而止。"晚期气血阴阳亏虚，不耐攻伐，以补为主，扶正以抗邪。随着治疗线的增加，病情稳定是一个现实的治疗目标。治法主要包括中药辨证口服、外用、针灸等。

（一）治疗方案

临床上本病病机虚实夹杂，可数型并见，常分为以下5个基本证型。

1. 肺郁痰瘀证 采用千金苇茎汤（《外台秘要》）加减，或星夏涤痰饮（周岱翰方）。或选用中成药得力生注射液、华蟾素注射液、平消胶囊、复方斑蝥胶囊、参莲胶囊、金龙胶囊、西黄丸、康赛迪胶囊等。

2. 脾虚痰湿证 采用陈夏六君子汤（《医学正传》）加减；或星夏健脾饮（周岱翰方）。或选用中成药康莱特注射液、参芪扶正注射液、参丹散结胶囊、鹤蟾片等。

3. 阴虚痰热证 采用百合固金汤（《慎斋遗书》）加减；或清金散结汤（周岱翰方）。或选用中成药复方苦参注射液、鸦胆子油乳注射液、华蟾素注射液、华蟾素片等。

4. 气阴两虚证 采用大补元煎（《景岳全书》）加减；或生脉散合沙参麦冬汤加减；或固本磨积汤（周岱翰方）。或选用中成药艾迪注射液、康莱特注射液、生脉注射液、康莱特胶囊、金复康口服液、扶正养阴丸等。

5. 肾阳亏虚证 采用人参蛤蚧散（《医垒元戎》）加减；或金匮肾气丸合赞育丹加减。或选用中成药参附注射液合生脉注射液、喘可治注射液、金匮肾气丸、右归丸等。

（二）中医特色技术

1. 针刺 通过刺激穴位，调理脏腑、扶正固本、消肿散结，改善肿瘤患者的临床症状及生存质量，延长生命，减轻患者放、化疗的不良反应，缓解恶性肿瘤患者疼痛综合征。以肺俞穴、肺募穴为主，针刺方法：常规针刺，平补平泻为主。每次留针15~30min，每2~3日1次，2个月为1个疗程。参考国家标准针灸技术操作规范进行操作。胸背部穴位不宜深刺。

2. 耳针 选穴包括肺、气管、大肠、胸、肝、脾、神门，选 4～6 个反应点。针双侧，用中等刺激，留针 10～20min。或用王不留行籽压贴，每日 1 次。

3. 艾灸 可温通经络、扶助阳气，适用于肺癌晚期阴阳两虚的患者，提高免疫功能和生存质量。使用无烟灸，每穴灸 5～10min，每日 1 次，30 日为 1 个疗程。普通艾灸烟雾对气道刺激大，建议使用无烟灸。

4. 拔罐 选穴包括肺俞穴、膈俞穴、风门穴、膏肓穴。留罐 5min，隔日 1 次。

5. 穴位贴敷 将白芥子、甘遂、细辛、丁香、川芎等研末调糊状，贴敷大椎穴、肺俞穴、膏肓穴、身柱穴、脾俞穴、膈俞穴等穴位，用胶布固定，保留至皮肤发红。每周 1 次，3 次为 1 个疗程。穴位贴敷尤适用于放化疗后体质虚衰或痰瘀阻络患者。

6. 穴位注射治疗

（1）治疗咯血：双侧孔最穴注射鱼腥草注射液 4ml，进针得气后回抽无血液即可缓慢注入，7 日为 1 个疗程。

（2）治疗胸痛：以伊痛舒注射液 2～4ml，分别注射于双侧足三里穴、双侧肺俞穴，每日或隔日 1 次。

（3）治疗呕吐：甲氧氯普胺 10～20mg 足三里穴位注射，进针得气后回抽无血液即可缓慢注入。

7. 敷贴治疗

（1）抗癌膏：是由西洋参、黄芪、鹿角胶、急性子、水蛭、山慈菇、白花蛇舌草、蚤休、冰片、雄黄等 10 余味中药组成，按照传统工艺制成的硬膏。同时，制作过程加用了透皮促进剂以增加药物的透皮吸收率。用法：用微火烘软药膏，以不烫皮肤为度，贴敷于肺俞穴及肺部肿瘤对应之体表部位。3～7 日后更换药膏，更换时需用温水清洗患处，再用上述方法贴上新药膏。抗癌膏可重复使用，但最好重复使用不超过 2 次，以保证药效。

（2）消痞膏：出自《景岳全书》，由三棱、莪术、穿山甲、木鳖子、杏仁、水红花子、莱菔子、透骨草（晒干）、大黄各 30g，独头蒜 4 个组成。将香油 500g 加入上述药中，以飞丹收之。后下细药：阿魏、乳香、没药各 30g，麝香 9g。先下乳香、没药、阿魏三味，后下麝香。搅匀，待冷倾水中，浸数日。用瓷瓶收贮，勿使泄气。用时以膏药底布或医用无纺布，贴敷于肺俞穴及肺部肿瘤对应的体表部位，八九日一换。如见粪便脓血，为正常现象。消痞膏具有化痞消积之功，用于肺癌之气滞血瘀、瘤痕痞块、脘腹疼痛、胸肋胀满等。

（3）癌痛散：是由蟾皮、大腹皮、桃仁、大黄、延胡索、莪术、红花、青皮、乳香、没药、水蛭、冰片组成。上述药物磨粉混匀装瓶密封备用。用时用冷水加蜂蜜调成膏状，推于膏药纸上或白布上。敷之前稍加热，贴敷于肺俞穴及肺部肿瘤对应之体表部位，并用胶布固定，每日贴 4～6h，10 日为 1 个疗程。主要用于肺癌局部疼痛。

（4）蟾乌巴布膏：是由蟾酥、细辛、生川乌、蚤休、红花、重楼、川乌、两面针、白附子、三棱、莪术、丁香、肉桂、乳香、冰片等 20 余味中药组成。使用前先将皮肤洗净擦干，再将膏药敷在疼痛处，每 24h 换药一次。适用于肺癌疼痛者。

（5）消积止痛膏：由樟脑、阿魏、丁香、蚤休、藤黄等量组成。将药物分研为末，密封备用。用时将上药按前后顺序分别撒在胶布上，敷贴肺癌疼痛部位。随即用 60℃ 左右的热毛巾在药膏上敷 30min。每日热敷 3 次，5～7 日换药 1 次。适用于肺癌疼痛者。

（6）癌理通：由白药膏、蟾酥、制马钱子、毛麝香、寮刁竹、大梅片、金牛皮、冰片等组成，具有活血化瘀、消肿止痛之功效，用于肺癌引起的疼痛。用法用量：外用，外敷前洗净患处皮肤，癌理通膏药 1 张，烘热软化，敷贴局部或疼痛部位，用手轻轻在膏药上按摩 3～5min，使之贴附紧密。每日 2 次，10 日为 1 个疗程。

8. 呼吸功能锻炼　是改善肺癌患者肺功能及提高综合治疗耐受力的有效方法。患者通过系统的呼吸功能锻炼，能使呼吸肌群在锻炼中受到刺激，肌力逐渐加强，肺顺应性增加，保障有效的通气。

9. 五行音乐疗法　作为中医特色护理方法，强调五脏、五行、五种音乐调式特性间相互关系。本治疗可通过不同调式声波振荡影响机体气机，促使气血运行协调，维持脏腑功能稳定，使患者保持心平气和心态，放松精神，陶冶情操，改善癌因性疲乏症状，从而达到宁心养身目的。

10. 心理疏导　肿瘤患者容易出现悲观、绝望、恐惧、愤怒、幻想、自私、焦虑不安、孤独、否认等心理。这些与中医理念中的"情志"相关。对待肿瘤患者，医护人员要注意根据患者的具体情况，采用中医学"七情养生"法进行情志护理，包括以情胜情、语言感化、心理疏导、转移注意力等。

11. 传统养生气功　八段锦、太极拳等可疏通经络、改善气血，缓解焦虑，强身健体，促进患者脏腑恢复。

四、疗效评价研究

肺癌疗效评价研究涉及中药汤剂、中成药、针刺、中药外敷等。其中，中药汤剂的研究涉及常用中药品类及不同阶段结合中医的治疗方案。针刺、中药外敷可起到改善骨髓抑制、镇痛、解毒等作用。

（一）中药汤剂

中药汤剂治疗能够发挥中医辨证论治的特色，立足主证，确立基础方，并依据兼证进行药物化裁，使得方药应用灵活，较为精准地契合疾病病机。

（1）依据肺癌及肺结节常见病因病机，主张对以下5类药物的使用进行总结。

1）补益肺脾药：健脾益气方（以六君子汤为底方，加麦冬、鸡内金、黄芪等）可显著缓解晚期非小细胞肺癌化疗患者胃肠症状。六君子汤有"培土生金"之意，配伍黄芪大补肺脾之气，兼麦冬养阴，鸡内金消滞等。全方以补益肺脾为主，又兼顾阴虚、邪实等病机。利肺健脾汤（以六君子汤为基础，配伍黄芪补益肺脾，薏苡仁健脾化湿，红景天益气活血，桔梗宣肺祛痰等）对肺脾气虚型非小细胞肺癌患者虚实兼顾，重在补益，治疗6周后能显著改善患者中医证候。化疗期间加用补中益气汤能显著改善患者临床症状，降低化疗药物的血液学毒性。

2）益气养阴药：百合固金汤配合化疗，可起润肺补气、养阴生津兼清热化痰之效。治疗18周后患者临床症状显著改善，同时化疗药物不良反应改善情况较好。清金益气汤（生黄芪、知母、玄参、南沙参、川贝母、牛蒡子、生地黄等）加减以益气养阴为主，兼顾化痰清热。结果显示，此方联合化疗，能显著提高患者生存质量，改善化疗不良反应。益气养阴药治疗晚期非小细胞肺癌的报道较多，沙参麦冬汤等也多有应用，亦不乏益气、养阴之思路。益气药主要为黄芪、北沙参及南沙参等，两沙参益气、养阴、化痰兼顾；养阴药物多为生地黄、麦冬、玄参等。益气养阴时，亦不能忘化痰、清热、活血。

3）健脾化痰药：益气健脾方（黄芪、太子参、炒白术、茯苓、陈皮、姜半夏、桔梗、浙贝母等）联合安罗替尼治疗能起到减毒增效的作用。益气健脾方由六君子汤加化痰、养阴药物组成，治疗后患者的临床症状等均改善明显。另有研究表明，健脾化痰中药能有效改善患者临床症状，降低靶向治疗的毒副作用，提升生存质量。脾为生痰之源，健脾即兼有化痰之效，健脾化痰中药同补益肺脾中药相似，亦多从六君子汤化裁而来，化裁中兼顾了健脾、养阴、化痰等多个方面。

4）益气消积药：益气消积是一个较为笼统的论述，体现了本病虚实夹杂、本虚标实的证候特点。"积"是实邪蕴积的体现，包括痰、湿、瘀、毒等。诸医家遵循益气为本、兼顾祛邪的原则，创制多种方药治疗本病，效果显著。研究发现，补阳还五汤在降低肿瘤标志物水平、改善机体免疫状态等方面具有优势。采用益气化痰方（党参、白术、茯苓、猫爪草、枇杷叶、浙贝母、枳壳等）联合化疗治疗本病患者，可有效改善患者的免疫损伤，提高生存质量。此外，益气化瘀方（黄芪、党参、茯苓、白术、南沙参、麦冬、地龙、山慈菇和桔梗等）、扶正益气抗癌汤（绞股蓝、全蝎、冬虫夏草、灵芝）、扶正消积汤（党参、黄芪、茯苓、陈皮、薏苡仁、天花粉、白花蛇舌草等）等益气消积方药，在晚期非小细胞肺癌患者的治疗中也具有一定优势。

5）解毒散结药：癌的产生与毒邪（癌毒）有关。晚期非小细胞肺癌病机虽有本虚标实，但实邪蕴积不去，可造成实邪偏盛的状态，此时则应重祛邪，少佐扶正。用消岩汤配合常规化疗，效果好于单用化疗药物。消岩汤由生牡蛎、生黄芪、蜂房、白花蛇舌草、太子参、夏枯草、姜黄、郁金等配制，功效以活血化痰散结为主，又不忘佐以黄芪、太子参益气扶正，在减少骨髓抑制和胃肠道不适等方面疗效显著。应用清肺消瘤汤（浙贝母、桔梗、生地黄、陈皮、重楼、天花粉、连翘、瓜蒌、茯苓、薏苡仁、麦冬等，血瘀重者加丹参、三七，痰多者加桑白皮、制半夏等）联合化疗治疗中晚期非小细胞肺癌，能够显著缩小瘤体。

（2）放疗、化疗、靶向及免疫治疗联合中医治疗。

1）放射治疗结合中医治疗：是指在放疗期间联合中医治疗，以发挥放疗增敏，提高放疗疗效，防止放疗不良反应。放疗后部分患者白细胞减少。中医认为，放疗会导致患者气血受损，而气血又与脾肾功能密切相关。脾为后天之本，可生化气血，脾虚则气血不足；肾为先天之本，肾虚精亏则髓海不充。研究认为要治疗此病，应先以健脾、补肾、益气、养血为原则进行治疗。在肺癌放疗患者中，采用加味当归补血汤进行治疗，比使用西药鲨肝醇片和利可君片效果要好，且疗效显著，能有效减少肺癌放疗后白细胞减少症状，提升治疗总有效率，值得推广。

2）化疗结合中医治疗：是指在化疗期间所联合的中医治疗，可发挥提高化疗疗效、防治化疗不良反应的作用。有研究表明化疗患者服用建中和胃汤，能够显著缓解恶心、呕吐等胃肠道症状。统计发现，中医治疗化疗相关恶心呕吐的治法以补虚为主。黄芪、白术是治疗肺癌晚期化疗的常用中药。其中黄芪被称为"补气诸药之最"，可见扶正在此病治疗中的重要性。

3）靶向、免疫治疗结合中医治疗：肺癌靶向治疗和免疫药物治疗均可引起皮疹、腹泻等症状。针对皮疹，中医多采用中药内服联合外用的方法。有研究采用中药养肺消疹方治疗肺癌靶向药物所致皮疹，将80例因肺癌应用免疫药物的患者随机分为两组各40例。治疗组给予养肺消疹方口服联合外用治疗，对照组采用氢化可的松乳膏外涂治疗。结果显示，治疗组治疗后皮疹改善，疗效优于对照组。另有研究选择70例口服分子靶向药物治疗肺癌后出现皮疹的患者，随机分为2组。对照组给予常规治疗，治疗组在此基础上联合外用尿素-黄芩霜，观察2周后两组患者皮疹的临床表现差异。结果显示，两组患者治疗7日和14日后皮疹均有所好转，治疗组临床痊愈。

（二）中成药

中成药包括散剂、颗粒剂、胶囊剂、片剂、丸剂、口服液、注射液等剂型，较汤剂携带方便、口味多样，能很好地提高晚期非小细胞肺癌患者的治疗依从性。

研究发现，化疗加用清热解毒、活血消肿的西黄胶囊（牛黄、乳香、没药等），显著减轻了患者化疗的毒副反应。服用紫龙金片（龙葵、半枝莲、黄芪、丹参等）兼顾扶正祛邪，可显著提高患者的生存率和生存时间。免疫治疗加用复方守宫散（生晒参、三七、守宫等），兼顾养血益精、活血化痰，显著降低了免疫药物的不良反应，提升了免疫功能。化疗加用肺积丸（葶苈子、川贝母、半枝莲、瓜蒌等）清热化痰、泻火解毒、滋阴润肺，显著降低了不良反应的发生率。而扶正培本丸、消癌平口服液等中成药，联合化疗等治疗本病的报道还有很多。将方剂与不同剂型有效结合，亦是中医辨治特色的体现。

华蟾素注射液中的有效成分华蟾素由大蟾蜍皮经过水化萃取而成，为性寒、有毒之品，具有清热解毒、利水消肿、化瘀溃坚等作用，是应用较为广泛的一类抗肿瘤药物。华蟾素中含有生物碱类成分，可达到镇痛的作用。多项临床研究发现华蟾素联合西药减轻患者癌痛的效果优于单用西药。

复方苦参注射液由苦参、白土苓组成，化学指纹含有至少8种不同成分，主要活性成分为氧化苦参碱和苦参碱，其功效为清热利湿、凉血解毒、散结止痛，能有效缓解肿瘤引起的癌肿疼痛、出血现象。有研究结果显示，在1564例癌症相关疼痛患者中，复方苦参注射液联合化疗的总疼痛缓解率优于单纯化疗，并可显著降低白细胞减少、胃肠道不良反应和肝肾功能损害的发生率。

（三）针灸

研究发现，针灸可通过基因、分子、通道等多种水平途径对受损的骨髓细胞DNA及造血微环境进行修复，使机体造血功能快速恢复，从而改善骨髓抑制。这说明针灸可通过多个靶点改善化疗药物导致的骨髓抑制状态。Notch信号通路可降低通路中*JAG1*、*NOTCH2*这两种关键基因的蛋白表达和mRNA表达，影响造血干细胞活性，提高骨髓功能，促进造血功能恢复。在常规用药的基础上加以针灸治疗，可有效提高患者对化疗治疗疗程的耐受性和治疗效果，改善生存质量。临床研究证实，灯火灸可有效降低肺癌患者化疗后白细胞减少的速度。另有研究发现，结合中医经络理论，选取足三里穴、三阴交穴、大椎穴等穴，针灸疗法能有效提高肺癌患者化疗后白细胞、中性粒细胞及血小板计数水平。

（四）中药外敷

中药外敷疗法包括膏剂、贴剂、散剂等方式。肺癌癌痛的病理关键是"毒瘀互结，不通则痛"，可选择"温经通络，化瘀解毒止痛"的蟾乌巴布膏（蟾蜍、川乌、麝香、冰片）外敷治疗。选择的外敷给药方法有3种：痛处外敷（选择疼痛最明显部位）、穴位外敷（选择天突穴、膻中穴、肺俞穴、膏肓穴）、专病疼痛外敷（根据临床表现辨证外敷）。纳入120例晚期肺癌癌痛患者进行研究，用药前后对比发现，癌痛总缓解率达87.5%，其中显效者达37.5%；平均镇痛持续时间为11.5h，且患者的生命质量得到有效改善，卡诺夫斯凯计分评分提高及稳定者达85.8%。这些结果显示，蟾乌巴布膏具有缓解肺癌癌性疼痛的明显功效。有研究对痛舒膏（马陆、川乌、草乌、苏木、马钱子等）外敷治疗肺癌癌痛进行临床疗效观察，纳入符合标准的肺癌癌痛患者108例，分为痛舒膏组、对照组及联合组。痛舒膏组给予痛舒膏软化后贴敷于疼痛部位，对照组给予布桂嗪片口服，联合组给予两药联合治疗。结果显示，联合组与痛舒膏组疗效显著高于对照组。

五、作用机制研究

近年来，诸多基础及临床研究均证实了中药治疗肺癌的良好效果。中药具有多成分、多靶点、多途径、多通路的协同调控作用。研究发现，中药能通过调节免疫功能、干预肺癌细胞免疫逃逸、调控肿瘤微环境、诱导细胞凋亡、抑制肺癌细胞的迁移和侵入、调节肺癌细胞外基质降解、调控肺癌细胞上皮-间质转化、抑制肺癌细胞血管新生等作用机制，进而干预肺癌发展。

（一）调节免疫功能

"正气内存，邪不可干"。正气为人体提供针对各种致病因素的防御抵抗能力，即西医学的人体自身免疫功能。中医药在改善肺癌患者免疫功能方面的研究主要涉及 T 细胞亚群、自然杀伤细胞、IL-4、IL-13、肿瘤相关巨噬细胞等细胞免疫内容。研究发现，大黄䗪虫丸可以通过增加 Lewis 肺癌小鼠胸腺指数，提高血清中 IL-2 的分泌水平，以增强机体的免疫状态。肺积散可以减轻临床中使用顺铂引起的不良反应，能够明显增加患者白细胞数量，提高 $CD4^+/CD8^+$ 比值，从而提高患者的免疫功能。白藜芦醇可通过调节 Lewis 肺癌小鼠体内细胞因子水平，促进 Th1 类细胞因子的表达，促进 Th2 向 Th1 转变，平衡 Th1/Th2 比例，抑制肺癌细胞的生长，从而发挥抗肿瘤作用。

（二）干预肺癌细胞免疫逃逸

中医药能够明显干预肺癌细胞的免疫逃逸，有效改善肿瘤免疫抑制状态，增强患者的免疫功能。其主要作用机制包括调节免疫检查点分子、相关信号通路、免疫细胞和免疫相关因子等。金复康口服液可通过调控 PD-1/PD-L1 信号通路，增强肺癌肿瘤内免疫因子 CD40 的表达及上调 $CD4^+$、$CD8^+$ 及 $CD11^+C$ 蛋白表达，提高 $CD8^+T$ 细胞和成熟 DC 细胞数量，增强免疫功能，抑制肺癌进展。黄芪甲苷能降低肺癌细胞中 ILT4 的表达水平，通过 PI3K/Akt 通路影响 B7-H3 的表达，抑制 ILT4-PI3K/Akt-B7-H3 通路，干预肺癌免疫逃逸。益气养阴解毒方及黄芪甲苷能够通过降低 mCTLA-4 及 sCTLA-4 的表达水平，从而增强抗肺癌免疫应答并逆转 CTLA-4 介导的肺癌免疫逃逸。

（三）调控肿瘤微环境

中医药可以影响肿瘤微环境中的免疫细胞来发挥作用，可增强 $CD4^+T$ 细胞、$CD8^+T$ 细胞、NK 细胞、DC 细胞的表达水平及功能，降低 TAM 细胞的 M2 表型、抑制性 T 细胞的表达，调节免疫微环境，增强机体免疫监视功能，抑制肺癌细胞免疫逃逸，阻止肺癌的侵袭及转移。另一方面，中医药具有抗炎作用，能够通过抑制 NF-κB 和 MAPK 途径，降低促炎细胞因子如 TNF-α、IL-6 等的表达水平，改善肿瘤诱导的慢性炎症微环境，抑制肿瘤的发展和转移。

（四）诱导细胞凋亡

中医药调节肺癌细胞凋亡过程涉及多个关键分子和信号通路，主要通过激活多种蛋白和凋亡信号通路进而诱导肺癌细胞的凋亡。相关研究表明，大黄素能够通过抑制分泌型磷脂酶 A_2 的分泌，并抑制 NF-κB 通路的表达进而减少 KRAS 突变细胞系的增殖。大黄素也可抑制 mTOR 和 AKT 通路的传导，同时激活 AMPK 途径来诱导细胞凋亡。华蟾素通过调节抑癌基因 *FOXO1* 和组蛋白甲基转移酶 G9a 的表达来促进细胞凋亡，进而抑制 A549 细胞增殖、迁移和侵袭。另外，还有相关研究初步探讨了枸杞子治疗非小细胞肺癌的作用机制，主要是通过抑制 PI3K/AKT1 信号通路，进而诱导非小细胞肺癌细胞的凋亡，并可抑制其增殖。厚朴酚对非小细胞肺癌细胞的体外治疗是通过上调人肿瘤坏死因子相关凋亡诱导配体/死亡受体 5、促凋亡蛋白-Bcl-2 相关蛋白、Caspase-3、裂解 Caspase-3 和裂解聚腺苷二磷酸核糖聚合酶的表达来促进细胞凋亡的。

（五）抑制肺癌细胞的迁移和入侵

正常细胞利用迁移来促进正常生理过程。但是随着基因突变在 DNA 中积累，迁移信号通路会异常激活。这种异常激活是多种病理生理的关键，包括癌细胞转移。大多数肺癌死亡与局部侵袭及远处转移有关，因而抑制肿瘤细胞的侵袭与转移是肺癌治疗的另一种有效方法。白桦脂酸是一种五环三萜类化合物，能够通过靶向自分泌运动因子受体，以增强对多药耐药肿瘤细胞的细毒活性,进而抑制肿瘤的转移及进展。TGF-β/Smad/MMP 轴在肺癌细胞的迁移和增殖过程中起至关重要的作用。研究表明,Smad7 激动剂亚麻酸和 Smad3 抑制剂柚皮素联合治疗的作用机制是靶向调控 TGF-β/Smad 信号通路,从而改变 MMP2 转录、翻译后的激活和功能,进而抑制肺癌的侵袭和转移。此外,中药单体能够通过对肿瘤相关巨噬细胞发展的 M_1/M_2 调控实现对非小细胞肺癌的抑制作用。这类中药单体主要涉及萜类、黄酮类、多糖类、天然多酚类和生物碱类,它们对肿瘤相关巨噬细胞具有显著的调控作用。

(六)调节肺癌细胞外基质降解

中医药对于细胞外基质的调节主要通过降低 MMPs 和 u-PAR 的表达来实现,可抑制肿瘤细胞的生长、侵袭及转移。光甘草定可通过抑制蛋白激酶 p38 和应激活化蛋白激酶磷酸化,从而影响衰老细胞转录因子蛋白复合物与 MMP-2 和 MMP-9 的结合而阻断 CREB 和 AP1 复合物的形成,可降低 MMP-2 和 MMP-9 的转录活性,进而调节肿瘤细胞的转移。有研究发现,温下方正丁醇提取部位具有抗肺癌细胞生长侵袭的作用。其作用主要是通过抑制 A549 和 H460 肺癌细胞系中的 MMP2、MMP9 的表达,同时减弱其相关转录因子 SP1 的表达来实现的。

(七)调控肺癌细胞上皮-间质转化

近年的研究表明,活血化瘀类中药的活性成分可通过调节 N-cadherin、E-cadherin、Vimentin、Snail 和 MMPs 等分子标志物来干扰肺癌细胞的上皮-间质转化过程。研究发现,岩藻黄质能够抑制肺癌细胞中 Snail、Twist、纤维连接蛋白、N-cadherin、MMP-2、PI3K、p-AKT 和 NF-κB 的表达,同时增加 TIMP-2 的表达,进而通过 PI3K/AKT/NF-κB 通路来抑制肺癌细胞上皮-间质的转化。补肺汤是在临床上常用来治疗肺气虚型肺癌患者的中药方剂。相关研究表明,补肺汤可通过减弱 Smad 信号通路的表达,进而降低 TGF-$β_1$ 诱导的上皮-间质转化相关蛋白标志物,从而抑制肺癌细胞的侵袭转移。扶正抗癌汤可通过调节 STAT3/MMP9 通路来抑制上皮-间质转化。宣肺解毒汤通过促进肺癌细胞中 FAT4 的表达,以促进其自噬,进而抑制上皮-间质的转化。

(八)抑制肿瘤血管新生

中药及其有效成分在抗肿瘤血管生成中具有高效、低毒、低价的特点,且中医药在肺癌治疗中抗肿瘤血管生成的相关研究不断发展,理论研究和临床研究均取得了显著的进步。麦冬皂苷 B 通过抑制酪氨酸受体 2、蛋白激酶 B、磷脂酶 C、上皮细胞激酶通路,可在体内抑制肺癌细胞的血管生成。研究表明,红景天苷可显著降低促血管生成因子和促炎细胞因子的表达,进而抑制非小细胞肺癌的发展。大黄䗪虫丸可降低 COX-2 的表达,从而抑制肿瘤血管生成,进而减弱肿瘤细胞的侵袭能力。清燥救肺汤可通过 ERK/VEGF/MMPs 信号通路,上调 p53 mRNA 表达,并下调 c-myc 和 Bcl-2 mRNA 表达,同时抑制 MMP-9、VEGF 和 VEGFR 蛋白表达,减少血管生成,进而抑制肿瘤的侵袭和转移。

六、临床指南/共识

近年来,中医药在肺癌及肺结节的治疗领域积累了宝贵的经验,多份指南和共识文件相继发布,为中医诊疗流程和标准提供了明确的指导。这些文件的发布显著提升了中医治疗肺癌和肺结节的临床疗效。

（一）《恶性肿瘤中医诊疗指南》

2014年出版的《恶性肿瘤中医诊疗指南》对中医药治疗肿瘤的方案进行了总结。该指南对肺癌的病因病机、诊断、治疗、预防与调护及研究进展等进行了详细的论述。其中，根据患者不同的分期、不同的治疗进行中医辨证分型治疗是该指南的重点。

（二）《肺癌中西医结合诊疗专家共识》

2021年中国肿瘤学杂志发布了《肺癌中西医结合诊疗专家共识》。该共识从中西医结合角度，描述了肺癌的病因病机、临床表现、诊断原则，阐述了中西医结合治疗肺癌的思路、原则及具体诊疗常规。该共识将理论与实践相结合，提供了中西医结合治疗肺癌的诊疗方法。

（三）《肺部多发磨玻璃结节中西医结合防治一体化专家共识》

2022年上海市医师协会整合医学分会发布了《肺部多发磨玻璃结节中西医结合防治一体化专家共识》。该共识由多学科专家共同制定，确保了诊疗建议的全面性和科学性。该共识结合中医药调节能量代谢和改善肺癌内环境的特点，以及西医的微无创消融技术，提供了一种综合治疗方案，进一步指出中西医结合治疗肺结节的优势。

（四）《肺部多发磨玻璃结节中西医结合创新诊疗规范专家共识（2023版）》

该共识首次发布了中医药修复线粒体联合消融的创新诊疗规范，系统阐述了中西医协同修复受损线粒体逆转肿瘤代谢重编程和炎癌转变的新理论，能有效实现肺癌的二级预防，显著降低肺癌发病率。

（五）《基于肺癌高风险人群筛查的肺结节中医诊疗与管理专家共识》

2023年中国中医肿瘤防治联盟发布了《基于肺癌高风险人群筛查的肺结节中医诊疗与管理专家共识》。该共识结合了现代医学和传统中医的优势，强调中医药在早期识别肺癌高风险人群肺结节恶性风险并预防其恶性进展中的优势作用，提供了个性化的中医辨证施治方案，为肺结节的诊疗开辟了中西医结合的新路径。

（六）《肺结节中西医结合全程管理专家共识》

2024年发布的《肺结节中西医结合全程管理专家共识》结合已有肺结节临床管理指南和中医药干预手段，对肺结节中西医结合全程管理做出了规范，提出了肺结节中西医结合全程管理方案。

以上几部指南及共识的发布，体现了肺癌中、西医治疗理念的互通与融合，对肺癌中西医结合治疗具有重要的指导意义。随着各种中西医治疗方法和治疗手段的不断发展，安全、有效的综合治疗方案已成为肺癌治疗的主流。中医辨证治疗与现代医学治疗手段的优势互补，可进一步提升肺癌患者的治疗效果和生存质量。

参 考 文 献

姬高,刘洁,李佳,等,2024.中医药抑制肺癌侵袭及转移的机制研究[J/OL].中医学报,1-9[2024-08-17].http://kns.cnki.net/kcms/detail/41.1411.R.20240729.1640.054.html.

季琴，宋卿，高静东，2024. 基于现代医学视野对肺癌中医辨证分型的溯源及拓展［J］. 世界中医药，19（12）：1787-1791.

李明，曹传武，陈英群，等，2024. 肺部多发磨玻璃结节中西医结合创新诊疗规范专家共识（2023版）［J］. 肿瘤，44（5）：453-464.

林洪生，2014. 恶性肿瘤中医诊疗指南：2014年版［M］. 北京：人民卫生出版社.

林洪生，刘杰，张英，2016.《恶性肿瘤中医诊疗指南》的内涵及其意义［J］. 中国肿瘤临床与康复，23（3）：257-260.

林丽珠，王思愚，黄学武，2021. 肺癌中西医结合诊疗专家共识［J］. 中医肿瘤学杂志，3（6）：1-17.

刘瑞，李玥，2023. 基于肺癌高风险人群筛查的肺结节中医诊疗与管理专家共识［J］.全科医学临床与教育，21（9）：772-775，764，865.

刘素晓，何慧慧，贾瑞，等，2021. 中医药治疗肺癌相关机制研究进展［J］. 中医临床研究，13（5）：132-134.

熊庆，严志宏，向汝群，等，2023. 中药有效成分治疗肺癌作用机制研究进展［J］. 辽宁中医药大学学报，25（10）：79-86.

杨国旺，张兴涵，张怀锐，等，2024. 肺结节中西医结合全程管理专家共识［J］. 中国实验方剂学杂志，30（1）：149-159.

Bray F，Ferlay J，Soerjomataram I，et al，2018. Global cancer statistics 2018: GLOBOCAN estimates of incidence and mortality worldwide for 36 cancers in 185 countries［J］. CA: A Cancer Journal for Clinicians，68（6）：394-424.

第十三章　职业性肺病

职业性肺病（occupational lung diseases，OLD）是在职业活动，尤其是在生产过程中，劳动者因接触职业病危害因素，进而引发的以呼吸道及肺部损伤为主的疾病。目前，我国职业性肺病及其他呼吸系统疾病共有19种。其中，职业性尘肺病共13种，包括硅肺、煤工尘肺、石墨尘肺等；其他呼吸系统疾病共6种，包括过敏性肺炎、哮喘、金属及其化合物粉尘肺沉着病、刺激性化学物所致慢性肺疾病、硬金属肺病等。其中，占比第一的是长期吸入有害粉尘，引起以肺广泛纤维化为主要病变的疾病，统称尘肺病（pneumoconiosis）。尘肺病是最常见的职业性肺病，也是我国一种法定职业病，不仅易诱发咳嗽、胸痛、气促等典型症状，还会给患者的日常生活、社会交往带来极大不便。自2010年起，我国每年报告尘肺病新发病例数均突破2万例。截至2018年底，累计报告尘肺病约占报告职业病病例总数的90%。随着国家对尘肺病的不断重视，新型高效的除尘技术的不断发展，以及作业人员的个体防护措施的不断加强，近年来尘肺病新增病例数下降明显。

本病归属中医学"肺痿""肺痹""虚劳"等病证范畴。

一、病因病机

中医古籍、医案中有"矿工咳嗽病""石匠痨病""挖煤工痨病"的记载。《孔氏谈苑》曰："贾古山采石人，末石伤肺，肺焦多死"，对该病的病因、病机及预后做了言简意赅的记载。后世医家针对此病提出"金石燥热""金石之物，其性燥有毒"等致病观点，认为其主要病因为长期生活、工作于尘埃环境之中，粉尘吸入，沉积于肺，阻塞肺络，使肺失清肃，主气司宣发功能减弱。尘邪积肺，损伤肺气，涉及脾、肾。本病病变首先在肺，继则影响脾、肾，后期病及于心。关于其病机，各家说法不一。姜良铎根据临证实践创立了"环境毒"概念，提出"环境毒"属于致病外因之一，尘肺病的发生与职业环境有密切关系。荆阳在对肺间质纤维化的研究中提出了"毒邪致络病"学说，认为毒邪瘀阻络脉是此类疾病病位深、病情重、病情缠绵难愈的原因所在。崔红生在研究中分析，肺纤维化因瘀毒阻络，致使痰瘀互结，伤津耗气，损精败血，进而导致病情反复发作，其临床表现皆与虚、痰、瘀、毒阻络有关。李建生认为本病病机与特发性肺纤维化相似，可概括为"尘痹肺络、积损伤正"。尘痹肺络即尘毒积肺、痹阻肺络；积损指痰浊、瘀血稽留及其互结积息并日益损伤肺气；伤正指肺气损伤、日久累及脾肾，肺、脾、肾虚损。积损与伤正互为因果，积损难复，终致肺失所用。总之，"正虚"、"痰阻"、"燥毒"和"瘀血"是本病的病机关键，且此4种病理因素相互影响、相互转化、消长盛衰，决定了病情的演变发展和预后转归。

也有学者认为尘肺病发病主要涉及肺、脾及肾三脏，但基本病机为大气虚极不能固守于胸中而陷于下。另有学者认为尘肺病为五脏脏气因邪实而虚，正虚则痰浊壅滞更甚，血瘀更加明显。正虚、瘀血、痰阻是尘肺病发病的病机关键。

现代中医学者也多从瘀论治尘肺病。王书臣等认为尘肺病可从气滞血瘀发展为气虚血瘀，最终瘀血痹阻肺络、壅塞气道。因瘀血作为病理产物和病理因素参与疾病的发展，故治疗应以活血化瘀贯穿始终。付磊强等则认为尘肺病是金石粉末导致肺的功能失常，进而引起其他相关脏腑的异常，产生痰湿瘀毒等病理产物，痹阻肺的经络，使气血不能畅达，故治疗应以疏通肺络为要。瘀证常与多种病机相兼，临床应注意瘀证的存在。在辨证明确夹有瘀证后，治疗上应注重活血化瘀。

二、证候规范

目前，尘肺病的证候尚未有统一的认识。《临床中医内科学》将"硅肺"分为肺失清肃、气阴两亏、阴虚火旺、肺蕴痰热等证类。《中医内科疾病诊疗常规》将"尘肺"分为肺燥津亏证、瘀痰阻肺证、燥痰结肺证、肺气阴两虚证4型。上述论著中有关尘肺病的证候规范多以专家经验为主，且年代较久，临床指导作用有限。

近年来，也有不少学者通过相关临床调查研究探讨尘肺病证候分布。牛少强等通过对208例煤工尘肺患者证候学进行分析，认为本病以肺气虚证、痰湿阻肺证、肾阴虚证、脾气虚证、血瘀证为主。吴志松等对99例煤工尘肺患者症状进行聚类分析，认为该病分为肺气虚证、痰热蕴肺证、痰湿阻肺证、血瘀证。宋兴等认为硅肺临床以燥邪伤肺证、气郁痰凝证、阴虚肺燥证、肺脾气虚证、肺肾气阴两虚证、肺络瘀阻证、心肺阳虚证较为多见。苏丹认为硅肺的辨证以燥邪伤肺证、痰气郁结证、肺脾两虚证、肺肾两虚证为主。

2023年中华中医药学会内科分会、中国民族医药学会肺病分会发布的《尘肺病中医证候诊断标准》指出尘肺早期以肺燥伤阴证为常见，以阴虚为主。随着疾病的进展，在疾病中后期多为虚实夹杂，以虚为主。虚则见于肺气虚证、肺脾气虚证、肺肾气虚证，实则见于痰湿阻肺证、瘀阻肺络证。其中，瘀阻肺络证常兼于其他证候。痰湿阻肺证及瘀阻肺络证常兼杂形成痰瘀阻肺证的实证复合证候。痰湿阻肺证、瘀阻肺络证常兼诸虚证类证候而成为虚实夹杂的复合证候。如兼于肺气虚证则为肺气虚痰湿证，兼于肺脾气虚证则为肺脾气虚痰湿证、肺脾气虚血瘀证、肺脾气虚痰瘀证等。

三、治疗方案和技术

（一）治疗原则和目的

尘肺病患者应及时脱离粉尘作业，并根据病情接受综合治疗，以积极预防和治疗并发症，减轻临床症状，延缓病情进展，延长寿命、提高生存质量。

（二）尘肺的综合治疗

1. 科学健康的生活方式 戒烟限酒，合理膳食，加强营养；注意气候变化，及时调整穿衣及户外活动，预防感冒；适度锻炼，如漫步、打太极、深呼吸等，增加自身免疫力。

2. 综合治疗措施 抗纤维化药物如汉防己甲素、矽肺宁等，具有一定治疗效果。在患者存在低氧血症时采用氧气疗法可减轻缺氧对机体的危害，改善全身状态。家庭氧疗方便易行，可降低医疗成本，提高重症患者的生存质量，值得推广。药物或蒸汽雾化吸入疗法对于保护呼吸道、湿化痰液、扩张支气管、改善肺通气功能具有很好的效果。岩盐气溶胶疗法可以促进患者排痰，改善咳嗽、咳痰、气道痉挛等症状，具有一定治疗意义。呼吸操锻炼、腹式呼吸、缩唇缓慢呼吸等呼吸康复治疗措施，也具有较好的临床疗效。

3. 大容量全肺灌洗（whole-lung lavage，WLL） 是近30年逐步成熟的一种治疗尘肺病的新技术。它可清除肺泡腔和细支气管内的粉尘、吞噬粉尘的肺泡巨噬细胞及其产生的致炎症、致纤维化因子，起到去除病因、改善呼吸功能、缓解症状、遏制和延缓病变发展的作用，正在被广泛推广应用到尘肺职业病的治疗领域。

（1）操作方法：将患者静脉复合麻醉后，用双腔导管置于患者气管与支气管内，一侧肺纯氧通气，一侧肺灌洗液反复灌洗。一般每次1000~2000ml，共灌洗10~14次，每侧肺需1.5~2.0L，历时约1h，直到灌洗回收液由黑色混浊变为无色澄清为止。

（2）适应证：全肺灌洗术主要适用于煤工尘肺、硅肺与其他各种无机粉尘所致的尘肺及肺内粉尘沉着症、肺泡蛋白沉积症、黏液黏稠症、慢性非局限性化脓性支气管扩张症、吸入性肺炎（含吸入粉末或液体状异物的清除）、放射性粉尘吸入。患者年龄须在65岁以下。肺功能检查的VC、MVV等指标须达到预计值70%。

（3）禁忌证：严重气管及支气管畸形；合并有活动性肺结核；胸膜下有直径大于2cm的肺大疱；重度肺气肿；重度肺功能低下；合并心、脑、肝、肾等主要脏器严重疾病或功能障碍及凝血机能障碍者。

（三）中医内治疗法

硅肺是由人体长期生活在矽尘环境中吸入粉尘，肺中沉积的粉尘阻塞肺，使肺主气司呼吸的功能减弱引起的。其辨证治疗如下。

1. 肺燥津亏证

症见：咳嗽，痰中带血，稍劳即呼吸困难。咽干鼻燥，疲劳消瘦，便结。舌红少津。

治疗：清燥润肺。可选用清燥救肺汤加百合、鸡内金、木贼草等。或选用中成药养肺丸、润肺止咳胶囊。

2. 瘀痰阻肺证

症见：胸部疼痛如刺，胸闷。咳暗红色痰。舌质暗，苔腻。脉弦涩或弦滑。

治疗：祛痰化瘀宣肺。可选用导痰汤合桃红四物汤加减。或选用中成药清肺散结丸、龙香平喘胶囊。

3. 燥痰结肺证

症见：咳嗽气急，咽痛。痰中带血，咳痰不利。胸闷胸痛。舌红苔干。脉细数。

治疗：润肺化痰。可选用香贝养荣汤加生地黄、麦冬等。或选用中成药百合固金片、养阴清肺丸。

4. 肺气阴两虚证

症见：咳嗽无力，气短声低，咳痰稀少，偶或夹血。下午潮热，神疲。面色苍白，颧骨红。舌脉弱。

治疗：益气养阴。可选用沙参麦冬汤或保真汤加减。或选用中成药生脉饮、丹溪玉屏风颗粒。

（四）中医特色疗法

中医治疗职业性肺病注重整体观念和辨证论治，结合现代康复技术理念，采取多种中医特色康复技术，以促进患者功能恢复。

1. 坐式八段锦 从中医角度上分析，坐式八段锦是与中医"治未病"理念相符合的锻炼方法，具有动静结合、简单易学、动作和缓流畅等特征。患者长时间锻炼坐式八段锦，可起到调顺气血、疏通经络及按摩脏腑的作用，从而改善机体血液循环，调节血流动力学水平。从现代医学角度分析，坐式八段锦作为一种强度较低的有氧运动，长期锻炼可使氧化应激反应减轻，改善血管内皮功能，进而使血压、血液黏度下降，血流速度增加，以此升高血流动力学指标水平，有效预防血栓。肺功能较差或肢体活动受限者可尝试坐位八段锦。

2. 六字诀 《六字诀对肺系疾病肺功能康复的研究进展》介绍了六字诀的源流，总结了六字诀对肺系疾病康复的研究进展。其认为六字诀能促进肺系疾病患者肺功能的康复，有效提高患者运动耐量，降低炎性因子水平，提高免疫功能，改善生存质量，同时还能缓解患者焦虑、抑郁情绪，最终使患者实现身心康复。

3. 膏方 不仅具有滋补身体的作用，还有治疗和预防疾病的功效。《江苏中医膏方临床应用专家共识（2021）》表明，膏方能调节机体的免疫功能，增强人体抗应激能力，清除体内自由基，改善生理系统功能。此外，从中医学角度看，膏方主要可以起到扶正补虚、调理体质、抗衰健体、防病治病等诸多作用。现代医家多认同膏剂是慢性肺系疾病的最佳调补剂型。

总之，尘肺病的关键在于预防，故社会需加快产业结构改革和除尘设备的配置。对于尘肺病患者而言，需要采取及时脱离粉尘接触、保持充足睡眠、避免劳累并加强体育锻炼等综合管理方案。

四、疗效评价研究

职业性肺病疗效评价研究涉及复方制剂、中成药、药物外治法和非药物疗法等。药物外治法主要涉及敷贴疗法（如穴位贴敷），非药物疗法涉及传统功法类（如八段锦）、针刺类（如普通针刺、揿针等）。

（一）中药

依托浙江省教育厅联合医药卫生科技计划项目，采用系统评价与 Meta 分析方法，纳入 17 项 RCT，共计 1424 例尘肺患者。研究评估了单纯中药治疗结合西医常规治疗与单纯西医常规治疗的疗效。Meta 分析结果显示，试验组在呼吸困难评分、6min 步行试验距离、FEV_1% 等方面均优于对照组。结论表明，中药治疗尘肺病在提高临床治疗有效率、改善临床症状、提高肺功能和增加 6min 步行试验距离等方面有一定优势。但由于纳入研究样本量较少，需要更多高质量研究加以验证。

（二）中成药

1. 痰热清注射液 依托湖南省大学生创新项目和湖南中医药大学科研项目，采用系统评价与 Meta 分析方法，纳入 24 项 RCT，共计 2193 例 COPD 稳定期患者。研究评估了痰热清注射液联合西医常规治疗与单纯西医常规治疗的疗效。Meta 分析结果显示，与对照组相比，痰热清注射液联合西医常规治疗组在降低疾病急性加重次数，提高临床有效率，改善肺功能（FEV_1/FVC），改善肺部啰音症状等方面均具有显著优势。GRADE 评价表明，单用痰热清注射液或痰热清注射液联合西医常规疗法治疗尘肺疾病能提高临床疗效，安全性好，但仍需要更多大样本、高质量的试验证据支持。

2. 肺纤康颗粒 依托肺纤康颗粒治疗气虚血瘀型煤工尘肺的临床研究项目，开展随机对照临床试验，共纳入 72 例尘肺的住院患者，随机分为观察组和对照组。对照组接受西医常规治疗+汉防己甲素片，试验组接受西医常规治疗+汉防己甲素片+肺纤康颗粒。结果显示，试验组在改善主要症状、次要症状、FEV_1、MVV、血清 IL-8、IFN-γ 等方面均优于对照组。结论表明，给予尘肺病患者肺纤康颗粒联合汉防己甲素片治疗可显著提高临床疗效，改善其肺功能，降低血清 IL-8 水平，提高 IFN-γ 水平。

3. 润肺膏 依托省级重点研发计划项目，开展随机对照临床试验，共纳入 75 例肺脾气虚型尘肺患者，随机分为对照组和试验组。对照组接受西医常规治疗，试验组接受西医常规治疗+穴位贴敷+口服润肺膏治疗，疗程为14日。结果显示，试验组在改善主要症状、$FEV_1\%$、$FVC_1\%$、CAT评分、6min步行试验距离、血清CRP水平等方面均优于对照组。结论表明，润肺膏配合穴位贴敷治疗肺脾气虚型尘肺病可明显改善患者的临床症状，减轻炎症反应，提高运动耐力。

4. 养清尘肺方 依托临床专业硕士研究生学位论文，开展以硅肺模型大鼠为研究对象的试验，从肺功能、肺组织病理、炎症反应、胶原沉积等方面，考察养清尘肺方对硅肺模型大鼠炎症反应及肺纤维化的作用。结果显示，养清尘肺方可有效改善由二氧化硅诱导的硅肺模型大鼠的肺功能与肺组织损伤，抑制炎性细胞浸润与胶原沉积，降低M_1型巨噬细胞的比例。

5. 温胆化纤丸 依托临床专业硕士研究生学位论文，开展随机对照临床试验，共纳入80例痰热蕴肺型尘肺患者，随机分为对照组和治疗组。对照组予以汉防己甲素片联合乙酰半胱氨酸胶囊口服治疗，试验组在对照组的基础上加用温胆化纤丸治疗，疗程为3个月。结果显示，试验组的中医证候积分、肺功能、影像学疗效、WHOQOL-BREF问卷评分均优于对照组。结论表明，温胆化纤丸治疗痰热蕴肺型尘肺病疗效显著，可以改善患者的中医证候、肺功能及胸部影像表现，并可提高患者生存质量。

（三）药物外治法与非药物疗法

1. 敷贴疗法 依托广西壮族自治区中医药管理局项目，开展随机对照临床试验，共纳入120例尘肺的住院患者，随机分为观察组和对照组。对照组接受西医常规治疗+八段锦，观察组接受西医常规治疗+八段锦+益气化痰通络方治疗。结果显示，试验组在呼吸困难评分、6min步行试验距离、$FEV_1\%$等方面均优于对照组。结果表明，穴位贴敷治疗肺脾气虚型尘肺病可明显改善患者的临床症状，减轻炎症反应，提高运动耐力。

2. 传统功法类 依托省级重点研发计划项目，开展随机对照临床试验，共纳入120例尘肺患者，随机分为对照组和试验组。对照组接受八段锦干预训练，试验组接受八段锦干预训练联合益气化痰通络方治疗，疗程为3个月。结果显示，试验组中医证候积分、呼吸困难VAS评分、$PaCO_2$、SGRQ评分、6min步行试验距离、$FEV_1\%$等方面均优于对照组。益气化痰通络方联合八段锦治疗可有效改善尘肺病患者肺通气，增强运动耐力，效果较为理想，临床应用价值较高。

3. 针刺类

（1）普通针刺：依托河南省特色学科中医学学科建设项目，在全国5中心开展了150例随机、对照临床试验（注册号：NCT03169504）。对照组给予西医规范治疗，试验组给予西医规范治疗联合针刺治疗，疗程为3个月。结果显示，针刺治疗方案能提高患者运动耐力，改善呼吸困难、临床症状，减少疾病急性加重次数。

（2）揿针：依托临床专业硕士研究生学位论文，开展随机对照临床试验，共纳入80例尘肺患者，随机分为对照组和试验组。对照组接受西医常规治疗，试验组接受西医常规治疗联合益气养阴法+揿针治疗，疗程为12周。结果显示，试验组的中医证候积分、临床疗效、肺功能、SAS评分均优于对照组。结论表明，益气养阴法联合揿针能有效改善尘肺伴焦虑状态患者的中医症状，增强患者肺功能，减轻患者焦虑状态，提高临床疗效。益气养阴法联合揿针疗效确切，且安全性能高，无明显副反应，应用前景广泛。

五、作用机制

中医药治疗职业性肺病效果明显，作用机制较为广泛，主要表现为调节细胞免疫功能、抑制炎症损伤、阻抑氧化损伤、改善蛋白酶与抗蛋白酶失衡、改善血流动力、改善呼吸肌功能、降低肺动脉压、改善细胞外基质损伤等。

（一）调整细胞免疫机制

尘肺患者细胞免疫下降，与肺巨噬细胞在肺内大量死亡和尘细胞不耐受粉尘刺激所分泌的有毒信息物质抑制了T淋巴细胞的免疫诱导功能有关。养阴润燥、泻火、解毒、散风药与益气、健脾、补肾药联合应用，可逐渐改善细胞免疫的下降，从而减少呼吸道感染的发生。茯苓中的多糖成分具有提高免疫球蛋白、TNF的功效，可增强机体免疫系统功能。桑白皮是临床常用药。研究显示，桑白皮总黄酮成分可以增强机体的体液免疫。人参、党参都具有增强机体免疫功能的作用。人参主要含有人参多糖及人参皂苷成分，多糖被证实具有较好的增强免疫力的作用，与其显著升高白细胞数量的作用有关。

（二）减轻炎症损伤

煤炭工人吸入的细小二氧化硅和煤炭颗粒在肺部积聚，沉积在肺泡和末端细支气管中。较细小颗粒被肺泡巨噬细胞发挥吞噬作用而吞噬。随后，这些巨噬细胞移动并聚集在沿血管周围和支气管周围区域的肺部间质中。同时，大量炎症细胞因子和溶酶体被释放去增加细胞间信号传导，使肺部发生炎症反应。这些细胞因子包括TGF-β、TNF和IL等，作用于肺泡上皮细胞和肺内固有的间充质细胞，促进成纤维细胞增生和增殖并激活后活化为肌成纤维细胞。肌成纤维细胞分泌过量的ECM，包括纤连蛋白（fibronectin，FN）、胶原蛋白（collagen，COL）和肌腱蛋白（tenascin，TN）。激活的成纤维细胞围绕着煤尘颗粒形成的结节在肺间质进行复制和生长，不断进行肺部组织重塑和再生，最终发生肺部纤维化，变成不可逆转的煤工尘肺。茯苓可以减少炎症介质TNF-α和IL-1β的分泌。当体内出现损伤时，炎症介质含量会增加，茯苓的有效成分能够降低炎症因子mRNA的表达，从而起到抗炎作用。

（三）改善血流动力

尘肺病患者常伴有长期慢性尘源性支气管炎。在疾病发展过程中，肺小动脉受累，周围肺小动脉管壁硬化、管腔闭塞，致使肺内微循环受损。同时，患者肺小血管本身会纤维化，管壁弹性降低，管腔变窄甚至闭塞，进而导致肺间质毛细血管床闭塞、减少。长期缺血、缺氧，肺小动脉管壁平滑肌痉挛，肺循环压力升高，最终引起PASP及PVR升高。其中，PASP在尘肺结核患者中升高更为显著。PASP及PVR升高，会使右心后负荷增加。在疾病发展过程中，可引起右心室流出道（right ventricular outflow tract，RVOT）增宽，右心室心肌细胞代偿性肥大，右心室壁增厚。随着右心室后负荷持续增加，右心室心肌做功及耗氧增加。加之肺泡通气/血流比例降低，血气交换减少，动脉氧含量降低，则出现低氧血症。此时，动脉氧含量无法满足右心室心肌耗氧量，心肌出现不同程度的缺血、缺氧，影响心肌的收缩及松弛，造成心功能损害。早期，心功能损害表现为舒张功能降低。随着病情的发展，晚期可合并收缩功能障碍，进而出现右心收缩及舒张功能衰竭，甚至死亡。据研究，桃仁可以减小血液在血管内流动的阻力，防止流动过慢形成血栓，具有抗凝血作用，对于心脑血管疾病的治疗和预防有很好的效果。桃仁的提取物也被证实具有降解胶原纤维，抑制纤维化形成进展的作用。临床研究发现，同时使用桃仁与红花对靶向疾病的治疗效果会更好。

六、临床指南

我国在治疗职业性肺病方面先后发布了多部专家指南和共识，规范了诊疗的流程和标准。这些文件的发布显著提升了职业性肺病的临床治疗水平。

（一）《尘肺病治疗中国专家共识（2018年版）》

中华预防医学会劳动卫生与职业病分会职业性肺部疾病学组拟定了《尘肺病治疗中国专家共识（2018年版）》，确定了尘肺病治疗的目标和原则，提出了有效且可行的治疗方法，为临床治疗提供了指导意见，以便尘肺患者得到科学的医疗服务。

（二）《职业性尘肺病临床诊治实用手册》

《职业性尘肺病临床诊治实用手册》由李颖、罗光明、张贻瑞主编。该手册共9章，总论部分主要是呼吸系统、职业性尘肺病的概述，分论部分主要阐述尘肺病的诊断与鉴别诊断、治疗、并发症的诊治和康复。该手册还介绍了尘肺病的护理和常见技术的操作规范，能更好地帮助读者尽快掌握临床诊疗技术，提高诊治效果。

（三）《尘肺病康复专家共识（2021版）》

尘肺病是我国危害最严重和最常见的职业病，该共识的制定能更好地发挥中西医康复策略的独特优势，为尘肺病临床康复提供有效、可行的指导意见。

（四）《尘肺病治疗中国专家共识（2024年版）》

中华预防医学会撰写的《尘肺病治疗中国专家共识（2024年版）》刊登于《环境与职业医学》2024年1月刊。尘肺病是肺组织结构破坏、肺功能受损的间质纤维化性疾病。共识指出汉防己甲素（依托于我国传统的中药材库研制出的抗尘肺病中成药）和尼达尼布，有明确延缓尘肺病纤维化进展的作用。因此，在尘肺病治疗中，尤其是快进型硅肺，应该高度重视抗纤维化治疗。

以上几部指南、共识的发布和图书的出版，标志着我国在治疗职业性肺病方面的规范化和标准化程度的提高。这些指南、共识和手册不仅规范了诊断和治疗的流程，还提供了详细的治疗方案，提升了职业性肺病的临床治疗水平，推动了中西医结合治疗的普及和应用，具有重要的指导意义。

参 考 文 献

崔红生，武维屏，姜良铎，2007. 毒损肺络与肺间质纤维化[J]. 中医杂志，48（9）：858-859.
付磊强，刘云兴，李顺品，等，2017. 尘肺的中医治疗思路[J]. 北京中医药，36（12）：1136-1138.
韩希，孙素梅，2022. 2011—2020年辽宁省职业性尘肺病流行病学特征分析[J]. 中国工业医学杂志，35（6）：536-538.
黄亚博，霍介格，罗兴洪，2022. 江苏中医膏方临床应用专家共识（2021）[J]. 江苏中医药，54（1）：1-13.
李建生，2019. 尘肺病中医辨证治疗概要[J]. 中医学报，34（11）：2261-2264.
李建生，谢洋，赵虎雷，等，2023. 尘肺病中医证候诊断标准[J]. 中华中医药杂志，38（4）：1671-1674.
李申龙，王振平，卢国群，等，2023. 基于时间序列和机器学习预测尘肺病发展趋势研究[J]. 中国煤炭，49（10）：68-73.
连艳玲，陈薇薇，吕奇玮，等，2020. 坐式八段锦锻炼辅助治疗阴虚阳亢型老年高血压的疗效观察[J]. 中西医结合心脑血管病杂志，18（22）：3851-3854.
牛少强，李秀兰，王勇奇，等，2020. 煤工尘肺208例中医证候初步研究[J]. 北京中医药，39（2）：139-144.
宋兴，2006. 矽肺证治要点探讨[J]. 成都中医药大学学报，29（4）：3-6.
苏丹，2004. 中医辨证治疗矽肺初探[J]. 中国煤炭工业医学杂志，7（4）：378.

孙瑞玲，李娜，2012. 尘肺病证治探讨 [J]. 实用中医药杂志，28（2）：146-147.

王慧娟，陈新，王永杰，等，2013. 尘肺中医药治疗的研究进展及困惑 [J]. 职业与健康，29（4）：501-502，505.

王星，2011. 宣肺涤尘汤治疗尘肺病的临床研究 [D]. 济南：山东中医药大学.

吴志松，曹芳，李秀兰，等，2016. 煤工尘肺99例中医证候调查 [J]. 现代中医临床，23（2）：9-12.

邢华，龚利，沈佳韵，等，2020. 六字诀对肺系疾病肺功能康复的研究进展 [J]. 中医药导报，26（15）：140-142，176.

中国中医药学会内科学会，《临床中医内科学》编委会，王永炎，等，1994. 临床中医内科学 [M]. 北京：北京出版社：1679-1685.

周伟，崔云，樊长征，等，2016. 王书臣治疗尘肺经验 [J]. 中医杂志，57（22）：1910-1912，1928.

第十四章 胸膜疾病

胸膜是覆盖在胸膜腔内表面的一层薄膜，由结缔组织和纤维弹力组织支持的间皮细胞层组成。脏层胸膜覆盖于肺表面，壁层胸膜则覆盖肋骨、膈肌和纵隔表面。脏层和壁层胸膜之间是连续的，闭合形成胸膜腔。壁层胸膜血供来自体循环，含有神经和淋巴管；而脏层胸膜主要由肺循环供血，不含感觉神经。

第一节 胸腔积液

胸膜腔是位于肺与胸壁之间的一个潜在腔隙。在正常情况下脏层胸膜和壁层胸膜表面有一层很薄的液体，在呼吸运动时起润滑作用。胸膜腔和其中的液体并非处于静止状态，在每一次呼吸周期中胸腔形状和压力均有很大变化，使胸膜内液体持续滤出和吸收并处于动态平衡。任何因素使胸膜腔内液体形成过快或吸收过缓，即产生胸腔积液（pleural effusion），简称胸水。

胸腔积液是胸膜腔内积聚了过多液体的一类病症，由多种肺部疾病引起液体生成增加、吸收减少或两者兼具而形成，并可根据积液的性质分为漏出性胸腔积液和渗出性胸腔积液。漏出性胸腔积液的常见病因为充血性心力衰竭、急性肾小球肾炎、肝硬化等。而渗出性胸腔积液常见于结核性胸腔积液（tuberculous pleural effusion，TPE）、类肺炎性胸腔积液（parapneumonic pleural effusion，PPE）、恶性胸腔积液（malignant pleural effusion，MPE）等。其中以 TPE、MPE 在临床中最为常见。

胸腔积液归属中医学"痰饮""悬饮""饮证"范畴，是指在多种致病因素作用下，肺、脾、肾等功能失调，使津液不归正化，或代谢失常，水饮停于胸腔而致的痰饮类疾病。

一、病因病机

中医古籍中并无"胸腔积液"这一概念。《金匮要略·痰饮咳嗽病脉证并治》载："饮后水流在胁下，欬唾引痛，谓之悬饮。""悬饮"属于中医学中广义"痰饮"的范畴。书中所描述的水停于胁下，咳引胁下痛甚至胸胁全痛的特点与胸腔积液类似。因此，胸腔积液可归属中医学"痰饮""悬饮"范畴，且与"悬饮"的关联更为紧密，为临床常见病症。

《素问·经脉别论》曰："饮入于胃，游溢精气，上输于脾。脾气散精，上归于肺，通调水道，下输膀胱。水精四布，五经并行"，对津液的生理运行进行了论述。中医认为水液代谢与肺脾肾三脏的功能密切相关。肺居上焦而主气，又宣发肃降和通调水道，为水之上源。外感邪气伤肺，或痰瘀气滞，或气阴不足，均可致肺气失于宣达，通调失职，津液失于布散，聚而为痰为湿。脾主运化水湿，是人体气机升降之枢纽。若湿邪困脾，或脾阳、脾气亏虚而致脾虚不运，水谷不化，上不能输精以养肺，反而变生痰饮于肺，下不能助肾以制水，水寒之气反伤肾，必致水液内停，流溢四处波及五脏。肾在下焦，为主水之脏，司膀胱而泌清浊，其气化功能正常才能使水液得以升清降浊。若肾气肾阳不足，蒸化失司则可致水湿泛滥。痰饮为患，由肺、脾、肾功能失常，三焦不利，气化失司，津液聚化而成，其中尤以脾之失运为发病之关键。《金匮玉函要略辑义》中记载："三焦气塞，脉道壅闭……又因脾土不能宣达"，表明三焦为水液代谢的通道，三焦气机失于调达疏泄，又兼脾脏运化水液失司是导致水饮生成的重要因素。综上，悬饮由正气亏虚，邪毒内生，又进一步耗伤正气，肺脾肾三脏水液代谢功能失常，致机体经脉气血津液运行受阻，营卫郁滞，三焦水道不通，化生水饮，停聚于胸胁所引起。其主要病位在胸膈，病变脏腑涉及肺、脾、肾、肝等。

二、证候规范

悬饮的诊断依据、证候分类、疗效评定依据为中华人民共和国中医药行业标准《中医内科病证诊断疗效标准》（ZY/T 001.1—1994）。悬饮是指肺气不足，外邪乘虚侵袭，肺失宣通，胸络郁滞，气不布津，以致饮停胸胁，出现咳唾胸胁引痛，或见肋肋饱满的一类病证，多见于渗出性胸膜炎。

（一）诊断依据

（1）早期以咳唾胸胁引痛，或伴有恶寒发热为主症。发病缓急不一。
（2）积饮形成后，胸痛减轻，胸闷逐渐明显，重者有呼吸困难。
（3）积饮消退，可后遗胸胁疼痛，咳声不扬，少痰，迁延不已。
（4）积液量少时，患侧可闻及胸膜摩擦音。积液量多时，病侧呼吸运动受限制，胸廓隆起，肋间隙增宽。胸部叩诊呈浊音或实音。
（5）血白细胞总数正常或偏高，血沉增快。
（6）胸部X线检查可见肋膈角变钝或消失。积液多者患侧有密度均匀致密阴影，纵隔向健侧移位。包裹性积液边缘光滑饱满，不随体位改变而移动。超声波探查有积液。
（7）胸腔积液常规检查呈透明黄色或微混，少数可呈血性；比重大于1.018，蛋白含量大于2.5%；细胞计数以淋巴为主。胸腔积液结核菌培养可为阳性。

（二）证候分类

1. 邪郁少阳　寒热往来，或恶寒发热。胸胁疼痛，咳嗽痰少。舌苔薄白或黄。脉弦数。
2. 饮停胸胁　咳唾时胸胁引痛，转侧不利，偏卧于病侧则痛缓。肋间胀满，呼吸急促。舌苔薄白。脉象沉弦。
3. 肺络不畅　胸胁疼痛，呼吸不畅，或有闷咳，迁延不已。舌苔薄白。脉弦细。

（三）疗效评定

1. 治愈　症状消失，胸腔积液吸收，实验室检查正常。
2. 好转　症状明显改善，胸腔积液减少。
3. 未愈　症状、胸腔积液均未改善。

三、治疗方案和技术

胸腔积液的中医药治疗方式多样，历史悠久。当代医家根据患者的实际情况进行辨证施治，采用口服中药、中药外敷、针灸等手段均有较好的临床疗效。此外，随着中医药现代化的深入研究，中药注射剂也被用于胸腔注射治疗。

（一）中药口服治疗

痰、湿、水饮之邪为阴邪，阴病治阳。临床上治法可分为温阳益气、泻肺祛饮两个方面。随着疾病的进展，邪气由浅入深，正气虚衰愈发明显。因此，不同医家根据病位及病邪性质对本病的疾病分期及证型判定不尽相同，并在此基础上进行了不同的辨证论治。

1. 邪犯胸肺证 症状包括胸胁疼痛，尤其是呼吸、转侧时疼痛加重。还可伴有咳嗽气急或发热，常表现为汗出而热不解。同时可有口苦，咽干等症状。脉象弦数。此时应以和解少阳、宣利枢机的方药治疗为主，可在柴枳半夏汤的基础上进行加减。

2. 饮停胸胁证 症状包括胸胁胀痛，咳逆气喘，患者常不能平卧或仅能偏卧于一侧。病侧肋间胀满，严重时可见病侧胸廓隆起。舌苔多白腻。脉象沉弦或弦滑。此时应以泻肺逐饮的方药治疗为主，可在十枣汤的基础上进行加减。

3. 热毒结胸证 症状包括高热，或见寒战。患者常口述胸痛、胸闷、乏力，可伴有气促，咳嗽。病侧胸廓饱满。舌红苔黄。脉数。此时应以清热解毒、泄肺排脓的方药治疗为主，可选用五味消毒饮合黄芩泻白散加减。

4. 痰瘀阻络证 症状包括胸闷疼痛，咳嗽气促，活动时尤为严重。患者常病久不愈，神疲倦怠，面色无华。观舌象可见舌质黯或有瘀斑，舌苔白滑。脉象弦涩。此时应以补气利肺、散结消饮的方药治疗为主，可选用椒目瓜蒌汤合补中益气汤加减。

5. 阴虚内热证 症状包括胸胁闷痛，干咳少痰，心烦意乱，面颊发红。可伴有口干咽燥，手足心热。还可出现午后潮热，夜间盗汗。一般患者形体消瘦。舌红少苔。脉象细数。此时应以滋阴清热的方药治疗为主，可选用沙参麦冬汤加减。

（二）中医特色技术

1. 中药外敷治疗 是中医药的一大特色治疗方法，也是中医外治的重要手段，在胸腔积液的治疗上有其独特的优势。中药外敷法能够使药物经皮肤吸收进入全身血液循环从而达到实现内病外治、靶向治疗的目的，具有操作便捷、经济实用、临床疗效显著、不良反应少等特点。对于 MPE，采用顺铂单药联合自拟中药膏剂（郁金、大腹皮、茯苓、泽泻、葶苈子、牵牛子、大枣、炙甘草等研粉调制）治疗，将药膏贴敷于体表肺部投影区域，并配合贴敷区进行温和灸效果良好。对中医外治法治疗 MPE 的相关文献进行 Meta 分析，结果表明中医外治疗法在 MPE 的治疗中有较好疗效，可有效改善患者临床症状，提高生存质量。

2. 中药注射剂胸腔灌注治疗 近年来，中药注射剂应用于胸腔积液治疗取得了良好的临床效果。尤其是针对 MPE，提取多种中药材的有效活性成分并进行优化组合的中药注射剂不仅可以直接杀伤或抑制癌细胞，而且可使胸膜增厚、粘连，从而防止胸腔积液的形成。鸦胆子油乳注射液能够抑制癌细胞 DNA 合成，也能促进干扰素合成，增强体液免疫和细胞免疫，同时强化骨髓干细胞的造血功能。鸦胆子油乳注射液胸腔注药、洛铂联合康莱特注射液胸腔注药，均能在一定程度上减缓胸腔积液生长速度，改善患者临床症状。

3. 针灸治疗 是一种通过经络、腧穴的传导作用及相应的临床操作手法对疾病进行综合治疗的方式，具有安全简便、价格低廉、敏感性强、不良反应少等优点，近年来在恶性肿瘤及相关并发症的辅助治疗中发挥着重要作用。云门穴、期门穴、章门穴、京门穴囊括了肺、肾、肝、脾等影响水液代谢的主要脏器。云门穴可通调水道，期门穴调肝以通畅三焦水道，章门穴健脾治水除去障碍，京门穴是聚肾气引水下行的重要门户。通过针刺这 4 个穴位可打开"排水"的要道，再加温补元气的穴位，如关元穴、中极穴、归来穴、水道穴等，可共奏温补肺脾肾、通调三焦水道、逐水利尿之功，使胸腔积液消退。对久病导致脾肾阳虚、三焦水道不利、水液潴留，出现中等量以下胸腹腔积液的晚期肿瘤患者，可以通过热敏灸治疗达到温补督任、通利三焦、温阳利水的目的。

4. 药膳食疗　中医强调药食同源，临床上可根据患者的具体病情辨证施食。如气阴不足者可食用百合赤小豆汤等滋阴补气之药膳，配合优质蛋白食物和新鲜的蔬菜水果，可改善营养状态，缓解胸腔积液的产生，适用于胸腔积液治疗全过程。

四、疗效评价研究

胸腔积液疗效评价研究涉及中草药、中成药、药物外治法和非药物疗法等。其中，中草药复方制剂涉及单个复方和由多个复方构成的治疗方案，药物外治法主要涉及贴敷疗法，非药物疗法主要涉及食疗等。

（一）中草药经验方口服

1. 悬饮宁方（中西医结合治疗方案）　依托国家中医药管理局项目，开展"悬饮宁"治疗肺癌 MPE 的临床观察研究。随机选择 60 例肺癌 MPE 患者，分为对照组和治疗组各 30 例。对照组给予重组人内皮抑素胸腔灌注治疗，治疗组在对照组治疗的基础上配合悬饮宁中药煎服，8 周为一个治疗周期。结果显示，治疗组肺癌 MPE 的总有效率和生存质量好转率均显著高于对照组。这说明悬饮宁中药具有显著缓解肺癌 MPE 的作用，并可改善患者的生存质量。

2. 葶苈大枣泻肺汤合苓桂术甘汤加减（中西医结合治疗方案）　依托国家自然基金项目，研究葶苈大枣泻肺汤合苓桂术甘汤加减（由茯苓、葶苈子、炒白术、桂枝、法半夏等组成）治疗晚期肺癌合并胸腔积液患者的临床疗效。对照组 40 例，予以多西他赛联合卡铂化疗及胸腔闭式引流治疗；研究组 40 例，在对照组基础上予以葶苈大枣泻肺汤合苓桂术甘汤治疗。结果显示，研究组治疗总有效率为 85.00%，高于对照组的 65.00%（$P<0.05$）。同时，研究组加用葶苈大枣泻肺汤合苓桂术甘汤加减可以改善患者肺功能和血液高凝状态，增强机体免疫功能，提高患者生存质量。

3. 扶正消癌逐饮汤（中西医结合治疗方案）　依托国家基金项目，观察了扶正消癌逐饮汤口服联合抗癌药物胸腔灌注治疗的临床疗效。将 74 例肺癌伴 MPE 患者随机分成两组，对照组给予胸腔引流联合抗癌药物胸腔内灌注治疗，观察组在此基础上口服自拟方药——扶正消癌逐饮汤（黄芪20g，人参6g，当归、海蛤壳、天南星、防己、瓜蒌、茯苓、薏苡仁各12g，葶苈子15g，牡蛎18g，大枣10g，炙甘草9g），治疗周期为 1 个月。结果显示，观察组的总有效率更高，治疗后其 MPE 中癌胚抗原（carcinoembryonic antigen，CEA）含量更低。同时，观察组的 KPS 评分相对对照组更高，说明扶正消癌逐饮汤能更好地改善 MPE 患者的生存质量。

4. 加味升降散（中西医结合治疗方案）　依托河北省科技项目，探讨了加味升降散对饮停胸胁型结核性胸膜炎患者的疗效。该研究纳入结核性胸膜炎患者 120 例，按随机数字表法将其均分为两组。两组均予以胸腔穿刺抽液+抗结核药物常规治疗，观察组在此基础上，另予以加味升降散治疗。连续治疗 2 个月后，观察组患者胸腔积液状况改善更明显，中医证候积分及临床疗效明显优于对照组。

（二）中药敷贴疗法

1. 攻癌利水散敷贴（中西医结合治疗方案）　依托国家自然基金项目，开展了随机对照临床试验,观察攻癌利水散治疗肺癌伴有胸腔积液的疗效。试验共纳入 120 例肺癌伴有胸腔积液患者,随机分为中药组、顺铂组、重组人 5 型腺病毒组及联合治疗组,每组 30 例,均给予胸腔穿刺彻底引流胸腔积液的基础治疗。中药组在基础治疗上加予攻癌利水散(由大枣、葶苈子、黄芪、泽兰、瓜蒌、太子参等组成)外敷,顺铂组加予胸腔灌注顺铂注射液,对照组予以重组人 5 型腺病毒注射液胸腔灌注。联合治疗组在基础治疗上加予攻癌利水散外敷及胸腔灌注顺铂注射液。结果显示,与其他 3 组相比,中药组治疗后总有效率、胸腔积液减少量及 KPS 评分均更优。

2. 抗癌消水膏外敷(中西医结合治疗方案) 依托国家中医药管理局"中医药现代化"项目,开展了一项应用抗癌消水膏治疗 MPE 患者的随机双盲安慰剂对照试验。结果显示,抗癌消水膏(由黄芪、牵牛子、桂枝、槟榔、莪术、冰片等组成)每日涂抹于胸壁上 8h,持续治疗 2 周,可有效改善 MPE 患者胸闷、腹胀、呼吸急促、心悸、疼痛等症状,同时有助于减少 MPE 蓄积,减少患者症状评分,提高患者生存质量。

(三)中药注射剂胸腔灌注治疗

1. 蠲饮汤联合胸腔灌注(中西医结合诊疗方案) 依托国家基金项目,纳入Ⅳ期 NSCLC 合并 MPE 患者 60 例,观察蠲饮汤联合胸腔灌注重组人血管内皮抑制素的疗效。随机将患者分为对照组(单纯胸腔灌注重组人血管内皮抑制素)和观察组(蠲饮汤联合胸腔灌注重组人血管内皮抑制素),每组 30 例。研究结果表明,蠲饮汤联合重组人血管内皮抑制素胸腔灌注可以提高 NSCLC 合并 MPE 患者的临床疗效,并能很好改善中医证候积分。

2. 华蟾素注射液联合灌注治疗(中西医结合治疗方案) 依托陕西省基金项目,开展了随机对照临床试验,观察华蟾素注射液结合化疗药物支气管动脉内灌注对肺癌相关 MPE 的疗效。结果显示,26 例患者的临床症状皆改善。同时,治疗方案对于胸腔积液的减少有积极作用,总有效率可达 92.3%,且能改善患者生存质量,毒副反应更小。

3. 鸦胆子油乳灌注治疗(中西医结合治疗方案) 依托博士后课题项目,对 61 例 MPE 患者进行胸腔灌注鸦胆子油乳治疗。经过 1~3 个疗程的治疗后评估发现,胸腔灌注鸦胆子油乳组的治疗有效率高达 77.8%,明显高于对照组的 60%。同时,该组患者的临床症状改善明显,生存质量有所提高。

(四)药物外治法与非药物疗法

1. 针刺类 根据文献评价结合专家共识,优化形成了 MPE 针刺治疗方案。依托中医药管理局学科建设项目,选用云门穴、期门穴、章门穴、京门穴、关元穴、中极穴、水道穴、归来穴为主穴,并随症加减,针刺治疗 18 例中等量 MPE 患者。结果显示,18 例患者针刺治疗的总有效率为 83.3%,治疗后胸腔积液量(液体前后径)、临床症状综合评分、各项临床症状评分及 KPS 评分均优于治疗前($P<0.05$)。这说明针刺能改善呼吸困难症状、减少患者胸腔积液量。

2. 经皮穴位电刺激 依托上海市科技厅项目,开展了一项随机平行对照试验,观察胸腔热灌注化疗联合经皮穴位电刺激治疗 MPE 的临床疗效。该试验共纳入 67 例 MPE 患者,治疗组使用经皮穴位电刺激联合胸腔热灌注化疗,对照组行胸腔热灌注化疗。结果显示,治疗组临床疗效、中医症状改善均优于对照组,并能调节机体免疫、减少炎症因子释放,未见明显不良反应。

五、作用机制研究

中医治疗在改善胸腔积液患者临床症状方面具有独特的优势,同时还能提高患者免疫力,改善生存质量,延长患者生存期。其作用机制较为广泛,主要表现为"保钾排钠"的利尿作用,降低血管通透性,降低胸膜炎性反应,重塑免疫微环境等。

(一)"保钾排钠"的利尿作用,降低血管通透性

药理学研究发现,茯苓含有能促进体内液体大量排出作用的有效成分——茯苓素。茯苓素能使细胞膜上的 Na^+-K^+-ATP 酶大量激活,而 ATP 与利尿相关。体外研究还表明,茯苓素可竞争醛固酮受体,从而达到利尿的作用。白术的有效利尿成分 β 桉叶油醇可很强地抑制 Na^+-K^+-ATP 酶的磷酸化反应。有研究表明,给小鼠服用白术后,其尿量显著增加。益母草中具有利尿消肿作用的主要成分是水苏碱,动物实验发现其能使大鼠的尿量倍增,并且在服药后 2h 内效力最强。此外,水苏碱还具有保钾排钠作用,可减少水钠潴留。关于泽泻的研究表明,服用泽泻汤后机体尿量明显增加,且尿液中钠和尿素的比例显著提高。已有研究证实葶苈子能够促进利尿,其作用机制考虑与强心,增加肾灌注量,改善肾小球滤过率相关。综上,现代药理学研究发现茯苓、白术、益母草、泽泻、葶苈子均可通过不同机制起到利尿消肿的作用,从而减少胸腔积液量。此外,中药还可通过抑制 Th17 细胞的分化、减少 VEGF 产生,进而降低血管通透性,减少液体从血管内渗出,从而起到抑制恶性胸腔积液增长的作用。如现代药理学研究发现,附子可减少 IL-17 的分泌,从而抑制毛细血管通透性亢进。白术可通过抑制 Th17 细胞的分化而减少 IL-17 的产生。赤芍总苷可下调 VEGF 的表达而降低血管的通透性。

(二)降低胸膜炎性反应

血管高通透性产生过多胸腔积液是 MPE 形成的重要机制。多种细胞因子参与了这一过程,其中促炎细胞因子发挥刺激胸膜炎症的作用使血管通透性增加,介导了胸腔积液的产生。细胞因子包括 IL、趋化因子(chemokines)、IFN 和 TNF。细胞因子是炎症关键介质的信号分子,其中促炎细胞因子由巨噬细胞、$CD4^+$ T 细胞、Th1 及树突状细胞分泌,可生成多种白细胞介素及 TNF-α。已有研究在 MPE 免疫模型鼠的胸腔积液中发现了 IL-6、TNF-α 等促炎细胞因子,也有研究证实 IL-5、IL-7、IL-10 在 MPE 中高表达。上述炎症因子可通过刺激胸膜炎症,使血管通透性增加,介导 MPE 的形成。中药活血化瘀汤中多种药材具有活血化瘀解毒之功效,可降低胸膜炎患者炎性因子水平,进一步抑制机体炎症反应,提高治疗效果。

(三)重塑免疫微环境

MPE 局部免疫微环境在本病的发生发展中起着至关重要的作用。随着研究的深入,胸膜腔肿瘤细胞与巨噬细胞、T 淋巴细胞、肥大细胞等免疫细胞之间的调控网络在 MPE 的形成中越来越受到重视,重塑免疫微环境对防治 MPE 起到关键作用。网络药理学研究表明黄芪、党参、白术等中药,能提高肿瘤相关巨噬细胞(tumor-associated macrophage,TAM)M_1 型促炎、抑制细胞毒性及抗肿瘤功能,重塑免疫微环境,减少胸腔积液的产生。

六、临床指南/共识

胸腔积液常见于结核、恶性肿瘤、心功能不全等。既往国内外 MPE 指南以缓解症状的姑息性治疗为主。《恶性胸腔积液治疗的中国专家共识(2023 年版)》把治疗分为全身治疗和局部治疗两类,同时推荐治疗性胸腔穿刺、胸腔置管引流、胸膜固定术等治疗手段。《中医内科病证诊断疗效标准》(ZY/T 001.1—1994)指出,中医药治疗 MPE 具有创伤小、操作方便、不良反应少等

优点，可有效提高患者的生存质量，改善临床症状，延长生存期，与西医治疗手段联合应用可提高治疗有效率，起到协同增效作用。但目前有关中医药治疗MPE的研究仍存在一定的不足，如临床研究多以中医药治疗联合其他治疗手段为主，缺乏对单纯中医治疗的临床证据；研究主要以临床观察或小样本短期对照研究为主，缺乏高质量循证医学证据。对此，临床医师及研究学者应进一步树立中医学理论自信，主动探索传统中药方剂在胸腔积液治疗中的作用。应鼓励研究领域跨专业跨学科联合，对临床证实有效的经典方剂进行单药、组方、拆方的深层次研究。要逐步完善中医药治疗胸腔积液的作用机制、有效成分、作用靶点等研究。同时，在临床中应当逐步促进多学科建立统一的治疗规范和疗效评价标准，以期找到更系统、更完善的中西医综合治疗方案。

第二节 气 胸

气胸（pneumothorax）是气体异常存在于胸膜腔内，并且导致相应肺组织塌陷的一种疾病，通常被分为自发性气胸及继发性气胸两种。气胸是一种常见的呼吸系统疾病，不仅会影响患者个人的生存质量，甚至可能造成生命危险，同时还会给社会带来沉重的经济负担。相关流行病学调查显示，目前气胸的发病率呈逐渐上升趋势，每年每10万名女性中有1.2~9.8人发病，男性则为7.4~24人，多见于中青年人，年龄大多在20~30岁，85%的人群在40岁以下；在吸烟人群中，本病发病率增高，男性多于女性，比例为（4~6）∶1。而继发性气胸的多数患者大于45岁，多有明显肺部疾患的男性。临床上，气胸疾病的治疗目的是促进气体排出并闭合气口，促进肺复张，防止并发症的发生，预防和减少疾病的复发。目前西医治疗方法类型众多，包括保守治疗、胸腔穿刺抽气、胸腔闭式引流、化学胸膜粘连固定术、传统开胸手术、胸腔镜引导下手术及腋下小切口胸腔镜辅助手术等。虽然西医治疗方法运用较广且取得了较好的疗效，但亦有局限性，包括内科治疗后仍复发、治疗时间较长、手术治疗心理和经济负担较大、治疗过程可能存在相关并发症（如误伤大血管、重要脏器、复张性肺水肿等）等。

中医药或中西医结合治疗该病具有独特的优势，在治疗上取得了较好的疗效。中医学中并无"气胸"之病名，历代中医文献中对此亦无专文记载。但其呼吸困难、咳喘、胸痛等发作时的症状及基础病变的情况在古代文献中则有相关记载。如《灵枢·胀论》载："肺胀者，虚满而喘咳"；《金匮要略·肺痿肺痈咳嗽上气》曰："肺胀，咳而上气，烦躁而喘，脉浮"；《金匮要略·胸痹心痛短气病》曰："胸痹之病，喘息咳唾，胸背痛，短气"；《丹溪心法·咳嗽》载："肺胀而嗽，或左或右，不得眠"及"有嗽而肺胀壅遏不得眠者，难治"；《景岳全书·喘促》曰："实喘者，胸胀气粗，声高息涌，膨膨然若不能容，惟呼出为快也"。从以上古代文献记载可知，现代医学"气胸"一病与中医"肺胀""喘促""胸痹""咳嗽"有一定关系，它们的症状和体征极其相似。因此，现多把"气胸"一病归属以上范畴论治。

一、病因病机

《丹溪心法》中提到"肺胀而咳，或左或右不得眠，此痰挟瘀血，碍气而病"，提示本病主要是痰、瘀阻碍肺气所致。"有嗽而肺胀壅遏不得眠者，难治""又有气散而胀者，宜补肺，气逆而胀者，宜降气，当参虚实而施治""肺之所以能呼吸者，实赖胸中大气，此气一虚，呼吸即觉不和"，说明辨证施治当分虚实两端。

（一）病机总分为虚实两端

"诸气膹郁，皆属于肺。"肺主气而司呼吸，与主疏泄的肝一起调节全身气机的升降出入。然而肺为娇脏，易受伐致损，故临床上气胸以虚证为多见，治疗当以补养肺脏为重点。本病的病理性质多属本虚标实，但有偏实、偏虚的不同，且以标实为急。急性发病则偏于标实，痰浊、血瘀、气滞征象突出；平时偏于本虚，以肺气虚明显。有学者将自发性气胸分为气实、气虚两证。来势急迫、气紧明显，属肺气壅滞之气实证，治以肃肺降气为主；来势缓慢、仅觉气短胸闷，属肺气不足气虚证，治以补益肺气为主，但应加用调气降逆法。若反复发作，而且体弱肾虚者，则应加用补肾纳气法。"百病生于气"，肺气虚是气胸发病的基础。本病以肺气虚损为基础，反复发作可损伤脾、肾。其为本虚标实之证，在本为肺气亏损，在标为气滞、血瘀、痰浊，虚实夹杂。这常见于原有肺部慢性疾病，如肺气肿、尘肺、肺结核、肺部肿瘤等的患者。若兼有表证，又当辅以宣肺解表治之；兼有痰热，又应加用清热化痰之品；兼有痰湿，则须选用燥湿祛痰佐之。这常见于有肺部感染的病症。但对于肝气上逆、木旺侮金者，当以疏肝开郁为主。此外，气胸的发病原因常与外邪侵袭、脏腑功能失调及素体虚弱有关。因久病肺虚复感风寒，内有气滞或痰热互结，上盛下虚，可致肺气失于宣降，迫气上逆，气机逆乱而诱发气胸。

（二）虚、郁、痰、瘀并见

现代中医研究认为，气胸究其发病原因，为外邪乘肺，咳喘损肺，创伤肺膜及用力努责等。有学者认为，本病多发生于多种慢性肺系疾病久治不愈以后，其发病机理总源肺虚损、津气严重耗伤，以致肺叶枯萎，属"肺萎"范畴。这常见于原有肺部慢性疾病，如肺气肿、尘肺、肺结核、肺部肿瘤等的患者。其中，气胸的中医证型主要有瘀血阻滞证、肝郁气滞证、痰热壅肺证、肺气不固证和肺肾两虚证。气胸的辨证论治首先要分清虚实，补虚泻实，方可使肺得所主。原发性气胸多见于青壮年，多因先天不足，肺叶菲薄；继发性气胸多见于年老体弱者，肺肾亏弱之体，肺叶日渐充气过度，膨膨而胀满，肺叶菲薄日重。因咳嗽、喷嚏，以及努责排便等外因诱发，肺叶过度充气膨胀，大气激荡，肺叶破损，清气外溢，积于胸胁（胸膜腔），形成气胸。

二、治疗方案和技术

根据气胸的临床特点，结合病机与证候规律，采取分型论证、辨证施治的中医治疗策略。以"急则治其标，缓则治其本"为原则。

（一）治疗方案

1. 瘀血阻滞证

治法：活血行气，宁络止痛。

推荐方：血府逐瘀汤（《医林改错》）加减。常用药：当归、生地黄、桃仁、红花、枳壳、赤芍、柴胡、甘草、桔梗、川芎、牛膝等。胸痛较甚者加乳香、延胡索活血行气止痛。咳喘较甚者加葶苈子、白芥子、杏仁泻肺止咳平喘。若腑气不利，大便不畅者，加用大黄、厚朴通腑泄壅。

2. 肝郁气滞证

治法：理气开郁，降气止痛。

推荐方：柴胡疏肝散（《景岳全书》）加减。常用药：陈皮、柴胡、枳壳、白芍、香附、川芎、炙甘草等。肝郁气滞较重者，可加用郁金、青皮疏肝理气。心悸、失眠者加酸枣仁、合欢皮、远志养心解郁安神。气促明显者，加旋覆花、紫苏子、地龙降逆止咳平喘。咳嗽甚者，可加苦杏仁、百部、紫菀等降气止咳。

3. 痰热壅肺证

治法：清热化痰，止咳平喘。

推荐方：桑白皮汤（《景岳全书》）加减。常用药：桑白皮、法半夏、紫苏子、苦杏仁、浙贝母、黄芩、黄连、山栀子、生姜等。身热重者，可加石膏清热泻火。喘甚痰多者，加用蛤壳、鱼腥草、冬瓜子清热泻肺、化痰泄浊。

4. 肺气不固证

治法：补益肺气，降逆止咳。

推荐方：补肺汤（《永类钤方》）加减。常用药：人参、黄芪、熟地黄、五味子、紫菀、桑白皮等。喘咳较著者，可加用沉香、紫苏子、苦杏仁、百部、诃子降气止咳。偏阴虚者加用沙参、麦冬、玉竹、百合滋养肺阴。若兼有中气虚弱，肺脾同病，食少便溏等，配合四君子汤补脾养肺。伴有悬饮者，加用桔梗、茯苓、葶苈子、益母草活血利水。

5. 肺肾两虚证

治法：补肺益肾，纳气定喘。

推荐方：金匮肾气丸（《金匮要略》）合补肺汤（《永类钤方》）加减。常用药：桂枝、附子、熟地黄、山萸肉、山药、茯苓、牡丹皮、泽泻、人参、黄芪、五味子、紫菀、桑白皮等。肾虚不纳、动则气喘者，可加用补骨脂、胡桃肉、紫河车补肾纳气。四肢不温、口唇发绀者可加肉桂、干姜温阳通脉。肾阴虚者，宜用七味都气丸合生脉散加减滋阴纳气。日久不愈者，可加白及、诃子敛肺生肌。

（二）中医特色技术

1. 针刺治疗 作为中医的传统疗法之一，在气胸的治疗中也有广泛的应用和显著的疗效。通过针刺特定的穴位，调理全身脏腑和气机运行，可促进胸膜腔内的气体吸收，从而减轻气胸症状，促进气体的排出和肺组织的恢复，进而明显改善气胸患者的呼吸功能。气胸肝郁气滞证患者针刺治疗可取尺泽穴、肺俞穴、定喘穴、膻中穴、肝俞穴、气海穴、足三里穴等穴位，使用毫针针刺或电针治疗。气胸痰热壅肺证患者针刺治疗可取尺泽穴、曲池穴、偏历穴、阳溪穴、阴陵泉穴等穴位，使用毫针针刺或电针治疗。每日1次，每次留针15～30min，参考国家标准针灸技术操作规范进行操作。

2. 艾灸疗法 是中医药治疗气胸的另一种重要方法。艾灸通过对穴位进行温热刺激，可温通经络，行气活血，促进胸膜腔内的气体吸收。研究表明，艾灸治疗可以显著提高气胸患者的治疗效果，缩短病程。

3. 刺络放血疗法 通过放血减压，可以迅速缓解气胸症状。有研究表明，刺络放血疗法在气胸急性发作期具有显著的治疗效果，可以迅速缓解患者的胸痛和呼吸困难。

4. 推拿疗法 是中医治疗气胸的一种辅助方法。推拿疗法通过物理刺激，可以促进胸膜腔内的气体吸收，缓解气胸症状。有研究表明，推拿疗法在改善气胸患者的呼吸功能、减轻胸痛方面效果显著。

5. 按摩疗法 通过刺激胸部的特定穴位和经络，可以调节经络气血，促进局部血液循环和淋巴回流，加速胸膜腔内气体吸收和肺组织恢复。有研究表明，按摩疗法可以显著提高气胸患者的治疗效果，缩短病程。

6. 拔罐疗法 是一种以罐为工具，利用燃火、抽气等方法产生负压，使之吸附于体表，造成局部瘀血，以达到通经活络、行气活血、消肿止痛等作用的方法。临床运用较多的火龙罐以独特设计的刮口来走罐，兼以艾灸的近红外光辐射的电磁波和光电的化学作用，避免了传统火罐造成血瘀栓塞的副作用和负压走罐的疼痛感。在运罐过程中，操作者用大小鱼际在施治部位进行推拿按摩，可达到调理脏腑、疏通经络、行气活血、滑利关节、温补阳气的目的，治疗性和舒适性并存。

7. 中药热奄包疗法 是将加热好的中药包置于身体的患病部位或身体的某一特定位置（如穴位）上的方法。热奄包的热蒸气可使局部的毛细血管扩张，血液循环加速，又可促使中药离子渗透到患者病痛所在部位，从而达到温经通络、调和气血等目的，在气胸的临床治疗应用中取得了良好的效果，可显著改善气胸患者的疼痛症状，加速胸膜腔内的气体吸收。

8. 中药熏洗 依据中医辨证论治原则、经络传导理论和脏象学说，皮肤黏膜吸收与物理刺激原理，中药熏洗借助药力和热力直接刺激穴位而发挥作用。现代药理学研究表明，中药熏洗时药物有效成分和热力作用于相应部位，使皮肤毛孔舒张后加速局部皮肤对药物有效成分的吸收，有利于机体血肿、水肿及胸腹水的吸收及消散。温热的刺激及中药有效成分吸收能激活网状内皮系统的吞噬功能，增加细胞的通透性，提高机体新陈代谢及免疫力的作用，对炎症消散有良好的疗效。其次，中药熏洗能有效促进人体血液循环，增加胃肠蠕动，改善食欲和睡眠，调理内分泌系统，增强人体器官功能，从而起到改善气胸患者机体功能、睡眠及焦虑缓解的作用。

三、疗效评价研究

（一）痰热清注射液

痰热清注射液由黄芩、熊胆粉、山羊角、金银花、连翘等组成。体外药理试验研究表明，本药对肺炎链球菌、乙型溶血性链球菌、流感嗜血杆菌有一定的抑制作用，可减少细菌毒素干扰体温中枢神经系统，具有抑菌、抗病毒、解热、抗痉挛和平喘等作用。泸州医学院附属医院开展了30例小儿脓气胸患儿的临床观察，将受试者分为治疗组和对照组各15例。两组均常规使用抗生素，治疗组在抗生素的基础上加用痰热清注射液，7日为1个疗程，治疗3～4周后观察疗效。研究结果表明，痰热清注射液联合抗生素治疗脓气胸较单纯抗生素疗效更为显著，具有退热、止咳、促进肺部炎症吸收等多方面作用，临床应用前景广泛，安全性好。

（二）黄芪注射液

黄芪注射液是从黄芪中提取的有效成分精制而成的，具有益气养元、扶正祛邪、通脉、健脾利湿的功效。湖南湘潭大学医院对112例气胸患者进行了临床观察，将受试者分为治疗组（黄芪注射液滴注加常规治疗）和对照组（单纯使用常规治疗）各56例。研究结果表明，应用黄芪注射液辅助治疗气胸，可有效补中益气、通脉，改善脏层、壁层胸膜营养性血流，加速血液循环，促进裂口愈合，加快胸腔内气体吸收速度。同时，临床结果证实，黄芪注射液能够改善肺组织病理损伤情况，同时缓解临床症状，疗效确切，值得临床推广。

（三）复方丹参注射液

复方丹参注射液是丹参和降香的提取混合液，具有扩张血管、抑制血小板黏附和凝集、解除肺小动脉痉挛、改善肺微循环等作用。具体来看：其一，可增强肺循环血管张力，减少肺泡液渗出，促进肺部炎症吸收；其二，能增加冠状动脉血流，改善心肌收缩力，减少缺氧引起的心肌损伤，促使缺血和损伤的心肌恢复，助力心力衰竭的纠正或降低其发生率；其三，可阻止钙离子内流，作为有效的氧自由基消除剂，抑制氧自由基的产生。因此，复方丹参注射液可减轻过氧化物对缺氧组织如心肌、肺毛细血管内皮细胞和肺上皮细胞的损伤作用,从而解除支气管痉挛,改善患者喘憋症状,恢复通气功能,提高肺部氧合能力。广东省深圳市罗湖区中医院对 48 例原发性气胸患者进行临床观察,将受试者分为治疗组(复方丹参注射液滴注加常规治疗)32 例和对照组(常规治疗)16 例。研究结果显示,复方丹参注射液可有效改善肺微循环,促进肺部炎症吸收,改善气胸患者临床症状,疗效确切。

(四)参麦注射液

参麦注射液是由红参和麦冬组成的一种复合中成药,具有益气固脱、养阴生津、生脉之功。蚌埠市第三人民医院对气胸肺萎陷患者 48 例进行临床观察,将受试者随机分为治疗组(参麦注射液滴注联合常规治疗)20 例和对照组(常规治疗)28 例。研究结果表明,参麦注射液可促进细胞外 Ca^{2+} 的内流,增强腹肌收缩力。随着腹式呼吸增强,疲劳的呼吸肌及呼吸辅助肌得到补偿,通气与换气功能得以提升,进而促使胸膜上裂口愈合,最终达到治疗气胸的目的。此外,参麦注射液还可有效改善脏层和壁层胸膜的营养性血流量,促进裂口愈合,使开放性气胸转为闭合性气胸,加快胸腔内气体吸收速度,使患者免受胸腔闭式引流术之苦,缩短疗程。

四、作用机制研究

中医药治疗气胸疗效显著,可多靶点起到调控作用,实现促进胸膜修复,调节机体免疫力,镇咳祛痰,防止肺损伤,抗炎、抑菌、抗病毒,改善微循环,扩张气管和支气管等多重功效。

(一)促进胸膜修复

《本草求真》提到:"白及(专入肺)……方书既载功能入肺止血……此药涩中有散,补中有破,故书又载去腐逐瘀生新。"现代药理学研究发现,白及的主要有效成分是白及多糖,具有促进伤口愈合的功效。白及多糖可刺激巨噬细胞,促使诱导型一氧化氮合酶、TNF-α 和 IL-1β 的信使核糖核酸水平升高,增强这些细胞因子的表达。同时,它还能有效刺激炎症细胞浸润,促进上皮细胞组织形成,提高羟脯氨酸含量,显著促进成纤维细胞增殖,这是白及多糖促进伤口愈合的机制之一。体外研究发现,浓度为 60~120 μg/ml 的白及多糖在体外具有促进人脐静脉内皮细胞黏附生长的功能。因此,推测白及多糖能与细胞外基质成分相互作用,促进细胞黏附与贴壁生长,促进气胸患者的胸膜修复。

(二)调节机体免疫力

《神农本草经》云:"人参……可补五藏,安精神,定魂魄,止惊悸,除邪气,明目,开心益智。"现代药理学研究表明,从人参药材中已分离鉴定出 40 余种人参皂苷单体,此外还有人参多糖、氨基酸、蛋白质、酶类等成分。由此可见,人参的化学成分复杂,具有广泛的生物活性和独特的药理作用。这些成分对人体的免疫系统、物质代谢、神经系统、心血管系统、内分泌系统、血液系统等生命过程均有影响,具体表现为调节机体免疫力,提高抵抗力;抗炎,抗菌;抗氧化,清除羟自由基;对脑缺血具有神经保护作用;抗肿瘤活性;促进造血系统功能等。因人参具有适应原作用,其药理活性常因机体功能状态不同而呈现出双向作用,故可以增强机体对各种不良刺激如生物性(异体血清、细菌、移植肿瘤等)、物理性(高温、低温、缺氧、发热等)、化学性(抗癌剂、毒物等)的非特异性抵抗力,提高机体适应性,促进病理过程恢复正常。研究表明,人参白茅根汤方中的人参具有抗菌,促进造血系统功能,提高患者抵抗力,改善患者气血亏虚症状,促进创面愈合的作用。

《神农本草经》云："黄芪，味甘，微温。主痈疽久败疮，排脓止痛，大风癞疾，五痔，鼠瘘，补虚，小儿百病。"现代药理学研究表明，黄芪含有多种皂苷、黄酮、多糖及氨基酸等复杂的化学成分。因其化学成分非常复杂，故其药理学作用亦非常广泛，在人体免疫系统、呼吸系统、心血管系统、血液系统、泌尿系统、消化系统、内分泌系统及物质代谢等方面均有作用。具体体现在：①对于免疫功能低下者，不仅能增强免疫，还能双向调节。可从细胞免疫、体液免疫、非特异性免疫等多个方面刺激免疫系统，增强特异性和非特异性免疫功能，提高抵抗力，同时具备抗菌、抗病毒能力。②在防治感冒方面，能提高机体对病毒的抑制能力，促进抗体生成，这与黄芪中某种成分可增加病毒诱生和自生干扰素有关；在防治变应性鼻炎上，可增强T淋巴细胞功能，调节机体免疫，恢复黏膜纤毛及各器官正常功能，使机体功能协调一致。③对正常心脏，可加强收缩，改善冠脉血流，保护心肌还能在一定程度上抗心律失常。④可以扩张微小动脉、改善微循环、降低血浆炎性因子水平，抗脓毒性休克；对血压双相调节，降低肺动脉压；影响血流变，降低血液黏稠度，减少血栓生成，预防和治疗心血管疾病；还可促进各种创面愈合。⑤可保护机体造血功能，使下降的血细胞数回升。⑥具有肾脏保护作用。⑦具有良好的抗肝纤维化作用并可以抑制脂氧化酶，减少脂多糖的生成，提高肝脏谷胱甘肽含量，还能抗自由基、调节代谢、保护线粒体。⑧具有激素样作用，可以抗疲劳，提高机体应激能力，延长睡眠，增加食欲，还能双向调节血糖。⑨可以显著减少全身性耗氧，增强组织耐缺氧、耐低温的能力。⑩可以清除有害自由基并发挥抗氧化酶作用，从而保护细胞。⑪可以加速细胞的生理代谢，加快血清和肝脏蛋白质更新，促进蛋白质的代谢，这是黄芪扶正的重要体现。

《中华本草》中提到熟地黄具有补血滋润、益精填髓的功效，主血虚萎黄；主治眩晕心悸、月经不调、崩不止、肝肾阴亏、潮热盗汗、遗精阳痿、不育不孕、腰膝酸软、耳鸣耳聋、头目昏花、须发早白、消渴、便秘、肾虚喘促等。现代药理学研究表明，熟地黄含有梓醇、地黄素、甘露醇、糖类、维生素A类物质及氨基酸等。其药理作用如下：①调节免疫。熟地黄多糖可明显提高单用环磷酰胺所致的血虚模型小鼠的血常规，对模型所致的小鼠骨髓有核细胞下降有明显的拮抗作用。②增强造血功能。熟地黄多糖可以显著升高气血双虚模型小鼠血清粒细胞-巨噬细胞集落刺激因子的水平，从而促进骨髓造血。《本草正义》云："牛膝，疏利泄降，所主皆气血壅滞之病。"现代药理学研究表明，牛膝所含的蜕皮甾酮具有较强的蛋白质合成促进作用，能降低大鼠全血黏度，并有抗凝作用。此外，牛膝还有抗炎、镇痛作用，能提高机体免疫功能。

（三）镇咳祛痰，防止肺损伤

《神农本草经》云："五味子，味酸温。主益气，欬逆上气，劳伤羸瘦，补不足。"现代药理学研究表明，五味子具有很强的药理活性，药理作用涉及免疫系统、呼吸系统、心血管系统、中枢神经系统、消化系统、泌尿系统及生殖系统、内分泌系统等各个方面。具体表现为：①免疫系统：机体的非特异性免疫功能可以在五味子粗多糖的作用下得到提高，五味子在提高机体免疫力的同时可以使肠道免疫处于平衡状态并使其正常发挥功能，对人体健康具有十分重要的意义。②呼吸系统："神药""嗽药"亦是人们对五味子的称谓。有研究表明五味子醚提取物具有镇咳、祛痰的作用，搭配其他相应药物，可用于急、慢性支气管炎、咳嗽等病症的治疗。五味子多糖可以兴奋呼吸，提升白细胞数量，并能增强细胞免疫功能。五味子还可以防止肺纤维化和肺损伤，防治呼吸系统的相关疾病。③心血管系统：五味子主要成分具有保护心脏、扩张血管、改善组织灌注等作用，可以防治心血管系统疾病。用五味子种子、蔓煎茶，具有强心、降压的功效。结合上述五味子对呼吸系统的作用，说明其可以"保肺强心"。《神农本草经》云："桔梗……主胸胁痛如刀刺……"药理研究表明，桔梗皂苷粗品具有镇静、镇痛及解热等中枢抑制作用，并有抗炎及镇咳祛痰、扩张血管作用，还有抑制乙酰胆碱和组胺的作用。此外，现代药理学研究表明，柴胡具有明显的镇静、镇痛、解热、镇咳等广泛中枢抑制作用。其主要有效成分柴胡皂苷的抗炎作用程度与泼尼松龙相似。柴胡还有抗病毒、增强免疫功能的作用。

（四）抗炎、抑菌、抗病毒

《药性论》云："桑白皮使，平。能治肺气喘满，水气浮肿，主伤绝，利水道，消水气，虚劳，客热，头痛，内补不足。"现代药理学研究表明，桑白皮的作用如下。①对呼吸系统具有镇咳、祛痰、平喘的作用。研究表明，桑白皮镇咳作用与其煎液经氯仿和碱萃取后的有效成分有关。其祛痰作用的机理是使痰液变稀释，这与桑白皮所含的总黄酮具有增加呼吸道分泌液有关。其平喘作用可能与桑白皮所含总黄酮具有非竞争性抑制致痉剂引起的豚鼠离体气管平滑肌收缩的作用相关，也可能与其醇提取物具有白三烯拮抗活性相关。有研究发现，用蜜炮制后的桑白皮止咳平喘作用增强。②桑白皮提取物具有明显的耐缺氧作用。③抗炎作用。有实验研究得出，桑白皮可以有效抑制醋酸引起的小鼠腹腔液渗出，对角叉菜胶致足浮肿、巴豆油致小鼠耳肿胀均有较强的抑制作用，表现出较强的抗炎活性。④具有抗细菌和抗病毒的作用。对金黄色葡萄球菌、伤寒杆菌、痢疾杆菌及枯草杆菌均有抑制作用。

《本草备要》云："紫菀辛温润肺，苦温下气，补虚调中，消痰止渴。治寒热结气，咳逆上气，喘嗽脓血（专治血痰，为血劳圣药），肺经虚热，小儿惊痫。"现代药理学研究表明，紫菀具有如下作用。①祛痰、镇咳作用。研究发现，紫菀水煎剂及甲醇、苯提取物均具有明显的祛痰作用。其根与根茎的提取液中分离出的针形无色结晶对小鼠有镇咳作用。紫菀煎剂对氨水引起的咳嗽有显著镇咳作用。②抗炎作用。据报道，紫菀中木栓酮及一些甾醇类有较好的抗炎活性。③抑菌作用。体外试验证明，紫菀对大肠杆菌、宋内志贺菌、伤寒杆菌、副伤寒杆菌、绿脓杆菌、变形杆菌及霍乱弧菌等均有一定的抗菌作用。紫菀煎剂对常见致病真菌及对鸡胚尿囊的流感病毒有明显的抑制作用。

《名医别录》云："桃仁……主咳逆上气，消心下坚，除卒暴击血，破癥瘕。"现代药理学研究表明，桃仁水煎醇沉液可使离体兔耳静脉血管流量增加，有舒张血管作用。给麻醉犬动脉注射桃仁水煎醇沉液，能增加其股动脉血流量并降低血管阻力，对血管壁有直接扩张作用。临床观察证明，桃仁对血流阻滞、血行障碍有改善作用，能使各脏器各组织功能恢复正常。桃仁还有促进炎症吸收作用，对炎症初期有较强的抗渗出作用，但抗肉芽形成作用较弱。其有效成分苦杏仁苷有镇咳作用。现代药理学研究表明，甘草有明显的镇咳作用，有一定的祛痰、平喘作用，还有抗炎、抗病毒、抗菌、抗过敏等作用。

（五）改善微循环

《神农本草经》云："当归味甘温。主欬逆上气。"药理研究表明，当归可促进缺氧机体恢复。其成分 3-正丁烯基苯酞和藁本内酯可松弛支气管平滑肌，有效对抗组胺、乙酰胆碱所致的气道痉挛，防止肺内气体陷闭；还能提高非特异性免疫功能。同时，当归能抑制血小板聚集，降低纤维蛋白原浓度，进而降低血液黏度。现代药理学研究表明，红花及其制剂能不同程度地延长大鼠纤维蛋白溶解活性而延长血栓形成时间，能抑制二磷酸腺苷及胶原引起的血小板凝聚，防止血栓形成。红花黄色素能使兔结膜微循环毛细血管开放数目增加，使微循环明显改善。小鼠热板法及醋酸扭体实验证明，红花黄色素有镇静、镇痛作用。此外，红花黄色素可以显著抑制组胺引起的大鼠皮肤毛细血管通透性的增加，表明其具有抗炎作用。《景岳全书·本草正》云："川芎……其性善散，又走肝经，气中之血药也。"现代药理学研究表明，川芎能够扩张血管，降低血管阻力，改善微循环，能抑制血小板凝集，预防血栓形成，并有抗组胺作用，可一定程度上舒张平滑肌。川芎嗪还可以清除氧自由基，抑制炎性介质，保护血管内皮细胞。此外，现代药理学研究表明，秦艽可活血荣筋，通络止痛，减轻局部胸膜肥厚、粘连及包裹。川芎、红花、当归，均有较强的穿透性和走窜性，可使皮质类固醇透皮能力提高8～10倍。川楝子可引导药物上下升降，增强药物的穿透力。乳香、没药芳香开窍，辛温走窜，能率药效直达病所，配合诸药使用，渗透力强，吸收快。薏苡仁、郁金、白芍可以调节人体免疫机能，增强吞噬细胞清除免疫复合物的能力，提高纤溶-抗凝平衡，降低血液黏稠度，降低毛细血管通透性，改善微循环，从而促进气胸患者炎症吸收、渗出减少。

（六）扩张气管和支气管

《本草纲目》云："枳实、枳壳……大抵其功皆能利气，气下则痰喘止，气行则痞胀消，气通则痛刺止，气利则后重除。"现代药理学研究表明，枳壳的有效成分辛弗林有较强的扩张气管和支气管作用。动物实验表明，其可以完全对抗组胺所引起的支气管收缩，对离体支气管也有此作用。《本草纲目》云："青橘皮……治胸膈气逆胁痛，小腹疝气，消乳肿，疏肝胆，泻肺气。"现代药理学研究表明，青皮挥发油中的柠檬烯有祛痰、扩张支气管、平喘作用。

参 考 文 献

陈志斌，兰岚，2019. 气胸中医诊疗专家共识［J］. 中国中医急症，28（2）：189-191，203.

国家药典委员会，2015. 中华人民共和国药典：一部［S］. 2015年版. 北京：中国医药科技出版社：80.

国家药典委员会，2020.中华人民共和国药典：一部［S］. 2020年版. 北京：中国医药科技出版社.

韩莹莹，李杰，吴静远，等，2022. 基于"诸湿肿满，皆属于脾"探讨恶性胸腔积液的辨治［J］. 中国中医基础医学杂志，28（10）：1715-1717.

洪素兰，1995. 实用中医呼吸病学［M］. 北京：中国中医药出版社.

黄宫绣，1997. 本草求真［M］.王淑民，校注. 北京：中国中医药出版社.

李用粹，1999. 证治汇补［M］.吴唯，校注 北京：中国中医药出版社.

凌锡森，2001. 中西医结合内科学［M］. 北京：中国中医药出版社.

欧阳忠兴，柯新桥，1994. 中医呼吸病学［M］. 北京：中国医药科技出版社.

施焕中，2014. 规范恶性胸腔积液的诊断与治疗［J］. 中华内科杂志，53（3）：166-167.

佚名，2021. 悬饮的诊断依据、证候分类、疗效评定：中华人民共和国中医药行业标准《中医内科病证诊断疗效标准》（ZY/T001.1—1994）［J］. 辽宁中医杂志，48（2）：149.

张国良，2007. 实用胸部外科学［M］. 北京：中国医药科技出版社.

中国恶性胸腔积液诊断与治疗专家共识组，2014.恶性胸腔积液诊断与治疗专家共识［J］.中华内科杂志，53（3）：252-256.

中华人民共和国卫生部药典委员会，1997 中华人民共和国卫生部药品标准.中药成方制剂（第七册）［M］. 北京：中华人民共和国卫生部药典委员会：159-160.

中华医学会呼吸病学分会，李为民，2023. 恶性胸腔积液治疗的中国专家共识（2023年版）［J］. 中华结核和呼吸杂志，46（12）：1189-1203.

周河燃，黄挺，2022. 基于数据挖掘探讨中药复方治疗肺癌恶性胸腔积液用药规律［J］. 浙江中西医结合杂志，32（3）：273-276.

朱震亨，1997. 丹溪心法［M］. 沈阳：辽宁科学技术出版社.

第十五章　阻塞性睡眠呼吸暂停低通气综合征

阻塞性睡眠呼吸暂停低通气综合征（obstructive sleep apnea hypopnea syndrome，OSAHS）是由多种原因导致睡眠状态下反复出现低通气和（或）呼吸中断，引起慢性间歇性低氧血症伴高碳酸血症及睡眠结构紊乱，进而使机体发生一系列病理生理改变的临床综合征。本病主要临床表现为睡眠打鼾伴呼吸暂停、白天嗜睡、疲乏、记忆力下降等，可引起高血压、冠心病、心律失常、心力衰竭、2型糖尿病、中风、认知障碍、心理异常、性功能障碍等多种并发症，还可因嗜睡导致交通事故。流行病学研究显示，OSAHS的成人患病率为2%～4%，但全世界约有10亿人受到影响，其中大多数人没有得到诊断和治疗。男性、肥胖、年龄增加、绝经后女性、上气道解剖异常、有家族史是本病的主要危险因素。

本病归属中医学"鼾症"范畴。

一、病因病机

关于鼾症的中医研究较少，目前为止高级别的文献资料仅有2019年《鼾症中医诊疗专家共识意见》和2021年全国中医药行业高等教育"十四五"规划教材《中医耳鼻咽喉科学》。《鼾症中医诊疗专家共识意见》认为，鼾症的病因病机可由先天禀赋异常，气道不畅，呼吸不利所致；或因饮食不节，过食肥甘厚味，喜嗜酒酪，痰湿上阻于气道，壅滞不畅而发；或因外感六淫，感受风温热邪，灼津成痰，咽喉肿胀壅塞、气血瘀阻，亦可感受风寒湿之邪，引动痰湿，诱发或加重本病；或因素体虚弱，病后体虚，劳倦内伤，脏腑功能失调，呼吸不和而致。《中医耳鼻咽喉科学》以肺脾气虚、痰瘀互结导致上气道的狭窄作为本病基本病因病机。其指出鼻窍及咽喉是呼吸气流出入之通道，亦为肺之门户。若该气道过于狭窄，则睡眠时气息出入受阻，冲击作声；如气道完全阻塞，则气息出入暂时停止（呼吸暂停）。总之，本病与痰、虚、瘀密切相关。

随着以临床问题为导向的临床研究不断深入，需要对鼾症的病因病机进行更进一步的探讨。例如，同一个个体，解剖结构不变，为何清醒时不会打鼾和呼吸暂停，而只有入睡后才打鼾和呼吸暂停？为什么疲劳时容易打鼾？针对这些问题，有学者提出"大气下陷"论。"大气下陷"论系由近现代中医学家张锡纯所创。张氏认为："大气的生理功能有二。一则为诸气之纲领，包举肺外，循咽喉，贮存于胸中，经任脉上达而充养头目官窍，司呼吸之枢机，鼓动肺脏之呼吸以通天地之气，气化脏腑中之浊气，维持机体生命活动。故凡声音、呼吸之强弱，与大气之盛衰息息相关。二则为周身血脉之纲领，贯心脉而行气血。"大气具有"走息道以行呼吸"之重要功能。正常人若大气稍下陷，但不虚，尚能鼓动、维持呼吸。若胸中大气虚且下陷，如鼾症患者，则清醒时胸中大气以阳气（推动宣发）为主导，尚能维持气道开放，不会打鼾和呼吸暂停；入睡后大气以阴气（收敛沉降）为主导，若气虚则下陷更甚，气道肌肉松弛发生塌陷闭合，导致打鼾和呼吸暂停。张锡纯所描述的大气下陷的症状为"此气一虚，呼吸即觉不利，而且肢体酸懒，精神昏愦，脑力心思，为之顿减。若其气虚且陷，或下陷过甚者，无气包举肺外以鼓动其辟之机，其人即呼吸顿停，昏然罔觉，所以不病而猝死也"，基本吻合鼾症患者呼吸暂停、四肢乏力、精神不振、嗜睡、智力下降、记忆力减退，甚至夜间猝死的临床表现。另外，大气又为周身血脉之纲领，贯心脉而行气血。大气虚则难以推动血行，久则成瘀。大气下陷多得之力小任重或枵腹力作；或病后气力未复，勤于动作；或因泄泻日久；或气分虚极自下陷（如劳倦内伤）；或外感证；或盖其身体素胖，艰于行步，胸中大气，素有欲陷之机，因行动劳苦，而遂下陷。这些病因与鼾症的主要危险因素如肥胖、疲劳、年龄增加、外感六淫等相吻合。

综上所述，气虚下陷、痰阻血瘀是鼾症的基本病机，虚陷、痰、瘀贯穿疾病始终。早期以大气虚陷为主，逐渐成瘀生痰。痰阻于气道，瘀阻于络脉。本病病位主要在肺、脾，涉及肾、肝等脏。痰湿（热）、瘀血是本病主要的病理产物。

二、证候规范

2019 年《鼾症中医诊疗专家共识意见》列出鼾症的证候分类有 6 种，即痰湿内阻证、痰瘀互结证、痰热内蕴证、气虚痰瘀证、肺脾气虚证和肺肾两虚证。2021 年《中医耳鼻咽喉科学》仅列出痰瘀互结证和肺脾气虚证 2 种证候。鼾症是本虚标实的慢性病，虚证以大气（气虚）下陷证为主，实证主要有痰湿内阻证、痰热内蕴证、痰瘀互结证。实际临证时患者往往以虚证兼实证的复合形式出现，即气虚下陷兼痰湿内阻、气虚下陷兼痰热内蕴、气虚下陷兼痰瘀互结证。

1. 气虚下陷证 临床表现：打鼾，气息时断时续，呼吸不利或憋醒。胸闷，气短，心悸，活动后更明显。神疲，四肢乏力，嗜睡，记忆力智力减退，可有头晕。小腹冷痛，便溏。关前脉沉迟或脉细弱。

2. 痰湿内阻证 临床表现：夜寐不实，鼾声沉闷，时断时续，反复出现呼吸暂停及憋醒。白天头晕昏沉，不分昼夜，时时欲睡，但睡不解乏。形体肥胖，身体重着。口干不欲饮，或有咳白黏痰。舌体胖大，边有齿痕，舌色淡红，舌苔白厚腻。脉沉且多濡滑。

3. 痰热内蕴证 临床表现：打鼾或喘，鼾声响亮，呼吸急促，鼻息灼热。喉间气粗痰鸣，咳黄黏痰。甚者面红、憋气，胸部满闷或痛。日间口干喜饮，身热烦躁，口臭，多汗。小便短赤，大便干结。舌红，苔黄腻。脉滑数。

4. 痰瘀互结证 临床表现：夜寐不宁，时时鼾醒，鼾声响亮。寐时可见张口呼吸，甚或呼吸暂停。夜间或有胸闷不适，头重身困。面色晦暗，口唇青紫。或伴有头晕头痛，半身不遂，肢体疼痛或麻。或有鼻塞不适。或有咽中堵塞感。舌淡胖，有齿痕。或有舌色紫黯或见瘀点，舌下脉络迂曲或粗乱。脉弦滑或涩。

三、治疗方案和技术

鼾症是本虚标实的慢性病，故以"标本同治"为原则，扶正祛邪并重。治法以益气升提、补肺健脾、化痰祛瘀为主。治疗的疗程相对较长，一般先规律治疗 3 个月，若病情明显改善，可改为间歇性治疗。如每个月服药 2 周，3～6 个月后逐渐延长至每个月服药 1 周。治疗需长期重视预防调摄，同时辅助运用康复技术。

（一）治疗方案

1. 气虚下陷兼痰湿内阻证 采用升陷汤合六君子汤加减。常用药：黄芪、升麻、桔梗、柴胡、知母、党参、白术、半夏、陈皮、茯苓、石菖蒲、红景天等。

2. 气虚下陷兼痰热内蕴证 采用升陷汤合黄芩（或黄连）温胆汤加减。因黄连甚苦，影响长期服用依从性，故首选黄芩。常用药：黄芪、升麻、桔梗、柴胡、知母、黄芩、半夏、陈皮、枳壳、竹茹、浙贝母、鱼腥草、赤芍、甘草等。

3. 气虚下陷兼痰瘀互结证 采用升陷汤合涤痰汤加减。常用药：黄芪、升麻、桔梗、柴胡、知母、党参、山萸肉、胆南星、石菖蒲、陈皮、竹茹、当归、郁金、丹参、桃仁、红花、红景天等。

（二）中医特色技术

中医治疗鼾症既要注重整体观念又要个体化辨证施治，结合现代康复技术理念，选择适合患者的中医特色康复技术。可以多种技术联合以促进患者康复。

1. 穴位贴敷 将中药粉末制成膏状或药饼敷贴穴位，以刺激穴位激发经气。选取廉泉、天突等穴位，将药物（如升麻、黄芪、白芥子、柴胡粉末等以蜂蜜或稀释后的醋调制）制成软膏贴敷，每日睡前贴，次日醒后去掉，至少坚持3个月。本疗法可增强患者入睡后舌下神经敏感性，从而增强上气道扩张肌张力，抑制气道塌陷。

2. 耳针 是依据中医学中耳廓与人体各部存在着一定联系的理论，用特定针具或丸状物在耳廓相应穴位实施刺激以增强脏器功能的一种治疗方法。鼾症常取耳穴神门、交感、皮质下、肺、脾、垂前、咽喉，用王不留行籽贴压，每日按压3~5次，每次每穴按压10~20次，10日为1个疗程。

3. 六字诀呼吸操 通过特定发音呼吸法调理脏腑经络气血，包括"嘘"（xū）、"呵"（hē）、"呼"（hū）、"呬"（sī）、"吹"（chuī）、"嘻"（xī）6个字的发音。其中"呬"字诀发音着力点在两齿间。练习时，通过展肩扩胸、藏头缩项的动作，可最大限度地扩展胸腔，增加胸腔容量，提升胸中大气。长期坚持，可有效增强患者上气道肌肉力量，预防吸气时气道塌陷。每周练习3~5次，运动前进行5min的放松运动，练习过程中尽量做到深呼气与深吸气。

4. 烙治法 适用于喉核肥大引起者。需耳鼻咽喉科专业医生操作。

5. 针刺 通过刺激穴位以疏通经络、扶正祛邪。取安眠、四神聪、廉泉、旁廉泉、神门、膻中、丰隆、血海、三阴交、照海等穴位，用毫针针刺或电针治疗，每日1次，10次为1个疗程。针刺穴位能增强上气道扩张肌张力和降低咽腔的可塌陷性，改善低通气和呼吸暂停。

6. 穴位埋线 是将羊肠线或生物蛋白线埋入人体穴位内，利用线体对穴位的持续刺激作用治疗疾病的一种治疗方法，具有疏通经络、调和气血、补虚泻实的作用。常用穴位有中脘、大横、天枢、足三里、丰隆、阴陵泉等，可使相关的临床症状、睡眠呼吸暂停及低通气的状况明显改善。

7. 灸法 可采用艾灸、雷火灸等，选取足三里、列缺、丰隆、阴陵泉等穴进行施灸。灸法能促进局部血液循环以增强咽喉肌肉张力，有效改善睡时打鼾、呼吸暂停、白天嗜睡等相关症状。机体经脉穴位主治各异，临证需结合患者实际情况，恰当选穴，使治疗发挥最大作用。

8. 八段锦 是在中医藏象、经络、五行、阴阳等理论的指导下融入以呼吸吐纳和导引动作为主要形式的健身功法。参考国家体育总局编创并推出的"新编健身气功·八段锦"，每周锻炼3~5次，40min/次（5min热身活动、30min功法锻炼、5min休息），12周为1个疗程。通过锻炼第一式"两手托天理三焦"、第二式"左右开弓似射雕"、第三式"调理脾胃须单举"、第六式"两手攀足固肾腰"和第八式"背后七颠百病消"，可通调三焦，使全身脏腑经络气血通畅，并针对性地调理心肺，促进脾升胃降、强肾健腰，使身体质量指数（body mass index，BMI）、呼吸暂停低通气指数（apnea hypopnea index，AHI）、Epworth嗜睡量表（Epworth sleepiness scale，ESS）评分及最低动脉血氧饱和度（lowest arterial oxygen saturation，LSaO$_2$）等方面均有改善。

（三）预防调摄

（1）重视健康宣教，提高患者对疾病的认识及治疗配合度。
（2）减重。饮食有节，适当控制进食量，少食肥甘厚味，加强运动，控制体重在正常范围内。
（3）体位：卧寐时宜取侧卧位或适当抬高床头。
（4）调畅情志，起居有常，日间避免过度劳累，睡前避免饮酒，避免长期服安眠药物。
（5）戒烟。
（6）积极防治外感及鼻咽部疾患。

四、疗效评价研究

鼾症疗效评价研究涉及中药复方制剂、药物外治法和非药物疗法等。药物外治法主要涉及敷贴疗法、耳穴压豆，非药物疗法涉及普通针刺、新型揿针、穴位埋线、六字诀等。

（一）中药复方制剂

1. 谷青止鼾汤颗粒剂 依托河南省中医管理局项目，采用多中心、随机、安慰剂对照试验设计方法，纳入72例OSAHS患者进行研究。采用随机数字表分配方法，将受试者随机分为观察组（谷青止鼾汤颗粒剂）和对照组（中药颗粒模拟剂），治疗21日。研究结果显示，谷青止鼾汤颗粒剂能够降低AHI、氧减指数（oxygen desaturation index，ODI），提高$LSaO_2$，缓解炎症反应及病情进展，改善临床症状和睡眠质量。

2. 鼾症一号方 依托福建省教育厅科技基金项目，采用随机对照试验设计方法，纳入60例痰瘀互结型OSAHS患者进行研究。将受试者随机分为治疗组（一般治疗+鼾症一号方）和对照组（一般治疗），治疗3个月。结果显示，与对照组相比，采用鼾症一号方的治疗组在中医证候积分、体质指数和睡眠监测指标方面均有更明显的改善。

3. 祛痰除湿汤 依托宁波市自然科学基金项目，采用随机对照试验设计方法，纳入116例OSAHS患者进行研究。将受试者随机分为观察组（祛痰除湿汤+常规基础治疗联合无创正压通气）和对照组（常规基础治疗联合无创正压通气），治疗2个月。结果显示，祛痰除湿汤能够明显改善患者的临床症状和睡眠质量，并提高血氧饱和度。

4. 综合治疗 依托河南省中医药管理局科学研究专项课题和国家自然科学基金-青年基金项目，采用系统评价与Meta分析方法，纳入14项RCT，共计1095例OSAHS患者。研究评估了单纯中药治疗对比安慰剂组、中药+健康指导对比健康指导组、中药+持续气道正压通气（continuous positive airway pressure，CPAP）对比CPAP组的疗效。Meta分析结果显示，与安慰剂组对比，单纯中药治疗能降低AHI、ESS评分，提高$LSaO_2$，但仅在ESS评分方面显示出统计学差异。而在健康指导或CPAP基础上联合中药治疗较单纯应用健康指导或CPAP在降低OSAHS患者的AHI及ESS评分、提高$LSaO_2$、改善中医证候积分方面疗效更优。

（二）药物外治法与非药物疗法

1. 穴位贴敷 一项多中心、随机、对照临床试验共纳入80例OSAHS患者，随机分为治疗组（中药药粉制成的药饼联合常规治疗）和对照组（安慰剂制成的药饼联合常规治疗），每日更换，7日为1个疗程，共治疗4个疗程。结果显示，穴位贴敷能减少睡眠呼吸事件，改善夜间低氧血症，一定程度上恢复睡眠完整性，改善患者嗜睡症状，疗效优于常规治疗。

2. 穴位埋线　依托浙江省中医药科技计划项目，开展随机、对照临床试验，共纳入 60 例 OSAHS 合并肥胖患者，随机分为治疗组（穴位埋线+常规治疗联合夜间 CPAP 治疗）和对照组（常规治疗联合夜间 CPAP 治疗），15 日埋线治疗 1 次，共治疗 4 次。结果显示，埋线治疗辅助 CPAP 治疗 OSAHS 合并肥胖患者可有效减轻患者体重，更好地改善患者临床症状和夜间缺氧程度。

3. 新型揿针　依托四川省中医药管理局科学技术研究专项课题项目，开展随机、对照临床试验，共纳入 60 例 OSAHS 患者，随机分为治疗组（新型揿针+西医常规治疗及无创呼吸机通气治疗）和对照组（西医常规治疗及无创呼吸机通气治疗）。留针 24h，隔日 1 次，每 20 日为 1 个疗程。每个疗程间隔 10 日，治疗 3 个疗程。结果显示，新型揿针可较好缓解 OSAHS 患者嗜睡等临床症状，抑制血清炎症因子。

4. 耳穴压豆联合穴位贴敷　依托河南省医学科技攻关项目，开展随机、对照临床试验，共纳入 128 例 OSAHS 患儿，随机分为研究组（耳穴压豆联合穴位贴敷治疗）和对照组（受穴位贴敷治疗），治疗 1 个月。结果显示，耳穴压豆联合穴位贴敷可改善患儿鼾症症状与睡眠质量。

5. 六字诀　依托福建省教育厅科技类项目，开展随机、对照临床试验，共纳入 60 例脑卒中合并 OSAHS 患者，随机分为六字诀组（六字诀+康复科一般常规护理和康复治疗训练）和对照组（康复科一般常规护理和康复治疗训练）。每周训练 5 日，每日练习 1 次，1 次 3 遍，每遍 6～8min，共训练 12 周。结果显示，六字诀可以有效改善缺血性脑卒中合并 OSAHS 患者的睡眠呼吸质量、呼吸紊乱指数、最低血氧饱和度及情绪状况。

五、作用机制研究

中医治疗鼾症疗效确切，具有多靶点调控作用，通过上下游信号通路的调节，起到抗缺氧、抗氧化应激、抗炎性反应、减弱细胞凋亡、保护神经、改善认知功能、减少瘦素抵抗、改善血黏度、提高机体免疫功能等多重功效。

（一）降低炎症和氧化应激反应

氧化应激和炎性反应是 OSAHS 发病过程中的关键环节，是导致血管内皮损伤、内分泌紊乱、神经细胞损伤发生的主要发病机制。OSAHS 的特点是周期性发作的缺氧/复氧损伤，产生氧自由基和氧化应激，激活细胞黏附分子和炎性细胞介质表达，进而激活一系列对氧化还原反应敏感的转录因子，启动下游基因的表达，引起多种炎症因子的产生，并进一步引起中性粒细胞、单核细胞和血小板活化和聚集，从而引起全身与局部的炎症反应。同时，持续存在的慢性呼吸道炎症和氧化应激反应反过来又进一步加重气道结构和功能的异常，促使呼吸通道塌陷阻塞和低氧血症加重，最终导致患者病情加重和全身各器官、组织功能障碍。

黄芪提取物黄芪甲苷Ⅳ，可显著降低间歇性缺氧时人肺上皮 Beas-2B 细胞中 ROS、LDH、MDA、IL-1、IL-6β、IL-2 等炎症标志物水平，抑制 MAPK 的磷酸化，从而减弱氧化应激和炎症反应。同时，黄芪甲苷也能下调 PI3K-AKT 下游信号通路的表达，改善血管内皮功能障碍，有效降低氧化应激反应，起到治疗 OSAHS 的作用，并对 OSAHS 合并心血管病有一定治疗作用。瓜蒌皮具有较强的抗氧化作用，可通过清除自由基，抗氧化应激损伤等，保护 PI3K 等蛋白的完整性，恢复 PI3K-AKT 信号通路的正常调控，干预细胞凋亡、氧化应激等过程。红景天提取物红景天苷具有抗缺氧、抗氧化应激、抗衰老的作用。经腹腔注射低剂量红景天苷和高剂量红景天苷的大鼠，其 NF-κB、HIF-1α 蛋白的表达水平均下降，且高剂量组下降更明显。同时，红景天苷作用于 OSAHS 患者的 NF-κB、p38 信号通路，可发挥抗炎作用，减少 HIF-1α 的产生。人参皂苷 Rb1

可减少 HIF-1α 激活，改善缺氧，减轻 OSAHS 大鼠的氧化应激和炎性反应，改善大鼠肺通气功能。枸杞多糖可调节 NF-κB 通路及其下游通路（p65、p50），下调炎性细胞因子和介质（TNF-α、IL-1β、COX-2）的表达水平，干预炎性反应，减轻氧化应激，从而起到保护神经的作用，治疗 OSAHS。半夏含有生物碱、挥发油、甾醇类、黄酮类等成分，具有止咳化痰平喘、抗炎、降血脂等作用。其生物碱能减少炎症模型中 TNF-α、IL-8 等的释放并使其表达水平得到抑制，触发中性粒细胞的趋化作用，减少聚积，从而有效减轻肺部炎症反应。石菖蒲的化学成分主要有细辛醚、生物碱等，其中 β-细辛醚抗炎作用较好。研究表明，它主要通过激活小胶质细胞中的 JNK/MAPK 途径减少促炎介质的释放，从而使炎症因子水平降低。除此之外，β-细辛醚还可以显著下调 NF-κB p65 启动子的活性，降低炎症因子水平，同时能兴奋中枢神经系统，改善 OSAHS 患者日间嗜睡、精神疲倦等表现。半夏厚朴汤可通过上调 Parkin 和 PINK1 激活线粒体自噬，从而抑制 PI3K-AKT-mTOR 途径，减轻小鼠的前额叶皮层氧化应激损伤，有效干预 OSAHS。补中益气汤通过 ACE2-Ang（1-7）-Mas 轴参与缓解了慢性间歇性缺氧诱导的肺脏炎症反应，发挥抗炎、抗细胞凋亡、舒张血管、保护内皮细胞等作用。

（二）减少瘦素抵抗

瘦素是一种调节脂肪代谢的重要因子。研究发现，OSAHS 患者存在高瘦素血症，提示体内可能存在瘦素抵抗，使瘦素不能发挥正常的生理功能，导致脂肪分布失衡。过多的脂肪沉积于上气道和内脏，加重或促进睡眠时呼吸道塌陷甚至闭塞，从而引起 OSAHS 的发生。瘦素抵抗反过来又会加重 OSAHS 的症状，两者形成恶性循环。黄芪甲苷Ⅳ可上调肥胖大鼠瘦素受体 LepRb 的 mRNA 的表达水平，同时上调 STAT3 磷酸化水平，POMC 和 NPY 的表达水平，下调 p-PI3K、SOCS3 和 PTP1B 的表达水平，从而降低瘦素抵抗。雷公藤红素能够提高瘦素敏感度，并且可以激活下丘脑瘦素受体 STAT3 通路。温胆汤可能通过上调下丘脑 STAT3 表达，下调 SOCS3 表达，激活 JAK2-STAT3 的信号传导来纠正机体的瘦素抵抗，促使脂肪动员重新排布，减少脂肪聚集于呼吸通道和相关脏腑，缓解睡眠时呼吸道狭窄程度。

（三）改善血黏度

在慢性缺氧状态下，OSAHS 患者内皮细胞会受损，进而引发凝血被激活，纤溶功能出现紊乱，最终导致微血栓形成。研究表明，OSAHS 患者存在血管内皮细胞功能障碍，血浆血栓素 B2（TXB2）、血清抗心磷脂抗体（ACA）水平升高，6-酮-前列腺素 F1α（6-Keto-PGF1α）水平降低。痰热清注射液可通过调节血浆 TXB2 及血清 ACA-IgG、ACA-IgM，血浆 6-Keto-PGF1α 水平，从而达到修复血管内皮损伤、抑制血小板活化、阻止高凝状态及继发纤溶异常、改善 OSAHS 预后的目的。血府逐瘀汤加减配合喉三针可有效降低缺血性卒中合并 OSAHS 患者呼吸紊乱指数，提高夜间睡眠时的最低血氧饱和度，缩短 $SaO_2<90\%$ 的时长，改善嗜睡，提高日间生存质量。现代药理学表明，血府逐瘀汤中的桃仁有抑制血小板聚集，降低冠状动脉阻力，减少心肌耗氧等作用。红花因富含红花黄色素等成分，可延长凝血酶原时间、抑制血小板聚集。

（四）提高机体免疫功能

OSAHS 患者因长期处于缺氧和再氧合交替的状态，致使呼吸系统、心血管系统等多个器官功能受损，多数患者免疫功能也随之低下。研究显示，OSAHS 患者 CD3[+]、CD4[+]T 细胞比例均有明显下降，且随着病情严重程度而逐渐加重。同时，免疫细胞特别是 T 淋巴细胞介导的炎症反应参与了 OSAHS 发生发展过程，并且随疾病进展，可导致心血管疾病发生率增加。扶正祛邪治疗可以改善 OSAHS 患者的呼吸困难、打鼾等局部症状,而且可以增强免疫功能。清咽化结汤可提高 CD3$^+$、CD4$^+$及 CD4/CD8$^+$水平,有效改善 OSAHS 患者的免疫功能,减轻其他伴随症状。中医耳穴压豆联合穴位贴敷能调节 OSAHS 患儿白细胞、IgE 水平,改善患儿免疫功能,减轻鼾症症状,提高疗效。

六、临床指南/共识

中医学将鼾症作为专门的疾病来研究的历史仅有 20 余年,相关的高证据级别的研究文献较少,仅有 2014 年发布的《2014 儿童腺样体肥大引发睡眠呼吸障碍的中医诊疗专家共识》。成人《鼾症中医诊疗专家共识意见》直到 2019 年才发布。中医诊疗指南目前还在起草中。

参 考 文 献

陈志斌,兰岚,2019. 鼾症中医诊疗专家共识意见[J]. 中国中医药信息杂志,26(1):1-5.
胡旭贞,陈希尔,俞亚丽,2023. 祛痰除湿汤治疗阻塞性睡眠呼吸暂停低通气综合征(痰湿型)临床研究[J]. 中华中医药学刊,41(8):72-76.
荆纯祥,冯毅狲,李际强,等,2021. 八段锦联合持续气道正压通气治疗老年阻塞性睡眠呼吸暂停低通气综合征的临床研究[J]. 中华中医药杂志,36(11):6904-6907.
康健,2012. 内科学[M]. 北京:人民卫生出版社.
刘蓬,2021. 中医耳鼻咽喉科学[M]. 5 版. 北京:中国中医药出版社.
庞志勇,胡培森,张然,2022. 谷青止鼾汤对阻塞性呼吸睡眠暂停低通气综合征的临床研究[J]. 中华中医药学刊,40(4):211-214.
司一妹,张海龙,李宜霖,等,2020. 中药治疗阻塞性睡眠呼吸暂停低通气综合征疗效与安全性的 Meta 分析[J]. 世界科学技术-中医药现代化,22(6):2120-2128.
孙书臣,马彦,乔静,等,2014.《儿童腺样体肥大引发睡眠呼吸障碍的中医诊疗专家共识》解读[J]. 世界睡眠医学杂志,1(6):321-328.
王春娥,诸晶,严桂珍,2011. 中药治疗痰瘀互结型阻塞性睡眠呼吸暂停综合征的临床观察[J]. 医学研究杂志,40(3):80-82.
张锡纯,2016. 医学衷中参西录[M]. 北京:中医古籍出版社.

第十六章　慢性呼吸衰竭

慢性呼吸衰竭是由于肺内外各种原因引起的通气和（或）换气功能严重障碍，不能有效进行气体交换，呼吸时产生严重缺氧或伴二氧化碳潴留，从而引起一系列生理功能障碍和代谢紊乱的临床综合征。本病常表现为呼吸困难、发绀、神经系统症状及水电解质紊乱、酸碱平衡失调和循环系统症状及其他脏器功能障碍等。慢性呼吸衰竭是呼吸衰竭的一种类型，常由支气管-肺疾病引起，如慢性阻塞性肺病（chronic obstructive pulmonary disease，COPD）、重症肺结核、肺间质性纤维化、尘肺等。胸廓病变和胸部手术、外伤、广泛胸膜增厚、胸廓畸形亦可导致慢性呼吸衰竭。慢性呼吸衰竭是一种重要的慢性呼吸系统疾病，也是临床上常见的危重急症，亦是许多危重患者和老年患者死亡的重要原因。如COPD患者晚期常死于呼吸衰竭，老年肺部感染患者常因并发呼吸衰竭而死亡，许多危重急症患者常因并发急性呼吸衰竭，特别是急性呼吸窘迫综合征而死亡。

根据发病过程中的病因病机和临床表现，慢性呼吸衰竭及其急性加重多归属中医学"肺胀"、"肺衰"、"肺厥"、"喘促"及"喘证"等范畴。

一、病因病机

中医认为肺主气司呼吸，吸入大气中清气，呼出浊气，与大气相通，为气机出入升降之枢纽。肺为娇脏，外合皮毛。外邪侵袭人体首先犯肺，肺失宣降而发咳喘。若久病不愈可致肺气虚损，并累及脾肾。肺虚不能调节治理心血的运行，则心气心阳亦亏虚，终至肺、脾、肾、心俱虚而成为本病的发病基础。《灵枢·胀论》曰："肺胀者，虚满而喘欬"。《灵枢·经脉》中有记："肺手太阴之脉……是动则病肺胀满，膨膨而喘欬……肾足少阴之脉……是动则病饥不欲食，面如漆柴，欬唾则有血，喝喝而喘"，说明肺、肾之病，皆可致喘，明确了喘证的病位为肺肾。《诸病源候论·上气鸣息候》中有记："肺主于气，邪乘于肺，则肺胀，胀则肺管不利，不利则气道涩，故上气喘逆，鸣息不通。"这说明本病的临床表现以喘咳为主，病因为外邪乘肺，病机为肺管不利。《时方妙用·喘促》中有记："喘者，气上冲而不得倚息也。有内外实虚四症，宜与痰饮咳嗽参看，外则不离乎风寒，内则不离乎水饮，实则为肺胀，虚则为肾虚，宜分别治之。"这说明呼吸衰竭的病因与外邪和内生病理因素有关。常见外邪为风、寒，内生病理因素多为水饮，分为虚、实两类，与肺、脾、肾相关。

关于慢性呼吸衰竭的病机，各医家在临证时不断总结，为后世医家治疗慢性呼吸衰竭提供了临床参考。呼吸衰竭初期病变部位主要在肺，随着病情的发展，肝、脾、肾等脏都会受到影响，病变后期甚至可以影响到心，属本虚标实之证。肺虚为本病的最主要原因，感受外邪则为引起本病或病情急性加重的主要诱因，其中外感毒热之邪常为本病急性起病或病情急性加重的最主要原因。毒热入里，一方面，毒热可以直接侵犯肺脏，使肺宣降失常；另一方面，毒热又可以灼液成痰，最终导致痰热互结。痰热是病情进展的主要根源，在其发展过程中，痰热互结、虚实互患的病理恶性循环，最终导致气血阴阳俱虚，五脏皆损。

随着对该病病因病机研究的深入，有很多学者认为其多与原发病有关。有的学者认为COPD合并慢性呼吸衰竭的病因根源是肺虚。久病肺虚，年老体虚导致肺不敛降，气滞肺间，肺气胀满而发病。肺气虚是前提，而外感邪气是急性期的重要条件，且劳倦、饮食等亦可致病。有的学者提出内伤久咳、支饮、久喘、久哮、肺痨等肺系慢性疾病，迁延失治，痰浊瘀血潴留，或劳累及房事过度，日久导致肺虚乃至脾、肾、心俱虚，成为本病发病的基础。

当今中医医家对本病的病因病机认识比较统一，认为本病属本虚标实之证，本虚即肺、肾、心、脾、肝虚损，而感受外邪是引起本病的主要诱因。痰浊、血瘀、水饮、毒邪是其产生变证的主要原因，且虚实夹杂贯穿于呼吸衰竭的全过程。在整个病变过程中尽管存在着由肺及脾、肾，乃至及心、肝之演变和病理性质的虚实之分，但痰浊和瘀血始终贯穿于本病的全过程。故大多数医家认为痰浊是慢性呼吸衰竭的发病之由，瘀血是慢性呼吸衰竭发生的重要病理基础。

二、证候规范

2008年中华中医药学会内科分会肺系病专业委员会发布的《中医内科常见病诊疗指南·西医疾病部分》（ZYYXH/T 50～135—2008）首次对慢性呼吸衰竭的中医证型进行了规范和制定，指出慢性呼吸衰竭的证候分类有4种，即痰浊闭窍证、痰热壅肺证、痰瘀阻肺证和阳虚喘脱证。同年由中华中医药学会组织编写的《中医内科常见病诊疗指南》分别对"肺衰""肺厥"的概念和辨证进行了规定，这与慢性呼吸衰竭及其加重类似。该指南将"肺衰"分为痰热壅肺证、肺燥肠闭证、肺气阴两虚证、阳气欲脱证，将"肺厥"分为痰热扰神证、痰热内闭证、痰闭心神证和水气凌心证。

2012年中华中医药学会肺系病专业委员会制定了《慢性呼吸衰竭中医证候诊断标准》，同年便有学者根据该标准，结合慢性呼吸衰竭的临床特点而开展中医证候分类与诊断标准研究，制定了《慢性呼吸衰竭中医证候诊断标准（2012版）》。该标准指出慢性呼吸衰竭的证候分类有基础证和临床常见证。基础证可见风寒证、痰热证、痰浊证、寒饮证、痰闭证、血瘀证、腑实证、肺气虚证、肺阴虚证、心气虚证、脾气虚证、脾阳虚证、肾气虚证、肾阳虚证、肾阴虚证共15个。常见基础证有虚证的心气虚证、肺气虚证、肾气虚证和实证的痰热证、痰浊证、痰闭证、血瘀证。基础证可单独存在，但常以复合形式而呈现临床常见证候。慢性呼吸衰竭临床常见证候包括虚证类（包括心肺气虚证、肺肾气虚证、肺肾气阴两虚证）、实证类（包括痰热壅肺证、痰浊阻肺证、阳虚水泛证、痰蒙神窍证）、兼证类（包括血瘀证）3类8证候。虽然有虚实之别，但常相间杂。之后有学者在文献研究的基础上，综合临床调查研究及专家问卷分析得出慢性呼吸衰竭常见证候为实证类（包括痰热壅肺证、痰湿阻肺证、痰蒙神窍证、阳虚水泛证）、虚证类（包括心肺气虚证、肺肾气虚证、肺肾气阴两虚证）和兼证血瘀证。证候诊断可作为临床辨证依据。

2019年基于国医大师洪广祥全国名老中医药专家传承工作室（国中医药发〔2014〕20号）计划项目，国医大师洪广祥教授将呼吸衰竭主要分为热毒犯肺证、痰火壅肺证、腑结肺痹证、气阴两竭证、痰瘀阻肺证、水凌心肺证、喘脱证共7类证候。呼吸衰竭急性期为喘证之急危重症，甚至可出现神昏、喘脱，危及生命。其认为肺系慢性疾病的发生发展与宗气虚衰、痰瘀伏肺密切相关，治疗时应补益宗气、涤痰祛瘀，重在补虚泻实，标本兼顾。

2021年依托广东省中医药局科研课题（20191134）、广东省中医急症研究重点实验室（2017B030314176）、广东省中医院名中医药专家学术经验传承工作室建设项目和晁恩祥名中医药专家传承工作室项目，晁恩祥教授认为呼吸衰竭主要分为急性期和稳定期。急性期多出现痰浊伏肺证、痰瘀阻肺证、肺热腑实证及痰蒙神窍证，而稳定期多见肺脾两虚证、肺肾气虚证。

《中西医结合急救医学》将呼吸衰竭分为痰热壅肺证、阳明腑实证、热入心包证、瘀毒阻肺证及喘脱证。同时，该教材指出慢性呼吸衰竭患者多有慢性咳喘病史后发展成肺胀，患者多表现为肺肾两虚、痰瘀阻肺证候。在此证候的基础上又可出现变证，加重疾病的进展。如痰瘀化热，热极生风，可出现肝风内动之症；痰瘀不解，迷闭心窍，又可见痰蒙神窍之症；脾肾阳虚，水气不化，既可上凌心肺，又可损及心阳，转化为心肾阳衰，肺气欲绝的喘脱证。

三、治疗方案和技术

慢性呼吸衰竭是由肺、脾、肾、心虚损，感受外邪而致。其中肺、脾、肾、心亏虚是其内因，外邪侵袭是诱因，痰、瘀、水、饮、毒为其病理因素。慢性呼吸衰竭多属本虚标实，虚实错杂。故在治疗慢性呼吸衰竭时应当急则治其标，缓则固其本。虚实夹杂当以标本兼治为原则，总以补虚固本为主。尽管慢性呼吸衰竭的证候分型还未得到具体的统一标准，但是理论的中心思想基本是一致的。辨证治疗过程中均注重整体调节、分型论治、分阶段论治，因时、因地、因人而异。其中急性期当以祛邪为主，治法为清热化痰、宣肺平喘、涤痰开窍、涤痰祛瘀、降气平喘、温阳固脱等，佐以补肺健脾益肾。缓解稳定期以扶正固本为主，辅以祛邪，重在标本同治，治法以温阳化饮、温补肺脾肾为主。

（一）治疗方案

1. 痰热壅肺证 采用清气化痰汤，亦可选用清金化痰汤、桑白皮汤或麻杏石甘汤合千金苇茎汤。或选用中成药复方鲜竹沥口服液、清开灵注射液、痰热清注射液。

2. 痰浊闭窍证 采用菖蒲郁金汤加减，亦可用清营汤、涤痰汤、至宝丹或苏合香丸涤痰开窍，或合用二陈汤、三子养亲汤（痰浊壅盛者）。或选用中成药安宫牛黄丸、醒脑静注射液。

3. 痰瘀阻肺证 采用三子养亲汤合血府逐瘀汤，或活络效灵丹、葶苈大枣泻肺汤，或合瓜蒌薤白半夏汤（伴胸闷胸痛者）、宣白承气汤（阳明腑实者）。或选用中成药复方丹参注射液、血必净注射液。

4. 阳虚喘脱证 采用七味都气丸合真武汤，或独参汤、生脉散合炙甘草汤（阴脱者），补肺汤合参蛤散（肺肾气虚者），真武汤合五苓散（脾肾阳虚者）及六君子汤（肺脾气虚者）。亦可选用中成药珠贝定喘丸（牛黄、珍珠、川贝母、肉桂、五味子等）、参麦注射液和参附注射液。

（二）中医特色技术

呼吸衰竭是内科领域中的一种危重症，常常对患者的生命构成严重威胁。近年来，通过中西医综合治疗模式的应用，呼吸衰竭患者的预后情况得到了显著改善，患者的死亡率逐年下降。急性期在常规西医治疗的同时配合中医疗法可提高临床疗效。缓解期病情稳定时可服扶正固本中药、中成药或运用中医特色疗法以巩固疗效，降低疾病加重次数。

1. 单方验方
（1）胡桃肉60g，补骨脂12g，砂仁3g，水煎服。治肺肾两虚久咳。
（2）人参15g（党参用量加倍），煎水鼻饲。有改善呼吸衰竭患者通气的作用。

2. 食疗
（1）胡桃肉30~60g，生姜3g，一起细细嚼服，每日早晚各1次。治肺肾两虚之久咳痰喘。
（2）紫河车1个，胡桃肉120g，洗净后入罐中煨煮。然后加冰糖120g，黄酒60ml，文火煅化。分数次服。治肾虚久咳。

3. 针刺 通过刺激特定的腧穴，能够改善气血循环，增强肺功能，从而改善呼吸状态。针刺还可以提高机体的免疫功能，通过调节免疫系统，协助机体更好地抵抗引起呼吸衰竭的病原体和控制炎症。

（1）体针：主穴为大椎穴、风门穴、肺俞穴、内关穴。点刺，不留针。痰多壅盛加天突穴、膻中穴，用泻法；喘而欲脱加内关穴、三阴交穴，平补平泻。

（2）耳针：取穴脑、交感、肺、皮质下、肾等。先用毫针捻转数分钟，待病情缓解后再行单耳或双耳埋针24~48h，隔日更换。或在肺、脾、肾、气管、皮质下、交感、平喘点等穴应用王不留行籽贴压，每日按压3~5次，每次每穴按压10次。

（3）电针：本法应在常规体针治疗的基础上进行。或取穴足三里穴、人中穴、肺俞穴、会阴穴，中等强度刺激，反复施针。

4. 艾灸 使用艾条或艾绒对特定腧穴进行温热刺激，如肺俞穴、足三里穴等，通过温热作用可增强体内阳气，改善脏腑功能，提升免疫力，有助于缓解呼吸衰竭症状。每周可进行艾灸1~3次，具体次数可根据病情和耐受程度调整，疗程一般持续4~6周。艾灸还可与针刺、推拿、中药等其他中医方法结合使用，提高其临床疗效。

5. 穴位敷贴 将炒白芥子、甘遂、延胡索、细辛等药等量研磨，用生姜汁调涂背部肺俞、心俞、膈俞穴位。暑伏当日贴1次，二、三伏各贴1次，每次贴4~6h，可改善咳、痰、喘症状。

6. 穴位注射 足三里穴、肺俞穴等穴位注射喘可治注射液，每个穴位2ml，2次/周。定喘穴穴位注射盐酸山莨菪碱注射液，每次10mg。单侧定喘穴穴位注射时可1次/日，左右交替，可改善临床症状。

7. 中药复方 运用中成药治疗慢性呼吸衰竭时，应根据疾病类型及证候选择药物，做到辨证施治、对症用药。痰热壅肺者可给予复方鲜竹沥液、痰热清注射液静脉滴注；痰热兼神昏者可给予醒脑静注射液静脉滴注或安宫牛黄丸（胶囊）口服；痰瘀阻肺者宜静脉滴注复方丹参注射液；瘀血阻滞者可给予血必净注射液、参芎葡萄糖注射液或灯盏细辛注射液等静脉滴注；伴有心力衰竭或脱证且属阳虚者，可给予参附注射液静脉滴注或珠贝定喘丸口服，属阴虚可给予参麦注射液静脉滴注。

8. 呼吸功能训练 作为一种辅助治疗手段，在慢性呼吸衰竭患者的康复过程中发挥重要作用。呼吸功能训练通过改善呼吸方式、增强呼吸肌群功能、提高气体交换效率，有效支持慢性呼吸衰竭患者的康复，临床上结合个体化的训练计划和医疗指导，能显著提高患者的呼吸功能和生存质量。常见训练方法包括腹式呼吸、缩唇呼吸、呼吸肌训练及呼气训练等。

此外，在治疗慢性呼吸衰竭时，还可以采用中药雾化、肺泡灌洗及中药灌肠等特色疗法，以减轻患者的病情和症状。这些疗法不仅有助于改善患者的发病程度，还能有效缓解肺功能恶化情况。

四、疗效评价研究

中医治疗慢性呼吸衰竭疗效评价包括中药注射液、针灸、穴位注射、穴位贴敷及呼吸功能锻炼等。

（一）中药注射液

1. 痰热清注射液 依托国家重点研发计划项目（2018YFC1704800）和河南省中医药科学研究专项课题（2019JDZX2035），采用系统评价与Meta分析方法，纳入了13项RCT，共计1007例COPD稳定期患者。研究评估了痰热清注射液联合西医常规治疗与单纯西医常规治疗对COPD伴呼吸衰竭患者的疗效。Meta 分析结果显示，与对照组相比，痰热清注射液联合治疗组在提高临床总有效率、动脉血气 pH、PaO_2，降低 $PaCO_2$、TNF-α 水平方面均具有显著优势。这表明西医常规治疗结合痰热清注射液治疗 COPD 合并呼吸衰竭可提高临床治疗总有效率，改善低氧血症和（或）二氧化碳潴留，减轻炎症状况，且安全性较好，值得推广。

2. 醒脑静注射液 依托国家重点研发项目和广东省中医药局科研课题（No.97214），开展了一项随机对照临床试验，共计纳入 80 例 COPD 合并呼吸衰竭患者，随机分为治疗组（常规治疗基础上结合中医综合疗法）和对照组（西医常规治疗）。中医综合疗法包括针灸、中成药、中药等特色疗法。疗程为 2 周。结果显示，治疗组显效率及总有效率均优于对照组。两组感染情况、肺功能改善情况、主要症状体征、血气分析及各项观察指标的改善情况均以治疗组为佳。这表明中西医结合治疗本病的效果优于单用西医常规治疗。

3. 血塞通注射液 依托广东省重点研发项目，开展了一项随机对照临床研究，共纳入 86 例慢性呼吸衰竭患者，随机分为对照组与观察组。对照组仅接受西医常规治疗，而观察组则在西医常规治疗的基础上，额外给予血塞通注射液静脉滴注。研究发现，与对照组相比，观察组在改善血气分析指标（如 PaO_2、$PaCO_2$ 等）及血液流变学指标（如血液黏度、红细胞压积等）方面展现出了明显的优势。这些指标的改善说明了在西医常规治疗的基础上加用血塞通注射液，能有效地缓解呼吸困难、发绀等症状，对缓解慢性呼吸衰竭患者的临床症状，提高生存质量具有重要意义。

4. 参麦注射液 依托河南省科技攻关计划项目（113857311），开展了一项随机对照临床试验，纳入 COPD 合并呼吸衰竭患者共 80 例，随机分为观察组和对照组。对照组给予一般治疗，观察组在对照组的基础上予以参麦注射液静脉滴注，每日 1 次，1 周为 1 个疗程。研究结果发现，观察组有效率高于对照组，临床疗效确切。本试验不仅为 COPD 合并呼吸衰竭的治疗提供了新的思路和方法，也为中医药在呼吸系统疾病治疗中的应用提供了有力的证据支持。未来，应该继续深入探索参麦注射液的作用机制，并开展更大规模、多中心的临床试验，以进一步验证其疗效和安全性，为更多患者带来福音。

5. 复方丹参注射液 依托河北省药品监督管理局食品药品安全科技计划项目（ZC2015006），探讨了复方丹参注射液治疗 AECOPD 合并 II 型呼吸衰竭患者的疗效。该研究纳入 100 例 AECOPD 合并 II 型呼吸衰竭患者，随机分为无创正压通气（non-invasive positive pressure ventilation，NPPV）+丹参注射液组和 NPPV 组。两组均接受常规治疗，包括营养支持、纠正电解质紊乱、平喘解痉、抗感染等，同时通过口鼻面罩行 NPPV 治疗，疗程均为 2 周。研究结果显示，NPPV+丹参注射液组总有效率高于 NPPV 组，且两组 SOD、GSH-Px、LPO、肺部活化调节趋化因子/CC 趋化因子 18（pulmonary and activation-regulated chemokine/CC-chemokine ligand 18，PARS/CCL18）及肺表面活性蛋白-D（surfactant protein- D，SP-D）的主效应差异具有统计学意义。这表明丹参注射液联合 NPPV 治疗可提高 AECOPD 伴 II 型呼吸衰竭患者的疗效，减轻氧化应激反应，降低 PARS/CCL18 及 SP-D 水平，发挥肺保护作用，是一种值得临床广泛推广和应用的治疗方案。

（二）穴位贴敷

依托全国中医临床特色技术传承骨干人才培训项目（国中医药〔2019〕36 号），开展随机、对照临床试验，纳入住院患者 62 例，按入院先后顺序分为两组。其中治疗组 34 例，对照组 28 例，两组均接受双水平 NPPV 及常规治疗，治疗组在常规治疗基础上加用穴位贴敷，观察两组患者的临床疗效、免疫指标（$CD4^+$、$CD8^+$、$CD4^+/CD8^+$）及肺功能变化情况。结果显示，治疗组总有效率高于对照组，且 FEV_1、FVC、FEV_1/FVC、$CD4^+$、$CD4^+/CD8^+$ 改善水平高于对照组（$P<0.05$）。同时，治疗组 $CD8^+$ 下降水平低于对照组。这表明穴位贴敷联合 NPPV 治疗 AECOPD 合并 II 型呼吸衰竭可有效改善患者临床症状及肺功能情况，能调节患者的免疫功能，增强机体抵抗力，

值得临床推广应用。

（三）穴位注射

依托国家自然科学基金项目（编号：81302935）和浙江省中医药科技计划项目（编号：2015ZA098），开展了一项随机对照临床试验，纳入 64 例 COPD 合并呼吸衰竭患者，随机分为观察组（在对照组的基础上给予喘可治注射液双侧足三里穴位注射）和对照组（NPPV），疗程为 2 周。结果显示，观察组中医证候积分低于对照组，PaO_2、$PaCO_2$ 及总有效率较对照组明显改善。这表明喘可治注射液穴位注射联合 NPPV 治疗 COPD 合并呼吸衰竭患者可以有效改善临床症状及血气情况，提高临床疗效，且安全性高，值得临床推广应用。

（四）针灸

1. 普通针刺 基于对既往文献的深入回顾和权威医学教材的剖析，针刺疗法作为中医传统治疗手段之一，在呼吸衰竭治疗中展现出独特的疗效与潜力，并逐渐获得了医学界的广泛认可。王毅开展了一项随机、对照、双盲临床试验，选取了 90 例呼吸衰竭患者作为研究对象，随机分为对照组与试验组。对照组患者接受了当前西医界公认的规范化治疗方案，包括但不限于抗感染、改善通气、支持治疗等，而试验组则在此基础上，创新性地接受了中医特色疗法及针刺治疗。研究结果显示，相较于单纯西医治疗组，中西医结合治疗组在改善患者呼吸功能、提高氧合能力、降低二氧化碳潴留等方面均展现出了更为显著的治疗效果。这一发现验证了针刺疗法在呼吸衰竭治疗中的积极作用，还进一步证明了中西医结合治疗方案在治疗复杂疾病时的独特优势，提高了该方案的临床应用价值。

2. 电针 依托广东省科技计划项目（2004B33001024），观察了培土生金法在 COPD 合并呼吸衰竭机械通气患者中的疗效。研究随机纳入了 62 例呼吸衰竭患者，分为对照组和试验组。对照组接受常规西医治疗，而试验组则在对照组治疗的基础上，添加了健脾益肺的中药冲剂口服，并运用电针刺激双侧足三里穴。研究结果表明，与对照组相比，试验组在消化吸收功能、营养状态、生存质量方面的改善更为显著。这说明培土生金法在治疗中能够有效增强肠内外营养支持的效果，同时激活体液免疫和细胞免疫，改善机体免疫状态，最终增强肺功能。

（五）呼吸功能锻炼

依托甘肃省循证医学与临床转化重点实验室研究项目，采用系统评价与 Meta 分析方法，纳入 12 项 RCT，共计 958 例 COPD 合并呼衰患者，评估呼吸训练联合西医常规治疗与单纯西医常规治疗对 COPD 伴呼吸衰竭患者的疗效。呼吸训练方式包括腹式呼吸（膈式呼吸）、缩唇呼吸。Meta 分析结果显示，联合治疗组在肺内气体交换（pH、PaO_2、$PaCO_2$、SaO_2）、肺功能（FVC、FEV_1、FEV_1/FVC、最大吸气压、跨膈压）、运动耐力（6min 步行试验距离）、呼吸困难症状（mMRC 评分）和生存质量（CAT、SGRQ）方面均优于对照组，且呼吸频率更低，腹胀发生率更少。这表明呼吸训练可改善 COPD 合并呼吸衰竭患者的气体交换、肺功能及呼吸频率，提高运动耐力和生存质量，减轻呼吸困难症状，降低腹胀发生率。

五、作用机制研究

慢性呼吸衰竭往往建立在一定的基础疾病之上。然而，当疾病急性发作引发失代偿性呼吸衰竭时，情况将变得极为危急，直接威胁患者的生命安全。因此，在此类情况下，必须立即采取迅速而有效的抢救措施，以挽救患者生命。目前慢性呼吸衰竭的首要处理原则是在保持呼吸道通畅的条件下，改善缺氧和纠正 CO_2 潴留，以及代谢功能紊乱，从而为基础疾病和诱发因素的治疗争取时间和创造条件。但具体措施应结合患者的实际情况而定。中医药治疗慢性呼吸衰竭具有一定的疗效，其作用机制广泛，主要包括调节免疫功能、改善气血循环、调节内分泌系统，以及抗炎和抗氧化等作用。

（一）调节免疫功能

中医药可以改善患者的免疫功能，增强机体抵抗力，从而有助于抵抗病原体感染，减轻呼吸衰竭患者的相关临床症状。二陈汤可通过降低促炎性因子 IL-1β、IL-6、CRP 的水平进而调节机体免疫功能。七味都气丸中的有效活性成分槲皮素、豆甾醇、柰酚、β-谷固醇、谷甾醇等，通过 RAF1、RELA、MAPK8、IKBKB、PRKCA、IL-6 等靶点，调控 PI3K-Akt、TNF 等信号通路及细胞凋亡等生理过程，从而减轻气道炎症，调节免疫功能。人参皂苷是四君子汤中人参的主要药理成分，能增强机体对各种有害因子（物理、化学及生物因子）的抵抗力，并调节免疫功能，包括正常和免疫受抑动物的免疫状态。茯苓多糖是一种具有免疫调节作用的营养补充剂，有增强生理活性、刺激人体免疫功能的恢复、益气健胃的功效。中药红花对免疫功能具有一定的双重调节作用，可改善患者缺氧情况和肺部功能。现代药理学研究发现，红参、白术、黄芪等药物能提高机体的免疫力，加强网状内皮系统的吞噬功能，从而增强机体的抵抗力。大量研究表明，鱼腥草、鲜竹沥等植物多糖间接对宿主免疫系统产生各种生物活性作用，可调节机体体液免疫功能，且几乎没有不良影响，可作为一种新型的免疫调节剂。

（二）改善气血循环

通过中药的活血化瘀作用，可以提高组织的氧合水平，改善心肺功能，减轻呼吸衰竭患者的相关临床症状。血府逐瘀胶囊作为辅助用药，可降低血液黏度、肺动脉压，延缓肺功能减退，改善心功能指数并具有调脂作用（表现为总胆固醇、低密度脂蛋白胆固醇、三酰甘油降低，高密度脂蛋白胆固醇升高）。此外，FEV_1 的改善可能与血府逐瘀胶囊降低血液黏稠度、改善肺循环及一定程度纠正肺心病血流通气比例失调有关。丹参可明显提高机体耐缺氧能力，相对地减轻机体的缺氧程度，使缺氧状态得到改善。而川芎嗪中提取的 4-甲基吡嗪能提高血小板中 cAMP 含量，抑制血小板聚集，并促使聚集的血小板解聚，从而防止血栓形成，保持血液流动性。同时，4-甲基吡嗪可以抑制平滑肌痉挛，使痉挛的平滑肌松弛。此外，它还能扩张支气管、降低气道阻力，从而改善肺通气功能。因此，丹参、川芎嗪能很好地改善人体内气血循环，减轻由"瘀"而引起的咳嗽、咳痰、气喘等临床症状。

中药能通过调节水通道蛋白（aquaporin，AQP），改善上皮钠通道（epithelial sodium channel，ENaC）及 Na^+-K^+-ATP 酶进而影响肺泡液的主动转运，有效预防肺气血屏障功能障碍。维持细胞间的正常连接与黏附是调节肺气血屏障稳态的关键，主要通过调控炎症反应、抑制细胞凋亡、平衡氧化/抗氧化、调节细胞间连接蛋白及离子通道蛋白等多种途径发挥作用，改善肺部损伤。黄芪注射液可以降低 Bax/Bcl-2 比值，抑制细胞凋亡的其他相关基因（Caspase-3，Caspase-9，细胞色素 c 和 p53 等），增强细胞活力。此外，甘草酸、栀子苷均能通过 PI3K/Akt/mTOR 信号通路调节细胞自噬、凋亡等影响细胞程序性死亡的过程。中药在改善气血循环方面的作用不仅体现在调节细胞程序性死亡上，还通过多种途径发挥综合作用。例如，中药复方、单味药材及中药单体能够修复细胞损伤、抑制细胞死亡，从而维持细胞的数量和活性，最终保障肺气血屏障的稳定性。

（三）调节内分泌系统

中医药具有调节内分泌系统功能紊乱的作用，能够有效改善激素水平失衡的状况。同时，中医药还能增强肺功能，显著减轻慢性呼吸衰竭患者的症状，并有效降低患者呼吸困难的程度。研究表明，血塞通可能通过保护血管内皮细胞而减少血浆内皮素-1释放或有效拮抗血浆内皮素-1所致的缩血管效应，进而降低肺动脉高压。同时，血塞通可改善缺氧和二氧化碳潴留情况，并能纠正酸碱平衡紊乱。巴戟天、补骨脂具有提高免疫功能及调节机体内分泌等作用。研究表明，呼吸衰竭患者甲状腺激素、血清皮质醇、促肾上腺皮质激素、促甲状腺激素、生长激素及抗利尿激素等水平会出现异常，而许多中药制剂或中药复方都可以调节激素水平。如半夏可调整下丘脑-垂体轴的功能，升高游离三碘甲状腺原氨酸、血清游离甲状腺素、总三碘甲状腺原氨酸、血清总甲状腺素指标，从而对呼吸功能的改善起到辅助作用。

（四）抗炎作用

呼吸衰竭的患者在急性发作期多伴有呼吸道感染，在治疗时应积极治疗原发病。某些中药具有抗炎作用，可以减轻肺部炎症和水肿，改善呼吸功能。菖蒲郁金汤中的多种中药成分可以清除自由基，进而抑制炎症反应，改善患者呼吸困难、咳嗽咳痰等症状。如石菖蒲中的β-细辛醚、甲基丁香酚等解痉平喘成分便可通过舒张气管平滑肌、增加气管分泌量，而发挥镇咳祛痰的作用。同时，β-细辛醚还能抑制多种炎症因子的形成，对常见菌群有显著的抑菌效果。鲜竹沥中的药理成分(7S,8S)-5'-甲氧基-2,3,4,9-四羟基-3'-7,4'-8-二环氧新木脂素-1'-羧酸甲酯具有抗炎活性，能剂量依赖性地抑制LPS诱导的RAW264.7细胞NO、TNF-α和IL-6的释放。清气化痰汤可在基因和蛋白水平下调JAK1、STAT3和TLR4的表达，使血清和BALF中的促炎因子TNF-α、IL-4、IL-5和IL-13的含量下降。这表明清气化痰汤可通过调节TLR4的表达，干预哮喘小鼠的免疫应答，继而减少炎症因子的释放，减轻哮喘小鼠气道炎症和气道黏液高分泌，从而有效缓解哮喘发作时痰液壅盛所致的痰多、咳嗽、喘息等症状。研究发现，在西医的基础上联用三子养亲汤与宽胸理肺汤有抗生素协同抗炎作用，其可能通过下调全身性炎性细胞因子hs-CRP、IL-6、TNF-α的水平来减轻炎症反应，从而达到改善肺通气功能的作用。生姜作为"呕家圣药"，可通过显著降低体内炎症因子环氧化酶及前列腺素等的表达及阻断p65/NF-κB信号通路的磷酸化途径而发挥抗炎作用。

（五）抗氧化作用

中药的多种有效成分具有抗氧化作用，可以清除自由基，减轻氧化损伤，保护细胞功能。研究表明，紫竹竹茎80%乙醇提取物（PN3）可激活Nrf2，并保护HepG2型细胞免受铁超载介导的细胞死亡；主要成分多酚对HepG2型细胞具有细胞保护作用和抗氧化作用。木犀草素-6-C-葡萄糖苷亦具有抗氧化作用。人参皂苷和乌头类生物碱可增强心肌收缩力，增加心输出量，舒张冠状动脉，增加冠状动脉血流量，减轻缺血缺氧对心肌的损伤，提高人体对缺氧的耐受能力。现代药理学研究表明，郁金、牡丹皮、连翘可以发挥抗脂质过氧化的作用。石菖蒲中的β-细辛醚可通过负调控核糖核酸酶P的RNA组分H1(H1RNA)/MiR-542-3p/含有2信号通路的死亡效应域DED，升高NR2B亚基mRNA的表达，降低乳酸脱氢酶LDH活性，提高过氧化氢酶（catalase，CAT）活性、GSH活性，降低GPx、GSH-r、CAT和GSH-S转移酶活性，发挥抗氧化作用，改善缺氧情况。郁金通过改善脑能量代谢，增加自由基防御系统来上调Bcl-2的表达，并降低Caspase-3蛋白的水解活性，从而抑制细胞凋亡的发生，不同程度地提高小鼠对缺氧脑组织的保护作用。

（六）增强肺功能

中药可以直接作用于肺部，增强肺泡功能，提高气体交换效率。清开灵注射液能够疏通微循环，扩张痉挛的肺小动脉，还能够缓解支气管平滑肌痉挛，有效地改善通气后缺氧症状，促进患者的病情恢复。基于肺与大肠相表里的理论，研究发现，气道内 IL-8、TNF-α 及 Neu/Leu% 等炎症因子是"通腑法"作用的重要靶点。通腑平喘汤可作用于以上靶点，有效改善气道顺应性，降低气道阻力，改善患者呼吸力学及氧合状况。参麦注射液可以增加膈肌顺应性，改善膈肌舒张功能。同时，参麦注射液又可降低血黏度，改善血液流变学，降低肺动脉压和肺血管阻力，增加心输出量提高动脉血氧分压。此外，它还可以明显纠正低氧血症，降低血二氧化碳分压，改善心肺功能。现代药理学研究发现，补气类中药具有增强正性肌力作用，能够针对性改善呼吸肌萎缩、无力做功造成的呼吸衰竭。活血化瘀类中药能降低肺循环阻力，改善肺顺应性及血液流变学，提高机体耐氧度，同时改善患者肺部功能。利水消肿类中药葶苈子和桑白皮均可修复肺部受损细胞组织，促进呼吸功能逐步恢复正常。

六、临床指南/共识

中医在治疗慢性呼吸衰竭方面具有显著优势：采用个体化诊疗、注重综合调理、运用多种治疗手段、强调预防为主、追求长久疗效，能够为患者提供全面有效的治疗和管理方案。然而，有关慢性呼吸衰竭的专家指南和共识还有待完善。

（一）《中医内科常见病诊疗指南·西医疾病部分》（ZYYXH/T 50~135—2008）

2008 年中华中医药学会内科分会肺系病专业委员会发布的《中医内科常见病诊疗指南·西医疾病部分》（ZYYXH/T 50~135—2008）指出慢性呼吸衰竭的证候分类有 4 种，即痰浊闭窍证、痰热壅肺证、痰瘀阻肺证、阳虚喘脱证。该指南对慢性呼吸衰竭的常见证型规范了治法和方药，并补充了中医特色疗法。

（二）《慢性呼吸衰竭中医证候诊断标准（2012 版）》

2012 年中华中医药学会肺系病专业委员会发布了《慢性呼吸衰竭中医证候诊断标准（2012 版）》。该标准旨在规范中医对慢性呼吸衰竭的诊断，明确病症的分类和特征。基础证可单独存在，但常以复合形式而呈现临床常见证候。慢性呼吸衰竭临床常见证候包括虚证类（包括心肺气虚证、肺肾气虚证、肺肾气阴两虚证）、实证类（包括痰热壅肺证、痰浊阻肺证、阳虚水泛证、痰蒙神窍证）、兼证类（包括血瘀证）3 类 8 证候。虽然证候有虚实之别，但常相间杂。该标准制定了慢性呼吸衰竭中医证候诊断标准证型，并根据有关标准对其中的中医术语进行了规范。

（三）《中西医结合急救医学》

《中西医结合急救医学》将呼吸衰竭分为痰热壅肺证、阳明腑实证、热入心包证、瘀毒阻肺证及喘脱证，进一步规范了呼吸衰竭的中医证候及具体的治疗方案和方药。

参 考 文 献

蔡柏蔷，李龙芸，2022. 协和呼吸病学［M］. 2 版. 北京：中国协和医科大学出版社.

方邦江, 2017. 中西医结合急救医学 [M]. 3版. 北京: 中国中医药出版社.

葛俊波, 徐永健, 王辰, 2018. 内科学 [M]. 9版. 北京: 人民卫生出版社.

管昱鑫, 2021. 穴位贴敷联合无创通气治疗高海拔地区慢性阻塞性肺疾病急性加重期合并Ⅱ型呼吸衰竭的临床研究 [J]. 青海医药杂志, 51 (3): 50-52.

韩云, 谢东平, 林嬿钊, 等, 2007. 培土生金法对COPD机械通气患者营养状态及免疫功能的影响 [J]. 辽宁中医杂志, 34 (10): 1359-1361.

柯诗文, 李少峰, 朱伟, 等, 2019. 国医大师洪广祥"中医救急"经验浅析 [J]. 中华中医药杂志, 34 (5): 1965-1968.

来金晶, 陈晔, 2018. 喘可治穴位注射联合无创正压通气治疗慢性阻塞性肺疾病呼吸衰竭临床研究 [J]. 浙江中医杂志, 53 (10): 708-709.

李丹, 李雷, 王梦琪, 等, 2021. 丹参注射液结合NPPV治疗AECOPD伴Ⅱ型呼吸衰竭的疗效及对PARC/CCL18和SP-D水平的影响 [J]. 医学综述, 27 (7): 1433-1437.

李建生, 王至婉, 李素云, 等, 2011. 慢性呼吸衰竭的中医证候诊断标准研制 [C] //中华中医药学会肺系病分会成立大会暨全国中医肺系病学术交流大会: 337-339

庞国明, 张胜强, 刘增省, 2019. 中医急诊急救指南 [M]. 北京: 中国医药科技出版社.

沈娅妮, 魏莉莉, 荆志忻, 等, 2021. 呼吸训练对慢性阻塞性肺疾病合并呼吸衰竭患者有效性的系统评价 [J]. 中国康复医学杂志, 36 (2): 186-192.

王毅, 2016. 中西医结合治疗重症肺炎致呼吸衰竭疗效及安全性评价 [J]. 当代临床医刊, 29 (6): 2714.

吴庆昕, 2016. 参麦注射液联合无创通气治疗慢性阻塞性肺疾病合并呼吸衰竭40例 [J]. 河南中医, 36 (1): 110-111.

叶东珂, 李素云, 杨建雅, 等, 2024. 痰热清注射液治疗慢性阻塞性肺疾病合并呼吸衰竭的系统评价 [J]. 世界中医药, 19 (5): 638-644.

叶宏波, 金晓慧, 2015. 中西医结合治疗慢性阻塞性肺疾病急性发作并Ⅱ型呼吸衰竭的疗效分析 [J]. 中华中医药学刊, 33 (11): 3.

郑心, 2016. 中西医结合呼吸病诊治学 [M]. 济南: 山东科学技术出版社.

中华中医药学会肺系病专业委员会, 2012. 慢性呼吸衰竭中医证候诊断标准 (2012版) [J]. 中医杂志, 53 (11): 981-983.

钟世杰, 刘涛, 罗翌, 等, 2001. 中西医结合治疗中、重度呼吸衰竭的临床研究 [C] //2001年全国中西医结合急救医学学术会议论文集, 无锡: 2011全国中西医结合急救医学学术会议: 2001.

周英信, 2007. 中西医结合内科常见病诊疗手册 [M]. 北京: 人民军医出版社.

Roussos C, Koutsoukou A, 2003. Respiratory failure [J]. European Respiratory Journal, 22 (47 suppl): 3s-14s.

第十七章　急性呼吸窘迫综合征

急性呼吸窘迫综合征（acute respiratory distress syndrome，ARDS）是一种危及生命的非心源性肺水肿，可由多种肺内因素（肺炎、误吸等）或肺外因素（脓毒症、急性胰腺炎、外伤等）所诱发。本病可导致严重低氧血症、肺顺应性降低、动静脉分流增多和生理无效腔增加。ARDS发病机制与氧化应激、细胞凋亡、缺氧、炎症等多方面有关。LUNG-SAFE研究组于2014年冬季在5大洲50个国家459个ICU中进行了为期4周的研究。在参与研究的ICU收治的29144名患者中，ARDS发病率为10.4%。其中，轻度ARDS患者的住院死亡率为34.9%，中度ARDS患者为40.3%，重度ARDS患者为46.1%。COVID-19大流行期间，ARDS的发病率急剧上升。据报道，COVID-19重症患者死亡率为61.5%，而其中81%患有ARDS。本病既严重威胁着人们的生命健康，也显著地降低了幸存者的生存质量，同时又增加了公共卫生系统的负担。

本病归属中医学"暴喘""喘脱""肺衰"等范畴，与"温病""热病""疫病"等病证有关。

一、病因病机

急性呼吸窘迫综合征在中医学中虽无明确的病名，但其临床表现与传统医学中"暴喘""喘脱"等相近。"暴喘"首次记载于《中藏经》，曰："不病而暴喘促死者"。"喘脱"之病名出现于清代以后，但汉代医家张仲景对其表现及伴随症状已有描述，如"上气，面浮肿，肩息，其脉浮大，不治，又加利尤甚"。急性呼吸窘迫综合征的中医病位以肺为主，同时还涉及心、大肠、脾、肝、肾等脏腑，关键病理因素包括热毒、瘀血、痰浊、水饮等。本病临床表现以胸闷气促、喘咳上逆、痰鸣、胸膈满闷等肺气郁闭症状为主，可兼有腹胀便秘、神昏谵语、心慌动悸、口唇青紫等功能障碍及神志异常表现。日久气阴耗损，阴损及阳，可出现喘脱危症。

20世纪90年代，王今达教授基于"肺与大肠相表里"理论，认为急性呼吸窘迫综合征的发生发展与腑实热结密切相关。肺主气司呼吸，主宣发肃降，主行水；大肠主津，主传化糟粕。肺失宣肃，大肠传导无力则肠中燥结。腑气不通，影响肺气宣降，则喘。肠热盛灼伤血脉，热毒煎熬，则成热毒血瘀。他指出本病的主要致病因素为热、毒、瘀，基本病机演变为热毒壅肺，宣肃失司，气滞血阻，瘀毒互结。

2017年有学者认为，本病病因为外感邪毒，如疠气、六淫等，抑或为外伤，如创伤、失血等。其病机主要为感受邪气或遭受外伤，肺内邪热壅滞，致气阴耗伤、血停瘀成，邪热与素体湿浊合而为毒，毒瘀互阻于肺络，致肺气骤虚，肺气衰败，进而出现全身脏腑功能紊乱，危及生命。因此，毒瘀互阻，肺气衰败是急性呼吸窘迫综合征的关键病机。

2020年有学者总结了近年来对急性呼吸窘迫综合征发病机制的研究方向，明确了邪毒袭肺，肺失宣降是急性呼吸窘迫综合征发生的病理基础；气化失司，痰饮停聚是急性呼吸窘迫综合征发病的关键；诸邪聚生，气机逆乱是急性呼吸窘迫综合征致病的根本；肺气虚损，阳气暴脱是影响急性呼吸窘迫综合征病情转归的根本；肺失宣降，气机逆乱是急性呼吸窘迫综合征的根本病机。而本病病理因素关键在于痰、热、毒、瘀、水（湿）几个方面。

2021年有学者对脓毒症急性呼吸窘迫综合征进行深入研究，认为毒瘀阻滞肺络，肺之气血运行失调，进而造成呼吸衰败，发为危候。故本病主要病位在肺，核心病机为大气虚陷与毒瘀内蕴。邪气犯肺，继以热毒、湿毒蕴结为主与脉络瘀滞，常与湿热毒邪相兼。正虚邪盛是本病基本病机。亦有学者认为，外邪犯肺，气不摄津，气不流津，成湿成痰，是急性呼吸窘迫综合征的核心病机。

2023年有学者提出急性呼吸窘迫综合征的病机包括气机逆乱，肺失宣降；毒瘀互阻，肺气衰败；大气虚陷，毒瘀内蕴；肺肠同病，痰热腑实。肺为脏之长，为华盖，为气之本，主一身之气。气机升降出入运动失常可影响肺主气司呼吸的生理功能，出现呼吸异常。肺为娇脏，易受邪侵。气机失调，宣降失司，浊气不能外排，清气无法资元，则出现呼吸失常。肺为水之上源，主行水。肺气宣发，将水谷之精向上向外布散；肺气肃降，将水液向内向下输送。宣降失司，行水失调，津液代谢障碍，聚而成痰，痰饮内停于胸，进一步加重气机失调，如此恶性循环，久之则发生急性呼吸窘迫综合征。再者，肺朝百脉，主治节，具有辅心行血之功用。肺气壅塞，气血不畅，清气无以化浊，则表现为气促息粗，甚则鼻翼扇动。《黄帝内经》提到：''正气存内，邪不可干，避其毒气。''毒，首见于《说文解字》中，本义指毒草。毒邪作为致病因素，煎灼营血，血稠成瘀；损伤血络，迫血妄行，血溢致瘀；耗津伤液，阴伤血滞成瘀。肺脏清虚娇嫩，易受邪侵。毒邪内生，邪热壅滞于肺，致气耗津伤。瘀血内阻，毒瘀互阻于肺，从而出现呼吸功能障碍、水液输布失常。瘀毒缠绵，邪胜正虚，肺气衰败，病情危重。肺与大肠相表里最早可追溯到《黄帝内经》，目前大多医家认同其意义有二：一则两者经络互为络属，二则两者脏腑功能互相关联。手太阴肺经与手阳明大肠经相交接于食指末节桡侧商阳穴，表里两经脏腑相合，阴阳相对，相互影响。肺气肃降与大肠传导是肺与大肠两者脏腑功能相关的典型表现。肺气清肃下降，布津散液，具有辅助大肠传导糟粕之功。反之，大肠传导通畅，糟粕下行有道，也可促进肺气清肃。两者相辅相成，密不可分。现代医学认为，肺肠之间并不存在某种实体结构。但近年来早期胚胎、信号通路、黏膜免疫及微生物菌群等领域皆表明肺肠之间互相影响，并提出了"肠-肺轴"的概念。

二、证候规范

2019年，《急性呼吸窘迫综合征的临床及中医证候特点分析》指出，ARDS的中医证候以阳虚欲脱、热毒炽盛、风热犯肺为主，虚实夹杂且易成脱证。

2020年，《急性呼吸窘迫综合征高危患者中医辨证要素与预后的相关性研究》指出，ARDS证候分型以气虚、痰邪、血瘀、火（热）邪为主，其中气虚痰热瘀阻证最为多见。

急性呼吸窘迫综合征患者常因邪气暴盛，先及肺肾，元阳虚损，进一步损及心之气血阴阳，导致脏腑功能严重失调。严重者心肾阳气俱虚，形成阳气暴脱之危候。根据其中医病机及临床表现，可分为热毒内陷证、痰湿阻肺证、腑实热结证、瘀血阻肺证、肺肾气虚证。

三、治疗方案和技术

临床上急性呼吸窘迫综合征往往发病急骤，不同于导致肺气虚损的一般慢性肺部疾病。急性呼吸窘迫综合征发生、发展过程与肺气的急性虚损密切相关，严重者可导致大气虚陷，进而影响心、肺等多脏腑功能。本病的临床分期呈渐进性加重，始于肺，而终于脾肾，全程以肺气受损为主。随着病情进展，病理产物逐渐积聚，病机由实证向虚实夹杂发展。本病发展迅速，数日即可出现肺气骤虚，导致脏腑功能失调。本病治疗根据中医的整体观念，采用辨证论治与辨病论治相结合的方法，按清热解毒、化痰祛湿、通里攻下、益气升陷、祛邪安正等治则进行治疗。疾病暴发期实证为主时，若毒热内盛则以清热解毒为主，湿邪为甚则需注重利水祛湿，腑气不通、肠毒蕴结则需要通里攻下。临床上诸邪相合，证候相兼更为常见，更需要审慎辨证，抓住疾病发展过程中的主要矛盾，用药方可奏效。

（一）治疗方案

1. 热毒内陷证　可采用清肺排毒汤、益气化瘀解毒方，亦可用清瘟败毒饮、凉膈散。或选用热毒宁注射液、血必净注射液。

2. 痰湿阻肺证　可采用清肺化痰汤，亦可用小青龙加石膏汤、桑白皮汤。痰湿化热、痰热壅盛者，可选用痰热清注射液。

3. 腑实热结证　可采用通腑泻肺方或者宣白承气汤，亦可用凉膈散、加味大承气汤或清肺承气颗粒。

4. 瘀血阻肺证　可采用血府逐瘀汤、化瘀逐饮方和千金苇茎汤。瘀血积聚、瘀毒互结者，可选用丹参注射液和血必净注射液。

5. 肺肾气虚证　可采用升陷汤、六君子汤。阳气暴脱之危候，可选用复苏合剂。

（二）中医特色技术

中医治疗急性呼吸窘迫综合征注重整体观念与辨证论治，结合现代中医康复技术理念，采取多种中医特色康复技术，以促进患者功能恢复。

1. 针药结合　根据辨证论治确定方药，同时予以电针刺激双侧足三里。具体操作：常规消毒局部皮肤后，取30号3寸毫针针刺双侧足三里，均采用平补泻法，捻转行针。得气后连接电针仪，采用疏密波，频率20Hz，以针柄轻微颤动为度，留针时长30min，每日2次，连续5日。也可以针刺肺经腧穴，如少商穴、鱼际穴、太渊穴等，每次留针15～30min，每2～3日1次，2个月为1个疗程。参考国家标准针灸技术操作规范进行操作。

2. 电针　通过刺激穴位，调理脏腑，提高生存质量，改善肺功能。"疏肠宣肺"法电针的处方穴为尺泽和上巨虚。尺泽穴为肺经的合穴，电针尺泽有平喘及降低炎症因子的作用。上巨虚穴是大肠经的下合穴，电针上巨虚可以降低血清白细胞介素等炎症因子水平。患者取仰卧位，床头抬高45°，选用0.30mm×40mm无菌毫针，上述各穴常规消毒后，直刺10～20mm，针刺得气后，接电针仪，选连续疏密波，频率2/100Hz，刺激强度以患者能够耐受为度，留针30min。每日治疗1次，连续治疗5日。

3. 拔罐　有排湿泄浊，舒筋活血的功效。拔罐治疗主要取背部腧穴，每穴留罐15～20min，每日1次。拔罐治疗可以调动人体正气，增强肺功能，提高患者生存质量。

4. 坐式八段锦　包括按摩头颈、叩齿鼓漱、刮眉揉眼、运臂健腰、伸筋搬足等。对于急性呼吸窘迫综合征患者而言，坐式八段锦动作柔和缓慢，配合深呼吸能使胸腔容积增大，膈肌上下活动幅度增大，改善膈肌功能，有助于提升肺功能，缩短机械通气时间，提高运动耐力，减少并发症的发生，提高生存质量。每周锻炼3～5次，运动前进行5min的放松运动，动作与呼吸配合均匀。应根据患者的年龄、病情和基础病设计合理的康复方案。

5. 六字诀　是通过腹式呼吸和缩唇呼吸，用口呼或默念"嘘"（xū）、"呵"（hē）、"呼"（hū）、"呬"（sī）、"吹"（chuī）、"嘻"（xī）6个字的发音，并配合吸气和摩腹，以调理脏腑经络，疏通气血的功法。该功法适用于急性呼吸窘迫综合征患者，能收津润肺、补益肺气，改善肺功能。每周练习3～5次，运动前进行5min的放松运动，尽量进行深呼气与深吸气。肺功能较差或合并肺大疱者慎用。

6. 太极拳　"太极云手养生法"辅助治疗急性呼吸窘迫综合征效果显著，具有调理经络、益肺平喘的效果，能够提高肺功能，提高运动耐力和患者的生存质量。常用 24 式简化太极拳，每周练习 3～5 次，每次锻炼前进行 5min 的放松运动。该功法动作柔和，强调意识引导呼吸，全程动作和呼吸均匀而缓慢。不适合年龄偏大、肺功能较差、运动耐力低下或有严重下肢关节疾病的患者。

7. 呼吸引导 结合肢体运动和呼吸吐纳，可提高运动耐力和生存质量，适用于 COPD 稳定期患者，包括松静站立、两田呼吸等六节，每周锻炼 3～5 次，运动前进行 5min 的放松运动，配合呼吸和意识活动。肺功能较差、年龄偏大、有严重下肢关节疾病者需慎用。

8. 艾灸 具有温经散寒，祛湿化痰的功效。对于寒湿邪导致的急性呼吸窘迫综合征，艾灸治疗效果显著，能够提高肺通气，增强运动机能。临床可艾灸肺俞穴、大椎穴、膻中穴、列缺穴、足三里穴、丰隆穴等穴位，每穴灸 20min，每日 1 次，坚持 30 日。

9. 穴位贴敷 可疏通经络，促进气血运行。贴敷药物成分透皮吸收，激发经气，从而调整肺功能。选用大椎、肺俞等穴位。将当归、川芎、桃仁、厚朴、党参、黄芪等药物，制成贴敷膏，每 5 日贴敷 1 次，坚持 3 个疗程。针对不同患者调整剂量和贴敷时间。

10. 膏方 可补虚扶弱、补益气血，适用于肺肾气虚型急性呼吸窘迫综合征患者。将黄芪、党参等药物制成膏方，每次服用 20 ml，每日早晚两次，治疗 2 个疗程。

11. 穴位埋线 选取定喘穴、大椎穴、肺俞穴、尺泽穴等穴，埋置羊肠线，半个月埋线 1 次，1 个月为 1 个疗程，可以改善肺功能，调和气血。

12. 穴位注射 可改善急性呼吸窘迫综合征患者肺功能。选用石菖蒲注射液，以清热化痰开窍，每次 30ml 穴位注射，每日 2 次。注射丹红注射液、复方丹参注射液、复方当归注射液、生脉散注射液等，可活血化瘀、益气养阴。

四、疗效评价研究

急性呼吸窘迫综合征疗效评价研究涉及复方制剂、中成药、药物外治法和非药物疗法等。其中复方制剂涉及单个复方和由多个复方构成的治疗方案，药物外治法主要涉及敷贴疗法（活血化瘀贴等），非药物疗法涉及传统功法类（坐式八段锦、六字诀等）、针刺类（普通针刺、电针等）。

（一）复方制剂

研究采用随机、对照、双盲的临床研究方法，将符合纳入标准的 60 例阳气暴脱型急性呼吸窘迫综合征患者随机分为试验组和对照组。按照预定的治疗方案，两组患者均接受西医常规治疗，试验组加用中药复苏合剂（20g，口服或鼻饲，每日 3 次），对照组给予安慰剂（20g，口服或鼻饲，每日 3 次），预计治疗周期为 14 日。主要观察指标包括有创/无创机械通气支持时间，治疗第 7 日、第 14 日的氧合指数（PaO_2/FiO_2）和呼吸终末正压（positive end-expiratory pressure，PEEP）；次要观察指标是第 28 日的病死率，院内死亡率，总住院时间，治疗 14 日后的中医疗效评价，第 1 周和第 2 周所减少的中医证候评分，APACHE Ⅱ评分。同时，观察两组患者在治疗过程中出现的不良反应。采用 SPSS 26.0 统计软件进行数据分析，评价临床疗效及安全性。结果显示，复苏合剂联合西医常规治疗阳气暴脱型急性呼吸窘迫综合征患者优于单纯西医治疗。复苏合剂能减少患者机械通气支持时间，改善氧合指数、PEEP，减少中医症状评分、APACHE Ⅱ评分，并在一定程度上降低了患者的病死率，改善患者预后，且具有良好的安全性。

（二）中成药

1. 血必净注射液 依托河北省卫生健康委员会科研基金项目（20231452），研究血必净注射液调控高迁移率族蛋白1（HMGB1）/TLR4/NF-κB通路对脓毒症小鼠肺损伤的保护作用。将雄性C57BL/6小鼠随机分为对照组，模型组和低、中、高剂量血必净组，阴性对照（negative control，NC）组，NC+模型组，NC+高剂量血必净组，HMGB1+高剂量血必净组。采用盲肠结扎穿孔术建立脓毒症肺损伤模型，造模前给予NC慢病毒或HMGB1慢病毒尾静脉注射，造模当日给予血必净注射液（剂量5ml/kg、10ml/kg、15ml/kg）腹腔注射，2次/日，连续3日，末次给药后24h进行取材和检测。比较各组间肺组织病理改变，湿重干重，TNF-α、IL-1β、IL-6、MDA、SOD含量，裂解型Caspase-3、HMGB1、TLR4、NF-κB表达水平的差异。结果发现，血必净注射液对脓毒症小鼠肺损伤具有保护作用，并可减轻炎症反应、氧化应激、细胞凋亡，其相关的分子机制为抑制HMGB1/TLR4/NF-κB通路。

2. 热毒宁注射液　深圳市中医院选取2018年3月至2019年3月88例脓毒症致急性呼吸窘迫综合征患者作为研究对象，采用随机数字表法将其分为治疗组和参照组，每组各44例。参照组患者实施西医常规治疗，治疗组患者实施热毒宁注射液结合西医常规治疗，治疗期间观察两组患者的免疫功能。结果显示，治疗组患者的细胞免疫状态$CD3^+$、$CD4^+$、$CD4^+/CD8^+$高于参照组，且治疗组患者的$CD8^+$低于参照组，差异有统计学意义（$P<0.05$）；治疗组患者的近期临床治疗总有效率为90.91%，高于参照组的68.18%，差异有统计学意义（$P<0.05$）；治疗组患者随访6个月后的生存率为67.50%（27/40），参照组的生存率为56.67%（17/30），两组比较，差异无统计学意义（$P>0.05$）。热毒宁注射液治疗脓毒症致急性呼吸窘迫综合征患者临床效果明显，且可提升患者的免疫功能，值得临床推广应用。

3. 丹红注射液　依托河北省中医药管理局2019年度中医药类科研计划项目（编号：2019022，2019042），观察丹红注射液联合NPPV治疗早期急性呼吸窘迫综合征（急性呼吸窘迫综合征）轻度患者的临床疗效。将68例患者按照随机数字表法分为2组，对照组34例予以西医常规治疗，治疗组34例在对照组基础上予以丹红注射液联合NPPV治疗。结果显示，丹红注射液联合NPPV治疗早期急性呼吸窘迫综合征轻度患者疗效确切，可有效改善患者中医症状，控制病情进展，改善肺部缺血、缺氧状态，抑制炎性反应，从而有效减少有创机械通气时间，缩短ICU住院时间。

4. 参芪扶正注射液　吉化集团公司总医院收治急性呼吸窘迫综合征患者100例，随机分为治疗组和对照组。对照组采用常规呼吸机支持加乌司他丁治疗，治疗组在对照组基础上加用参芪扶正注射液治疗。结果显示，治疗组用药后7日、10日支气管BALF中PCT水平和血清中PCT水平均显著低于对照组（$P<0.05$），差异有统计学意义；治疗组病死率显著低于对照组（$P<0.05$），差异有统计学意义。这说明参芪扶正注射液能显著降低急性呼吸窘迫综合征患者BALF中PCT水平和血清中PCT水平，有效降低急性呼吸窘迫综合征的病死率，效果显著。

（三）药物外治法与非药物疗法

1. 电针　依托浙江省中医药科技计划项目（No.2020ZB057），选择2020年8月至2022年7月入住浙江省立同德医院ICU符合研究标准的急性呼吸窘迫综合征患者60例，按随机数字法分为电针组、假针刺组与对照组各20例。与对照组及假针刺组比较，电针组患者治疗后第3日及第7日血清血管生成素-2水平降低，血清血管生成素-1水平升高（$P<0.05$），提示电针尺泽及上巨虚有保护血管内皮细胞功能的作用。

2. 贴敷疗法　依托国家重点研发计划项目，将98例急性呼吸窘迫综合征患者随机分为治疗组（活血化瘀贴联合常规治疗）和对照组（常规治疗），连续治疗7日，7日为1个疗程。结果显示，与对照组相比，治疗组患者D-二聚体下降更显著，APACHE Ⅱ评分、序贯器官衰竭评估评分（sequential organ failure assessment，SOFA）、呼吸频率及血清TNF-α、IL-1β和IL-6水平显著降低。由此可见，活血化瘀贴可显著提高临床疗效，提高急性呼吸窘迫综合征患者肺功能，值得临床推广应用。

3. 针药结合 依托国家自然科学基金项目和广东省自然科学基金项目，采用前瞻性随机对照法，纳入符合标准的脓毒症致急性呼吸窘迫综合征，且中医辨证为气虚湿热瘀结型患者 40 例，随机分为试验组及对照组各 20 例。对照组给予常规西医治疗，试验组在此基础上予以针药结合宣肺调肠法干预，疗程 5 日。结果显示，试验组氧合指数、肠内营养耐受率明显高于对照组，APACHE Ⅱ 评分、炎症反应明显低于对照组。这说明针药结合宣肺调肠法可显著改善患者 APACHE Ⅱ 评分，维护和改善胃肠功能，减轻全身炎症反应，并能够显著提高患者的氧合指数，降低呼吸频率，缓解呼吸窘迫症状，改善预后。

4. 传统功法

（1）坐式八段锦：依托南京医科大学科技发展基金项目，开展随机研究对照试验，选取 2019 年 7 月 1 日至 2021 年 3 月 1 日急危重症科收治的 110 例患者，分为对照组和试验组。对照组给予常规肺康复方法，试验组采用护士主导的坐式八段锦。比较两组并发症发生情况、护理效果、生存质量。结果显示，试验组并发症发生率低于对照组（$P<0.01$），呼吸机使用时间、带管时间、住院时间短于对照组（$P<0.05$），生存质量评分高于对照组（$P<0.05$）。由此可见，急性呼吸窘迫综合征患者进行坐式八段锦，有助于提升肺功能，缩短机械通气时间、住院时间，减少并发症的发生，提高生存质量。

（2）六字诀：依托国家社会科学基金青年资助项目，综合多个治疗案例，证实了六字诀在改善呼吸功能、提高肌肉力量、增强运动耐力方面具有较为积极作用。六字诀通过增加膈肌的运动范围，改善肺泡及肺组织结构，增加呼吸肌力，达到提高机体肺功能的功效。通过腹式呼吸可增加潮气量，减少残气量，使气体得到更加充分的交换。

五、作用机制研究

中医药治疗急性呼吸窘迫综合征效果明显，作用机制较为广泛，主要表现为降低炎症反应、减轻肺水肿、改善血液高凝状态、改善呼吸肌功能、提高血氧饱和度、改善细胞外基质损伤等。

（一）降低炎症反应

中医药可通过多途径、多靶点降低急性呼吸窘迫综合征炎症反应。利用 Gene Cards 和 OMIM 数据库筛选出 1459 个与急性呼吸窘迫综合征相关的疾病靶点，与药物作用靶点取交集，得到 6 个发挥潜在治疗作用的活性化合物与 28 个共同靶点。利用 Cytoscape 3.9.1 软件，构建"药物-活性化合物-靶点-疾病"网络图并对其中的节点进行网络拓扑学分析，根据 Degree 值，确定在这些共同靶点中有 8 个关键靶点，即 PTGS2、PTGS1、PIK3CG、NOS2、SCN5A、ESR1、BAX、CASP3。发挥治疗作用的活性化合物为 β-谷甾醇、芦荟大黄素、泽兰黄醇素、决明内酯、儿茶素、大黄酸。GO 功能富集分析结果表明，大黄治疗急性呼吸窘迫综合征涉及多种生物过程。KEGG 通路富集分析结果显示，大黄可能通过作用于细胞凋亡、PI3K-Akt、p53、MAPK 等信号通路来调控多种促炎细胞因子和信号传导分子的活性，从而发挥抑制炎症反应、免疫调节、调控细胞凋亡、清除肺水肿、修复肺泡-毛细血管屏障等作用，达到治疗急性呼吸窘迫综合征的目的。黄芪-丹参提取物能够促使急性呼吸窘迫综合征大鼠的中性粒细胞发生程序性死亡，防止其炎症反应弥漫性扩散，从而减轻炎症反应，改善肺组织损伤。现代研究证明，当归的活性成分藁本内酯能显著降低 LPS 诱导的急性呼吸窘迫综合征大鼠的促炎细胞因子水平，有效降低中性粒细胞比值，从而发挥治疗急性呼吸窘迫综合征的作用。茯苓的有效成分茯苓酸能保护 LPS 诱导的急性肺损伤（acute lung injury，ALI）小鼠的肺功能，并抑制其失控的炎症反应。黄芩的有效成分黄芩苷能通过抑制促炎细胞因子的表达、缓解肺组织的氧化应激等途径来治疗急性呼吸窘迫综合征。甘草的活性成分甘草酸能有效抑制 TNF-α、IL-6 等促炎细胞因子的表达，减轻肺部炎症反应，从而发挥治疗急性呼吸窘迫综合征的作用。宣白承气汤的作用机制是通过抑制炎症反应，使促炎因子和抑炎因子如 TNF-α、IL-1β 等达到一个新的平衡，进而改善肺的氧合功能，并对肺起到保护作用，对改善机械通气患者的呼吸力学有显著的疗效。

（二）减轻肺水肿

中医药及其有效成分可显著减轻急性呼吸窘迫综合征肺水肿。研究发现，半夏提取物具有保护受损肺组织、减轻肺水肿的作用。葶苈子-当归配伍可治疗急性呼吸窘迫综合征瘀水互结，有研究证实，葶苈子水提液通过上调 AQP5 蛋白的表达改善大鼠的肺水肿。黄芪-陈皮配伍可以治疗急性呼吸窘迫综合征气虚、痰饮互结，多项研究显示，黄芪的活性成分黄芪甲苷能改善 LPS 诱导的 ALI 大鼠的炎症反应和肺水肿，这可能与其上调 AQP1 和 AQP5 的表达有关。一系列基础实验发现，赤芍能有效缓解 LPS 诱导的急性呼吸窘迫综合征大鼠的肺组织损伤程度，这可能与其抑制肺组织中 iNOS 的过度表达有关。红花提取物可明显改善 LPS 诱导的 ALI 小鼠的肺组织损伤情况，减轻中性粒细胞浸润，缓解肺水肿。枳实的活性成分柚皮素能有效缓解 LPS 诱导的 ALI 小鼠的肺组织损伤、肺水肿及肺血管渗漏，显著提高 ALI 小鼠存活率，这可能与其抑制活性氧的生成和降低促炎细胞因子的表达有关。厚朴的有效成分厚朴酚可以显著降低 LPS 诱导的急性呼吸窘迫综合征小鼠的中性粒细胞计数、TNF-α、IL-1β 等促炎细胞因子水平，改善肺水肿，提高血氧饱和度，对损伤的肺组织具有保护作用。

（三）改善氧化应激

研究发现，中医药具有改善氧化应激的作用，人参的有效成分人参皂苷能抑制急性呼吸窘迫综合征病程中促炎细胞因子的表达，提高免疫力，降低氧化应激，从而发挥治疗急性呼吸窘迫综合征的作用。从丹参中提取的活性成分丹参酮ⅡA能阻断相关的炎症和免疫信号通路，抑制急性呼吸窘迫综合征大鼠促氧化应激，从而发挥治疗急性呼吸窘迫综合征的作用。血必净注射液通过抑制 HMGB1/TLR4/NF-κB 通路对脓毒症小鼠肺损伤发挥保护作用，并减轻氧化应激、细胞凋亡。针药结合宣肺调肠法可显著改善患者 APACHE Ⅱ评分，维护和改善胃肠功能，并能够显著提高患者的氧合指数，降低呼吸频率，缓解呼吸窘迫症状。应用地塞米松联合加味桑白皮汤的中西结合治疗方式能大幅提升治疗有效率、呼吸频率和氧合指数，并使 TNF-α、IL-6 大幅度地下降，从而改善氧化应激。

（四）改善血液高凝状态

现代中医医家临证辨治急性呼吸窘迫综合征时重视运用活血化瘀之法。临床研究证实，瘀血为急性呼吸窘迫综合征病情演变的关键病理因素。现代医学也发现，凝血/纤溶系统在急性呼吸窘迫综合征的发病机制中起关键作用。桃仁、赤芍、红花、川芎活血祛瘀兼行血；生地黄滋阴养血；当归补血活血，使祛瘀而不伤正；桔梗、枳壳一升一降，宽胸理气；柴胡疏肝解郁，升达清阳。诸药合用具有活血化瘀、调畅气机的功用，可达气血调和之效。临床研究证实，血府逐瘀汤能有效改善 ALI 患者的血液高凝状态，提高氧合水平，缓解病情严重程度。芒硝能促进肠道蠕动，增进血液循环，进而改善肺部功能，减轻肺损伤程度。桃仁不仅能改善血液流变学、保护呼吸系统，还能提高机体免疫力。

六、临床指南/共识

（一）《2017 ATS/ESICM/SCCM 临床实践指南：成人 ARDS 患者的机械通气》

该指南为成人急性呼吸窘迫综合征患者使用机械通气提供了基于循证的临床实践指南。多学科工作组对相关研究进行系统评价和荟萃分析，应用 GRADE 方法学提供临床建议。对所有急性呼吸窘迫综合征患者强烈推荐使用低潮气量（4～8ml/kg 理想体重）和较低吸气压（平台压＜30cm H_2O）（疗效评价为中等信度）。对于严重急性呼吸窘迫综合征患者，强烈推荐俯卧位通气大于 12h/d（疗效评价为中等信度）。

（二）《2023 ESICM 急性呼吸窘迫综合征指南：定义、表型和呼吸支持策略》

该指南回顾和总结了 2017 年 ESICM 指南发表以来的各类文献，涵盖了急性呼吸窘迫综合征和急性低氧血症型呼吸衰竭，也包括由新型冠状病毒感染引起的急性呼吸窘迫综合征。基于最新的循证医学证据，该指南为临床医生提供了对于成人急性呼吸窘迫综合征非药物呼吸支持策略的新理念与新方法。

（三）《中国成人急性呼吸窘迫综合征（ARDS）诊断与非机械通气治疗指南（2023）》

该指南为急性呼吸窘迫综合征患者机械通气之外的管理提供了相对全面的循证医学证据，帮助临床医生快速正确做出决策。本指南范畴仅限于机械通气之外的管理措施的有效性和安全性评价。

（四）《2022 欧洲共识指南：呼吸窘迫综合征的管理》

该指南依据最新循证医学依据和医学文献，探讨了 ARDS 管理中存在的分歧，使 ARDS 管理策略不断优化。同时，该指南更新了肺表面活性物质治疗、复苏稳定后氧疗、无创呼吸支持、机械通气策略等内容。将以上内容应用于临床，可提高救治水平。

参 考 文 献

陈怡雷，李霞，程念开，等，2021. 护士主导的坐式八段锦在急性呼吸窘迫综合征机械通气患者中的应用[J]. 齐鲁护理杂志，27（19）：35-37.

丁鹏，2020. 复苏合剂治疗急性呼吸窘迫综合征（阳气暴脱型）的随机对照研究[D]. 成都：成都中医药大学.

段正，孔立，郝浩，等，2020. 急性呼吸窘迫综合征中医学病机的探讨[J]. 中国中医急症，29（11）：1979-1980，1992.

李红，李宪，李秀秀，等，2018. 参芪扶正注射液对急性呼吸窘迫综合征患者治疗效果分析[J]. 中国社区医师，34（5）：98-99.

李泉，聂时南，孙兆瑞，等，2024. 凉膈散加减辅助治疗急性呼吸窘迫综合征肺热腑实证 50 例临床研究[J]. 江苏中医药，56（6）：38-41.

李万泉，吴珊，丘春晖，2020. 热毒宁注射液治疗脓毒症致急性呼吸窘迫综合征的临床效果[J]. 中国当代医药, 27（19）：57-60.

李文龙, 范铜钢, 2021. 六字诀临床应用研究进展［J］. 中医临床研究, 13（35）：127-130.

梁明昊, 任秀红, 靳敏燕, 等, 2024. 肥胖与急性呼吸窘迫综合征的孟德尔随机化研究［J］. 中国急救医学, 44（7）：586-592.

骆长永, 王双, 李雁, 2017. 从"毒、瘀、虚"论治急性呼吸窘迫综合征探析［J］. 中国中医急症, 26（5）：823-826.

马娟, 史源, 陈龙, 等, 2023.《2022年欧洲呼吸窘迫综合征管理指南》更新要点解读［J］. 重庆医学, 52（19）：2881-2886.

马赞颂, 张蕾, 邵贵强, 等, 2024. 加味千金苇茎汤联合高压氧对急性呼吸窘迫综合征大鼠肺肠的保护作用及机制研究［J］. 上海中医药杂志, 58（3）：58-64, 71.

孟建标, 刘昊, 赖志珍, 等, 2024. 电针尺泽、上巨虚对急性呼吸窘迫综合征患者血清血管生成素-1、2的影响［J］. 浙江中西医结合杂志, 34（4）：331-334.

孙同文, 张西京, 黎毅敏, 等, 2023. 中国成人急性呼吸窘迫综合征（ARDS）诊断与非机械通气治疗指南（2023）［J］. 中国研究型医院, 10（5）：9-24.

王德祥, 原佳雯, 程璐, 2024. 急性呼吸窘迫综合征的中医病机及中医药治疗研究进展［J］. 四川中医, 42（6）：80-83.

王玉妹, 张琳琳, 周建新, 2023.《ESICM急性呼吸窘迫综合征指南：定义、表型和呼吸支持策略》解读［J］. 中国急救医学, 43（11）：855-861.

徐爱平, 贺贤丽, 游莎, 2024. 清瘟败毒饮治疗脓毒症相关性急性呼吸窘迫综合征临床观察［J］. 河北中医, 46（6）：932-935.

袁金霞, 赖芳, 韩云, 2024. 针药结合宣肺调肠法治疗脓毒症致急性呼吸窘迫综合征的疗效观察［J］. 江西中医药, 55（1）：60-63.

张芷毓, 刘源, 杨浩, 等, 2022. 丹红注射液联合无创正压通气治疗早期急性呼吸窘迫综合征轻度患者临床研究［J］. 河北中医, 44（7）：1123-1127, 1133.

张志斌, 李瑞彤, 郑卫伟, 等, 2024. 血必净注射液调控HMGB1/TLR4/NF-κB通路对脓毒症小鼠肺损伤的保护作用［J］. 徐州医科大学学报, 44（4）：254-260.

周梦琪, 2023. 中医药治疗急性呼吸窘迫综合征的用药规律及作用机制研究［D］. 北京：北京中医药大学.

Bos L D J, Ware L B, 2022. Acute respiratory distress syndrome: causes, pathophysiology, and phenotypes［J］. The Lancet, 400（10358）：1145-1156.

第十八章 脓毒症

脓毒症（sepsis）是一种感染引起的机体反应失调，导致危及生命的器官功能损害的症候群，是以持续过度炎症和免疫抑制为特征的病理综合征。本病常见于严重创伤或感染性疾病的患者，发病原因包括细菌、真菌、病毒及寄生虫等引起的感染。脓毒症的主要症状包括寒战、发热、心慌、气促、精神状态改变等，严重时可引起多器官功能障碍和休克性死亡，发病机制复杂。虽然脓毒症并非传染病，但其风险因素包括年纪（年幼或高龄）、免疫系统受损、糖尿病史或肝硬化病史、长期于重症监护室治疗、创伤、侵入性治疗等。脓毒症作为一种全球性的严重疾病，全球死亡率在30%~50%，一直威胁着人类的生命健康与安全。有学者对1979~2015年27个发达国家的成人脓毒症发生率及病死率的相关研究进行了荟萃分析。结果显示，脓毒症年发生率为288/10万，而近10年间脓毒症年发生率为437/10万，病死率为17%；严重脓毒症年发生率为270/10万，病死率为26%。全球每年脓毒症患病人数超过1900万人，其中约600万名患者死亡，存在认知功能障碍的患者约为300万人。

传统中医没有"脓毒症"这一疾病术语。根据脓毒症的发热、炎症反应等临床特点，可将脓毒症归属中医学"外感热病""温病""伤寒""疽毒内陷"等范畴。

一、病因病机

近现代各医家以八纲辨证、脏腑辨证、六经辨证、卫气营血辨证为基础，对脓毒症的病因病机进行了多方面的临床研究和探讨总结。脓毒症的病因虽繁，概而言之，不外内、外二因。外者乃六淫毒邪、疫疠之气，内者乃内生毒、瘀、痰、热，更有意外损伤、失治误治所致者。本病根本发病原因在于正气不足，气阴两伤，脏真受损，阳脱阴竭。早在2004年，就有学者结合中医经络学说提出脓毒症的病因是"正气虚于一时，邪气暴盛而突发"，而基本病机是"正虚毒损，络脉闭阻"。络脉气血营卫运行不畅，可导致"毒热、瘀血、痰浊内阻"成为次级病机，最终令各脏器受邪而损伤。

2006年，王今达教授根据中医学相关理论，提出了"三证三法"，即毒热证与清热解毒法，瘀血证与活血化瘀法，急性虚证与扶正固本法。此后，有学者在王今达教授的"三证三法"理论基础上进一步完善辨证思路，提出"四证四法"，认为脓毒症的主要发病机制为"瘀血、热毒"。2013年中国中西医结合学会发布了《脓毒症中西医结合诊治专家共识》，系统提出了以"四证四法"为主的中西医结合治疗脓毒症的理论。2015年中华医学会发布的《中国严重脓毒症/脓毒性休克治疗指南（2014）》也采纳了"四证四法"理论。同时，对于"四证四法"的现代中西医结合内涵有了新的阐述：脓毒症早期常表现为毒热证（全身炎症反应综合征）；如果热入血分，损坏血管内皮、破坏凝血平衡，则可出现血瘀证[如微循环障碍、弥散性血管内凝血（disseminated intravascular coagulation，DIC）等]；若热伤正气，则出现急性虚证（如休克、多器官功能障碍）。而脓毒症全程均可能出现腑实证（如胃肠道功能障碍），中医学认为"脾胃为后天之本"，因此应对腑实证加以重视。其中，毒热证向血瘀证及急性虚证的转化，是脓毒症病势进展的标志。

综上所述，关于脓毒症的中医病因病机，目前具有代表性的观点是王今达教授著名的"三证三法"及在其基础上形成的"四证四法"理论。根据以虚实为纲的诊断思路，脓毒症具有"热毒""瘀""虚"三个基本证候特征。在早期正盛邪更实，以实证表现为主；随着病情不断地深入发展，病变表现为虚实夹杂的复杂证候；晚期则气血两败，邪退正已衰。

二、证候规范

2008 年中国中西医结合学会急救医学专业委员会发布的《脓毒症中西医结合诊治专家共识（草案）》指出，脓毒症按三期进行临床分型。初期表现为毒热内盛证、瘀毒内阻证；极期多表现为气阴耗竭证、阳气暴脱证、内闭外脱证；恢复期多表现为气虚阴伤证、气虚阳伤证。

2013 年中国中西医结合学会修订发布了《2013 脓毒症中西医结合诊治专家共识》，将脓毒症进一步规范为热证（邪毒袭肺、热毒炽盛、阳明经热、热结肠腑、热入营血、热入心包、热盛动风、热盛迫血）、瘀证（瘀毒内阻、邪毒内蕴）、虚证（气阴耗竭、阳气暴脱、阴阳俱虚）3 类 13 证候。

2014 年刘清泉等发布《高热（脓毒症）中医诊疗专家共识意见》，将高热（脓毒症）规范为卫气同病、气分实热、气分湿热、气营两燔等证。

2017 年中华中医药学会发布的《中医药单用/联合抗生素治疗常见感染性疾病临床实践指南·脓毒症》提出脓毒症（毒热内盛、瘀毒内阻）、脓毒性休克（气阴耗伤、阳气暴脱）、多器官功能障碍综合征[胃肠功能障碍（实热内积）、急性呼吸窘迫综合征（肺气壅滞）、急性肾损伤（中阳虚寒）]1 个主症、4 种并发症及 7 种具体证候。

2019 年中华中医药学会发布了《中医内科临床诊疗指南·脓毒症》，将脓毒症分为三期、变证、坏证。三期分为初期（卫气同病证、气分热盛证、气分湿热证）、极期（气营两燔证、热入营血证）、恢复期（气阴两虚、余邪未尽证和阳气虚弱、湿瘀内阻证）；变证、坏证则包括脱证、肺衰、痞胀。其中脱证又分为邪盛亡阴证、邪盛亡阳证；肺衰分为邪毒壅肺证、喘脱证；痞胀分为腑气不通证、脾气亏虚证。

2020 年中国中西医结合学会第三届普通外科专业委员会发布了《脓毒症肺损伤中西医结合诊治专家共识》，围绕脓毒症肺损伤中西医结合的治疗干预进行了阐述，将脓毒症肺损伤细化为肺热壅瘀、肺塞腑实、瘀血阻肺、水饮郁肺等证。

2022 年发布的《脓毒症急性胃肠功能障碍中西医结合临床专家共识》将脓毒症并发的急性胃肠功能障碍进一步分型，具体为肝脾不和证、湿热壅滞证、热毒瘀滞证或腑实血瘀证、阳气暴脱证或肾阴耗竭证等。

三、治疗方案和技术

脓毒症是一个由多种疾病引发的临床综合征。为了更好指导临床，参考 2014 年《中国严重脓毒症/脓毒性休克治疗指南》中医中药治疗部分提出的"四证四法"理论，可将脓毒症分为毒热证、腑气不通证、血瘀证、急性虚证四大证。结合病机与证候规律，采取清热解毒法、通里攻下法、活血化瘀法及扶正固本法进行相应治疗。

（一）治疗方案

1. 毒热证

（1）邪毒袭肺：采用清热解毒、宣肺通络法，以截断病势，选用普济消毒饮加减。中成药可选用痰热清注射液。

（2）**热毒炽盛**：采用清热凉血、泻火解毒法，选用清瘟败毒饮合凉膈散加减，亦可选用黄连解毒汤。中成药可选用热毒宁注射液。

（3）**阳明经热**：采用清热生津法，选用白虎汤加减。

（4）**热入营血**：采用清营解毒、益气养阴法，选用清营汤合生脉散加减。

（5）**热入心包**：采用清热凉血解毒、开窍醒神法，选用清营汤合安宫牛黄丸加减。中成药可选用安宫牛黄丸。

（6）**血热动风**：采用凉肝熄风、增液舒筋法，选用羚角钩藤汤加减。

（7）**热盛迫血**：采用清热解毒、凉血散瘀法，选用犀角地黄汤加减。

2. 腑气不通证 采用通里攻下法，选用大承气汤加减，亦可选用桃核承气汤加减。

3. 血瘀证 采用清热解毒、活血化瘀法，选用血府逐瘀汤加减。中成药选用复方丹参注射液或血必净注射液。

4. 急性虚证 采用回阳救逆、益气固脱法，选用生脉散或独参汤，亦可选用十全大补汤或参附汤加减。中成药选用生脉注射液、参麦注射液或参附注射液。

（二）中医特色技术

中医特色技术注重脓毒症并发症的治疗，可调节脏腑功能，促进患者功能恢复。

1. 中药灌肠 是通过肛门将药物注入直肠及以上部位的一种给药方式，可以刺激肠蠕动，软化和清除粪便，排除肠内积气，减轻腹胀，减少肠源性毒素吸收。辨证将药物（如芒硝、黄芪、枳实、厚朴、大黄等）水煎至150～200ml，待温度降至38～40℃后保留灌肠，每日1次，7日为1个疗程。存在灌肠禁忌证的患者应禁用。

2. 穴位贴敷 通过中药粉末敷贴对穴位的刺激与调节，促进患者功能恢复，适用于脓毒症胃肠功能障碍的患者。辨证选取足三里穴、神阙穴、天枢穴、中脘穴等穴位，将药物（如干姜、附子、大黄、芒硝等）制成软膏贴敷，每次贴敷6h，每日1次，7日为1个疗程。对体弱消瘦和严重心血管疾病患者，药量不宜过大，敷贴时间不宜过久。敷贴期间注意病情变化和不良反应。

3. 电针 通过刺激穴位，调理脏腑，提高患者生存质量。辨证选取足三里穴、关元穴、天枢穴等穴位，每次30min，每日1次，7日为1个疗程。体质虚弱、不耐受或恐惧电针刺激的患者不适用。

4. 针刺疗法 通过刺激穴位，调理脏腑，提高患者生存质量。选取如足三里穴、关元穴等穴位，每次留针15～30min，每2～3日1次，2个月为1个疗程。参考国家标准针灸技术操作规范进行操作。体质虚弱、晕针等患者不适用。

5. 穴位注射 结合中西医理论在穴位（如足三里穴）内注入药物，可改善患者并发症的症状。选用如黄芪注射液等药物，每次选1～2对穴位，每穴注射1～2ml，每周2次。体质虚弱、晕针、高度水肿、有出血倾向等患者不适用。

6. 艾灸 可温通经络、扶助阳气，适用于虚证类脓毒症患者。使用无烟灸，每穴灸5～10min，每日1次，30日为1个疗程。艾灸环境应温暖适宜。

7. 中药外敷 是将中药（如理气温阳的吴茱萸、肉桂等药，通腑泄热的承气汤类方，健脾益气的四君子汤等）调成糊状或膏状贴于肚脐的疗法，适用于脓毒症并发胃肠功能障碍的患者。有皮肤破溃、过敏反应等患者不适用。

8. 中药熨烫 将熨烫中药（如吴茱萸、芒硝、丁香、附子等）研磨成粉，选用纯棉透气的干净布袋制作成热奄包。使用前用物理方法（微波炉）加热，以使药物温度、药性均衡，然后敷于腹部脐周处并按顺时针方向缓慢推揉。注意温度适宜。体表有化脓破溃、皮肤烫伤等患者不适用。

9. 穴位按摩　根据患者情况选择按摩天枢穴、足三里穴、太白穴等穴位。拇指指腹点揉相应穴位，每个穴位 5min，手法频率为 80～100 次/分，1 次/日，7 日为 1 个疗程。体表有化脓破溃、皮肤烫伤、骨质疏松等患者不适用。

四、疗效评价研究

脓毒症疗效评价研究涉及中医治法、中药复方、中成药、药物外治法和非药物疗法。其中，中医治法包括清热解毒、凉血散瘀、宣肺通腑、益气活血等；复方制剂涉及单个复方和由多个复方构成的治疗方案；药物外治法主要涉及中药灌肠、穴位贴敷；非药物疗法涉及穴位贴敷、电针等。

（一）中医治法

根据脓毒症的病因病机及病情发展规律，中医治疗脓毒症可以应用清热解毒、凉血化瘀、宣肺通腑、益气活血等治法。

1. 清热解毒法与凉血散瘀法　依托国家自然科学基金（81704048）、2017 年江苏省中医药管理局科研项目（YB2017015），采用系统评价与 Meta 分析方法，纳入 20 项 RCT，共计 1347 例脓毒症患者，评估清热解毒法、凉血散瘀法联合西医治疗的有效性及安全性。Meta 分析结果显示，与单用西医治疗组比较，清热解毒法、凉血散瘀法联合西医治疗的试验组 28 日病死率明显降低，APACHE Ⅱ评分明显降低，PT 和 APTT 均明显缩短，D-二聚体及炎症指标（如 IL-6、TNF-α、PCT 等）均明显下降，且未见严重不良反应报告。这证明清热解毒、凉血散瘀法可减少脓毒症发作时炎性介质释放，改善凝血功能和组织器官灌注不足，降低 28 日病死率。但由于纳入研究未将清热解毒法与凉血散瘀法分开进行荟萃分析，单独治疗方法的有效性及安全性仍有待进一步研究。

2. 宣肺通腑法　依托 2024 年浙江省中医药科技计划项目（2024ZR081），开展随机、对照临床研究，共纳入 90 例脓毒症合并胃肠功能障碍的患者，分为对照组（西医治疗）与试验组（西医治疗联合宣肺通腑法），干预时间为 7 日。结果显示，试验组有效率明显高于对照组，健康评分及器官衰竭评分明显低于对照组，且不良反应较对照组更低。这提示宣肺通腑法保护脓毒症相关的急性胃肠损伤的临床效果显著，不仅能有效减轻患者机体炎症因子水平和降低机体器官衰竭程度，还有助于促进胃肠道修复，减少不良反应。

3. 益气活血法　依托上海市卫生和计划生育委员会中医药三年行动计划项目[ZY（2018-2020）-FWTX-7004]、上海市重大危重医疗事件中西医协同响应与干预平台建设项目，采用 Meta 分析方法，纳入 32 项 RCT，共计 2200 例患者，评估益气活血法联合西医治疗的有效性及安全性。结果显示，益气活血法治疗脓毒症的总有效率较常规治疗高，可降低脓毒症患者 28 日死亡率，改善 APACHE Ⅱ评分、SOFA 评分及中医证候积分，能够显著降低脓毒症患者外周血 WBC、CRP、PCT、TNF-α、IL-6、IL-10 水平，缩短 PT、APTT，提高外周血 PLT 水平，降低 D-二聚体和血乳酸水平。这提示益气活血法用于治疗脓毒症可有效抑制炎症因子释放，改善凝血功能及组织器官灌注不足，降低患者 28 日死亡率，在脓毒症的治疗中发挥有效作用。

（二）复方制剂

1. 锦洪方　依托中华人民共和国科学技术部国家重点研发计划项目（No：2018YFC1705900），开展随机、双盲、对照临床研究（注册号：ChiCTR2100045305），将 114 例脓毒症患者分为试验组（锦洪方+西医治疗）和对照组（安慰剂+西医治疗），干预 14 日。结果表明，锦洪方具有抗炎和抗氧化的作用，干预 28 日和 60 日后显著降低了全因死亡率，并在干预 7 日后改善了序贯器官衰竭评分。

2. 清热凉营汤　依托 2020 年广东省中医药局科研项目（20182052），采用随机对照原则，纳入广州中医药大学第二附属医院 60 例脓毒症患者，用数字标注法随机分为试验组（清气凉营汤治疗及西医常规治疗）和对照组（西医常规治疗）。研究发现，清气凉营法治疗脓毒症效果良好，能降低患者 HMGB1、可溶性糖基化终产物受体（soluble receptor for advanced glycation endproducts，sRAGE）水平，抑制炎症因子过表达，调节机体免疫功能，促进自身免疫系统恢复稳态，降低病死风险。

3. 通腑泻肺汤　依托 2019 年国家自然科学基金青年项目（81703895）、江苏省中医药局科技项目（LZ13046），采用随机对照原则，纳入南京中医药大学 60 例脓毒症患者，随机分为试验组（通腑泻肺汤治疗及西医常规治疗）和对照组（西医常规治疗）。研究发现，通腑泻肺法能够明显降低机体炎症反应介质和炎症因子含量，减轻剧烈的炎症反应，有效缓解炎症导致的急性肺损伤，改善氧合、呼吸功能，进而有利于脓毒症的治疗。

4. 黄白解毒汤　依托 2014 年河北省中医药管理局科研计划项目（2014118），采用随机、对照临床研究方法，纳入 220 例脓毒症患者，分为对照组（西医常规治疗）和观察组（在对照组基础上加用黄白解毒汤），治疗周期为 7 日。研究发现，观察组总有效率高于对照组，胃肠功能障碍评分、APACHE Ⅱ评分、胃泌素（gastrin，GAS）、丙二醛（Malondialdehyde，MDA）较对照组更低。这说明黄白解毒汤可安全有效地改善脓毒症，促进胃肠功能恢复，缓解应激反应。

（三）中成药

1. 痰热清注射液　依托 2019 年河北省卫生与计划生育委员会科技研究计划课题（20170909），采用随机对照原则，将 78 例老年重症肺炎并发脓毒症患者依照随机数字表法分为试验组（痰热清注射联合常规西医治疗）和对照组（常规西医治疗）。研究结果显示，痰热清注射液能够改善老年重症肺炎并发脓毒症患者的症状，降低 HMGB1、PCT 水平及 APACHE Ⅱ评分，从而改善预后。

2. 血必净注射液　依托中医药管理局"十二五"重点专科培训项目（2012-2-129）、国家临床重点专科（中医专业）建设项目（2014-122），采用随机、对照、双盲临床研究设计，将 66 例脓毒症患者分为对照组（西医治疗+安慰剂）与试验组（西医治疗+血必净），干预 5 日。结果显示，血必净注射液能改善脓毒症患者内皮功能调节血流动力学。依托国家"万人计划"第二批高层次人才特殊支持计划（W02020052），采用 Meta 分析方法，纳入 16 项 RCT，共 1144 例脓毒症患者进行研究，探讨血必净联合西医治疗的疗效。结果显示，血必净联合西医治疗可以降低 28 日病死率，改善 APACHE Ⅱ评分，且没有严重不良反应报告。但是分析纳入的文献数量不多且文献质量不高，今后需有更多高质量的随机对照试验支持。

3. 参附注射液　依托上海市综合医院中西医结合专项、上海市中西医临床协作试点建设项目[ZY（2018-2020）-FWTX-1108]，采用随机、对照、双盲临床研究方法（注册号：ChiCTR1800020435），将符合条件的 50 例脓毒症休克患者分为试验组（静脉滴注 60ml 参附注射液+标准集束化治疗 7 日）和对照组（单纯标准集束化治疗 7 日）。结果表明，试验组中医证候评分显效率较对照组明显升高，病情加重率明显下降，干预 3 日后 PCT 下降幅度较对照组更大，炎性因子 IL-2R 及 IL-6 下降幅度较对照组显著，提示参附注射液对调节脓毒症炎症反应存在积极作用。

（四）药物外治法与非药物疗法

1. 中药灌肠　依托 2023 年国家自然科学基金资助项目面上项目（81773931）、北京市医院管理中心临床医学发展专项——"扬帆"计划（ZYLX201802），采用随机对照原则，将首都医科大学附属北京友谊医院的114例脓毒症合并胃肠功能障碍患者随机分为试验组（生大黄灌肠及针灸联合常规西医治疗）和对照组（常规西医治疗）。研究发现，生大黄灌肠能够有效降低脓毒症合并胃肠功能障碍患者中医证候积分，减轻临床症状，效果显著。同时，可降低患者腹内压、胃肠功能障碍及APACHE Ⅱ评分，恢复胃肠功能，缓解患者病情，调节内皮素（endothelin，ET）、二胺氧化酶（diamine oxidase，DAO）、D-乳酸、胃动素（motilin，MTL）、胃泌素（gastrin，GAS）水平，促使胃肠激素及肠道屏障功能恢复正常，降低炎症因子水平，促使患者康复。

2. 穴位贴敷　依托2020年广东省中医药管理局资助项目（20170218），采用随机对照原则，将90例脾阳虚型脓毒症胃肠功能障碍患者随机分为试验组（肉桂粉穴位贴敷联合常规西医治疗）和对照组（常规西医治疗）。研究表明，肉桂粉穴位贴敷能够改善脾阳虚型脓毒症胃肠功能障碍患者的胃肠功能，改善病情，控制炎症反应，降低多器官功能障碍综合征发生率。

3. 电针　依托2013年天津市科技支撑计划重点项目（12ZCZDSY03300），采用随机对照试验设计，将天津市南开医院60例脓毒症患者分为试验组（电针联合常规西医治疗）和对照组（常规西医治疗）。研究发现，电针有助于减轻脓毒症患者急性肺损伤，其机制可能与调节促炎因子/抗炎因子平衡、抑制炎症反应有关。

五、作用机制研究

中医治疗脓毒血症效果确切，副作用小，在抑制炎症反应、改善微循环、减轻胃肠功能、维持免疫稳态等方面都发挥着重要作用。中医治疗作用机制较为广泛，主要表现为调节肠道菌群紊乱、纠正炎症反应失衡、改善线粒体功能障碍、调控内质网应激、改善免疫功能失调等。

（一）调节肠道菌群紊乱

肠道微环境由肠道菌群、黏膜机械屏障和免疫屏障等多种生物屏障构成。不同的致伤因子可通过炎症递质的释放和缺血再灌注损伤造成胃肠道黏膜屏障的损伤，诱发肠道内的细菌、内毒素及各种代谢产物移位于外周血液循环和器官，引起持续性的肠源性细菌移位、内毒素血症，导致脓毒症的发生。反之，脓毒血症也会影响肠道菌群结构，破坏菌群多样性。肠道微环境紊乱后，脓毒血症的病原体会破坏黏膜屏障，引发胃肠道疾病和系统性疾病。

研究发现，金红汤可增加闭锁小带蛋白-1和黏蛋白-1的表达，改善肠黏膜屏障的完整性，从而抑制肠道中的大肠杆菌向肺部迁移和聚集，预防脓毒血症所致的严重急性呼吸道感染。此外，大黄作用广泛，为临床常用中药之一，主要成分有大黄酸、大黄素、芦荟类大黄素及鞣质类化合物等。现代药理学研究证明，大黄具有泻下、抗癌、抗病原微生物、解热抗炎、活血、止血、利胆等作用。大黄在肠道细菌酶的作用下分解为大黄素蒽酮，可刺激大肠黏膜，促使肠蠕动增加而起到泻下作用，从而加速胃肠道内细菌和毒素等排泄，杀灭肠道病原微生物，维持菌群的平衡，提高脓毒血症患者胃肠黏膜内血流灌注，发挥保护胃肠黏膜的作用。现代药理学研究表明，大黄具有强大的解毒作用：一方面通过刺激肠黏膜使肠道充血，增加毛细血管通透性而促使体内氮质随肠道分泌液排出体外；另一方面则是通过排泄和解毒作用，加速废弃物的排出从而抑制肠道菌群的生长。大黄素作为一种广泛存在于植物中的蒽醌衍生物，可与c-Jun氨基末端激酶-2结合，抑制NF-κB介导的过度炎症反应，加强促进激活子蛋白-1介导的紧密连接的稳定性，维持脓毒血症小鼠肠黏膜屏障的完整性。此外，大黄素还可增加肠道菌群多样性，降低管腔内细菌的潜在致病性，从而调节肠道菌群。

（二）纠正炎症反应失衡

当病原体侵入宿主时，巨噬细胞摄取病原体并释放促炎细胞因子，引发细胞因子风暴，从而激活自身免疫系统。随后，炎症细胞生成多聚蛋白寡聚体。这些分子被激活并聚合，触发 IL-1β、IL-18 裂解等一系列反应。生理状态下，促炎和抗炎反应之间的动态平衡维持免疫稳定。然而，脓毒血症会打破这一平衡，使促炎细胞因子表达上调，激活补体和凝血系统，进而诱发细胞因子风暴和多器官功能障碍。鉴于炎症反应失衡是脓毒血症发生发展的中心环节，控制炎症和氧化应激可能是中药治疗脓毒血症的关键步骤。

大量动物试验已证明，大黄能抑制炎症介质 TNF-α、IL-1、IL-6 及氧自由基的产生和释放，减少组胺、激肽、前列腺素等释放和产生，阻断由此产生的微循环扩张、静脉回流量减少、血压下降组织灌注不足，特别是重要脏器灌注不足等连锁反应。大黄中蒽酮与蒽醌被催化还原成 3,4-二羟基衍生物时具有广谱抗菌作用，主要作用机制是抑制细菌 DNA 及与之相应的 RNA 的合成，进而抑制细菌所需蛋白质的合成。另外，大黄对多种革兰氏阳性菌和革兰氏阴性菌都有抑制作用。在感染性疾病的急性期，大黄可以抑制体温中枢前列腺素 E 的合成，降低环苷核酸含量，扩张周围血管增加散热而达到降温目的。大黄具有活血化瘀的作用，因此大黄可以改善微循环，增加组织灌流量。

人参作为我国传统的名贵药材，其药理活性成分——人参皂苷，具有抗肿瘤、抗炎，治疗肾损伤、心肌缺血、骨质疏松等积极作用。大量试验表明，人参皂苷能够明显改善脓毒血症所致的心脏、肺脏、肾脏等炎性损伤，从而缓解脓毒血症的临床症状。人参皂苷 20（R）-Rg3 和 20（S）-Rg3 均能抑制致死性脓毒血症休克时 NOD 样受体家族 3 炎症小体的 S-亚硝酰化和 HaCaT 细胞的 ROS 水平，从而防止脾细胞凋亡。人参二醇组皂苷作为人参皂苷的一种特定形式，在一定程度上可改善脓毒血症患者的心功能，减轻心肌损伤。其作用机制可能与改善心肌能量代谢中糖代谢和线粒体产能有关。在治疗脓毒血症伴有肾损伤方面，人参二醇组皂苷能够有效抑制炎症介质 TNF-α 和 IL-6 的过量释放，降低炎症水平；同时，上调尿素通道蛋白（UT）-A2、UT-A3 的表达，并升高肾脏组织 AQP-1 和 AQP-2 的表达，显著改善小鼠肾脏间质水肿的程度。这说明人参二醇组皂苷能够有效防治脂多糖诱导的脓毒血症伴肾脏损伤。有动物实验研究表明，人参二醇组皂苷可有效改善脓毒血症小鼠模型的心脏指数，通过能量代谢机制中糖代谢和线粒体产能的途径，在一定程度上改善脓毒血症小鼠心肌组织内关键蛋白的表达水平，减轻心肌损伤，从而起到保护心脏的作用。人参芽提取物也具有潜在的药用价值，可以显著改善脂多糖诱导的全身炎反应，减轻肺和肝脏组织的损伤，降低组织和血清中 TNF-α、IL-6 和 IL-1β 等炎症细胞因子水平，从而发挥控制脓毒血症的作用。红参提取物 Rg3 能有效抑制巨噬细胞系 RAW264.7 细胞中 NO 的产生，并能抑制促炎介质和细胞因子的表达。

参附注射液能减轻革兰氏阴性细菌细胞壁的主要成分——脂多糖诱导的炎症和细胞凋亡，降低脓毒血症休克血清中脂多糖、乳酸脱氢酶水平，并改善心脏、肝脏和肾脏的组织形态学。此外，参附注射液还能增加感染性休克大鼠心肌组织中三磷酸腺苷和牛磺酸的含量。丹参酮ⅡA是传统中药丹参的脂溶性提取物，具有一定的抗炎和抗氧化作用，主要用于临床缺血性心脏病的治疗。研究表明，丹参酮ⅡA具有较强的消炎作用，可以诱导中性粒细胞凋亡和促进逆向迁移。丹参酮ⅡA可以通过抑制低氧诱导因子-1表达，减轻脂多糖诱导的急性肺损伤。有动物实验结果表明，丹参酮ⅡA预处理可以显著降低心肌 TNF-α、IL-β 水平，显著下调 Nox2、ROS 和 ERK1/2、p38MAPK 磷酸化水平，从而抑制脓毒血症小鼠的心肌炎症反应，改善脓毒血症心功能不全。黄芪多糖 A1 和黄芪多糖 B1 具有良好的体外抗炎活性，可以通过抑制 NF-κB 和 MAPKs（ERK，JNK）等信号通路，减少炎症细胞因子（TNF-α、IL-6 和 MCP-1 等）的表达和分泌。黄芪多糖在体内具有良好的抗炎活性，对脂多糖诱导的小鼠脓毒血症及肺损伤有显著的改善作用。黄芪多糖可以通过抑制

TLR4-NF-κB MAPKS、NLRP3 炎症小体、Nrf2-HO-1 等信号通路，缓解毒血症小鼠的急性炎症反应，减轻脓毒血症小鼠的肺脏损伤。

芍药苷作为芍药的主要生物活性成分，可降低血清炎症因子和内脏器官中的髓过氧化物酶水平。此外，芍药苷可通过干扰 NF-κB 信号通路，进而抑制髓系细胞膜受体-1 所介导的细胞因子的产生。姜酚作为生姜的主要活性成分，具有抗炎、抗肿瘤、抗氧化和神经保护等功效。研究表明，6-姜酚可通过作用于核因子 E_2-相关因子 2/血红素氧化酶-1 信号轴，抑制 NOD 样受体 3 炎性体的激活，从而抑制氧化应激和炎症反应。甘草及其成分具有调节促炎及抗炎细胞因子水平、提高免疫细胞活性等作用。甘草活性成分刺甘草查耳酮可显著抑制骨髓来源的巨噬细胞 NLRP3 炎症小体激活和氧化应激，同时显著降低炎症因子 IL-1β 和 TNF-α 的产生，多途径地发挥较强的防治脓毒血症的作用。刺甘草查耳酮联合甘草酸可显著降低脓毒血症模型小鼠体内巨噬细胞 $F_4/80^+$ 和中性粒细胞 $CD11b^+$、$Ly6G^+$ 比例，降低外周血和腹腔灌洗液中炎症因子 IL-1β、TNF-α 水平，且组分联合组效应均强于单独用药组。这说明刺甘草查耳酮联合甘草酸在防治脓毒血症的过程中发挥了多途径协同增效作用，其机制可能主要与抑制炎症小体激活及抗氧化相关。

（三）改善线粒体功能障碍

线粒体功能障碍在脓毒血症患者的多脏器衰竭和死亡过程中扮演着重要角色。炎症因子参与线粒体的能量代谢调控。其中，TNF-α 在脓毒血症免疫应答中占据关键地位，与多种受体结合促进神经酰胺的释放，进而导致线粒体受损，使 ATP 合成减少、ROS 生成增多，诱发氧化应激反应。葛根素是从粉葛根中提取的异黄酮分子，广泛应用于心脏保护、神经保护、抗氧化、抗炎及镇痛等领域。有研究发现，葛根素可逆转脂多糖导致的酶活性下降，恢复线粒体中的腺苷二磷酸、碱性磷酸酶和腺苷单磷酸水平。葛根素还可以显著降低脂多糖诱导的大鼠胚胎心肌细胞内 ROS 水平，通过调节动力蛋白相关蛋白 1 和丝裂酶 1，减轻线粒体受损。此外，有研究发现人参皂苷 Rg3 可通过激活单磷酸腺苷活化蛋白激酶信号通路来改善线粒体功能障碍，从而减轻脓毒血症对细胞和器官的损伤。综上，中药可通过保护线粒体，减轻细胞凋亡，从而达到治疗脓毒血症的目的。

（四）调控内质网应激

ER 是一种重要的膜结合细胞器，具有蛋白质合成、转运、折叠、钙储存及脂质代谢等重要功能。而脓毒血症可触发 ER 应激。大量的细胞内扰动会影响蛋白质的正确折叠，错误折叠的蛋白聚积可导致 ER 应激。这一反应由 3 个 ER 跨膜传感器启动，包括 PERK、激活转录因子 6 及肌醇需求酶 1。槲皮素作为一种广泛存在于多种蔬菜和水果中的黄酮类化合物，具有抗炎和抗氧化特性，可抑制黄嘌呤氧化酶活性和脂质过氧化，还可抑制同源蛋白、蛋白质二硫键异构酶、葡萄糖调节蛋白 78、PERK、肌醇需求酶 1α、激活转录因子 6 的 mRNA 表达水平。这表明其对 ER 应激有抑制作用，对脓毒血症引发的急性肺损伤可起到保护作用。栀子苷元可通过抑制葡萄糖调节蛋白 78、PERK、磷酸化真核细胞起始因子 2α、同源蛋白等 ER 应激相关蛋白，减缓 ER 应激，从而抑制 ER 应激诱导的细胞凋亡，发挥对脓毒血症的治疗作用。连翘酯苷 A 可通过调节 ER 应激来发挥其抗炎和抗凋亡作用，从而改善脓毒血症所致的急性肾损伤。因此，调控 ER 应激也是中药防治脓毒血症的重要途径。

（五）改善免疫功能失调

T 细胞凋亡是导致脓毒血症患者严重免疫抑制的主要原因之一。免疫检查点上的程序性细胞死亡受体1与巨噬细胞上的程序性细胞死亡受体配体1（programmed cell death receptor ligand 1，PD-L1）相互作用，引起T细胞凋亡。紫草素作为传统中药天然产物，已被证实具有抗肿瘤、抗炎和缓解脓毒血症等多重功效。紫草素通过调节单核巨噬细胞中PD-L1的表达水平，减少脾细胞凋亡，维持T细胞比例，从而达到治疗脓毒血症的目的。这种作用可能与抑制M2型丙酮酸激酶（pyruvate kinaseisoform M2，PKM2）表达、PKM2在Y105位点磷酸化、PKM2核迁移及其与PD-L1启动子结合有关。黄芪作为一种多年生草本植物，具有增强免疫、保护肝脏、抗应激、抗菌等功效。有研究发现，黄芪通过上调视黄酸相关孤儿受体γt的表达，可促进肠道固有淋巴细胞的生成，从而改善脓毒血症大鼠的炎性微环境。这表明黄芪在脓毒血症肠道免疫中起重要作用，有望成为免疫治疗的调节剂。大黄对免疫功能存在双向调节作用：一方面能够促进胆汁分泌，疏通胆管和微细胆小管内淤积的胆汁；另一方面可降胆固醇和过氧化脂质水平。脓毒症经常为多个器官的功能受损或衰竭，大黄有可能遏制"二次打击"，防治多器官功能障碍综合征的发生，同时具有保护重要的器官功能、减轻器官受损的双重作用。

六、临床指南/共识

（一）《脓毒症中西医结合诊治专家共识（草案）》

2008年中国中西医结合学会发布了《脓毒症中西医结合诊治专家共识（草案）》。该共识首次规范了中医治疗脓毒症的分期分型，在菌-毒-炎共治、脓毒症高热、脓毒症休克、凝血功能障碍、肠道障碍、ARDS等方面提出了明确的中医药治疗方案，并强调了中成药的重要作用。

（二）《脓毒症中西医结合诊治专家共识》

2013年中国中西医结合学会修订发布了《脓毒症中西医结合诊治专家共识》，在前版的基础上提出了明确的脓毒症中医证候划分，强调"三证三法"中医辨证论治特色。

（三）《高热（脓毒症）中医诊疗专家共识意见》

2014年刘清泉等发布《高热（脓毒症）中医诊疗专家共识意见》，从热证角度细化了脓毒症出现高热症状的辨证施治处理方法，有效配合了中医外治疗法。

（四）《中医药单用/联合抗生素治疗常见感染性疾病临床实践指南·脓毒症》

2017年中华中医药学会发布了《中医药单用/联合抗生素治疗常见感染性疾病临床实践指南·脓毒症》。该指南的优势在于将脓毒症的病理机制演变从中医病机角度进行再认识，对脓毒症过程中的各种并发症情况进行了具体分型，细化了病程各阶段的中医治疗及中成药临床使用方法，更具可操作性。

（五）《中医内科临床诊疗指南·脓毒症》

2019年中华中医药学会再次发布了《中医内科临床诊疗指南·脓毒症》。该指南进一步提高了脓毒症辨证精确性，针对不同辨证给出了具体的治疗方剂和中医治疗手段。

（六）《脓毒症肺损伤中西医结合诊治专家共识》

2020年中国中西医结合学会第三届普通外科专业委员会发布了《脓毒症肺损伤中西医结合诊

治专家共识》。该共识围绕脓毒症肺损伤这一具体病症的中西医结合治疗干预进行了阐述，提出交叉联合应用清热、活血、通腑三类中药复方可达到最佳的治疗效果，并肯定了部分中成药的疗效。

（七）《脓毒症急性胃肠功能障碍中西医结合临床专家共识》

2022年发布的《脓毒症急性胃肠功能障碍中西医结合临床专家共识》细化了脓毒症并发急性胃肠功能障碍的分型论治，给出了具体的中医治疗方案。

参 考 文 献

柴瑞平，路娟，赵颖，等，2019. 中药注射液防治脓毒症的研究进展[J]. 中华中医药杂志，34（6）：2617-2619.

程璐，蒋华，陈明祺，等，2019. 清热解毒和凉血散瘀法对脓毒症疗效的 Meta 分析 [J]. 中华危重病急救医学，31（1）：73-80.

戴林峰，陈明祺，陈秋华，等，2019. 通腑泻肺汤对脓毒症患者呼吸及肠道功能影响的临床研究 [J]. 中国中医急症，28（7）：1136-1138，1151.

邓乾素，谭巨丹，瞿荣兰，等，2023. 循经推拿防治脓毒症机械通气患者肠内营养不耐受的研究 [J]. 现代中西医结合杂志，32（18）：2602-2605.

葛旭，吴迪，王国兴，等，2023. 生大黄灌肠联合针灸治疗脓毒症患者胃肠功能的临床观察 [J]. 世界中西医结合杂志，18（7）：1391-1395，1400.

何健卓，谭展鹏，张敏州，等，2015. 血必净注射液对严重脓毒症患者血流动力学及内皮功能影响的前瞻性研究 [J]. 中华危重病急救医学，27（2）：127-132.

侯一楠，梁群，杨俊，等，2023. 中药注射剂和中药提取物治疗脓毒症急性肺损伤的研究进展 [J]. 中国医院用药评价与分析，23（1）：120-122，128.

李莉，穆蕊，余剑波，等，2013. 电针足三里穴和尺泽穴对脓毒症患者急性肺损伤的影响 [J]. 中华麻醉学杂志，33（5）：626-629.

李梅玲，潘婷婷，吕玲玲，等，2019. 中医辨证施治联合标准集束化方案治疗脓毒性休克患者的临床疗效 [J]. 中华危重病急救医学，31（7）：852-856.

李宇婷，周大勇，2022. 热毒宁注射液治疗重症肺炎合并脓毒症的临床疗效观察 [J]. 中医临床研究，14（18）：89-91.

刘清泉，李志军，沈洪，等，2008. 脓毒症中西医结合诊治专家共识 [C] //2008 全国中西医结合危重病、急救医学学术会议学术论文集，天津：19-26.

刘清泉，张晓云，孔立，等，2014. 高热（脓毒症）中医诊疗专家共识意见 [J]. 中国中医急症，23（11）：1961-1963.

上海市中西医结合学会急救专业委员会，上海市中西医结合学会重症医学专业委员会，上海市医师协会急诊科医师分会，等，2022. 脓毒症急性胃肠功能障碍中西医结合临床专家共识 [J]. 中华危重病急救医学，34（2）：113-120.

谭展鹏，王媛媛，郭世俊，等，2021. 清气凉营汤对脓毒症患者 HMGB1、sRAGE 及免疫功能的影响 [J]. 中国中医急症，30（1）：71-73，80.

王西墨，余剑波，金胜威，2020. 脓毒症肺损伤中西医结合诊治专家共识 [J]. 中国中西医结合外科杂志，26（3）：400-408.

熊卓吾，姜颢，徐兴凯，等，2022. 足三里穴位注射黄芪注射液防治脓毒症机械通气患者早期肠内营养喂养不耐受的临床研究 [J]. 现代中西医结合杂志，31（1）：88-91.

张慈，崔紫阳，王昊辰，等，2019. 痰热清注射液对老年重症肺炎并发脓毒症患者HMGB1水平的影响［J］. 临床急诊杂志，20（1）：51-54.

赵晓静，田满荣，王美芹，等，2024. 黄白解毒汤对脓毒症胃肠动力障碍患者的临床疗效［J］. 中成药，46（2）：696-698.

中国中西医结合学会急救医学专业委员会，《中国中西医结合急救杂志》编辑委员会，2013. 脓毒症中西医结合诊治专家共识［J］. 中华危重病急救医学，25（4）：194-197.

中华医学会重症医学分会，2015. 中国严重脓毒症 脓毒性休克治疗指南（2014）［J］. 中国实用乡村医生杂志，22（16）：8-11.

中华中医药学会，2017. 中医药单用/联合抗生素治疗常见感染性疾病临床实践指南 脓毒症：T/CACM 012—2017［S/OL］. 北京：中国中医药出版社. https://www.ttbz.org.cn/StandardManage/Detail/22114/.

中医内科临床诊疗指南：T/CACM 1270—2019［S］.

Li C Y，Wang P，Zhang L，et al，2018. Efficacy and safety of Xuebijing injection（a Chinese patent）for sepsis: a meta-analysis of randomized controlled trials［J］. Journal of Ethnopharmacology，224：512-521.

Wu X X，He C M，Liu C Y，et al，2023. Mechanisms of JinHong Formula on treating sepsis explored by randomized controlled trial combined with network pharmacology［J］. Journal of Ethnopharmacology，305：116040.

第十九章 慢性咳嗽

慢性咳嗽（chronic cough）是一种常见的呼吸系统症状，通常以咳嗽为唯一或者主要症状，病程＞8周，且X线胸片无明显异常。发生慢性咳嗽的原因多样，包括但不限于咳嗽变异性哮喘、上气道咳嗽综合征、胃食管反流性疾病、嗜酸粒细胞性支气管炎及变应性咳嗽等。此外，某些药物如血管紧张素转换酶抑制剂（angiotensin-converting enzyme inhibitor，ACEI）也可能导致慢性咳嗽。慢性咳嗽的诊断依赖于详细的病史采集、体格检查及必要的辅助检查，如肺功能测试、24h食管pH监测、诱导痰细胞学检查等。治疗上，针对不同原因产生的慢性咳嗽应采取相应的治疗措施。如对于咳嗽变异性哮喘需要吸入糖皮质激素，而胃食管反流引起的咳嗽则需要抑酸治疗。慢性咳嗽对患者的生存质量影响较大，可能导致睡眠障碍、社交障碍等。因此，及时准确的诊断和有效的治疗对于改善患者预后至关重要。近年来，随着对慢性咳嗽机制的深入研究，新的治疗药物和方法不断涌现，为慢性咳嗽的治疗与管理提供了更多选择。

本病归属中医学"顽咳""久咳"等范畴，亦可作为哮病、喘证、肺胀、肺痿、肺痈等疾病伴随症状出现，与肺、脾、肾等脏腑功能失调有关。

一、病因病机

中医学认为慢性咳嗽既是多种肺系疾病的一个症状，又是独立的一种疾病。"咳嗽"病名始见于《黄帝内经》，该书在咳嗽的病因认识上，提出"五藏六府皆令人欬，非独肺也"的观点。咳嗽的辨证类型繁多，明代《景岳全书》执简驭繁，将咳嗽分为外感咳嗽和内伤咳嗽两大类，一直沿用至今。咳嗽病机多在于虚实两方面，"实"主要指邪气留滞，"虚"多在于脏腑功能失调。

2011年中华中医药学会内科分会肺系病专业委员会发布的《咳嗽中医诊疗专家共识意见（2011版）》指出，咳嗽通常分外感咳嗽和内伤咳嗽两类。外感咳嗽为外感六淫、疫疠时邪及环境因素所致；内伤咳嗽为饮食、情志、他脏疾患等内生病邪引起。内伤咳嗽又多因外感等迁延不愈、脏腑功能失调，表现为咳嗽反复发作，病势缠绵。目前临床上常见的外感症状已消失，而尚无明显脏腑亏虚之象，咳嗽频发，遇刺激尤剧之证，为邪气留恋，肺气上逆所致。总之，肺气不宣、失于肃降而作咳嗽。

随着时代变迁、疾病谱的变化、现代诊疗手段的进步、疾病分类的不断细化，咳嗽已逐渐归类到各种单独的疾病中，使治疗更加精准化。近年来，中医在咳嗽的病因病机、诊疗方法上的认识不断深入，临床诊疗中发现越来越多的咳嗽患者表现出外感症状已消失，内伤脏腑表现不明显的特点，表明咳嗽的病因不再局限于外感、内伤两类。在2011年的专家共识中就已淡化"外感"与"内伤"的概念，更加注重内外合邪、互为因果的咳嗽。现多认为咳嗽是由多种因素共同作用所致的一类疾病，禀赋异常，环境刺激，鼻、咽喉、胃等相关因素均可导致咳嗽的发生。风邪伏肺、邪壅肺窍、胃气上逆及诸脏先伤后传于肺所致的肺失宣降、肺气上逆均可作咳。

2021年由中华中医药学会肺系病分会、世界中医药学会联合会肺系病专业委员会发布的《咳嗽中医诊疗专家共识意见（2021）》则进一步指出咳嗽病程中所表现出的高敏感性是各类咳嗽的共同特征，中医学认为其与风的特点相类，将其命名为"风咳"。风被认为是六淫之首，此处的"风"多指狭义上的"外风"。"外风"多是由于气候骤变或调摄失宜，携外感六淫之邪从口鼻、皮毛侵入机体，使肺气被束，失于肃降。"内风"既包括外感风邪留伏，久不能祛，沦为内风者，同时也包括因素体过敏产生的咳嗽咽痒、气道挛急。忽发忽止的外风引触内风，使肺失宣肃，肺气上逆，变生咳嗽，风邪伏肺，迁延难愈。故"风邪伏肺"是本病的基本病机，也是贯穿本病发病始终的核心病机。

二、证候规范

2011年中华中医药学会内科分会肺系病专业委员会发布的《咳嗽中医诊疗专家共识意见（2011版）》指出，外感咳嗽多为新病，起病急，病程短，常伴肺卫表证，以风寒、风热、风燥为主，属实。内伤咳嗽多为久病，常反复发作，病程长，可伴见他脏兼证。内伤咳嗽中的痰湿、痰热、胃气上逆、肝火犯肺多以邪实为主兼有虚象，阴津亏耗咳嗽则属虚。其他临床所见风盛挛急、气道失畅之咳嗽，以呛咳阵作、喉痒或胸闷为主，不伴有肺卫表证，亦无明显脏腑虚实表现。据此可将咳嗽分为九种证候，即风寒袭肺证、风热犯肺证、燥邪伤肺证、风盛挛急证、痰湿蕴肺证、痰热郁肺证、胃气上逆证、肝火犯肺证、肺阴亏虚证。

2015年中华医学会呼吸病学分会哮喘学组发布的《咳嗽的诊断与治疗指南（2015）》及《咳嗽基层诊疗指南（2018年）》均采纳了《咳嗽中医诊疗专家共识意见（2011版）》证候分类中的风寒袭肺证、风热犯肺证、胃气上逆证、肝火犯肺证、肺阴亏虚证，并新增了风邪伏肺证与肺肾阳虚证两种证候。2021年中华医学会呼吸病学分会哮喘学组发布的《咳嗽的诊断与治疗指南（2021）》则在《咳嗽的诊断与治疗指南（2015）》及《咳嗽基层诊疗指南（2018年）》2份诊疗指南中咳嗽证候的基础上删去了肺肾阳虚证与肝火犯肺证，新增了湿热郁肺证与肺脾阳虚证。

2021年由中华中医药学会肺系病分会、世界中医药学会联合会肺系病专业委员会发布的《咳嗽中医诊疗专家共识意见（2021）》则在采纳《咳嗽中医诊疗专家共识意见（2011版）》证候分类的基础上依据循证医学原理，收集近10年文献，充分结合名老中医经验，对咳嗽的证候进行了更新，进一步增加了邪壅肺窍证，并完善了咳嗽证候类型及相关西医疾病对照。共识意见指出，咳嗽的常见证候为风寒袭肺证、风热犯肺证、燥邪伤肺证、风盛挛急证、邪壅肺窍证、痰湿蕴肺证、痰热郁肺证、胃气上逆证、肝火犯肺证、肺阴亏虚证。

2024年中华医学会呼吸病学分会哮喘学组发布的《咳嗽的诊断与治疗指南（2024年）》在参考《咳嗽中医诊疗专家共识意见（2021）》的基础上，将《咳嗽的诊断与治疗指南（2021）》中风寒袭肺证、风热犯肺证、风邪伏肺证、胃气上逆证、湿热郁肺证、肺脾阳虚证、肺阴亏虚证7个证候修订为风寒袭肺证、风热犯肺证、风邪伏肺证、痰热郁肺证、痰湿蕴肺证、肺气虚证6个证候。

三、治疗方案和技术

对于不同病因和证候的慢性咳嗽，应选取针对性的治疗方案和技术。在治疗时首先应分清虚实，对于邪实者，以祛邪为主，标本兼顾为治疗原则。其次，除直接治肺外，还应从整体出发，注意治脾、治肝、治肾等。咳嗽日久应注意调理脏腑、顾护正气，防止宣散太过而伤正。

（一）治疗方案

1. 风寒袭肺证 采用疏风散寒，宣肺止咳之法，方选三拗汤（《太平惠民和剂局方》）合止嗽散（《医学心悟》）加减。

2. 风热犯肺证 采用疏风清热，宣肺止咳之法，方选桑菊饮（《温病条辨》）加减。

3. 燥邪伤肺证 采用疏风清肺，润燥止咳之法，方选桑杏汤（《温病条辨》）加减。

4. 风盛挛急证 采用疏风宣肺，解痉止咳之法，方选苏黄止咳汤（国医大师晁恩祥经验方）加减。

5. 邪壅肺窍证 采用疏风宣肺，止咳通窍之法，方选苍耳子散（《严氏济生方》）合止嗽散（《医学心悟》）。

6. 痰湿蕴肺证 采用燥湿化痰，理气止咳之法，方选二陈汤（《太平惠民和剂局方》）合三子养亲汤（《韩氏医通》）加减。

7. 痰热郁肺证 采用清热化痰，肃肺止咳之法，方选清金化痰汤（《医学统旨》）加减。

8. 胃气上逆证 采用降浊化痰，和胃止咳之法，方选旋覆代赭汤（《伤寒论》）加减。

9. 肝火犯肺证 采用清肺泄热，化痰止咳之法，方选黄芩泻白散（《症因脉治》）合黛蛤散（《卫生鸿宝》）加减。

10. 肺阴亏虚证 采用养阴清热，润肺止咳之法，方选沙参麦冬汤（《温病条辨》）加减。

（二）中成药应用

1. 疏风散寒，宣肺止咳类 通宣理肺丸（胶囊、口服液）。

2. 清热化痰，宣肺止咳类 杏贝止咳颗粒；治咳川贝枇杷滴丸；肺力咳胶囊（合剂）。

3. 疏风宣肺，利咽止咳类 苏黄止咳胶囊。

4. 养阴清热，利咽解毒类 养阴清肺口服液。

5. 养阴敛肺，镇咳祛痰类 强力枇杷露（膏剂、胶囊）。

（三）中医特色技术

1. 针刺 根据中医理论，通过刺激特定穴位来调节脏腑功能，改善肺气宣发和肃降功能，从而缓解咳嗽。治疗时，外感咳嗽常取手太阳经腧穴，风寒者加艾灸，风热者可点刺出血；内伤咳嗽则取背俞穴、手太阴经腧穴为主。针刺或补或泻。

2. 推拿按摩 通过手法作用于人体特定部位和穴位，以调和气血、疏通经络。对于小儿慢性咳嗽，推拿结合耳穴贴压疗法能够健脾益肺，肃肺止咳，降逆平喘，且易于被患儿接受。

3. 灸法 利用艾条或艾炷的温热刺激，对穴位进行温热刺激，以达到温通经络、散寒止咳的效果。灸法适用于慢性咳嗽，尤其是寒性咳嗽。艾灸天突穴、膻中穴、肺俞穴、定喘穴及合谷穴等穴位，随症加减穴，时间为15～20min，每日1次。

4. 拔罐 通过在皮肤上形成负压，促进局部血液循环，改善气血运行，有助于缓解慢性咳嗽。治疗时主要取督脉、足太阳膀胱经，可有效改善患者的心率、呼吸、体温、白细胞计数等指标。急性支气管炎发作时，配合使用拔罐治疗，可防止转化疾病成慢性咳嗽。

5. 埋线 是在特定穴位内埋入可吸收线，通过长期刺激穴位，调整机体功能的治疗，适用于慢性咳嗽的长期管理。取肺俞穴、膈俞穴、膻中穴、肾俞穴等穴位，气喘者加定喘穴，体弱者加足三里穴、膏肓穴等穴位，痰多者加丰隆穴。每次选1～3个穴位，每20日治疗1次，连续3次为1个疗程。

6. 耳穴贴压 是在耳廓上的特定穴位，如肺、肾、脾、气管、支气管、内分泌、平喘、过敏点等给予王不留行籽穴位压贴，通过持续刺激来调节相应脏腑功能，对于慢性咳嗽有辅助治疗作用。

7. 穴位贴敷 是将药物贴敷于特定穴位，通过皮肤吸收和穴位刺激，达到治疗慢性咳嗽的效果。例如，使用中药粉末敷贴穴位，如白芥子、延胡索等，可以改善肺功能，减少病情的急性加重。

8. 穴位注射 是在穴位内注入药物，结合中西医理论，通过刺激穴位和药物的双重作用，改善慢性咳嗽症状。华佗夹脊穴穴位注射卡介菌多糖核酸治疗脾肺气虚型慢性支气管炎患者效果明显，可显著改善患者临床症状。

9. 针刀疗法 通过小针刀对病变部位进行刺激和切割，以松解粘连、解除压迫，改善局部血液循环，对于慢性咳嗽有一定的疗效。

10. 中药熏药 利用中药燃烧或煎煮产生的烟气或蒸气，通过熏蒸面部、周身或居住环境，以达到治疗慢性咳嗽的目的。

11. 中药雾化吸入 将中药煎剂通过雾化器变成细小颗粒，通过吸入作用于呼吸道，以缓解咳嗽症状。

12. 中药离子导入 通过电离子导入设备，将中药有效成分导入人体，以达到治疗慢性咳嗽的效果。

13. 中药提取物静滴 将中药有效成分提取后，通过静脉滴注的方式进入人体，对于慢性咳嗽有较好的治疗效果。

四、疗效评价研究

慢性咳嗽疗效评价研究涉及中药制剂、中成药、药物外治法等。其中，药物外治法主要涉及穴位贴敷疗法、灸法类等。

（一）中药制剂

依托中日友好医院院级科研基金资助课题项目，采用系统评价与 Meta 分析方法，纳入 26 项 RCT，共计 2820 例慢性咳嗽患者，对比了中药治疗与单用西药治疗的疗效。研究结果显示，与单用西药治疗相比，中药治疗可提高治疗慢性咳嗽的有效率，减轻咳嗽证候积分，改善生活质量评分。同时，在改善肺功能方面，中药治疗减少咳嗽缓解时间优于单用西药治疗。在安全性方面，共有 5 篇文献 24 例患者出现了不良反应，但症状较轻，能较快缓解，且中药治疗组与单用西药治疗组之间在不良反应方面无明显差别，安全性良好。

（二）中成药

1. 中成药处方 依托河南省中医药传承与创新人才工程（仲景工程）中医药学科拔尖人才培养项目（豫卫中医函（2021）15 号）、河南省中医药科学研究专项（20-21ZY2193），收集《中国药典》（2020 版）中治疗咳嗽的中成药处方信息，建立数据库，运用中医传承计算平台，通过药物间关联规则分析、聚类分析等方法对涉及中药的频次、性味归经等数据进行挖掘分析。分析结果显示，《中国药典》（2020 版一部）收载的治疗咳嗽中成药以止咳平喘剂、祛痰剂和解表剂居多。治疗的咳嗽证型以内伤咳嗽最多，外感咳嗽次之，但混合型咳嗽仍不可忽视。核心药味组合可为中医临床辨证治疗咳嗽、合理选择中成药提供参考和依据，同时也为新药的研究与开发提供了思路。

2. 苏黄止咳胶囊　依托国家中医药管理局标准化项目（SATCM-2015-BZ402），采用系统评价与 Meta 分析方法，纳入 18 项 RCT，共计 1619 例成人咳嗽变异性哮喘患者，系统评价了苏黄止咳胶囊治疗成人咳嗽变异性哮喘的有效性和安全性。Meta 分析结果显示，与单用吸入性糖皮质激素联合长效 β_2 受体激动剂相比，西药联合苏黄止咳胶囊可明显缓解咳嗽症状，降低咳嗽症状积分，增加 FEV_1、改善呼气峰值流速，降低诱导痰嗜酸性粒细胞百分比，降低 IgE 含量，且安全性良好，无严重不良反应。结论表明，在吸入性糖皮质激素联合长效 β_2 受体激动剂基础上联合应用苏黄止咳胶囊治疗咳嗽变异性哮喘可提高临床疗效，改善肺功能，减轻炎症反应且安全性良好。

3. 养阴清肺口服液　依托北京市中医药科技发展资金项目（编号：JJ2013-66），采用系统评价与 Meta 分析方法，纳入 24 项 RCT，共计 2268 例慢性咳嗽和 COPD 患者，系统评价了养阴清肺汤治疗慢性咳嗽和 COPD 的有效性和安全性。Meta 分析结果显示，与抗感染、化痰、镇咳等常规对症治疗相比，养阴清肺汤联合常规治疗能提高治疗 COPD 的临床疗效。养阴清肺汤或养阴清肺口服液联合常规治疗在治疗成人慢性咳嗽方面的临床疗效也优于对照组。在安全性方面，养阴清肺汤组出现 7 例不良反应，对照组出现 13 例不良反应，两组不良反应类型和程度基本一致。结论表明，养阴清肺汤联合常规治疗能提高慢性咳嗽和 COPD 临床疗效，安全性尚可。受纳入研究数量和质量的限制，上述结论尚需更多高质量研究予以证实。

（三）药物外治法

1. 穴位贴敷疗法　依托国家自然科学基金面上资助项目（81874487），采用系统评价与 Meta 分析方法，纳入 18 项 RCT，共计 1402 例儿童咳嗽变异性哮喘患儿，系统评价了穴位贴敷治疗儿童咳嗽变异性哮喘的有效性及安全性。Meta 分析结果显示，在常规西药治疗或中医辨证治疗基础上加用穴位贴敷治疗咳嗽变异性哮喘的总有效率优于单用常规西药治疗或中医辨证治疗。同时，穴位贴敷治疗咳嗽变异性哮喘的 FEV_1、FEV_1/FVC、PEF 及哮喘控制测试（asthma control test，ACT）评分明显优于对照组。在免疫功能方面，穴位贴敷治疗咳嗽变异性哮喘的 IgM、IgG、IgA 明显高于对照组，IgE 值明显低于对照组。在远期疗效方面，随访期间穴位贴敷治疗咳嗽变异性哮喘的复发率及复发咳嗽消失时间明显低于对照组。结论表明，穴位贴敷疗法具有提高咳嗽变异性哮喘患儿治疗的总有效率，改善肺通气功能，提高机体免疫力，降低复发率，缩短复发咳嗽消失时间的作用。

2. 灸法类　依托广东省中医药局科研项目（20180313）、国家中医药管理局项目（GZY-KJS-2019-002，GZY-KJS-2018-007），采用系统评价与 Meta 分析方法，纳入 8 项 RCT，616 例不同病因所致咳嗽患者，系统评价了热敏灸治疗不同病因所致咳嗽的有效性。Meta 分析结果显示，热敏灸联合其他中西医疗法改善咳嗽症状的临床有效率优于单纯使用西药或其他中医疗法。进一步分析显示，热敏灸联合西药疗法疗效优于单纯使用西药；热敏灸联合其他中医疗法（中药方剂、推拿、"三伏灸"）疗效优于单纯使用其他中医疗法；热敏灸联合中医疗法（针刺、中药方剂）疗效优于单纯使用西药，差异均有统计学意义。热敏灸参与治疗的方案能够降低咳嗽中医证候积分，改善咳嗽症状评分，疗效优于不包含热敏灸的对照组，差异具有统计学意义。结论表明，热敏灸疗法对于治疗不同病因所致的咳嗽皆具有一定的疗效，能降低咳嗽发作频率和剧烈程度，提高患者生存质量，是良好的辅助治疗手段，但仍需样本更多、设计更为严谨、方法更为科学的高质量随机对照试验进一步验证。

五、作用机制研究

咳嗽高敏感性往往是慢性咳嗽发病的病理生理基础，表现为对无害刺激物的超敏反应，涉及气道炎症、瞬时受体电位通路（transient receptor potential，TRP）的激活及咳嗽中枢敏化等多种因素。现代研究发现，中医药治疗慢性咳嗽的作用机制可表现为通过单味中药、中药的有效成分、中药复方及外治法来减少气道中炎症因子的分泌，抑制炎症介质的释放与 TRP 通路，从而降低咳嗽敏感性，缓解咳嗽症状。

（一）减少炎症因子分泌

气道炎症因子的分泌是咳嗽高敏感性增强的重要机制，其持续存在也是导致慢性咳嗽反复发作的重要原因之一。相关研究发现，中药五味子可能通过调控蛋白激酶 B 和 TNF 在信号通路中的表达来调节神经源性炎症，发挥镇咳作用。通过建立烟草烟雾诱导的咳嗽高敏豚鼠模型验证五味子的抗炎作用，发现其中的五味子总木脂素、五味子总多糖均能够通过抑制气道炎症反应降低咳嗽敏感性。中药复方三拗汤加全蝎、僵蚕可以减少嗜酸性粒细胞（eosinophil，EOS）计数和炎症细胞数量，降低气道高反应性，减轻气道炎症和肺损伤，发挥止咳平喘作用。

推拿疗法可通过抑制血清中神经肽和炎症因子的分泌，降低气道神经源性炎症反应，缓解临床症状，从而增强体质，提高机体免疫力。临床研究发现，使用推拿疗法治疗小儿慢性咳嗽，能够抑制患儿血清 SP 及 IL-8 分泌，降低气道神经源性炎症反应。使用调肺运脾推拿法联合二陈汤加减治疗小儿慢性咳嗽，可有效减少患儿血清中 TNF-α、IL-6、IL-8 等炎症因子的分泌，改善临床咳嗽症状。使用少阳推拿法治疗咳嗽变异性哮喘，患儿血清 IL-8、IL-6、SP 水平均较治疗前明显降低。小儿推拿联合止敏平喘汤治疗咳嗽变异性哮喘，治疗后外周血中 EOS、嗜酸细胞阳离子蛋白、IL-5 水平均明显降低。使用常规推拿治疗感染后咳嗽患儿发现，患儿体内血清 SP、IL-8 水平较治疗前下降，说明推拿可通过抑制炎症介质及炎症因子的释放降低气道神经源性炎症反应，改善感染后咳嗽症状。

针刺疗法能够通过刺激交感神经区域来起到抑制迷走神经的作用，从而抑制炎性物质的释放，降低炎症反应；同时抑制咳嗽受体释放，减轻支气管平滑肌痉挛，缓解咳嗽症状。研究发现，与常规药物治疗对比，针刺督脉背段配合质子泵抑制剂治疗胃食管反流性咳嗽，能够显著降低血清 IL-8 和 SP 水平。这表明针刺配合质子泵抑制剂可减少神经肽的合成与释放，减轻炎性物质对支气管-食管神经反射的刺激，降低气道神经源性炎症反应，从而缓解咳嗽症状。

拔罐疗法能够刺激体表，激发经气，通过发挥腧穴或者药物的作用来调节脏腑功能、通经活络、平衡阴阳。拔罐形成负压后使局部皮肤温度升高，扩张血管，提高血容量，增加组织氧供，加快新陈代谢，提高抗炎因子水平，抑制炎症细胞因子水平，降低炎症反应，从而治疗炎症引起的慢性咳嗽。研究发现，选择双侧肺俞穴、定喘穴、肺底穴拔罐施术治疗小儿感染后咳嗽，能够起到宣肺理气、止咳化痰的作用。刺激肺俞穴可促进炎症吸收；刺激定喘穴可调节自主神经，使肾上腺皮质功能增强，提高人体抵抗力；刺激肺底穴可缓解支气管痉挛，降低机体敏感性。三穴合用拔罐治疗可明显改善肺功能，升高血清 IgG、IgA 水平，降低可溶性白细胞介素-2 受体水平。使用苏黄止咳方加减中医药罐治疗风邪犯肺型咳嗽变异性哮喘，选取定喘穴、大椎穴、风门穴、肺俞穴拔罐，能有效改善患者的咳嗽症状，降低 IL-6 水平，改善气道炎症。

耳穴贴压治疗具有调理脏腑、疏通气血的作用。通过调节 TNF-α、IL-2、IL-6 等炎症因子的释放，减轻气道神经源性炎症反应是其治疗慢性咳嗽的主要机制。研究发现，西药联合耳穴压贴治疗咳嗽变异性哮喘，在改善 EOS 计数、血清总 IgE 及 TNF-α、IL-10、IL-13 水平方面优于单纯西药治疗。在西药治疗的基础上加用耳穴贴压治疗儿童过敏性咳嗽，取双侧肺、气管、交感、支气管及肾上腺等穴位，治疗后患儿血清炎症因子指标（CRP、IL-6、TNF-α）水平明显下降。

（二）抑制炎症介质释放与 TRP 通路激活

TRP 通路中的瞬时感受器电位香草酸受体 1（transient receptor potential vanilloid 1，TRPV1）、瞬时受体电位锚蛋白 1（transient receptor potential ankyrin 1，TRPA1）等受体在外源性和内源性刺激下作为伤害性感受器激活，可引发喉部、上呼吸道的超敏反应。如在炎症介质的释放时，会使气道出现平滑肌收缩、黏液高分泌和通透性改变等，诱导气道神经源性炎症发生。有研究发现，从中药清风藤中提取的青藤碱可通过调节多个靶点抑制炎症反应，能够通过抑制咳嗽小鼠体内 TRPV1 的表达和 SP、NKA 的分泌，减轻咳嗽敏感性。对我国常用的 4 种治疗咳嗽中药（枇杷叶、川贝母、浙贝母、百部）的 18 种提取物进行测试，采用钙成像技术对 TRPV1 和 TRPA1 通道进行筛选，结果显示枇杷叶提取物，尤其是 50%乙醇提取物，对其激动剂辣椒素抑制 TRPV1 激活表现出最高的活性。

中药复方麻杏石甘汤能够有效降低咳嗽变异性哮喘大鼠肺及分支中 TRPV1 蛋白表达，使气道敏感性降低，改善气道炎症。同时，还可使慢性咳嗽小鼠脾脏中 TRPV1 表达降低，从而减少 T 细胞、Th2 细胞因子、BALF 中 SP 等神经源性炎症介质释放，改善气道炎症反应。三拗汤与五拗汤均能降低哮喘小鼠肺组织中 TRPV1 表达水平，使炎症细胞浸润减少，气道反应性降低，肺组织病理损伤减轻。桑菊饮能在 mRNA 和蛋白水平降低咳嗽小鼠 TRPV1 的表达，同时可以降低咳嗽敏感性，减少咳嗽次数。止嗽散可以降低感染后咳嗽小鼠的炎症细胞数量和炎症细胞因子水平，其作用机制可能与 α-菠甾醇、紫檀酮等天然活性成分对神经肽类物质 SP、神经生长因子、CGRP，以及 TRPA1/TRPV1 通道的调节作用相关。

艾灸疗法能够直接以热量刺激皮肤，使皮肤细胞上的 TRP 通分子靶点受热刺激后激活，通过 TRP 通道将外部环境收到的温度刺激转化为电信号，以神经系统为中介传递到中枢，经神经-内分泌-免疫网对机体功能产生调节作用，抑制炎症因子表达，降低气道神经源性炎症反应。研究发现，治疗慢性咳嗽时将艾灸肺俞穴、中脘穴与小青龙汤相结合，能有效降低患者血清炎症因子水平。在常规治疗的基础上应用改良无痛麦粒化脓灸风门穴、肺俞穴治疗变应性咳嗽，能够提高临床疗效，降低患者血清总 IgE 水平。用隔姜温和灸治疗小儿咳嗽变异性哮喘，选取《神应经》中治哮证的特效穴天突穴、尾闾穴，能够明显改善患儿咳嗽症状，且具有显著的免疫调节作用。用隔小青龙汤药饼灸胆俞穴与膈俞穴治疗咳嗽变异性哮喘，治疗 6 周后，发现咳嗽症状改善明显，免疫功能提高。

六、临床共识

近年来，中医在治疗慢性咳嗽方面取得了显著的进展，分别于 2011 年与 2021 年先后发布了 2 部专家共识意见，明确了病证的病因病机与分类特征，规范了中医诊疗的标准方案。这 2 部专家共识的发布显著提升了中医治疗慢性咳嗽的临床水平。

（一）《咳嗽中医诊疗专家共识意见（2011 版）》

2011 年中华中医药学会内科分会肺系病专业委员会发布了《咳嗽中医诊疗专家共识意见

(2011版)》。该共识对既往中医诊治咳嗽的研究成果进行了总结,明确了中医对咳嗽的诊断、鉴别要点和病因病机的认识。同时,该共识规范了病证的分类和特征,包括风寒袭肺证、风热犯肺证、燥邪伤肺证、风盛挛急证、痰湿蕴肺证、痰热郁肺证、胃气上逆证、肝火犯肺证、肺阴亏虚证9种常见证候。此外,该共识还提出了调摄与预防病症的观念与手段。

(二)《咳嗽中医诊疗专家共识意见(2021)》

2021年由中华中医药学会内科分会肺系病专业委员会与世界中医药学会联合会肺系病专业委员会发布了《咳嗽中医诊疗专家共识意见(2021)》。该共识在《咳嗽中医诊疗专家共识意见(2011版)》的基础上依据循证医学原理,收集近10年文献,充分继承名老中医经验,对咳嗽的病因病机、辨证要点、证候分类及分证论治等关键问题进行了总结归纳,更新了咳嗽的病因病机,增加了咳嗽、咳痰特点的鉴别,更新了区分病程、病位、病因的辨治要点,完善了咳嗽证候类型及相关西医疾病对照,丰富了中成药的辨证论治。

以上2部专家共识的发布,提升了中医在诊断和治疗慢性咳嗽方面的规范化和标准化程度。共识中的详细诊疗方案,为中医临床治疗慢性咳嗽的能力提升提供了有力支持。同时,这2部专家共识的发布和实施,对于推动中西医结合治疗的普及和应用,进一步提升慢性咳嗽患者的治疗效果和生存质量,具有重要的指导意义。

参 考 文 献

顾东亚,姜娜,张煜,2014.中医疗法治疗慢性咳嗽研究进展[J].亚太传统医药,10(21):31-33.

李盼盼,吴力群,路晨,等,2021.穴位贴敷治疗儿童咳嗽变异性哮喘有效性及安全性的系统评价[J].中国中西医结合儿科学,13(6):529-536.

刘向娜,冯延朵,王瑞兆,等,2024.中医调节气道神经源性炎症反应治疗慢性咳嗽概述[J].山东中医杂志,43(9):1039-1045.

刘艳飞,刘玥,成龙,等,2017.养阴清肺汤治疗慢性咳嗽和慢性阻塞性肺疾病疗效和安全性的Meta分析[J].中国循证医学杂志,17(6):698-704.

刘智霖,马建岭,史利卿,等,2022.难治性慢性咳嗽发病机制及治疗的研究进展[J].华中科技大学学报(医学版),51(4):578-584.

马静,李学林,李春晓,等,2022.基于数据挖掘的《中国药典》(2020版)中治疗咳嗽中成药的用药特点及规律分析[J].中国合理用药探索,19(7):50-58.

宁佐伟,张姣,陈燕芳,等,2021.热敏灸治疗不同病因咳嗽疗效Meta分析[J].亚太传统医药,17(4):137-142.

王建新,韩泽璐,张舒华,等,2021.苏黄止咳胶囊治疗成人咳嗽变异性哮喘随机对照试验的Meta分析[J].山西中医药大学学报,22(2):79-84.

张恒恒,孙会卓,何文凤,等,2023.中药治疗慢性咳嗽的Meta分析[J].海南医学院学报,29(2):137-145.

中华医学会,中华医学会杂志社,中华医学会全科医学分会,等,2024.中国咳嗽基层诊疗与管理指南(2024年)[J].中华全科医师杂志,23(8):793-812.

中华医学会呼吸病学分会哮喘学组,2013.咳嗽的诊断与治疗指南(2009版)[J].中国实用乡村医生杂志,20(22):1-7.

中华医学会呼吸病学分会哮喘学组,赖克方,2021.中国难治性慢性咳嗽的诊断与治疗专家共识[J].中华结核和呼吸杂志,44(8):689-698.

中华医学会全科医学分会,中华医学会杂志社,中华医学会《中华全科医师杂志》编辑委员会,等,2024.咳嗽公众教育中国专家共识（第一版）[J]. 中华全科医师杂志，23（4）：331-344.

中华中医药学会肺系病分会，世界中医药学会联合会肺系病专业委员会，2021. 咳嗽中医诊疗专家共识意见（2021）[J]. 中医杂志，62（16）：1465-1472.

Morice A H, Millqvist E, Bieksiene K, et al, 2020. ERS guidelines on the diagnosis and treatment of chronic cough in adults and children [J]. European Respiratory Journal，55（1）：1901136.

附录1 中医肺系常用方剂

二画

二陈平胃散（《症因脉治》）：半夏、茯苓、陈皮、甘草、苍术、厚朴

二陈汤（《太平惠民和剂局方》）：半夏、陈皮、茯苓、炙甘草

十全大补汤（《太平惠民和剂局方》）：人参、白术、茯苓、炙甘草、当归、川芎、熟地黄、白芍、黄芪、肉桂

十枣汤（《伤寒论》）：芫花、甘遂、大戟、大枣

七味都气丸（《医宗己任编》）：熟地黄、山茱萸、山药、茯苓、牡丹皮、泽泻、五味子

人参补肺汤（《外科枢要》）：人参、黄芪、白术、茯苓、陈皮、当归、山茱萸、山药、五味子、麦冬、炙甘草、熟地、牡丹皮

人参补肺饮（《症因脉治》）：人参、麦冬、五味子、天冬、薏苡仁、黄芪、百合、炙甘草

人参胡桃汤（《严氏济生方》）：人参、胡桃、生姜、大枣

人参养肺丸（《太平惠民和剂局方》）：黄芪、人参、白茯苓、瓜蒌、杏仁、皂角子、半夏

人参清肺汤（《太平惠民和剂局方》）：地骨皮、人参、阿胶、杏仁、桑白皮、知母、乌梅、甘草、罂粟壳

人参蛤蚧散（《医垒元戎》）：蛤蚧、苦杏仁、炙甘草、人参、茯苓、川贝母、桑白皮、知母

三画

三子养亲汤（《韩氏医通》）：紫苏子、白芥子、莱菔子

三拗汤（《太平惠民和剂局方》）：麻黄、杏仁、甘草

大补元煎（《景岳全书》）：人参、山药、熟地黄、杜仲、枸杞子、当归、山茱萸、炙甘草

大青龙汤（《伤寒论》）：麻黄、桂枝、石膏、杏仁、生姜、大枣、甘草

大承气汤（《伤寒论》）：大黄、厚朴、枳实、芒硝

小青龙加石膏汤（《金匮要略》）：麻黄、芍药、细辛、干姜、甘草、桂枝、半夏、五味子、石膏

小青龙汤（《伤寒论》）：麻黄、桂枝、芍药、甘草、干姜、细辛、半夏、五味子

千金苇茎汤（《备急千金要方》）：苇茎、薏苡仁、冬瓜仁、桃仁

四画

五苓散（《伤寒论》）：桂枝、白术、茯苓、猪苓、泽泻

五味消毒饮（《医宗金鉴》）：金银花、野菊花、蒲公英、紫花地丁、紫背天葵
止嗽散（《医学心悟》）：荆芥、桔梗、甘草、白前、陈皮、百部、紫菀
贝母瓜蒌散（《医学心悟》）：贝母、瓜蒌、天花粉、茯苓、橘红、桔梗
升陷汤（《医学衷中参西录》）：生黄芪、知母、柴胡、桔梗、升麻
月华丸（《医学心悟》）：天冬、生地黄、麦冬、熟地黄、山药、百部、沙参、川贝母、阿胶、茯苓、獭肝、三七
六君子汤（《医学正传》）：人参、白术、茯苓、甘草、陈皮、半夏

五画

玉屏风散（《丹溪心法》）：黄芪、白术、防风
右归丸（《景岳全书》）：熟地黄、山药、山茱萸、枸杞子、杜仲、菟丝子、附子、肉桂、当归、鹿角胶
四逆加人参汤（《伤寒论》）：附子、干姜、人参、炙甘草
生脉散（《内外伤辨惑论》）：人参、麦冬、五味子
白虎汤（《伤寒论》）：知母、石膏、粳米、甘草
瓜蒌薤白半夏汤（《金匮要略》）：瓜蒌实、薤白、半夏、白酒
半夏厚朴汤（《金匮要略》）：半夏、厚朴、茯苓、生姜、紫苏叶
加味大承气汤（《古今医统大全》）：大黄、枳壳、芒硝、甘草、陈皮、红花、当归、苏木、木通、厚朴
加味桔梗汤（《医学心悟》）：桔梗、甘草、贝母、橘红、金银花、薏苡仁、葶苈子、白及

六画

百合固金汤（《慎斋遗书》）：生地黄、熟地黄、麦冬、贝母、百合、当归、炒白芍、甘草、玄参、桔梗
至宝丹（《太平惠民和剂局方》）：朱砂、麝香、安息香、金银箔、犀角、牛黄、琥珀、雄黄、玳瑁、龙脑
回阳急救汤（《伤寒六书》）：熟附子、干姜、人参、炙甘草、炒白术、肉桂、陈皮、五味子、茯苓、半夏
血府逐瘀汤（《医林改错》）：桃仁、红花、当归、生地黄、牛膝、川芎、桔梗、赤芍、枳壳、甘草、柴胡
安宫牛黄丸（《温病条辨》）：牛黄、郁金、犀角、黄连、朱砂、冰片、珍珠、山栀子、雄黄、黄芩、麝香、金箔衣
导痰汤（《校注妇人良方》）：半夏、陈皮、枳实、茯苓、甘草、制南星、生姜
防风通圣散（《宣明论方》）：防风、大黄、芒硝、荆芥、麻黄、栀子、芍药、连翘、甘草、桔梗、川芎、当归、石膏、滑石、薄荷、黄芩、白术

七画

麦门冬汤（《金匮要略》）：麦冬、人参、半夏、甘草、粳米、大枣

苍耳子散（《济生方》）：白芷、薄荷、辛夷、苍耳子

苏子降气汤（《太平惠民和剂局方》）：紫苏子、半夏、前胡、厚朴、陈皮、甘草、当归、生姜、大枣、肉桂

苏合香丸（《太平惠民和剂局方》）：苏合香、冰片、麝香、安息香、青木香、香附、白檀香、丁香、沉香、荜茇、乳香、白术、诃子、朱砂、水牛角

沙参麦冬汤（《温病条辨》）：沙参、麦冬、玉竹、桑叶、生甘草、天花粉、生扁豆

补天大造丸（《医学心悟》）：鹿角、龟甲、枸杞子、熟地黄、炙黄芪、白术、人参、当归、白芍、山药、茯苓、酸枣仁、远志、甘草

补中益气汤（《脾胃论》）：人参、黄芪、白术、甘草、当归、陈皮、升麻、柴胡

补阳还五汤（《医林改错》）：当归尾、川芎、黄芪、桃仁、地龙、赤芍、红花

补肺汤（《永类钤方》）：人参、黄芪、熟地黄、五味子、紫菀、桑白皮

补肺散（《普济方》）：人参、白蒺藜、白石脂、白术、杏仁、苍术、蛤蚧、车前子、旋覆花、玉屑、北五味子、黑枣

陈夏六君子汤（《医学正传》）：陈皮、半夏、茯苓、甘草、人参、白术

八画

苓桂术甘汤（《金匮要略》）：茯苓、桂枝、白术、甘草

金水六君煎（《景岳全书》）：当归、熟地黄、陈皮、半夏、茯苓、炙甘草

金匮肾气丸（《金匮要略》）：桂枝、附子、熟地黄、山茱萸、山药、茯苓、牡丹皮、泽泻

肺痹汤（《辨证录》）：人参、茯苓、白术、白芍、紫苏叶、半夏、陈皮、枳壳、黄连、肉桂、神曲

炙甘草汤（《伤寒论》）：炙甘草、生姜、桂枝、人参、生地黄、阿胶、麦冬、火麻仁、大枣

泻白散（《小儿药证直诀》）：桑白皮、地骨皮、生甘草、粳米

定喘汤（《摄生众妙方》）：白果、麻黄、桑白皮、款冬花、半夏、杏仁、紫苏子、黄芩、甘草

参苏饮（《太平惠民和剂局方》）：人参、紫苏叶、葛根、半夏、前胡、茯苓、枳壳、木香、陈皮、甘草、桔梗

参附汤（《校注妇人良方》）：人参、熟附子

参苓白术散（《太平惠民和剂局方》）：人参、茯苓、白术、桔梗、山药、甘草、白扁豆、莲子肉、砂仁、薏苡仁

参蛤散（《普济方》）：人参、蛤蚧

九画

荆防败毒散（《外科理例》）：荆芥、防风、羌活、独活、柴胡、前胡、川芎、枳壳、茯苓、桔梗、甘草

咳血方（《丹溪心法》）：青黛、诃子、瓜蒌仁、海粉、山栀子
保元汤（《博爱心鉴》）：人参、黄芪、肉桂、甘草、生姜
保真汤（《劳证十药神书》）：当归、人参、生地黄、熟地黄、白术、黄芪、赤茯苓、白茯苓、天冬、麦冬、赤芍、白芍、知母、黄柏、五味子、柴胡、地骨皮、甘草、陈皮、厚朴
独参汤（《伤寒大全》）：人参
养心汤（《仁斋直指方论》）：黄芪、白茯苓、茯神、半夏曲、当归、川芎、远志、肉桂、柏子仁、酸枣仁、北五味子、人参、炙甘草
活络效灵丹（《医学衷中参西录》）：当归、丹参、生明乳香、生明没药
宣白承气汤（《温病条辨》）：生石膏、生大黄、杏仁粉、瓜蒌皮

十画

秦艽鳖甲散（《卫生宝鉴》）：柴胡、鳖甲、地骨皮、秦艽、当归、知母
真武汤（《伤寒论》）：炮附子、白术、茯苓、芍药、生姜
桔梗汤（《伤寒论》）：桔梗、甘草
桔梗杏仁煎（《景岳全书》）：桔梗、杏仁、甘草、阿胶、金银花、麦冬、百合、夏枯草、连翘、浙贝母、枳壳、红藤
桃红四物汤（《医宗金鉴》）：当归、白芍、川芎、熟地黄、桃仁、红花
桃核承气汤（《伤寒论》）：桃仁、大黄、桂枝、甘草、芒硝
柴胡疏肝散（《景岳全书》）：陈皮、柴胡、枳壳、白芍、炙甘草、香附、川芎
柴枳半夏汤（《医学入门》）：柴胡、半夏、黄芩、瓜蒌仁、枳壳、桔梗、杏仁、青皮、甘草
射干麻黄汤（《金匮要略》）：射干、麻黄、细辛、紫菀、款冬花、半夏、五味子、生姜、大枣
凉膈散（《太平惠民和剂局方》）：大黄、朴硝、甘草、山栀子、薄荷、黄芩、连翘、竹叶、蜂蜜
涤痰汤（《济生方》）：制半夏、制南星、陈皮、枳实、茯苓、人参、石菖蒲、竹茹、甘草、生姜
桑白皮汤（《景岳全书》）：桑白皮、半夏、紫苏子、杏仁、浙贝母、黄芩、黄连、山栀子、生姜
桑杏汤（《温病条辨》）：桑叶、杏仁、沙参、浙贝母、豆豉、山栀子、梨皮
桑菊饮（《温病条辨》）：桑叶、菊花、连翘、薄荷、桔梗、杏仁、芦根、甘草

十一画

控涎丹（《三因极一病证方论》）：甘遂、大戟、白芥子
温胆汤（《三因极一病证方论》）：半夏、竹茹、枳实、陈皮、甘草、茯苓
黄芩泻白散（《症因脉治》）：黄芩、桑白皮、地骨皮
黄芪汤（《金匮翼》）：黄芪、陈皮、火麻仁、白蜜
黄芪桂枝五物汤（《金匮要略》）：黄芪、白芍、桂枝、甘草、生姜、大枣
黄连解毒汤（《外台秘要》）：黄连、黄柏、黄芩、栀子
菖蒲郁金汤（《温病全书》）：石菖蒲、炒栀子、鲜竹叶、牡丹皮、郁金、连翘、灯心草、木

通、淡竹沥、紫金片

　　麻杏石甘汤（《伤寒论》）：麻黄、杏仁、石膏、炙甘草
　　旋覆代赭汤（《伤寒论》）：旋覆花、半夏、甘草、人参、代赭石、生姜、大枣
　　羚角钩藤汤（《通俗伤寒论》）：羚角片、霜桑叶、京川贝母、鲜地黄、双钩藤、滁菊花、茯神、生白芍、生甘草、淡竹茹
　　清气化痰汤（《医方考》）：陈皮、杏仁、枳实、黄芩、瓜蒌仁、茯苓、胆南星、制半夏
　　清金化痰汤（《医学统旨》）：黄芩、山栀子、知母、桑白皮、瓜蒌仁、浙贝母、麦冬、橘红、茯苓、桔梗、甘草
　　清金降火汤（《济阳纲目》）：黄芩、山栀子、知母、浙贝母、桑白皮、麦冬、桔梗、茯苓、橘红、甘草
　　清肺化痰汤（《风劳臌膈》）：山栀子、淡芩、知母、浙贝母、麦冬、桑皮、桔梗、茯苓、橘红、瓜蒌仁、甘草
　　清营汤（《温病条辨》）：犀角（水牛角）、生地黄、金银花、连翘、玄参、黄连、竹叶心、丹参、麦冬
　　清瘟败毒饮（《疫疹一得》）：石膏、生地黄、犀角、黄连、栀子、桔梗、黄芩、知母、赤芍、玄参、连翘、甘草、牡丹皮、鲜竹叶
　　清燥救肺汤（《医门法律》）：桑叶、石膏、杏仁、甘草、麦冬、人参、阿胶、炒火麻仁、炙枇杷叶

十二画

　　葶苈大枣泻肺汤（《金匮要略》）：葶苈子、大枣
　　椒目瓜蒌汤（《校注医醇剩义》）：椒目、瓜蒌、桑白皮、葶苈子、橘红、半夏、茯苓、紫苏子、蒺藜、生姜
　　普济消毒饮（《东垣试效方》）：黄芩、黄连、连翘、玄参、板蓝根、马勃、牛蒡子、僵蚕、升麻、柴胡、陈皮、桔梗、甘草、薄荷
　　犀角地黄汤（《外台秘要》）：赤芍药、生地黄、牡丹皮、犀角（水牛角）

十三画

　　薏苡仁散（《奇效良方》）：薏苡仁、川芎、桂心、当归、细辛、前胡、羌活、茵芋、生地黄、萆薢、羚羊角、炙甘草
　　赞育丹（《景岳全书》）：熟地黄、白术、当归、枸杞、仙茅、杜仲、山茱萸、淫羊藿、巴戟肉、肉苁蓉、韭子、蛇床子、附子、肉桂
　　黛蛤散（《医说》）：青黛、海蛤壳
　　藿香正气散（《太平惠民和剂局方》）：藿香、紫苏、白芷、桔梗、白术、厚朴、半夏曲、大腹皮、茯苓、橘皮、甘草、大枣、生姜

附录2 中医肺病诊疗指南

（按汉语拼音排序）
《2013 脓毒症中西医结合诊治专家共识》
《2017 ATS/ESICM/SCCM 临床实践指南：成人 ARDS 患者的机械通气》
《2019 年 ESC/ERS 急性肺栓塞诊断和管理指南》
《2022 欧洲共识指南：呼吸窘迫综合征的管理》
《2022 年 ESC/ERS 指南：肺动脉高压的诊断和管理》
《2023 ESICM 急性呼吸窘迫综合征指南：定义、表型和呼吸支持策略》
《尘肺病中医证候诊断标准》
《尘肺病康复专家共识（2021 版）》
《尘肺病治疗中国专家共识（2018 年版）》
《尘肺病治疗中国专家共识（2024 年版）》
《成人流行性感冒诊疗规范急诊专家共识（2022 版）》
《恶性胸腔积液治疗的中国专家共识（2023 年版）》
《恶性肿瘤中医诊疗指南》
《儿童流行性感冒中西医结合诊疗指南》
《2014 儿童腺样体肥大引发睡眠呼吸障碍的中医诊疗专家共识》
《肺结节中医证候诊断标准》
《肺癌中西医结合诊疗专家共识》
《肺部多发磨玻璃结节中西医结合创新诊疗规范专家共识（2023 版）》
《肺部多发磨玻璃结节中西医结合防治一体化专家共识》
《肺结节中西医结合全程管理专家共识》
《肺血栓栓塞症诊治与预防指南》
《高热（脓毒症）中医诊疗专家共识意见》
《国际中医临床实践指南：慢性阻塞性肺疾病》
《过敏性鼻炎哮喘综合征中西医结合诊疗专家共识》
《鼾症中医诊疗专家共识意见》
《基于肺癌高风险人群筛查的肺结节中医诊疗与管理专家共识》
《急性肺栓塞多学科团队救治中国专家共识（2022）》
《急性气管-支气管炎的中医证候诊断标准（2013 版）》
《急性气管-支气管炎诊疗指南》
《急性气管-支气管炎中医辨证治疗概要》
《急性气管-支气管炎中医诊疗指南（2015 版）》
《急性气管-支气管炎中医诊疗指南》
《急性上呼吸道感染中成药应用专家共识》
《老年慢性阻塞性肺疾病管理指南》
《慢性肺原性心脏病中医诊疗指南（2014 版）》
《慢性肺原性心脏病中医证候诊断标准（2012 版）》
《慢性呼吸衰竭中医证候诊断标准（2012 版）》
《慢性血栓栓塞性肺动脉高压诊断与治疗指南（2024 版）》

《慢性阻塞性肺疾病稳定期中医临床实践指南（征求意见稿）》
《慢性阻塞性肺疾病中西医结合管理专家共识（2023 版）》
《慢性阻塞性肺疾病中西医结合诊疗指南（2022 版）》
《慢性阻塞性肺疾病中医肺康复临床应用指南》
《慢性阻塞性肺疾病中医康复指南》
《慢性阻塞性肺疾病中医诊疗指南（2011 版）》
《慢性阻塞性肺疾病中医诊疗指南》
《慢性阻塞性肺疾病中医证候诊断标准（2011 版）》
《弥漫性间质性肺疾病的中医证候诊断标准（2012 版）》
《耐药肺结核中西医结合诊疗指南》
《脓毒症中医证候诊断标准》
《脓毒症肺损伤中西医结合诊治专家共识》
《脓毒症急性胃肠功能障碍中西医结合临床专家共识》
《脓毒症中西医结合诊治专家共识（草案）》
《普通感冒中医诊疗指南（2015 版）》
《普通感冒中医证候诊断标准（2013 版）》
《社区获得性肺炎中西医结合诊疗指南》
《社区获得性肺炎中医诊疗指南（2011 版）》
《社区获得性肺炎中医诊疗指南（2018 修订版）》
《社区获得性肺炎中医证候诊断标准（2011 版）》
《特发性肺纤维化中医诊疗指南》
《特发性肺纤维化中医康复指南》
《特发性肺纤维化中医证候诊断标准（2019 版）》
《胸闷变异性哮喘诊治中国专家共识》
《支气管扩张症中西医结合诊疗专家共识》
《支气管扩张症中医证候诊断标准（2019 版）》
《支气管哮喘中西医结合诊疗指南》
《支气管哮喘中西医结合诊疗中国专家共识》
《支气管哮喘中医诊疗专家共识（2012）》
《支气管哮喘中医证候诊断标准（2016 版）》
《中成药临床应用指南·感染性疾病分册》
《中成药临床应用指南·呼吸系统疾病分册》
《中国成人急性呼吸窘迫综合征（ARDS）诊断与非机械通气治疗指南（2023）》
《中国肺动脉高压诊断与治疗指南（2021 版）》
《中医证候诊断标准报告规范》
《中医证候诊断标准研制指南》
《中医临床诊疗指南释义·呼吸病分册》
《中医内科病证诊断疗效标准》（ZY/T 001.1—1994）
《中医内科常见病诊疗指南·西医疾病部分》（ZYYXH/T 50~135—2008）
《中医内科临床诊疗指南·肺动脉高压》
《中医内科临床诊疗指南·肺痈》
《中医内科临床诊疗指南·脓毒症》
《中医药单用/联合抗生素治疗常见感染性疾病临床实践指南·脓毒症》
《中医药治疗流感临床实践指南（2021）》
《重度哮喘诊断与处理中国专家共识（2024）》

附录3　中医肺病评估量表

1. 改良呼吸困难指数（mMRC）

项目及评级标准
□0 级　除非剧烈活动，无明显呼吸困难
□1 级　当快走或上缓坡时有气短
□2 级　由于呼吸困难比同龄人步行得慢，或者以自己的速度在平地上行走时需要停下来呼吸
□3 级　在平地上步行 100m 或数分钟后需要停下来呼吸
□4 级　明显的呼吸困难，不能离开房屋/穿脱衣服时气短
评级

2. COPD 患者生存状况评估（BODE）

项目	评分标准
1.第 1 秒用力呼气容积占预计值的百分比（FEV_1% pred）	□0 分　≥65% □1 分　50%~64% □2 分　36%~49% □3 分　≤35%
2.6min 步行试验距离	□0 分　≥350m □1 分　250~349m □2 分　150~249m □3 分　≤149m
3.改良呼吸困难指数量表评分	□0 分　0~1 分 □1 分　2 分 □2 分　3 分 □3 分　4 分
4.身体质量指数（BMI）	□0 分　>21kg/m² □1 分　≤21kg/m²
总分	

3. 慢性阻塞性肺疾病风险七项评估量表

变量		简单评分
性别	男	0 分
	女	1 分
年龄（完整年）	40~49	0 分
	50~59	1 分
	≥60	2 分
吸烟（包/年）	<20	0 分
	20~30	1 分
	>30	2 分
呼吸困难	否	0 分
	是	1 分
慢性咳痰	否	0 分
	是	1 分
慢性咳嗽	否	0 分
	是	1 分
先前进行过肺功能检测	否	0 分
	是	1 分
总分		

4. 社区获得性肺炎严重程度评分（CURB-65）

项目	评分标准
1. 意识模糊	□1 分 是 □0 分 否
2. 尿素氮>7mmol/L	□1 分 是 □0 分 否
3. 呼吸频率≥30 次/分	□1 分 是 □0 分 否
4. 收缩压<90mmHg 或舒张压≤60mmHg	□1 分 是 □0 分 否
5. 年龄≥65 岁	□1 分 是 □0 分 否
总分	

5. 成人社区获得性肺炎严重性评分（PSI）

项目	评分标准
1.年龄（每岁 1 分）	岁
2.女性？	☐0 分　否 ☐-10 分　是
3.住护理院？	☐0 分　否 ☐10 分　是
合并症	
4.肿瘤病史	☐0 分　否 ☐30 分　是
5.肝脏病史	☐0 分　否 ☐20 分　是
6.充血性心力衰竭	☐0 分　否 ☐10 分　是
7.脑血管疾病	☐0 分　否 ☐10 分　是
8.肾脏疾病	☐0 分　否 ☐10 分　是
查体	
9.精神状态改变	☐0 分　否 ☐20 分　是
10.呼吸频率>29 次/分	☐0 分　否 ☐20 分　是
11.收缩压<90mmHg	☐0 分　否 ☐20 分　是
12.体温<35℃或>39.9℃	☐0 分　否 ☐15 分　是
13.脉搏>124 次/分	☐0 分　否 ☐10 分　是
检查指标	
14.pH<7.35	☐0 分　否 ☐30 分　是
15.尿素氮>29mg/dl（US）	☐0 分　否 ☐20 分　是
16.钠<130mmol/L	☐0 分　否 ☐20 分　是
17.葡萄糖>249mg/dl（US）或>13.8mmol/L（SI）？	☐0 分　否 ☐10 分　是
18.红细胞积压 t<30%	☐0 分　否 ☐10 分　是

续表

项目	评分标准
19.氧分压<60mmHg	☐0分 否 ☐10分 是
20.X线片见胸腔积液	☐0分 否 ☐10分 是
总分	
危险分级	☐Ⅰ级：年龄<50岁，没有基础疾病，没有生命体征异常 ☐Ⅱ级：≤70分 ☐Ⅲ级：71~90分 ☐Ⅳ级：91~130分 ☐Ⅴ级：>130分

6. 临床肺部感染评分（CPIS）

项目	评分标准
1.体温（12h平均值，℃）	☐0分 36~37 ☐1分 38~39 ☐2分 >39或<36
2.白细胞计数（×10⁹/L）	☐0分 4~11 ☐1分 12~17 ☐2分 <4或>17
3.分泌物（24h吸出物性状数量）	☐0分 无痰或少许 ☐1分 中~大量，非脓性 ☐2分 中~大量，脓性
4.气体交换指数（PaO$_2$/FiO$_2$，mmHg）	☐0分 >240 ☐2分 ≤240
5.X线胸片示浸润影	☐0分 无 ☐1分 斑片状 ☐2分 融合片状
6.气管吸取物培养或痰培养	☐0分 无致病菌生长 ☐1分 有致病菌生长 ☐2分 2次培养发现同一种细菌或革兰氏染色与培养一致
总分	

7. 慢性阻塞性肺疾病评估测试问卷（CAT）

项目与评分标准							
	0分	1分	2分	3分	4分	5分	
我从不咳嗽							我总是在咳嗽
我一点痰也没有							我有很多很多痰
我一点也没有胸闷的感觉							我有很严重的胸闷的感觉
当我爬坡或爬一层楼时，我并不感到喘不过							当我爬坡或上一层楼梯时，感觉严重喘不过气
我在家里的任何劳动都不受慢阻肺的影响							我在家里做任何事情都很受影响
尽管我有一些肺部疾病，但对外出很有信心							由于我有肺部疾病，对离开家一点信心都没有
我睡眠非常好							由于我有肺部疾病，睡眠相当差
我精力旺盛							我一点精力都没有
总分							

8. 哮喘控制测试问卷（ACT）

问题	选项
1.过去4周内，在工作、学习或家中，有多少时候哮喘妨碍您进行日常活动	□1分 所有时间 □2分 大多数时间 □3分 有些时候 □4分 极少时候 □5分 没有
2.过去4周内，您有多少次呼吸困难	□1分 每天不止1次 □2分 每天1次 □3分 每周3~6次 □4分 每周1~2次 □5分 完全没有
3.过去4周内，因为哮喘症（喘息、咳嗽、呼吸困难、胸闷或疼痛），您有多少次在夜间醒来或早上比平时早醒	□1分 每周4个晚上或更多 □2分 每周2~3个晚上 □3分 每周1次 □4分 1~2次 □5分 没有

续表

问题	选项
4.过去 4 周内，您有多少次使用急救药物治疗（如沙丁胺醇）	□1 分 每日 3 次以上 □2 分 每日 1～2 次 □3 分 每周 2～3 次 □4 分 每周 1 次或更少 □5 分 没有
5.您如何评估过去 4 周内您的哮喘控制情况	□1 分 没有控制 □2 分 控制很差 □3 分 有所控制 □4 分 控制良好 □5 分 完全控制
总分	

9. 肺栓塞 Geneva 评分

项目	评分标准
1.年龄>65 岁	□0 分 否 □1 分 是
2.既往肺栓塞或深静脉血栓	□0 分 否 □3 分 是
3.过去 1 个月内手术或骨折	□0 分 否 □2 分 是
4.恶性肿瘤（实体或血液）	□0 分 否 □2 分 是
5.单侧下肢疼痛	□0 分 否 □3 分 是
6.咯血	□0 分、否 □2 分、是
7.心率	□0 分 ≤74 次/分 □3 分 75～94 次/分 □5 分 ≥95 次/分
8.下肢深静脉触痛及单侧水肿	□0 分 否 □4 分 是
总分	
分级	□0～3 分 低度危险性 □4～10 分 中度危险性 □≥11 分 高度危险性

10. Epworth 嗜睡程度评价表（ESS）

项目	评分			
	从不打瞌睡（0分）	轻度可能打瞌睡（1分）	中度可能打瞌睡（2分）	很可能打瞌睡（3分）
1.坐着阅读书刊				
2.看电视				
3.在公共场所坐着不动（如在剧场或开会）				
4.作为乘客在汽车中坐 1h，中间不休息				
5.在环境许可时，下午躺下休息				
6.坐下与人谈话				
7.午餐不喝酒，餐后安静地坐着				
8.遇堵车时停车数分钟				
总分				

11. 改良版柏林问卷（MBQ）

项目	评分标准
第一部分：打鼾状况	
1.您睡觉打鼾吗？	□1 分　是的 □0 分　不是 □0 分　不知道/拒绝回答
2.鼾声的程度？	□1 分　较谈话音量高 □1 分　音量很高，隔壁可以听到 □0 分　同谈话音量 □0 分　比正常呼吸声稍大
3.经常打鼾吗？	□1 分　几乎每日 □1 分　一周 3～4 次 □0 分　一周 1～2 次 □0 分　一个月 1～2 次 □0 分　很少，几乎没有或不知道
4.您的鼾声影响其他人吗？	□1 分　是的 □0 分　不影响 □0 分　不知道/拒绝回答
5.在您睡觉时是否有突然鼾醒，无法呼吸的情况？	□1 分　几乎每日 □1 分　一周 3～4 次 □0 分　一周 1～2 次 □0 分　一个月 1～2 次 □0 分　很少，几乎没有或不知道
第一部分总分（1～5 题得分之和）	

续表

项目	评分标准
第二部分：白天嗜睡情况	
6.醒来后通常会觉得疲乏吗？	□1分 几乎每日 □1分 一周3~4次 □0分 一周1~2次 □0分 一个月1~2次 □0分 很少，几乎没有或不知道
7.在白天清醒的情况下，有疲乏现象吗？	□1分 几乎每日 □1分 一周3~4次 □0分 一周1~2次 □0分 一个月1~2次 □0分 很少，几乎没有或不知道
8.在医院排队就诊等候中、排队付水电煤气费、在家坐看电视时会睡着吗？	□1分 是的 □0分 不是 □0分 不知道/拒绝回答
9.在医院排队就诊等候中、排队付水电煤气费、在家坐看电视时会睡着的频率是多少？	□1分 几乎每日 □1分 一周3~4次 □0分 一周1~2次 □0分 一个月1~2次 □0分 很少，几乎没有或不知道
第二部分总分（6~9题得分之和）	
第三部分：高血压史和身体质量指数（BMI）	
10.您患有高血压吗？	□1分 是的 □0分 不是 □0分 不知道/拒绝回答
11.身体质量指数（BMI）≥25kg/m²	□1分 是的 □0分 不是 □0分 不知道/拒绝回答
第三部分总分（10~11题得分之和）	

12. Borg 呼吸困难评分

Borg 呼吸困难评分

- □ 0 分 完全没有（"没事"，代表您没有感觉到任何费力，没有肌肉劳累，没有气喘吁吁或呼吸困难）
- □ 0.5 分 刚刚感觉到（"非常微弱"，代表刚刚有感觉）
- □ 1 分 非常轻微（"很微弱"，代表很轻微的费力。按照您自己的步伐，您愿意走更近的路程）
- □ 2 分 轻微（"微弱"）
- □ 3 分 中等（代表有些但不是非常的困难。感觉继续进行是尚可的、不困难的）
- □ 4 分 稍微严重
- □ 5 分 严重（"强烈严重"，代表非常困难、劳累，但是继续进行不是非常困难。该程度大约是"最大值"的一半）
- □ 6 分 5～7 分之间
- □ 7 分 非常严重（"非常强烈"，代表您能够继续进行，但是您不得不强迫自己，而且您非常的劳累）
- □ 8 分 7～9 分之间
- □ 9 分 非常非常严重（几乎达到最大值）
- □ 10 分 最大值（"极其强烈最大值"，代表极其强烈的水平，对大多数人来讲这是他们以前生活中所经历的最强烈的程度）

得分	

13. 急性呼吸窘迫症评分（ARDS）

指标	评分标准
气体交换（PaO_2/FiO_2）	□ 0 分 ≥300mmHg
	□ 1 分 201～299mmHg
	□ 2 分 101～200mmHg
	□ 3 分 ≤100mmHg
气体交换需量结合数字化的量化评价（PEEP）	□ 0 分 自主呼吸，0cmH₂O
	□ 1 分 机械通气，>0～5cmH₂O
	□ 2 分 机械通气，>5～10cmH₂O
	□ 3 分 机械通气，>10cmH₂O
器官衰竭	□ 0 分 单一肺衰竭
	□ 1 分 肺衰竭+1 个肺外器官衰竭
	□ 2 分 肺衰竭+2 个肺外器官衰竭
	□ 3 分 肺衰竭+≥3 个肺外器官衰竭
危险因素	□ 0 分 无危险因素
	□ 1 分 存在直接损伤肺的危险因素
	□ 2 分 存在间接损伤肺的危险因素
相关疾病	□ 0 分 未合并 5 年内可能引起患者死亡的疾病
	□ 1 分 合并存活期在 5 年内 6 月以上的疾病
	□ 2 分 合并 6 个月以内可能引起患者死亡的疾病
总分	

14. Murray 肺损伤评分量表（MLIS）

项目	评分
1.胸部 X 线评分 注：胸部 X 线以心脏为中心，将肺野分为四个象限	□0 分 无肺实变 □1 分 肺实变局限于 1 个象限 □2 分 肺实变局限于 2 个象限 □3 分 肺实变局限于 3 个象限 □4 分 肺实变在所有肺区均有
2.低氧血症评分（PaO_2/FiO_2）	□0 分 ＞300mmHg □1 分 225～299mmHg □2 分 175～224mmHg □3 分 100～174mmHg □4 分 ＜100mmHg
3.呼气末正压评分（PEEP）	□0 分 ≤5cmH$_2$O □1 分 6～8cmH$_2$O □2 分 9～11cmH$_2$O □3 分 12～14cmH$_2$O □4 分 ≥15cmH$_2$O
4.顺应性评分 注：顺应性的测定必须在自主呼吸基本消失（镇静/肌松状态下）、定容控制通气时进行。	□0 分 ≥80ml/cmH$_2$O □1 分 60～79 ml/cmH$_2$O □2 分 40～59 ml/cmH$_2$O □3 分 20～39 ml/cmH$_2$O □4 分 ≤19 ml/cmH$_2$O
得分	

15. 肺栓塞严重指数评分（PESI）

项目	评分标准
1.年龄（年龄赋分即为年龄数值）	岁
2.性别	□10 分 男 □0 分 女
3.合并肿瘤或正在接受治疗	□30 分 是 □0 分 否
4.心力衰竭	□10 分 是 □0 分 否
5.慢性肺部疾病	□10 分 是 □0 分 否
6.心率≥110 次/分	□20 分 是 □0 分 否
7.收缩压＜100 mmHg	□30 分 是 □0 分 否
8.呼吸频率≥30 次/分	□30 分 是 □0 分 否

续表

项目	评分标准
9.体温<36℃	□20 分　是 □0 分　否
10.神志有改变	□60 分　是 □0 分　否
11.动脉血氧饱和度<90%	□20 分　是 □0 分　否
PESI 得分	
PESI 分级	□Ⅰ级（极低危）≤65 分 □Ⅱ级（低危）66～85 分 □Ⅲ级（中危）86～105 分 □Ⅳ级（高危）106～125 分 □Ⅴ级（极高危）≥126 分